AF341567

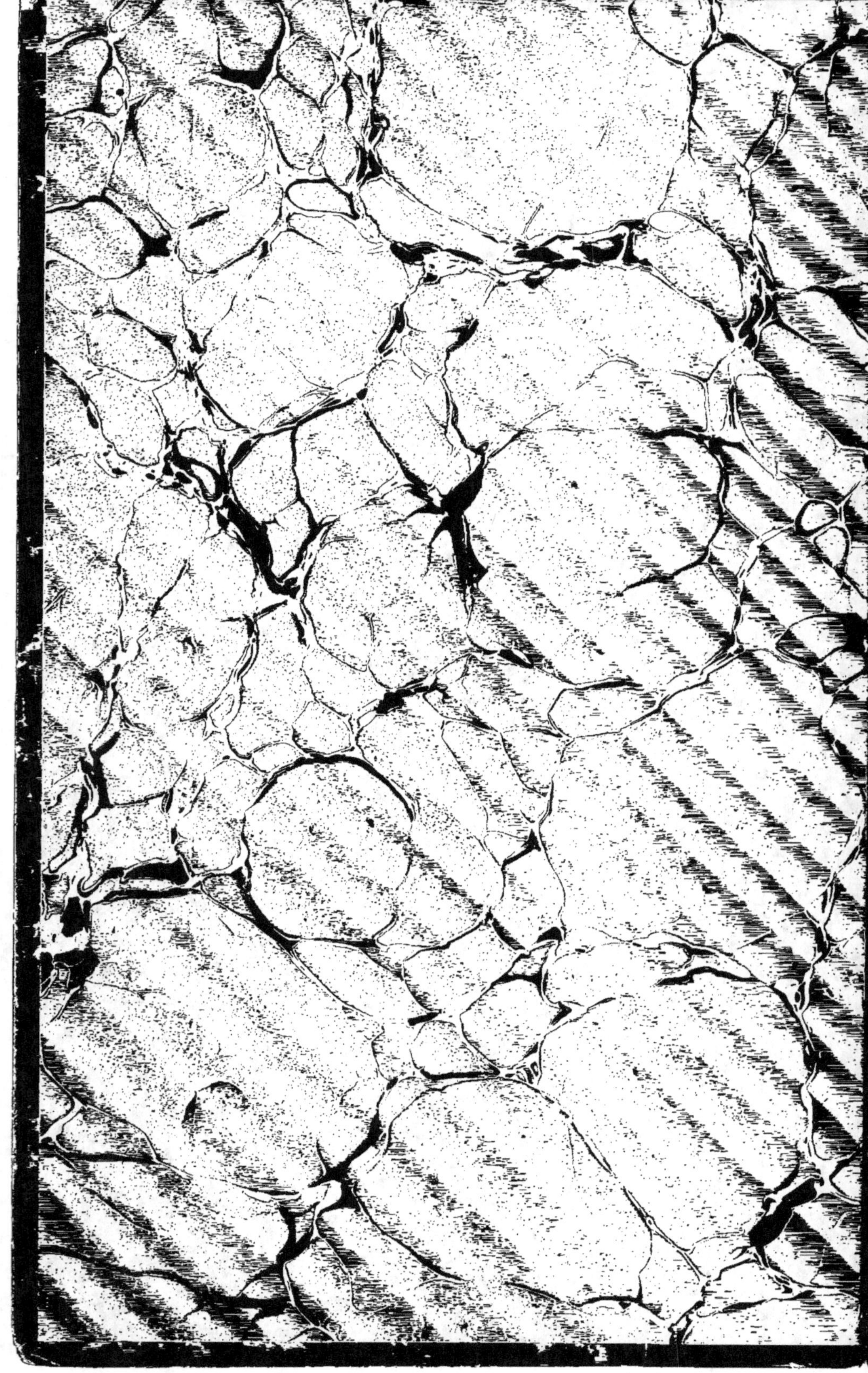

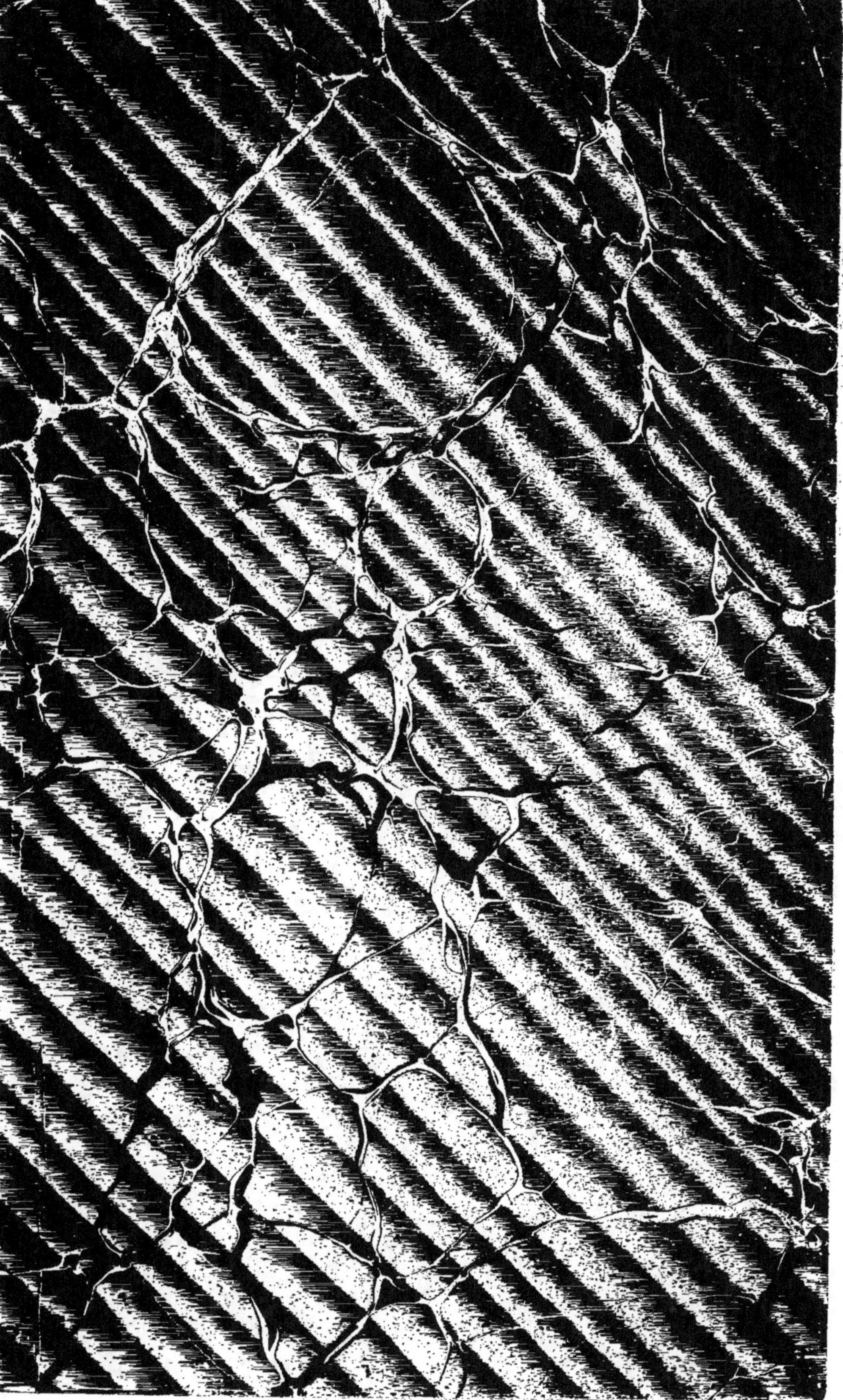

ÉLÉMENTS
D'EMBRYOLOGIE
DE L'HOMME ET DES VERTÉBRÉS

TRAVAUX DU MÊME AUTEUR

Recherches sur les vers parasites des Poissons. *Bull. de la Soc. des sc. de Nancy*, 1885.

Sur la morphologie des épithéliums (espaces et ponts intercellullaires. — Membrane épithéliale de Descemet). *Soc. de biologie*, mai 1886 et *Journal de l'Anat. et de la Phys.*, 1886.

Étude sur la stucture du tube séminifère des Mammifères. Recherches sur la signification des éléments qui le constituent. *Soc. de biologie*, 25 mars et 20 mai 1887, et *Thèse de Nancy*, 1887.

Recherches sur la signification des éléments du tube séminifère adulte des Mammifères (sur la question de la cellule de soutien). *Intern. Monatsschr. f. Anat. und Phys.*, 1887.

Observations cytologiques sur les éléments séminaux de la Scolopendre et de la Lithobie. *La Cellule*, t. III, 3e fasc., et *Bull. de la Soc. des sc. de Nancy*, 1887.

Observations cytologiques sur les éléments séminaux des Gastéropodes pulmonés. *La Cellule*, t. IV, 1er fasc., et *Soc. de biologie*, 3 décembre 1887.

Observations cytologiques sur les éléments séminaux des Reptiles. *La Cellule*, t. IV, 1er fasc., et *Soc. de biologie*, 7 janvier 1888.

Note sur la cytologie des spermatozoïdes de l'Homme, *Soc. de biologie*, 1889.

Remarques à propos de la structure des spermatozoïdes et du récent travail de Ballowitz. *Revue biol. du Nord de la France*, 1889.

Contribution à l'hystogenèse du tube séminifère. (Le tube séminifère se développe-t-il avec une ou deux sortes de cellules ?) *Intern. Monatsschr. für Anat. und Phys.*, 1889.

Note sur les éléments séminaux d'un Peripatus. *Revue biol. du Nord de la France*, 1890.

Remarque à propos de la constitution de la glande génitale indifférente et de l'hystogenèse du tube séminifère, *Soc. de biol.*, 19 avril 1890.

Observation d'un cas tératologique rare (en collaboration avec M. Nicolas, professeur agrégé à la Faculté de médecine de Nancy). *Bull. de la Soc. des sciences de Nancy*, 1889.

Observation d'une monstruosité rare (en collaboration avec M. Nicolas, professeur agrégé à la Faculté de médecine de Nancy). *Journal de l'Anat. et de la Phys.*, 1888.

Note sur l'existence des replis médullaires chez l'embryon du Porc. *Bull. de la Soc. des sc. de Nancy*, 1888.

La morphologie du placenta. *Sem. méd.*, 1er octobre 1890.

La métamérie céphalique. *Rev. gén. des sc. pures et appliquées*, 1890.

Contribution à la connaissance des anomalies musculaires. *Bull. de la Soc des sc. de Nancy* (sous presse).

IMPRIMERIE LEMALE ET Cie, HAVRE

ÉLÉMENTS
D'EMBRYOLOGIE
DE L'HOMME ET DES VERTÉBRÉS

LIVRE PREMIER

EMBRYOGÉNIE

PAR

Le Dr A. PRENANT

CHEF DES TRAVAUX HISTOLOGIQUES A LA FACULTÉ DE MÉDECINE DE NANCY

PRÉFACE DU PROFESSEUR MATHIAS DUVAL

229 figures dans le texte et 4 planches en couleurs.

PARIS

G. STEINHEIL, ÉDITEUR

2, RUE CASIMIR-DELAVIGNE, 2

1891

TABLE DES MATIÈRES [1]

PRÉLIMINAIRES

CHAPITRE PREMIER

LES PRODUITS SEXUELS

CHAPITRE II

MATURATION ET FÉCONDATION

---

(1) Les numéros entre parenthèses sont ceux des figures qui correspondent au texte.

LIVRE PREMIER

EMBRYOGÉNIE

CHAPITRE PREMIER

LA SEGMENTATION

CHAPITRE II

RÉSULTAT DE LA SEGMENTATION. — MORULA ET BLASTULA

CHAPITRE III

LA GASTRULA. — DÉVELOPPEMENT DES DEUX FEUILLETS PRIMAIRES DU BLASTODERME

CHAPITRE IV

LES DEUX FEUILLETS PRIMAIRES DE LA GASTRULA. LEURS TRANSFORMATIONS, LEUR DESTINÉE.

— —

CHAPITRE V

LE PARABLASTE

CHAPITRE VI

CONSTITUTION DE L'EMBRYON. — SA FORME EXTÉRIEURE

CHAPITRE VII

ENVELOPPES DE L'ŒUF. — ANNEXES EMBRYONNAIRES

CHAPITRE VIII

ANNEXES EMBRYONNAIRES DES OISEAUX, DES MAMMIFÈRES ET DE L'HOMME
CONSIDÉRÉES EN PARTICULIER

PRÉFACE

A voir les progrès que les études d'embryologie ont faits depuis une dizaine d'années, c'est une entreprise bien tentante que d'essayer un exposé didactique de l'état actuel de cette science; mais à voir combien sont multiples et complexes les questions soulevées et les problèmes non encore résolus, c'est une œuvre bien hardie que d'entreprendre l'histoire des théories qui se rattachent à ces problèmes multiples.

Il ne s'agit plus en effet aujourd'hui de donner, selon le mode descriptif, l'histoire des formations successives que présente tel ou tel animal; il faut que cette étude soit comparative, et la principale raison d'être de l'embryologie, c'est actuellement sa partie générale et philosophique.

C'est ce qu'a bien compris l'auteur du présent traité, et les chapitres qu'il consacre à la théorie de la gastrula, à celles du cœlome, du mésenchyme, etc., sont des revues complètes de tout ce qui a été observé depuis l'amphioxus, en passant par les poissons, les batraciens, les oiseaux, pour arriver jusqu'aux mammifères, et établir ainsi une conception générale et schématique de processus formateurs, dérivés d'un même type. Il faut retrouver ce type phylogénique au milieu des mille variétés par lesquelles il est voilé au cours du développement ontogénique.

Phylogénie et ontogénie sont en effet les deux termes essentiels de toute étude embryologique. Le premier, phylogénie, désigne la série des transformations hypothétiques par lesquelles, selon les théories de Lamarck, Darwin, Hæckel, ont passé les ancêtres d'une espèce pour arriver à la forme que cette espèce présente actuellement; le second, ontogénie, désigne la série des transformations qu'un individu de cette espèce subit pendant ses stades embryonnaires, c'est-à-dire depuis l'état d'œuf jusqu'à celui de sujet complètement développé. Or tous les êtres, suivant la formule si merveilleusement entrevue par Harvey (omne vivum ex ovo), débutent par l'état de simple cellule, d'ovule, ou œuf; et dans les phases de leur développement, ils présentent des formes d'abord semblables ou analogues, et dont la divergence s'accentue d'autant plus tôt qu'ils appartiennent à des branches plus éloignées de l'arbre schématique représentant la classification des êtres. Bien plus, les stades ontogéniques, que l'observation directe nous révèle, se trouvent répondre aux stades phylogéniques conçus d'après des vues théoriques, hypothétiques il est vrai, mais basées cependant sur les notions certaines empruntées à l'anatomie comparée et à la paléontologie.

Par quels progrès successifs des études embryologiques s'est établie, de manière à régner d'une façon aujourd'hui incontestable, cette notion du parallélisme de l'ontogénie et de la phylogénie ? Quelles dispositions particulières viennent obscurcir la recherche des dérivations phylogéniques ? C'est ce qu'il sera intéressant de rappeler brièvement en tête de cet ouvrage, puisque la recherche de la dérivation phylogénique des formes gastruléennes, des édifications mésodermiques, des invaginations cœlomiques, etc., a été une des principales, et aussi des plus laborieuses, parmi les questions toutes laborieuses et difficiles que l'auteur s'est attaché à traiter complètement.

Non seulement ces questions sont toutes de date récente, mais un demi-siècle à peine nous sépare de l'époque où les études d'embryologie n'avaient pour ainsi dire pas de raison d'être. C'était l'époque où régnait la théorie de la préexistence des germes. D'après cette conception, grandiose pour le théologien, bien puérile aux yeux de la science, la puissance créatrice aurait, en donnant le jour aux premiers représentants de chaque espèce, créé du même coup tous les futurs individus de l'espèce ; ces germes, préexistants, successivement emboîtés les uns dans les autres, possédaient toutes leurs parties, tous leurs organes définitifs, lesquels, infiniment petits, n'avaient qu'à grandir pour devenir apparents. Il n'y avait donc pas lieu de rechercher leur formation. Cet emboîtement résidait-il dans les organes du mâle, ou dans ceux de la femelle ? C'est ce que discutaient les ovistes et les spermistes. C. Fr. Wolff (Theoria generationis, 1759) fut le premier à fournir des observations propres à renverser ces singulières hypothèses. Il montra que les parties apparaissent successivement, par *apposition*, en se surajoutant à celles qui les ont précédées, comme un édifice est bâti pierre à pierre, en ajoutant un étage à un étage, un corps de bâtiment à un corps de bâtiment. Mais ce n'est que longtemps après lui que ces saines notions remplacèrent définitivement la théorie de la préexistence des germes, et on sait en effet que notre grand naturaliste Cuvier fut un des derniers partisans de cette théorie.

L'œuvre commencée par Wolff fut continuée par Pander, de Baer, Remak, Coste. En étendant les observations sur les reptiles, les oiseaux, les mammifères, il était impossible de ne pas être frappé de la grande ressemblance des très jeunes embryons de tous ces vertébrés. De Baer raconte que, s'il n'avait pas soin d'étiqueter exactement les embryons qu'il recueillait, il lui arrivait ultérieurement de ne plus pouvoir distinguer s'il était en présence d'un lapin, d'un poulet ou d'un lézard à ses premières périodes de formation. C'est pourquoi l'idée s'imposa peu à peu de chercher dans l'embryologie le contrôle de la classification zoologique, le critérium des affinités des êtres, des parentés des espèces. On arriva ainsi à cette notion fondamentale, déjà bien exprimée par Serres, et si nettement formulée plus récemment par Fritz Muller : « que l'histoire de l'évolution embryonnaire d'un individu d'une espèce est une répétition courte et abrégée, une sorte de récapitulation de l'histoire de l'évolution de cette espèce ».

Cette loi est évidente pour les formes extérieures des corps, et pour chaque organe. Prenez par exemple l'organe de l'audition, suivez les dispositions graduellement perfectionnées et complexes qu'il présente depuis les vertébrés inférieurs jusqu'aux supérieurs ; puis, sur un vertébré supérieur suivez les stades successifs de la formation de cet organe, et les deux ordres d'observations établiront des faits absolument semblables, se succédant de même. L'anatomie comparée de l'oreille, étudiée des échelons inférieurs vers les supérieurs de la classification, semble calquée sur l'histoire de son développement depuis le moment de son apparition sous la forme de simple vésicule auditive chez l'embryon d'un mammifère ; de même pour l'œil, pour le cœur, l'intestin, le poumon ; de même pour les membres ; de même pour le cerveau, etc., etc.

Mais en tout ceci, il ne s'agit que d'organes de vertébrés, et, pour les faits embryologiques, il ne s'agit que de formations apparues alors que les premiers linéaments du corps sont déjà dessinés. Au-dessous des vertébrés, il y a toute la série infiniment ramifiée des êtres qui commencent par les organismes mono-cellulaires ; avant les premiers linéaments du corps il y a le blastoderme, cette membrane cellulaire à triple feuillet, et dont les éléments dérivent de la cellule reproductrice, de l'ovule. Ainsi, tout en bas de la série des êtres nous trouvons la cellule, monère ou amibe ; tout au début de l'évolution embryonnaire nous trouvons de même la cellule, ovule ou œuf. Il s'agirait donc de voir si entre les stades qui vont de l'ovule au blastoderme d'une part, et d'autre part les formes animales qui rejoignent les amibes aux vertébrés inférieurs, il est encore possible d'établir un parallélisme qui confirme la loi de la répétition de la phylogénie par l'ontogénie.

Tel est le grand problème actuel de l'embryologie. Ray-Lankester, en Angleterre, et Hæckel, en Allemagne, essayèrent presque en même temps de le résoudre ; le premier avec sa théorie de la *planula* peut-être trop oubliée aujourd'hui, le second avec sa théorie de la *gastrula*, dont tout le monde connaît le succès retentissant. Elle nous montre comment les phases successives de la transformation de l'œuf correspondent à des formes animales inférieures, de sorte que nous nous trouvons, avec l'œuf non segmenté, en présence d'un amibe, avec l'œuf segmenté en présence d'une colonie d'amibes (ou synamibes) ; puis, successivement la sphère blastodermique creuse représente un être analogue à la *magosphera planula*, puis, lorsqu'à cette sphère à un seul feuillet succède la vésicule blastodermique à deux feuillets, nous voyons en elle l'analogue des êtres inférieurs dont le corps n'est autre chose qu'un sac à double paroi. Dans ce sac, comme dans le sac blastodermique embryonnaire, le feuillet externe est dit ectoderme, et l'interne entoderme ; ce sac est une cavité digestive ; c'est une gastrula. La formation du blastoderme, dont dériveront tous les organes, n'est donc pas une chose à part, une chose d'ordre purement et exclusivement embryologique, elle a ses homologues dans la série animale, de même que les stades de formation des organes ont leurs homologues concordants dans la série ascendante des faits d'anatomie comparée ; elle nous fait voir le vertébré passant de l'état de protozoaire à celui de métazoaire, de sorte que, depuis l'œuf jusqu'à l'animal complètement achevé, tout se tient dans un large parallélisme de l'ontogénie et de la phylogénie.

Mais si les travaux de Hæckel ont tracé les grandes lignes de cette histoire, il s'en faut de beaucoup que les détails de sa conception soient demeurés tous acceptables. A l'époque où il établissait ses fameux stades de *monerula, cytula, morula, blastula, gastrula,* bien des questions étaient encore incomplètement élucidées, et il avait fallu les combler par des hypothèses. La connaissance récente des actes intimes qui préludent à la fécondation a montré que la vésicule germinative ne disparaît pas complètement, et que par suite il n'y a pas à conserver le stade monérula ; c'est ce qu'a reconnu Hæckel lui-même, dans la dernière édition (1889) de son *Histoire naturelle de la création ;* en même temps il a dû donner plus d'importance aux phases successives qui amènent le dernier stade, celui de l'invagination gastruléenne, et faire précéder la phase *gastrula* par la phase *depula*.

En même temps surgissaient d'innombrables travaux sur la formation du blastoderme chez l'amphioxus, les poissons cartilagineux et osseux, les batraciens, les reptiles, les oiseaux, les mammifères. Selon que les œufs de ces animaux présentent une provision vitelline nutritive plus ou moins considérable, des obstacles plus ou moins puissants s'opposent à un processus de gastrulation par invagination pure et simple, et l'épibolie elle-même ne suffit plus pour compléter les explications schématiques ; il s'établit dans le processus des phénomènes de condensation d'une part, et d'autre part de division de travail qui en rendent la filiation singulièrement difficile à interpréter. A vrai dire la question est actuellement dans une période d'élaboration, qui permet nettement d'entrevoir les deux données extrêmes du problème, le point de départ et celui d'arrivée, mais qui laisse encore bien des obscurités et des contradictions pour tout ce qui est entre les deux. L'auteur du présent traité a abordé avec un grand courage toutes ces questions ; il les a développées avec conscience, sans parti pris, ne dissimulant au lecteur ni les lacunes, ni les obscurités, tenant compte de tout ce qui a été fait, et c'était une entreprise singulièrement difficile que de chercher à synthétiser et mettre au point les résultats consignés dans le nombre immense de mémoires originaux qui ont paru sur ce sujet depuis cinq ou six ans.

Au point de vue général qui nous occupe ici, les nombreuses pages que ce traité consacre à la théorie de la gastrula ont à la fois la valeur d'une œuvre didactique et le caractère d'un travail original de critique et de synthèse. Les conclusions auxquelles il arrive, et qui sont les seules qu'on puisse admettre aujourd'hui, seront-elles encore celles de demain ? Certainement l'auteur ne le pense pas, et nul ne peut le penser parmi ceux qui suivent avec intérêt le puissant effort de recherches que suscitent de tous côtés ces questions. Mais il aura du moins fixé et caractérisé une des phases importantes de cette évolution de nos doctrines, et pour longtemps son œuvre restera le livre à toujours consulter chaque fois qu'il s'agira de saisir la filiation entre les idées actuellement régnantes et celles qui doivent leur succéder. Peut-être, qu'il nous soit permis de le dire en passant, les modifications que nous réserve l'avenir amènerontelles à concevoir la gastrulation d'une manière qui fera retour, à certains égards, vers les schémas primitifs de Hæckel. Il nous semble qu'actuellement on perd trop de vue la cavité de la gastrula, sa signification comme cavité digestive, pour fixer trop exclusivement l'attention sur son orifice, sur sa bouche primitive (blastopore, orifice rusconien). Il est vrai que rien n'était plus propre à faire ressortir l'importance de ce côté de la question que les faits si singuliers révélés sur l'homologie de la ligne primitive avec le blastopore, sur le canal neurentérique, sur la corde dorsale, etc. ; mais peut-être perd-on de vue que la morphologie générale du blastoderme, dans les rapports de l'ontogénie avec la phylogénie, doit surtout avoir pour but de rechercher et d'homologuer dans les divers types l'origine du feuillet digestif, de l'entoblaste. La distinction d'un entoblaste gastruléen vrai, produit par la réflexion des cellules animales, et d'un entoblaste vitellin, qui doit son origine à la différenciation des cellules vitellines, cette distinction est peut-être le point sur lequel porteront essentiellement les révisions que nous ménage l'avenir. Du reste cette question est exposée par l'auteur avec toutes les réserves qu'elle comporte.

Si l'étude de la théorie de la gastrula est la seule manière d'exposer comparativement la formation des feuillets blastodermiques primaires, entoblaste et ectoblaste, à peine cette étude est-elle terminée qu'il s'en présente une nouvelle d'une portée aussi générale et tout aussi complexe. Il s'agit du mésoderme et de la *théorie du cœlome*. Peu connue en France, cette théorie méritait les amples développements que lui donne l'auteur, car elle se rattache aux problèmes les plus essentiels de l'anatomie générale et de l'histogenèse ; mais elle se complique de la question du mésenchyme et du parablaste, et par celle-ci elle se relie à l'étude de la gastrula, car tout se tient et s'enchaîne dans ces évolutions. Tout se tient et s'enchaîne d'une manière si étroite que, quand on arrive à la formation d'un organe si nettement défini que la corde dorsale, il faut, pour en saisir la signification originelle, revenir à la gastrula ou au moins à la formation de la bouche gastruléenne. Ces rapports de la corde dorsale

et du blastopore sont encore un de ces points singuliers sur lesquels
se sont multipliées les recherches dans ces dernières années, et sur
lesquels le présent ouvrage nous fournit les renseignements les plus
complets, avec la conscience et l'impartialité qui le caractérisent.

Parmi les agréables surprises que nous ménageaient les con-
quêtes récentes de l'embryologie, il n'en est peut-être pas de plus
importante à signaler que celle qui est relative à la question dite
de l'inversion des feuillets chez les rongeurs. Comment concilier
la signification générale des feuillets blastodermiques primaires
avec cette exception singulière découverte par Bischoff chez le
cochon d'Inde, à savoir qu'ici c'est le feuillet externe qui donne ce
qui ailleurs est fourni par l'interne, et inversement. On comprend
qu'une telle anomalie ait pu jeter des doutes sur la valeur générale
des théories embryologiques, qu'elle ait empêché les naturalistes
les plus éminents d'admettre la loi du parallélisme entre l'ontogénie et la phylogénie. « Si l'ontogénie, disait Kœlliker, n'était
qu'une phylogénie abrégée, l'ontogénie ne devrait offrir aucun phénomène qui ne se trouvât aussi dans l'histoire de la descendance.
Comment alors expliquer ce fait extraordinaire que les ontogé-
nies d'animaux très rapprochés (lapin, cochon d'Inde) peuvent différer tellement qu'il devient impossible de les dériver l'une de
l'autre. » Et le professeur de Lacaze-Duthiers (préface à la traduc-
tion française de Kœlliker) se demandait jusqu'à quel point il était
légitime de chercher dans l'embryologie un contrôle des classifica-
tions zoologiques, puisque à ce titre il faudrait éloigner le cobaye du
groupe des rongeurs, groupe dans lequel les adultes constituent un
ensemble d'êtres si naturel à tous les points de vue. Or voici que les
recherches récentes viennent montrer que, selon l'expression clas-
sique, cette exception confirme la règle ; l'exception n'est qu'apparente ; au lieu que l'embryon apparaisse d'abord, puis s'enfonce
dans une dépression ectodermique, qui sera l'amnios, il y a simple
interversion dans la succession, dans la chronologie des formations ;
c'est la dépression ectodermique, le sac amniotique, qui se produit
tout d'abord ; alors seulement l'embryon apparaît, sur la surface

intérieure de ce sac ; et, comme en même temps se produit une atrophie et une résorption graduelle de la portion de l'œuf, dans laquelle s'est invaginé l'ectoderme amniotique doublé de son entoderme, il en résulte que, au moment où apparaît l'embryon, la vésicule blastodermique qui lui donne naissance présente une couche interne ectodermique et une couche externe entodermique. Mais la signification originelle et morphologique de ces feuillets n'est en rien changée ; c'est leur position topographique qui seule est modifiée : l'ectoderme n'a pas pris, quant à la nature de ses dérivés, la signification d'un feuillet interne : il est simplement devenu, quant à sa situation modifiée, un feuillet *intérieur* ; l'entoderme n'a pas acquis la propriété de donner naissance à ce qui dérive ailleurs du feuillet externe, mais il est simplement devenu *extérieur*. Cette démonstration, poursuivie par Selenka, avec toutes les formes intermédiaires qu'on rencontre dans la série des rongeurs, est bien digne d'affermir la confiance de ceux qui croient impossible d'aborder la recherche des rapports des êtres sans tenir compte de leur développement.

Dans un autre ordre d'idées, et cette fois en considérant les phénomènes les plus généraux de la biologie, les recherches récentes qui nous ont révélé les actes intimes de la fécondation ne nous ont-elles pas donné en même temps l'explication matérielle du grand problème de l'hérédité ? Elles ont fait plus ; elles ont rattaché ces phénomènes à ceux de la physiologie générale de la cellule. Nous disons « elles ont fait plus » parce que, si montrer comment l'influence paternelle, représentée par le pronucléus mâle, ou tête du spermatozoïde, se combine avec le pronucléus femelle ou élément maternel de l'hérédité, est une connaissance de premier ordre et qui donne enfin son substratum matériel à des lois depuis longtemps établies par l'observation du résultat final, plus importante sans doute dans l'ordre de la biologie générale est la notion d'identité entre ce phénomène et celui de la reproduction de la cellule. Toute division cellulaire est le résultat d'une bipartition de la substance chromatique nucléaire ; la fécondation, qui n'est pas une division, mais au contraire une fusion, une copulation cellulaire, se trouve précisément consister essentiellement dans le mélange des substances chromatiques nucléaires des cellules mâle et femelle. Par ce fait même il est possible d'expliquer non seulement l'hérédité dans sa forme élémentaire, typique, où le produit est comme une résultante moyenne entre les caractères des deux producteurs, mais il est encore facile de comprendre les accidents, les formes anormales de l'hérédité, et l'influence prépondérante de l'un des producteurs. C'est qu'en effet les substances chromatiques mâle et femelle ne sont pas nécessairement équivalentes en puissance, en masse ; avant leur conjonction elles sont le siège de processus divers, tels que, pour ne citer qu'un exemple, l'élimination des globules polaires du côté de la vésicule germinative de l'œuf, phénomènes qui, suivant les cas, peuvent déterminer une prédominance de masse, et par suite d'influence, de la part de l'un des éléments de la reproduction. Enfin, en rattachant la production des éléments sexuels et la fécondation à la biologie générale de la cellule, l'embryologie montre que l'hérédité rentre simplement dans la série des phénomènes relatifs à la continuité de vie d'un tissu, d'un agrégat cellulaire. Nous n'insisterons pas davantage sur ces rapports généraux, que l'auteur de ce traité a suffisamment indiqués dès le début de son œuvre, avec concision il est vrai, parce que de trop grands développements l'auraient fait sortir du domaine de l'embryologie proprement dite, mais cependant avec assez de détails pour montrer ce qui est définitivement acquis sur ce sujet, et ce qui reste à résoudre par des recherches ultérieures.

Qu'il nous soit cependant permis d'insister encore sur le point suivant : la fécondation, comme tous les phénomènes biologiques, présente ses accidents, ses modes anormaux. Or, à l'heure actuelle, tout tend à démontrer que l'un de ces accidents donne naissance aux monstres doubles. L'arrivée d'un seul spermatozoïde dans l'œuf est la règle générale, le processus régulier, d'où suit le développement d'un individu simple, normal. L'introduction accidentelle, par des causes que l'expérimentation commence déjà à déterminer, de nombreux spermatozoïdes, la fécondation polyspermique, en un mot, donne lieu à une segmentation avec foyers multiples, à une sorte d'effervescence dans la division de l'œuf, et bientôt le processus est arrêté et le développement avorte par l'excès même de son ardeur initiale. Mais il est des degrés dans cette hyperfécondation, et lorsqu'elle se borne à l'entrée de deux, de trois spermatozoïdes, le développement peut continuer, avec excès encore, mais un excès qui permet de voir arriver à leur terme les formes dites de monstres doubles ou triples. Ce qui est démontré pour l'influence de noyaux mâles multiples le sera peut-être un jour pour celle d'ovules, et il en a été vu de tels, renfermant primitivement une double vésicule germinative.

La tératologie est donc, non seulement pour les monstres simples et pour les pures malformations, mais encore pour les cas de diplogenèse, une science qui ne peut avoir d'autre base que l'embryologie normale. Le monstre double doit être étudié comme résultant d'un accident de la fécondation, comme la phocomélie doit former un chapitre annexe de l'histoire de l'apparition des membres, comme le bec-de-lièvre est un accident à signaler à propos de l'histoire de la convergence et de la soudure du bourgeon frontal et des bourgeons maxillaires supérieurs. Ainsi se trouve légitimée l'innovation par laquelle chaque grand chapitre d'embryologie normale a, dans le présent traité, son appendice de tératologie.

Nous ne saurions nous dispenser d'attirer l'attention d'une manière particulière sur le chapitre si nouveau et si complet consacré à l'étude des annexes de l'embryon. Jusqu'à présent l'œuf de l'oiseau avait fait tous les frais des exposés classiques de cette question, et le schéma des enveloppes du poulet avait été purement et simplement appliqué aux mammifères. Ce n'est que dans ces dernières années que des recherches originales ont été entreprises sur les annexes de ces derniers, et elles ont révélé une série de faits nouveaux qui ont jeté un grand jour spécialement sur l'histoire du placenta. En effet, d'une part la découverte du sac placentoïde des oiseaux, d'autre part la connaissance de l'omphalo-placenta des poissons cartilagineux, enfin les études récentes sur la placentation des marsupiaux ont permis d'établir entre différentes formations une sériation morphologique et physiologique. En même temps l'histologie du placenta venait résoudre, d'une manière inattendue, le problème, depuis si longtemps discuté, des rapports de la mère au fœtus : le fait que, dans la formation dite ectoplacentaire, le sang de la mère circule dans des lacunes creusées en plein tissu fœtal ectodermique, ce fait, découvert d'abord chez les rongeurs, était bientôt confirmé pour les cheiroptères, puis pour les insectivores ; il le sera sous peu pour les carnassiers, et pour les primates, car il est inadmissible, en anatomie générale, qu'une structure histologique si particulière soit un fait isolé et non une disposition fondamentale. Et comme, en embryologie, tout se tient, du début à la fin, de même que tout s'enchaîne dans la série des êtres, il se trouve que ce contact intime, direct, sans intermédiaire, entre le sang maternel et un tissu fœtal, vient nous expliquer les influences singulières de l'embryon sur l'organisme maternel, ces faits d'hérédité par influence ou d'imprégnations, qui s'étaient de tout temps présentés comme devant être rapportés à une sorte de contagion allant du fœtus à la mère.

Dans ce rapide coup d'œil sur l'état actuel de l'embryologie, combien d'autres questions générales à signaler encore : et l'étude de l'origine de l'appareil urinaire, du corps de Wolff, du rein précurseur, des organes segmentaires en un mot, qui aboutit à faire dériver les vertébrés des annelés, c'est-à-dire qui fait voir dans le vertébré une colonie linéaire composée de segments ou anneaux comparables à ceux des vers ; puis les recherches sur la métamérie de la tête des vertébrés, et les considérations basées uniquement sur l'analyse du squelette céphalique, remplacées aujourd'hui par l'étude comparée des nerfs crâniens et des nerfs spinaux ; et la glande pinéale, qui, de par l'embryologie et l'anatomie comparée, se révèle tout à coup comme un organe atavique, reste rudimentaire d'un œil médian et impair ; et l'origine de la glande thyroïde et du thymus nous montrant de nouvelles métamérisations dans la région cervicale, etc., etc.

On le voit, l'embryologie ainsi comprise, telle que l'ont faite les travaux récents d'innombrables chercheurs, malheureusement moins nombreux en France que dans les pays voisins, l'embryologie dans

ses rapports avec la doctrine de l'évolution, avec l'anatomie générale, avec la biologie cellulaire, avec la tératologie, l'embryologie
ainsi comprise était bien digne d'inspirer une tentative de haute
vulgarisation et de synthèse telle que celle qui a été essayée dans
cet ouvrage, et c'est pour moi un honneur que d'avoir été appelé à
le présenter au public scientifique. Ce public jugera, comme nous,
que l'œuvre était d'autre part singulièrement difficile et hardie,
mais qu'elle a été poursuivie avec méthode, et menée à bonne fin
grâce à une grande clarté dans l'exposé des faits et une extrême
conscience dans la discussion des théories.

MATHIAS DUVAL

Paris, octobre 1890.

AVANT-PROPOS

Le présent ouvrage a, comme d'autres, son histoire. Ayant fait des conférences d'embryologie aux élèves de 2° et de 3° années de la Faculté de médecine de Nancy, nous avons fait imprimer nos notes en autographie, pour les distribuer aux étudiants qui fréquentaient ces conférences et en faire hommage à quelques amis. Nous avons songé ensuite à faire sortir ces notes du domaine privé, pensant qu'elles rendraient peut-être quelques services à ceux qui n'ont que peu de loisirs à consacrer à l'étude de l'embryologie. Pressenti sur l'opportunité de la publication de nos notes autographiées, notre éditeur, M. Steinheil, jugea préférable d'imprimer un volume ; et, renonçant aux avantages que procure sans doute le débit courant d'un manuel, il n'hésita pas à nous accorder la place nécessaire pour faire un livre plus étendu, si bien que notre tâche est devenue moins ingrate, et qu'a été rendue possible l'apparition d'un ouvrage français d'Embryologie dépassant les limites d'un simple précis. Nous l'en remercions vivement.

Depuis l'époque où nos conférences avaient été rédigées, moins de deux ans s'étaient écoulés, et déjà d'importants travaux avaient changé la face de l'embryologie. Bien que nous nous fussions tenu dans ces conférences autant que possible au courant des travaux récents, cependant presque tout était à refaire, tant sont nombreux les faits accumulés depuis quelque temps, tant sont diversifiées les phases par lesquelles passe la science embryologique, tant sont subites et inattendues ses évolutions. Fallait-il renoncer dès lors à rendre jamais compte de l'état actuel de l'embryologie ? Évidemment non. Était-il possible d'en rendre succinctement compte, dans un manuel, fait entièrement sur de nouveaux frais, allégé des doctrines devenues insoutenables et des faits désormais controuvés ? Pas davantage ; car on n'énonce brièvement que ce qui est conçu complètement. Or chacun sait que tel n'est pas encore le cas, malgré les lacunes récemment comblées, pour l'histoire du développement. Il fallait donc cette fois encore se contenter de présenter les théories et les faits dans lesquels plus tard on pût faire choix des matières d'un résumé.

Après les immortels ouvrages de Kölliker et de Balfour, dans le premier desquels on trouve l'esquisse de tous les faits bien connus aujourd'hui, tandis que dans le second c'est l'ébauche de toutes les théories qui depuis lors ont pris forme, après le traité d'O. Hertwig, inimitable de concision et de clarté, on comprendra l'apparition d'un livre d'Embryologie de quelque étendue, mais aussi l'on en excusera les imperfections.

On comprendrait moins que nous nous fussions cru particulièrement apte à entreprendre la rédaction d'un ouvrage, où il y aurait à trancher catégoriquement entre les théories, si nous ne déclarions ici qu'à notre sens l'auteur, moins obligé par son obscurité même, pourrait aborder avec des allures plus libres, les différents problèmes de l'embryologie, et n'étant pas une personne embryologique n'aurait pas à payer de cette personne. Il s'agissait dès lors simplement pour nous non plus de donner une explication pleinement originale des diverses questions soulevées en embryologie et de fournir des faits personnels à l'appui, mais d'assembler les faits et de les rattacher les uns aux autres à l'aide des théories émises par des embryologistes de profession.

Cet assemblage même n'a pas laissé que de présenter certaines difficultés.

Il y avait d'abord le grand nombre de travaux à consulter, tel que nous n'avons pu les lire tous dans l'original, mais que pour beaucoup d'entre eux, qu'il nous a été impossible de nous procurer, ou qui étaient écrits dans une langue qui ne nous était pas familière, nous avons dû nous contenter d'analyses.

Une autre difficulté tenait à l'état fluctuant de la science embryologique et à l'apparition incessante de travaux qui ne tendent à rien moins qu'à renverser les données jusqu'alors acceptées, transfigurant des formations embryonnaires jusque là douées d'une figure bien caractérisée, et les faisant tout autres qu'on l'avait cru jusqu'alors, allant même jusqu'à en nier absolument l'existence. L'apparition de mémoires importants (de Rabl, de Keibel) est ainsi venue jeter la perturbation dans la rédaction de certains de nos chapitres, tels que ceux de la gastrula et du développement des feuillets primaires : de là, nécessité de remaniements complets.

Enfin, ce qui surtout nous mettait dans l'embarras, c'était l'insuffisance des matériaux embryologiques. Malgré la quantité de travaux qui se sont accumulés en embryologie, cette science demeure toujours incomplète et inachevée. Ici, les faits manquent, et l'hypothèse doit combler la lacune; là, les faits doivent être précédés de considérations théoriques sans le secours desquelles, isolés qu'ils sont des autres données, il seraient inexplicables; ailleurs, surabondance de documents, mais alors bien souvent contradictoires. Partout des matériaux disparates, acquis pour telle période de la vie embryonnaire, pour tel organe de l'embryon chez les Reptiles par exemple, pour tels autres chez les Sélaciens, fournis par tel auteur sous l'empire de certaines idées générales, par tel autre sous l'impulsion d'autres idées. Aussi ce travail ne peut-il être qu'un groupement, bien provisoire sans nul doute, des faits et des doctrines embryologiques, propre à montrer seulement et le chemin parcouru et celui qui reste encore à faire pour atteindre le but, c'est-à-dire réaliser l'histoire continue du développement du Vertébré, résoudre non plus diverses questions du domaine de l'embryologie, mais le problème embryologique.

Que d'efforts cependant déjà vers la solution du problème? Que de grands noms liés aux grandes questions de l'embryologie? Ce sont d'abord pour l'étude des phénomènes de la maturation et de la fécondation de l'œuf les noms d'E. van Beneden, O. Hertwig, Fol, Selenka, Carnoy, Boveri et de tant d'autres qui cherchent actuellement dans les œufs des Ascarides le secret de ces phénomènes, tandis qu'O. Hertwig, Kölliker, Weismann posaient les conditions de l'hérédité. Von Baër, regardé comme le père de l'embryologie, Coste, Remak, Bischoff avaient établi les lois de la segmentation, appliquées tant de fois depuis à des cas particuliers. Le produit de cette segmentation est interprété phylogénétiquement à la lumière de la théorie de la descendance par Ray-Lankester, Huxley, Haeckel ; Haeckel l'appelle gastrula ; c'est un animal à deux couches cellulaires, à deux feuillets, dont Kowalewsky, Hatschek, Rauber, Kupffer, Duval, Hoffmann, His, Balfour, Hensen, E. van Beneden, les Hertwig, Rückert, Rabl, Keibel, etc., étudient les rapports et le développement ultérieur, et qu'ils essayent de comparer chez les différents Vertébrés. De ces feuillets résultent des organes du corps embryonnnaire, tels que le mésoderme, la corde dorsale, dont la genèse et la valeur morphologique sont l'objet d'études approfondies de la part des auteurs qui précèdent et en outre de Strahl, de Lieberkühn et de bien d'autres. His, Waldeyer, les Hertwig d'autre part fondent les notions du parablaste et du mésenchyme. Des monographies de première importance alimentent les mémoires d'ordre spéculatif : telles celles de Kowalewsky, Hatschek, Goette, Hertwig, des Sarasin, d'Henneguy, Balfour, Rückert, Foster et Balfour, Duval, Hensen, E. van Beneden, Selenka, Bonnet, etc. Bien connues déjà des anciens embryologistes, les annexes embryonnaires devaient encore être l'objet d'innombrables travaux, parmi lesquels ceux d'E. van Beneden et Julin, de Selenka, de Duval, de Fleischmann, d'Hubrecht ; et, pour ce qui concerne spécialement le placenta, ceux de Turner, Ercolani, Tafani, consacrés à son anatomie, et dans ces derniers temps toute une série de mémoires sur l'histogenèse de l'organe, parmi lesquels celui de Duval présente la morphologie du placenta sous un aspect nouveau. Le développement spécial de l'œuf humain et de ses enveloppes, en particulier du placenta, était l'objet d'une foule de publications, émanant surtout de gynécologistes, et de His, Friedländer, Leopold, Langhans, S. Minot, etc. Pendant ce temps, paraissaient trois ouvrages didactiques principaux, les traités de Kölliker, de Balfour, et d'O. Hertwig, consacrant à différentes époques les résultats acquis.

Nous avons puisé à toutes ces sources et particulièrement aux traités qui viennent d'être mentionnés, leur empruntant parfois toute une description avec l'entière confiance que l'on doit avoir dans les noms que nous avons cités. Nous avons utilisé tous ces travaux non pas pour faire l'embryologie comparée des Vertébrés, mais dans le but de montrer, dans les limites des connaissances actuelles, le plan général du développement du Vertébré, particulièrement d'un Vertébré supérieur tel que l'Homme. S'il est fait mention dans ce livre d'une phase du développement des Batraciens ou des Sélaciens, ce n'est pas que nous ayons voulu faire l'embryologie de l'un ou de l'autre de ces groupes, moins encore les comparer l'un à l'autre, mais c'est afin de permettre l'intelligence des dispositions dérivées et plus complexes présentées par les Vertébrés supérieurs.

Il résulte de là que ce livre ne répond qu'en partie aux besoins des lecteurs qui voudraient y trouver des documents étendus sur l'embryologie des différentes classes de Vertébrés, tandis qu'il pourra paraître suffisant à ceux qui n'y chercheront qu'une idée d'ensemble du développement de ces Vertébrés, et surtout à ceux qui, adonnés aux études médicales et spécialement aux études anatomiques, voudront connaître le pourquoi et le comment du développement des Mammifères et particulièrement de l'Homme.

Ce volume n'est que la première partie d'un ouvrage plus considérable. Il ne renferme en effet que le développement de l'ébauche embryonnaire avec ses organes primitifs, l'embryogénie en un mot. Un second volume sera consacré au développement des organes de l'adulte aux dépens des organes primitifs de l'embryon, bref à l'organogénie. Ce deuxième volume sera publié avec le concours de mon ami M. le Dr Nicolas, professeur agrégé à la faculté de médecine de Nancy, qui s'est chargé d'une bonne moitié des chapitres à traiter. La seconde partie, l'organogénie, s'adresse particulièrement au médecin, puisqu'elle donne la clef des dispositions anatomiques que présentent les organes du corps humain ; elle pourra d'autant mieux l'intéresser qu'il y trouvera, à la suite de chaque chapitre, un exposé succinct des principales malformations de l'organe considéré, expliquées par les arrêts ou les perversions du développement normal.

Le présent ouvrage est accompagné de figures et de planches que nous avons dessinées et gravées nous-même, ce qui disposera certainement le lecteur à l'indulgence. Nous avons souvent schématisé les figures empruntées aux auteurs, négligeant parfois même certains détails que présentait l'original, inutiles cependant à la description et souvent même de nature à y amener la confusion. Nous avons mis ainsi en première ligne l'intérêt du lecteur.

Pour ce qui concerne le texte, nous avons cherché à introduire, pour en faciliter la lecture, dans des questions souvent difficiles à diviser, une certaine division et un certain ordre, trop souvent artificiels ; car l'embryologie ne se prête que mal à des divisions. Nous avons fait usage de deux sortes de caractères. Les parties imprimées en grand texte sont constituées par les descriptions essentielles et aussi contiennent parfois une théorie qui commande l'exposé des faits. Dans le petit texte on trouvera les considérations théoriques qui, quel que soit leur intérêt, ne sont pas absolument nécessaires à l'intelligence des faits, de même que les détails intéressants mais accessoires placés en dehors du cours direct de la description, les aperçus historiques, etc.

Les divers chapitres sont suivis d'index bibliographiques qui ne sont le plus souvent qu'une liste des ouvrages dont les auteurs sont cités, et qui ne prétendent pas à donner l'indication complète des travaux parus sur les différentes questions de l'embryologie.

A ce propos, nous devons faire observer que nous n'avons introduit les citations dans le texte que là où il y avait controverse sur les faits observés ou divergence de doctrines, reconnaissant alors seulement ces citations d'absolue nécessité et d'utilité incontestable pour le lecteur, conformes par conséquent aux exigences d'un livre didactique. Pour les faits au contraire qui, entrés dans le domaine scientifique commun, forment le fond même de la description embryologique, nous nous sommes dispensé de citer les auteurs de leur découverte autrement qu'en rappelant dans cet avant-propos les noms de ceux qui ont fait l'embryologie ce qu'elle est.

M. le professeur Duval a bien voulu, en nous faisant l'honneur d'une préface, nous donner l'appui de son nom. Qu'il nous permette de lui adresser à ce sujet et pour la bienveillance qu'il nous a toujours témoignée l'expression de notre vive reconnaissance.

Nous remercions M. le professeur E. van Beneden pour les suggestions qu'il nous a communiquées, trop tard malheureusement pour que nous puissions les utiliser comme nous l'aurions voulu,

ainsi que nos amis MM. Nicolas et Saint-Remy pour les conseils
qu'ils nous ont souvent donnés.

« Nous ne faisons toujours que balbutier : il faut travailler »,
s'exclamait dernièrement M. le professeur Carnoy, comme conclusion d'une conférence sur la genèse des globules polaires faite à la
Société belge de microscopie. Cette parole, qui veut peindre l'état
actuel de la cytologie, peut exprimer aussi, quoiqu'un peu pessi-
miste alors, celui de l'embryologie, que reflète forcément cet
ouvrage, malgré l'effort que nous avons fait pour bien faire. C'est
avec la conscience de cet effort que nous signons ce livre.

Dr A. PRENANT.

Nancy, octobre 1890.

ÉLÉMENTS
D'EMBRYOLOGIE DE L'HOMME
ET DES VERTÉBRÉS·

PRÉLIMINAIRES

CHAPITRE PREMIER

Les Produits sexuels

1. — LA CELLULE-ŒUF OU OVULE

L'ovule est une cellule de figure généralement sphérique, assez souvent piriforme, quelquefois irrégulière et munie alors d'expansions amœboïdes. Sa taille est toujours considérable ($0,2^{mm}$ chez l'Homme; elle est souvent énorme (jaune de l'œuf de poule). L'ovule est une cellule complète; il se constitue en effet : 1° d'un corps protoplasmique ; 2° d'un noyau ; 3° d'une membrane d'enveloppe.

§ 1. — **Le corps protoplasmique** (fig. 1, V). — Il porte ici le nom spécial de **vitellus**. Le vitellus renferme, outre le *proto-plasma* proprement dit, seul actif dans les phénomènes de la vie de l'œuf, une quantité plus ou moins grande de matériaux de réserve (albuminoïdes, graisses), mélangés au protoplasma, et qu'E. van Beneden en a distingués du nom de *deutoplasma* (plasma secondaire). Le protoplasma forme un réseau, le *réticulum proto-* ou *cytoplasmique,* dans les mailles duquel les particules de deuto-plasma sont situées et représentent des *enclaves* ou *inclusions.* Ainsi structuré, le vitellus est conforme au type du corps proto-plasmique ; les enclaves y sont seulement très abondantes.

L'*origine* du deutoplasma est une : la matière première dont il est fait ne peut être empruntée qu'au monde extérieur. Mais le deutoplasma peut parvenir à l'ovule de différentes façons. Si l'ovule est nu, le vitellus, rece-vant directement les matériaux dont le deutoplasma sera constitué, élaborera lui-même à leurs dépens sa réserve nutritive. Si au contraire, comme c'est le cas pour les Vertébrés, l'ovule est entouré de cellules « folliculeuses », ces cellules transmettent à l'ovule soit le deutoplasma en nature et tout préparé que le vitellus n'a plus qu'à emmagasiner, soit seulement la matière première du deutoplasma que le vitellus doit secondairement élaborer. Nagel a donné récemment de bonnes raisons pour autoriser à croire que dans l'œuf humain c'est selon le second processus que le deutoplasma se forme. Il peut même arriver dans certains cas que les cellules folliculeuses fassent elles-mêmes les frais de la production deutoplasmique, et qu'un certain nombre d'entre elles soient absorbées soit directement, soit indi-rectement par l'ovule ; de telles cellules sont dites nourricières. Dans le follicule humain, Nagel a trouvé de grandes cellules claires qu'il considère comme nourricières.

Le deutoplasme a pour *rôle* de nourrir : 1° peut-être le sperma-tozoïde du temps qu'il séjourne dans l'œuf pour le féconder (Zacharias) ; 2° et surtout le futur embryon formé dans l'œuf à la suite de l'acte de la fécondation.

Deux cas extrêmes, réunis d'ailleurs par toutes sortes d'inter-médiaires, peuvent se présenter dans le *mode de répartition* du deutoplasma dans l'œuf, suivant qu'il y est peu ou très abondant.

1° Si le deutoplasme est produit en faible quantité, il s'accumule d'abord au centre de l'œuf (fig. 1, *d*), puis envahit tout le vitellus, dans lequel il se distribue régulièrement, formant des gouttes ou des grains, les *sphérules vitellines,* logées dans les mailles d'un réseau protoplasmique puissant. Des œufs ainsi constitués, dont les Mammifères nous offrent un type, ont été appelés *alécithes*

(œufs sans graisse) par Balfour ; ils seraient plus justement qua-
lifiés d'oligolécithes (œufs renfermant peu de graisse) (fig. 2, A).

2° Si le deutoplasme est au contraire très abondant, il est ré-

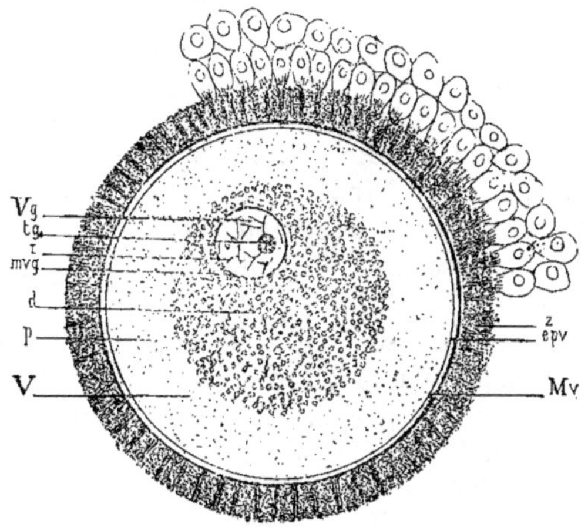

Fig. 1. — *Œuf humain* (d'après NAGEL). Cette figure est la combinaison de plusieurs dessins de l'auteur.

V, Vitellus ; *p*, zone protoplasmique ; *d*, zone deutoplasmique du vitellus. — *Vg*, vésicule germinative ; *mvg*, membrane nucléaire ; *r*, réticulum nucléaire ; *tg*, taches germinatives. — *Mv*, membrane vitelline ; *epv*, espace périvitellin ; *z*, zone pellucide ou radiée.

parti irrégulièrement dans la sphère vitelline (fig. 2, B); telle
région du vitellus s'en surcharge ; telle autre n'en admet presque

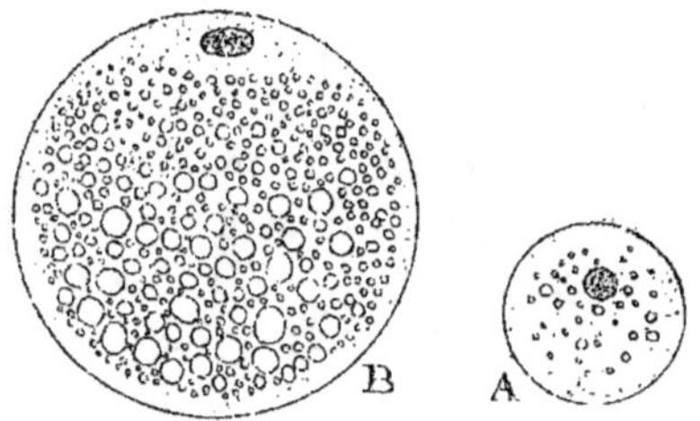

Fig. 2. — *Schémas d'un œuf alécithe (A) et télolécithe (B).*

pas dans les mailles de son réseau protoplasmique ; de là une
région riche en deutoplasme, pauvre au contraire en protoplasma,

et une autre riche en protoplasme, mais peu fournie de deutoplasma. La première région n'aura guère qu'un rôle nutritif, puisqu'elle contient surtout des matériaux de nutrition ; elle représente le *vitellus accessoire* de His, le *vitellus nutritif* de Reichert (1). A l'autre, en général moins étendue, sera dévolu, puisqu'elle renferme surtout du protoplasma, le rôle actif et formateur ; elle est le *vitellus principal* de His, le *vitellus formatif* de Reichert. Il va de soi que les phénomènes vitaux seront d'autant plus intenses et se produiront d'autant plus rapidement que le protoplasma sera moins encombré de matériaux deutoplasmiques inertes ; ils seront donc rapides et intenses dans le vitellus formatif, lents et presque nuls dans le vitellus nutritif.

Ce deuxième cas est réalisé chez les Amphibiens. Il existe bien chez eux du deutoplasma dans toute l'étendue de l'œuf ; mais les sphérules vitellines sont plus grosses dans l'hémisphère blanc de l'œuf, que l'on peut par suite considérer comme représentant le vitellus nutritif ; l'hémisphère noir par contre, où les éléments vitellins sont plus petits, et où le protoplasma est plus abondant d'autant, représente un vitellus formatif. Il va sans dire qu'une région de passage existe entre les deux vitellus. Chez les Amphibiens donc se manifeste une *différenciation polaire* de l'œuf telle que le vitellus devient de plus en plus riche en protoplasma vers l'un des pôles de l'œuf, tandis qu'il se charge d'autant plus de deutoplasma que l'on considère une région plus voisine du pôle opposé. Cette différenciation polaire est rendue évidente par la position naturelle d'équilibre que prend l'œuf de Grenouille abandonné dans l'eau librement à lui-même. Son hémisphère noir se tourne alors en haut, l'hémisphère blanc devenant inférieur ; on peut alors distinguer un pôle supérieur et un pôle inférieur de l'œuf. Le pôle supérieur n'est autre que le *pôle animal*, c'est-à-dire qu'il appartient à la région du vitellus formatif. Le pôle inférieur est un *pôle végétatif*, situé qu'il est dans le vitellus nutritif.

Chez les Poissons, les Reptiles et les Oiseaux, la différenciation polaire, due à l'accumulation du vitellus dans une certaine région

---

(1) Par abréviation on appelle simplement *vitellus* le vitellus nutritif.

de l'œuf, est plus marquée, parce qu'ici le deutoplasme a pris une importance colossale. Dans l'œuf de poule par exemple (fig. 3), le vitellus formatif est réduit à une couche très mince, qui entoure le corps protoplasmique ou jaune de l'œuf tout entier ; cette couche est épaissie en un certain endroit, qui marque le pôle animal, et forme là un *disque germinatif ou cicatricule*, dans lequel se trouve le noyau de l'œuf (1). Tout le reste du jaune de l'œuf est cons-

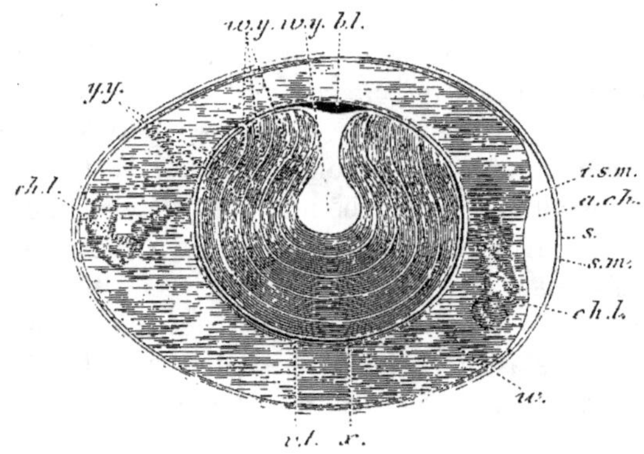

Fig. 3. — *Coupe longitudinale d'un œuf de poule* (empruntée à TARNIER).

bl, cicatricule. — *wy*, vitellus blanc, se composant d'une partie centrale en forme de gourde et de couches concentriques disséminées dans le vitellus jaune. — *yy*, vitellus jaune. — *vl*, membrane vitelline. — *x*, couche d'albumine entourant immédiatement la membrane vitelline. — *x*, couche épaisse d'albumine plus dense que la précédente. — *chl*, chalazes. — *ach*, chambre à air située au pôle obtus de l'œuf. — *s*, coquille de l'œuf ; celle-ci est tapissée à sa face interne par une membrane qui, au niveau de la chambre à air, se divise en deux lames, l'une interne *ism*, appliquée sur la couche albumineuse, l'autre *sm*, appliquée sur la coquille.

titué par du vitellus nutritif, à la composition duquel le protoplasma ne prend qu'une part insignifiante ; ce vitellus nutritif se distingue, suivant la coloration, en blanc et jaune, l'un ne paraissant être que l'autre modifié (fig. 3).

Par opposition aux œufs alécithes des Mammifères, où la graisse

---

(1) C'est là une constitution que l'on peut comparer, avec Œllacher, Broock et quelques autres, à celle d'une cellule adipeuse, dont la boule graisseuse représente le vitellus nutritif ou jaune de l'œuf, et où la mince couche de protoplasma périphérique se trouve également épaissie en une région qui contient le noyau de la cellule.

vitelline est distribuée d'une manière égale et se trouve en faible quantité dans l'œuf, les œufs, où les matériaux de réserve sont accumulés en grande abondance vers l'un des pôles, ont été nommés par Balfour *télolécithes* (Amphibiens, Poissons, Reptiles, Oiseaux).

Chez certains animaux enfin (Plathelminthes), la séparation entre le vitellus nutritif et le vitellus formatif est plus tranchée encore. Chez eux, le vitellus nutritif est l'apanage exclusif de plusieurs cellules spéciales, cellules vitellines, fournies par une glande particulière, le « vitellogène » ; ces cellules se disposent autour d'une cellule formative, qui ne contient pas de deutoplasme, et que fournit un « germigène ». Il résulte de cet assemblage un œuf non plus simple, mais composé. Quand la cellule formative ou cellule-œuf aura absorbé les cellules vitellines destinées à la nourrir, l'œuf ne cessera pas pour cela d'être simple : un amibe ne cesse pas d'être un, pour avoir avalé un ou plusieurs autres amibes. Remarquons qu'il en est de même pour l'œuf des Vertébrés, qui s'est incorporé plusieurs cellules folliculeuses nourricières. La cellule–œuf est et demeure une dans tous les cas (1).

On trouve dans le corps protoplasmique de l'œuf une formation que Balbiani a fait connaître dans l'œuf des Aranéides, et qui a reçu de lui le nom de « vésicule embryogène ». Depuis lors, des corps sans doute analogues à la vésicule embryogène ont été retrouvés dans nombre d'œufs ; tels sont le « noyau vitellin » d'O. Schultze (œuf des Amphibiens), la « sphère attractive » de E. van Beneden, les « sphères archoplasmique et centrosome » de Boveri, le « corpuscule polaire » de Vialleton, etc.

Si le pôle animal se distingue par sa richesse en protoplasma, il est dans cette région même une partie où le protoplasme se trouve tout particulièrement pur ; cette partie a une étendue et une forme différentes suivant les cas ; elle a reçu aussi les noms les plus divers : c'est le « point germinatif » de von Baer, la « fovea germinativa » de M. Schultze (Amphibiens), le « disque polaire » avec le « bouchon d'imprégnation » de E. van Beneden (Ascaris) le « champ polaire » ou « plasma polaire » de Böhm (Cyclostomes), etc.

---

(1) Un aperçu, même rapide, de la constitution chimique du vitellus ne saurait trouver place ici ; voir pour cette question des travaux spéciaux tels que LIEBERMANN, Embryochemische Untersuchungen (*Arch. f. die ges. Phys.*, Bd XLIII, H. 2-4).

§ 2. — **Le noyau** (fig. 1, *vg*). — Le noyau de l'œuf s'appelle **vésicule germinative** ou **de Purkinje**. Sa forme est généralement arrondie ; son volume n'est pas nécessairement en rapport, même pour une espèce donnée, l'Homme par exemple, (Nagel), avec la taille de l'œuf. Comme tout noyau, la vésicule germinative est formée : 1° d'une *membrane nucléaire* (*mvg*) qui la sépare du vitellus ambiant ; 2° d'un *suc* ou *sève nucléaire*, appelé encore *enchylema*, qui imbibe tout le noyau ; 3° de *filaments*, qui, suivant les auteurs et aussi selon les cas, se présentent soit anastomosés en un réseau (*r*), soit libres et formant plusieurs segments ou anses, soit soudés en un peloton unique. La charpente de ces filaments est constituée, de même que le suc nucléaire, par une substance que certains réactifs ne colorent pas, et qui a reçu pour ce motif le nom d'*achromatine*. Mais la charpente achromatique n'est que le support d'une autre substance bien plus importante, pour laquelle les réactifs indifférents à l'égard de l'achromatine manifestent une affinité toute spéciale, et qui a été pour cette raison nommée *chromatine*. La chromatine est répandue uniformément sur le filament, ou plutôt s'y montre concentrée en grains ou « microsomes » échelonnés le long du filament. Les expressions de *réseau, segments* ou *anses, peloton chromatiques* rappellent l'agencement et le caractère essentiel de cette partie constitutive du noyau.

Il arrive dans certains cas, et en particulier dans les œufs, que la chromatine se ramasse en certains points du trajet des filaments pour y former des nodosités. Bien plus, certaines nodosités, accaparant toute la chromatine du noyau, et devenant ainsi particulièrement grosses, figurent des « pseudo-nucléoles », les **taches germinatives** ou **de Wagner** (*tg*), de forme arrondie ou irrégulière, douées de mouvements amœboïdes remarquables ; leur nombre est ordinairement de 1 ou 2, mais peut s'élever jusqu'à 100 (Grenouille).

§ 3. — **Membrane d'enveloppe et enveloppes accessoires** (fig. 1, *mv, z* ; fig. 3, *vt, x, w, s, ism, sm*). — La membrane d'enveloppe de l'œuf, différenciée aux dépens d'une couche périphérique du vitellus, porte le nom de **membrane vitelline**. Elle est extrèmement mince, et peut même faire défaut ; ainsi sur l'œuf humain Nagel n'a pu en constater l'existence.

Si la membrane vitelline peut manquer, et si, quand elle existe, sa ténuité est telle qu'elle ne puisse assurer à l'œuf qu'une protection peu efficace, on comprend la nécessité d'enveloppes, qui pour avoir un caractère morphologique accessoire n'en sont pas moins physiologiquement de première importance. Ainsi chez les Vertébrés l'œuf est entouré d'une enveloppe généralement épaisse, la **zone pellucide** ou « chorion », séparée du vitellus dans l'œuf humain par un *espace périvitellin* (Nagel). La zone pellucide est généralement striée dans le sens radial soit dans la totalité, soit dans une partie seulement de son épaisseur ; elle est pour cette raison depuis longtemps désignée sous le nom de *zone radiée*. Les stries de la zone radiée sont l'expression optique de canalicules, à travers lesquels le vitellus peut émettre des pseudopodes vers les cellules folliculeuses, ou bien au contraire grâce auxquels les cellules folliculeuses peuvent pousser des prolongements et même émigrer jusqu'à l'œuf. On comprend l'importance de ces dispositions et de ces phénomènes dans la vie de l'œuf.

Si la membrane vitelline appartient indiscutablement en propre à l'œuf, dont elle représente la membrane cellulaire, il n'en est pas de même de la zone pellucide que l'on s'accorde aujourd'hui à regarder comme un produit cuticulaire des cellules folliculeuses, par lequel ces dernières se limitent intérieurement, du côté de l'œuf. La constatation, faite par Nagel sur l'œuf humain très jeune, d'un espace périvitellin séparant les cellules folliculeuses du vitellus, et la situation ultérieure de cet espace périvitellin entre la zone pellucide et le vitellus, parlent catégoriquement en faveur de l'opinion précédente.

La membrane vitelline et la zone pellucide étant l'une et l'autre formées par des cellules d'origine ovarique, la première par l'œuf, la seconde par le follicule, peuvent être réunies sous la dénomination commune d'*enveloppes primaires* (Ludwig). On peut leur opposer, sous le nom d'*enveloppes secondaires*, les membranes que sécrètent souvent les parois des voies génitales excrétrices. L'œuf de la Poule (fig. 3) est pourvu de plusieurs enveloppes de ce genre ; ce sont l'*albumine de l'œuf* (x, w), la *membrane coquillière* (*sm*, *ism*) et la *coquille* (*s*).

Lorsque les enveloppes de l'œuf sont épaisses, et que leur structure n'est pas canaliculée, elles présentent un ou plusieurs *micropyles* destinés tantôt à laisser pénétrer les matériaux nutritifs nécessaires à la vie de l'œuf, tantôt à permettre l'accès du spermatozoïde dans la sphère vitelline, ou même remplissant les deux rôles à la fois. Il est bon de remarquer que pour beaucoup de cas l'existence de micropyles a été controuvée.

II. — LE SPERMATOZOÏDE

Le spermatozoïde représente, comme l'ovule, une *cellule*. Mais cette cellule est *très réduite et très modifiée,* de sorte que ce n'est que si l'on étudie le développement du spermatozoïde, c'est-à-dire la spermatogenèse, que l'on peut se convaincre de la nature cellulaire du produit sexuel mâle, et constater alors qu'il est constitué d'un corps protoplasmique et d'un noyau. Les formes sous lesquelles ces deux parties se présentent dans le spermatozoïde sont variables à l'infini. Le plus souvent, le *corps protoplasmique,* en se réduisant beaucoup, finit par n'être plus représenté que par un filament moteur, la **queue** du spermatozoïde (fig. 4, A, c) ; parfois il constitue un renflement amœboïde (fig. 4, B, a). Le *noyau* se retrouve dans la **tête** du spermatozoïde (A, t) qui renferme la chromatine sous une forme diffuse ; chez l'Ascaride, la chromatine est concentrée en un *globule ou nucléole* (B, n).

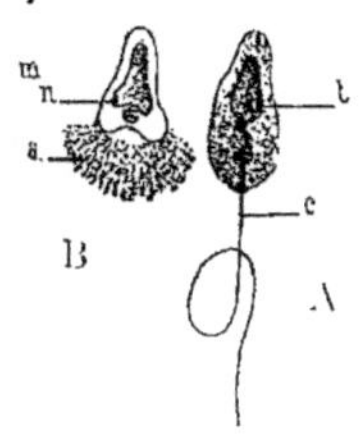

Fig. 4. — *Spermatozoïdes de l'Ascaris mégalocéphala et de l'homme.*

B. Ascaris : *a,* renflement amœboïde. — *n,* globule chromatique. — A. Homme : *c,* queue du spermatozoïde. — *t,* tête.

Dans le dessin de spermatozoïde humain ci-contre, où l'élément est représenté en un état de développement imparfait, pour permettre une comparaison facile avec le spermatozoïde d'Ascaride, le corps protoplasmique est encore très volumineux ; il contenait naguère encore une formation, le *noyau ou corpuscule accessoire,* qui rappelle le noyau vitellin et les formations analogues signalées plus haut dans le protoplasma de l'œuf. Pour obtenir avec cet élément un spermatozoïde adulte, il faut lui enlever la couche de protoplasma où il est encore plongé, et ne lui laisser que le filament caudal.

INDEX BIBLIOGRAPHIQUE

On trouvera dans NAGEL, *Das Menschliche Ei*, *Arch. f. mikr. Anat.*, Bd XXX, 1888, analysé in *Rev. des sc. méd.*, t. XXXIII, 15 janv. 1889, une bibliographie très étendue des travaux qui ont eu l'œuf pour objet. Parmi ces travaux nous signalerons particulièrement :

E. VAN BENEDEN. Recherches sur la composition et la signification de l'œuf. *Mém. couronnés de l'Acad. roy. des sc. de Belgique*, vol. XXXIV, 1870. — LUDWIG. *Ueber die Eibildung im Thierreiche*, Wurzburg, 1874. — WALDEYER. Eierstock und Ei, Leipzig, 1870 ; et Eierstock und Nebeneierstock, *Stricker's Handbuch*, 1871.

La constitution des spermatozoïdes pourra être d'autre part étudiée d'après l'aperçu critique et historique publié par WALDEYER. Bau und Entwicklung der Samenfäden ; *Anat. Anzeiger*, 1887.

CHAPITRE II

Maturation et Fécondation

« Des œufs tels qu'ils ont été décrits précédemment ne sont pas
encore capables de se développer, alors même qu'ils ont atteint
leur taille normale. Si on leur ajoute du sperme mûr, ils demeurent stériles. En un mot, ils ne sont pas encore mûrs. Pour pouvoir être fécondés, ils doivent auparavant subir une série de transformations que l'on rassemble sous le nom de *phénomènes de
maturation* » (O. Hertwig).

Le plus important de ces phénomènes consiste dans la production de certaines formations empruntées essentiellement à la tache
germinative et accessoirement au reste du noyau ainsi qu'au vitellus. Ces formations étant habituellement rejetées au dehors par
l'œuf, la maturation nous apparaît ainsi comme un phénomène de
réduction des parties constitutives de l'œuf et principalement de
ses éléments chromatiques. Les corps ainsi éliminés par l'œuf,
que Carus passe pour avoir découverts, ont été nommés par Fr.
Muller **vésicules de direction** parce qu'ils se trouvent toujours
situés en un point par lequel passera plus tard le premier sillon
qui segmente l'œuf ; ce point étant toujours proche du pôle animal de l'œuf, Robin a pu nommer les vésicules de direction
globules ou **corpuscules polaires**.

On a été amené naturellement à penser que cette maturation, le spermatozoïde a dû aussi l'acquérir, et, comme l'œuf, au prix de l'élimination
de certaines de ses parties. La maturation des spermatozoïdes n'est d'ailleurs
pas nécessairement, comme celle de l'œuf, un phénomène de la dernière
heure, précédant immédiatement ou accompagnant même la fécondation.
C'est qu'en effet le spermatozoïde a été constitué à la suite des divisions
répétées d'une cellule-mère séminale primordiale en cellules spermatiques ;

puis chacune de celles-ci, en subissant une série de différenciations, est devénue un spermatozoïde. Dans le premier temps de la spermatogenèse, plusieurs étapes successives de la maturation ont pu être franchies par les diverses générations cellulaires desquelles le spermatozoïde descend. On est autorisé à croire que lors de la division cellulaire, il se fait une élimination de certaines parties du noyau ; pour le cas spécial de la division des cellules séminales, le fait a été observé par E. van Beneden, qui a constaté à ce moment le rejet de « corps résiduels » qu'il compare aux globules polaires de l'œuf. La cellule spermatique, le futur spermatozoïde, a donc déjà reçu en héritage un certain degré de maturité. Au second temps de la spermatogenèse, celui de l'ontogenèse même du spermatozoïde, la cellule spermatique, pour se différencier en spermatozoïde, a dû subir des réductions et des transformations, dans lesquelles on peut voir les phénomènes ultimes de la maturation. C'est ainsi que le protoplasma, réduit et détourné de sa signification primitive, devient la queue et les enveloppes caudales du spermatozoïde ; le corpuscule accessoire a eu le même sort ; la tête même, d'après Fürst, rejetterait dans la queue une partie de sa substance chromatique. On peut penser que, par tous ces phénomènes, en même temps que le spermatozoïde se fabrique des organes de locomotion utiles et s'équipe à la légère pour aller au devant de l'œuf, il parfait sa maturation.

1. — EXPOSÉ DES FAITS

Les phénomènes de la maturation et de la fécondation de l'œuf étant à peu près contemporains, leur étude est inséparable et sera faite simultanément. Depuis l'époque où ils ont attiré l'attention, l'idée que l'on s'est faite de ces phénomènes a subi de nombreux perfectionnements, grâce à l'acquisition de faits tous les jours plus précis. Si cependant, par l'examen d'objets d'étude particulièrement favorables, on est actuellement arrivé pour quelques animaux à des résultats qui semblent définitifs, pour d'autres, où l'observation est entourée de difficultés particulières, nous sommes encore peu avancés.

Il sera très instructif de passer en revue les étapes que la science a successivement parcourues, en examinant à chacune d'elles et les phénomènes qui préparent l'œuf à la fécondation, et le processus de la fécondation lui-même (1).

____

(1) Il va sans dire que les périodes que nous allons distinguer ne sont ici nettement tranchées que pour la clarté de l'exposition.

§ 1. — **Premières acquisitions**. — A. — On a cru pendant long-temps que la vésicule germinative disparaît quelque temps avant la fécondation ; après l'avoir vue pâlir tout en devenant irrégulière, et se rapprocher de la surface de l'œuf, on l'avait en effet perdue des yeux. Vis-à-vis l'endroit où la vésicule germinative venait de disparaître, nombre d'auteurs aperçurent en dehors de l'œuf soit une masse granuleuse, soit plusieurs corps bien délimités, les globules polaires. On soupçonna, mais on ne put prouver que ces formations dérivent de la substance de la vésicule germinative disparue ; on ne sut en tout cas pas montrer comment elles en proviennent. Après l'émission des globules polaires, l'œuf demeurait, pensait-on géné-ralement, privé de noyau. C'était là une vue contre laquelle dès cette époque s'élevèrent plusieurs auteurs.

Quant au phénomène de la fécondation, on avait vu tout autour de l'œuf et cherchant à y pénétrer, une nuée de spermatozoïdes, et l'on pensait que ceux-ci s'enfonçaient en grand nombre dans l'œuf et s'y dissolvaient. Cette pénétration fut découverte par Barry.

B. — Dans une seconde période, plusieurs faits importants furent acquis, tant sur le phénomène de la maturation que sur l'acte de la fécondation.

E. van Beneden constata sur l'œuf du Lapin que la vésicule et la tache germinatives se rapprochent de la surface de l'œuf, et s'y transforment en corps particuliers qui disparaissent ensuite. À leur place paraît un globule polaire dans lequel van Beneden veut trouver le représentant de la vésicule et de la tache germinatives. La relation génétique entre la vésicule germinative et le globule polaire fut véritablement découverte par Bütschli. Cet auteur montra, chez les Nématodes, que la vésicule germinative ne disparaît pas, mais est remplacée par une figure en fuseau, en rapport avec la formation des globules polaires ou vésicules de direction, et que Bütschli pour cette raison nomma le « fuseau directeur ».

D'autre part Bütschli, Auerbach et plusieurs auteurs à leur suite, venaient de reconnaître dans l'œuf, après fécondation et après élimi-nation des globules polaires, l'existence de deux noyaux, qu'ils avaient vus même se conjuguer ; ils ne savaient rien d'ailleurs de l'origine de ces noyaux.

C. — Les observations fondamentales, que Fol, O. Hertwig, Selenka firent à peu près simultanément chez les Echinodermes, établirent nettement :

1° Qu'un seul spermatozoïde, le privilégié, pénètre dans l'ovule pour le féconder ;

2° Que la tête de ce spermatozoïde, en se transformant, devient l'un des noyaux signalés par Bütschli et Auerbach dans le vitellus ; aussi O. Hertwig, à qui revient l'honneur de cette importante découverte, donna-t-il à ce noyau le nom de *noyau spermatique;*

3° Que contrairement à ce que l'on croyait auparavant, de la vésicule germinative, après production des globules polaires à ses dépens, il reste quelque chose, et que ce résidu est représenté par le second des noyaux observés par Bütschli et Auerbach ;

4° Que de la conjugaison des deux noyaux en question résulte un noyau unique, le *noyau de l'œuf.*

Nous résumerons ici la description que Fol nous a laissée de ces phénomènes chez *Asterias glacialis.*

La vésicule germinative pâlit, ainsi que la tache germinative (fig. 5, *a*) ; le contour de la vésicule devient irrégulier, et se déchiquète ensuite de plus en plus. Au pôle animal de l'œuf, duquel les débris de la vésicule se sont rapprochés, paraît alors une tache arrondie, autour de laquelle le protoplasma se dispose d'une manière rayonnée ; il en résulte un *aster*.

La tache s'allonge ensuite ; dans son intérieur paraissent des filaments ; à l'autre extrémité de la tache, un second aster se constitue. A cette figure (*b*) de deux soleils en asters reliés par un fuseau formé de filaments, Fol a donné le nom d'*amphiaster de rebut* (de rebut, parce que cette figure est le point de départ du rejet de matériaux inutiles, les globules polaires). L'amphiaster, dont le grand axe était d'abord parallèle à la surface du vitellus, lui devient ensuite perpendiculaire ; puis il se divise, en émettant une petite protubérance qui vient se loger dans une dépression formée par un soulèvement de la membrane (*c*). Cette protubérance, se détachant du reste par un étranglement, devient le *pre-*

mier globule polaire (*d*). La moitié restante de l'amphiaster se réorganise en un *deuxième amphiaster de rebut*, qui forme, d'après le mode qui vient d'être indiqué pour le premier globule polaire, le *deuxième globule polaire* (*d*). Le reste du deuxième amphiaster de rebut regagne, en s'entourant d'un aster, le centre de l'œuf (*e*) ;

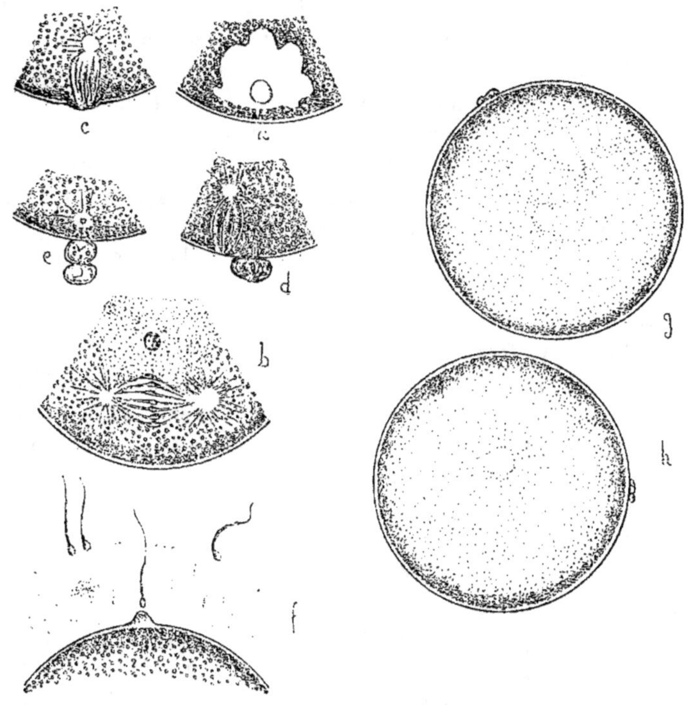

Fig. 5. — *Maturation et fécondation de l'œuf d'Asterias glacialis*, d'après Fol.

a. Portion de l'œuf, avec la tache germinative pâlie et devenue irrégulière. — *b*. Premier amphiaster de rebut, parallèle à la surface de l'œuf. — *c*. L'amphiaster, devenu perpendiculaire à la surface de l'œuf forme une protubérance qui deviendra le premier globule polaire. — *d*. Le premier globule est expulsé. Deuxième amphiaster de rebut. — *e*. Les deux globules polaires sont rejetés. Pronucléus femelle. — *f*. Copulation des produits sexuels. Pénétration du spermatozoïde dans le cône d'attraction. — *g*. Les deux pronucléus mâle et femelle vont se conjuguer. — *h*. Noyau de l'œuf.

il y constitue ce que Fol appelle le **pronucléus femelle**, c'est-à-dire le noyau de l'œuf mûr. Ainsi l'œuf mûr a conservé, contrairement à l'opinion jusqu'alors régnante, une partie du noyau qu'il contenait avant maturité.

Peu de temps après que la maturation de l'œuf est achevée, les spermatozoïdes se présentent en grand nombre autour de lui, et viennent se fixer dans le mucilage qui l'enveloppe. L'un deux, le *privilégié*, s'insinue plus avant dans la couche mucilagineuse ; vers lui, le vitellus se soulève en une protubérance dite « cône d'attraction », grâce à laquelle le spermatozoïde est pour ainsi dire cueilli par l'œuf (f). Le spermatozoïde, diminuant de grosseur, enfonce sa tête dans le cône d'attraction où elle semble se dissoudre. Lorsque la queue du spermatozoïde ne dépasse plus que faiblement la surface du vitellus, elle se fond dans une expansion conique nouvelle du vitellus, à laquelle Fol donne le nom de « cône d'exsudation ».

Dès qu'un spermatozoïde a ainsi pénétré dans le vitellus, la couche superficielle de celui-ci se différencie en une membrane, qui désormais interdit à tout autre spermatozoïde l'accès du vitellus. Fol montra donc que, contrairement à ce qui l'on croyait avant lui, un seul spermatozoïde pénètre dans l'œuf. Bientôt, dans le vitellus, vers le point où la tête du spermatozoïde était située, et certainement à ses dépens, paraît une petite tache claire, le **pronucléus mâle** qui grandit, s'entoure d'un aster (g), va au-devant d'une tache semblable, le pronucléus femelle demeuré au centre de l'œuf, et s'unit avec lui.

L'acte de la **fécondation** est consommé, et son résultat est une tache claire unique, ornée d'un aster, le **noyau de l'œuf**, aussi appelé « noyau vitellin » (h). Ce noyau, par une série de transformations dont il sera question tout à l'heure, devient une figure semblable à l'amphiaster de rebut. Fol lui donne le non d'*amphiaster de fractionnement* ; c'est en effet par la division de cette figure, c'est-à-dire du noyau de l'œuf fécondé, que débutera la segmentation.

§ 2. — **Résultats récents obtenus sur l'œuf des Ascaris**. — A la lumière des données récemment acquises sur la division cellulaire et munis des perfectionnements actuels de la technique histologique, un grand nombre d'auteurs (Nussbaum, E. van Beneden, Ant. Schneider, Carnoy, van Gehuchten, Boveri, E. van Beneden et Neyt, Zacharias, Kultschitzky) se sont succédé dans l'étude des phénomènes de la maturation et de la fécondation de l'œuf des Nématodes et en particulier de l'*Ascaris megaloce-phala*, objet éminemment favorable à l'observation. Les résultats obtenus par ces observateurs, bien qu'ils ne concordent pas sur tous les points, ont atteint généralement un degré tel de certitude

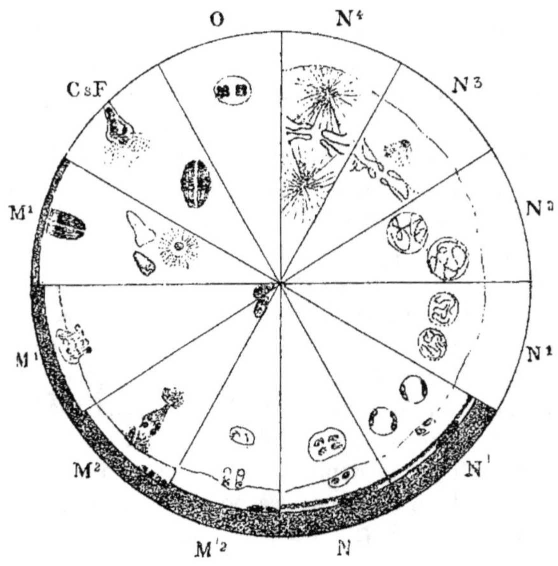

Fig. 6. — *Schéma de la maturation et de la fécondation de l'œuf chez Ascaris megalocephala.*

O. Œuf ovarique au repos. Taches germinatives. — Cs F. Copulation des produits sexuels : pénétration du spermatozoïde dans l'œuf. La vésicule germinative devient la première figure polaire ; les asters n'ont pas été représentés. — M 1. Expulsion du 1er globule polaire : la figure polaire se rapproche de la périphérie de l'œuf. Le spermatozoïde est désagrégé en ses parties constitutives. — M' 1. Expulsion du 1er globule polaire ; plaque cellulaire. Le spermatozoïde est réduit à deux globules chromatiques (pronucléus mâle.) — M 2. Expulsion du 2e globule polaire : deuxième figure polaire avec ses asters. — M' 2. L'expulsion du 2e globule polaire est près de se faire. Le pronucléus mâle s'est rapproché du pronucléus femelle. — N. Noyau de l'œuf formé par la fusion des deux pronucléus. — N'. Noyau de l'œuf formé : soit par les deux pronucléus demeurés distincts (van Beneden), soit par deux demi-noyaux résultant de la fusion des deux pronucléus (Zacharias). — N 1. Formation du peloton chromatique dans chaque demi-noyau ou pronucléus. — N 2. Le peloton chromatique est constitué. — N 3. Plaque équatoriale avec sphère attractive et aster. — N 4. Fuseau de segmentation avec deux corpuscules polaires et deux asters.

et de précision, que l'on a pu fonder sur eux en toute sécurité des théories d'un haut intérêt biologique, qui ne sauraient être passées sous silence.

Nous relatons ici les phénomènes essentiels de la maturation et de la fécondation chez *Ascaris megalocephala*, en signalant les divergences qui séparent les auteurs sur les principaux points. Les phases successives de la maturation et de la fécondation sont représentées dans le schéma (fig. 6), dans lequel chaque secteur correspond à un stade principal (1).

L'œuf ovarique d'*Ascáris megalocephala* a la forme d'une pyramide dont la base (périphérique dans le schéma) renferme un noyau muni de deux taches germinatives, très chromophiles, contenant à elles seules toute la chromatine du noyau ; chacune de ces taches germinatives se compose en réalité de deux segments (Kultschitzky), ou même de quatre bâtonnets ou globules (Carnoy, van Gehuchten, Boveri, van Beneden) ; plus tard, elle se décompose en ses éléments constitutifs (O).

En des stades ultérieurs (rassemblés ici en une seule phase CsF), le spermatozoïde a pénétré dans l'œuf (**A**). La copulation des produits sexuels est dès lors accomplie. A ce moment, le vitellus s'entoure d'une membrane vitelline, qui désormais interdit l'accès de l'œuf à tout nouveau spermatozoïde (**B**). Dans la vésicule germinative dont les contours sont devenus indistincts, il se forme un fuseau, ou plutôt deux demi-fuseaux (figure dimidiée de Carnoy) ; à chaque demi-fuseau correspond un groupe de quatre éléments chromatiques (**C**). Deux asters peuvent orner cette figure. La formation qui résulte de cet ensemble est l'homologue du premier amphiaster de rebut de Fol (que les asters existent ou non).

Au stade M 1, tandis que le spermatozoïde gagne le centre de l'œuf, tout en se désagrégeant en ses parties constitutives, le fuseau, qui résulte de la transformation de la vésicule germinative d'une façon qui ne saurait être exposée ici, se dirige vers la surface de l'œuf, perpendiculairement à laquelle il tourne son grand axe dans la majorité des cas.

Au stade suivant (M'1), dans chaque groupe chromatique, les deux grains les plus rapprochés de la surface s'éloignent en direc-

---

(1) Pour alléger notre description, nous avons reporté à la page 22 un certain nombre de faits intéressants, mais non essentiels. Ils sont classés sous les rubriques **A** à **G**, et la place naturelle de chacun d'eux se trouve indiquée dans le cours de notre description par la lettre correspondante.

tion centrifuge des deux autres, en même temps que le fuseau se
raccourcit ; de la sorte, la moitié de chaque demi-fuseau avec la
moitié de chaque groupe chromatique se trouvent bientôt hors du
vitellus (**D**). Suivant l'équateur du fuseau paraît alors d'après
Carnoy une « plaque cellulaire », comparable à celle que l'on
trouve dans la division cellulaire typique. Le premier globule
polaire est alors expulsé et se sépare définitivement de l'œuf (**E**).
Pendant ce temps, une membrane épaisse, dite « couche périvitelline » (van Beneden) a été sécrétée par le vitellus. Celui-ci,
s'étant d'autre part rétracté, a expulsé un liquide qui s'est accumulé entre la couche périvitelline et lui ; c'est le « liquide périvitellin » (van Beneden). Membranes vitellines et liquide périvitellin sont considérés par van Beneden comme étant, au même
titre que les globules polaires, des produits de la maturation de
l'œuf.

Pendant ce temps aussi, tout ou à peu près tout ce qui, dans
le spermatozoïde, n'était pas la chromatine, a disparu. Le globule chromatique unique du spermatozoïde, entouré d'une au-
réole que lui forme le protoplasma spermatique modifié et
amoindri, gagne le centre de l'œuf, et là ne tarde pas à se diviser en deux grains (Zacharias).

On voit en M'2 comment le premier globule polaire, une fois
hors du vitellus, est venu s'appliquer sur la face interne de la
membrane périvitelline. Un nouveau fuseau s'est formé, sur les
filaments duquel se groupent les quatre éléments chromatiques
demeurés dans l'œuf ; à chacune des extrémités du fuseau, plusieurs auteurs ont vu un aster. La figure ainsi formée correspond
au deuxième amphiaster de rebut de Fol.

Par un processus analogue à celui qui a présidé au rejet du
premier globule, le deuxième globule polaire sera ensuite expulsé ;
il ne contiendra que deux grains chromatiques, c'est-à-dire le
quart de la chromatine totale que l'œuf possédait avant sa maturation ($\overline{\mathbf{F}}$).

Après le départ du premier et du second globules polaires, la
chromatine de la vésicule germinative est réduite au quart,
puisque la moitié a été rejetée avec le premier globule, le troisième
quart avec le second globule polaire. Ce résidu chromatique, qui

se compose de deux grains, forme la partie essentielle du pronucléus femelle, c'est-à-dire du noyau mûri de l'œuf. Le pronucléus femelle apparaît alors comme parfaitement équivalent à l'élément spermatique, auquel dès ce moment on peut imposer le nom de pronucléus mâle. Cette équivalence se traduit extérieurement par une ressemblance parfaite des deux pronucléus (M'2).

Au stade où nous sommes arrivés, chaque pronucléus, avec ses deux globules chromatiques, comparables à des nucléoles chromatiques, offre la constitution d'un noyau au repos (Kultschitzky).

a) Dès lors, pour van Beneden, pour Kultschitzky, la fécondation est terminée ; elle est accomplie dès que sont en présence dans l'œuf deux éléments mâle et femelle de même valeur, qui, se joignant ensuite sans se confondre, constitueront par leur réunion un noyau unique, le noyau de l'œuf ou noyau embryonnaire (N').

b) Pour d'autres, à la suite d'O. Hertwig, pour Zacharias par exemple, les deux pronucléus doivent se conjuguer ; c'est cette conjugaison qui pour eux représente l'acte de la fécondation, car c'est des deux pronucléus fusionnés que se forme le noyau embryonnaire. Cette fusion peut d'ailleurs être réputée plus ou moins intime. En l'admettant très intime, on suppose que la chromatine mâle se fusionne molécule à molécule avec la chromatine femelle, et qu'il se fait une « pénétration réciproque » complète des pronucléus l'un par l'autre.

Après cette période de chaos, la chromatine doit reparaître sous une forme ou sous une autre. Or la reconstitution de la figure chromatique est telle que la forme et le nombre des segments chromatiques sont reproduits (Zacharias). Le processus présente du reste deux modalités : quatre globules chromatiques, formés du mélange en proportions égales de chromatines mâle et femelle, sont réunis à l'intérieur d'un seul noyau (N') ; le plus souvent cependant sont reconstitués deux demi-noyaux, d'aspect semblable aux deux pronucléus, avec cette différence fondamentale que les deux globules chromatiques qu'ils contiennent, au lieu d'être soit mâles soit femelles, sont les deux à la fois (N').

Quoi qu'il en soit du phénomène de la fécondation, dont nous ne disons ici que ce qui est nécessaire à l'explication des dessins du schéma, et sur lequel il nous faudra revenir tout à l'heure, après fécondation nous nous trouvons en présence de quatre éléments chromatiques, groupés deux par deux ou réunis en un seul groupe. Après un temps d'arrêt notable (Nussbaum, Kultschitzky), les éléments chromatiques subissent une série de transformations de tous points semblables à celles qui préparent les noyaux ordinaires à la division, à celles qui marquent par conséquent la *prophase* de la caryocinèse (1).

C'est pour nous une question assez secondaire que l'ordre exact dans lequel ces transformations se succèdent. Ce qui est essentiel, ce sont les deux points suivants : les remaniements des pronucléus ou demi-noyaux seront les mêmes que ceux que subissent habituellement les noyaux en voie de division indirecte ; ils seront identiques dans les deux demi-noyaux ou pronucléus.

En N 1, la substance chromatique de chaque demi-noyau ou pronucléus se résout en plusieurs fragments en forme de filaments, constitués chacun par une série de granules chromatiques ou microsomes.

On voit ensuite (N 2) ces filaments se réunir les uns au bout des autres, de manière à constituer un filament unique, pelotonné.

Il existe donc alors dans l'œuf deux pelotons chromatiques. Cet état correspond à ce que l'on appelle dans la nomenclature des stades de la caryocinèse, le *spirème* ou *pelotonnement*.

En N 3, chaque peloton s'est partagé en deux anses ; c'est là le phénomène de la *segmentation transversale*. En même temps, la membrane du pronucléus ou demi-noyau ayant disparu, celui-ci perd dès lors toute individualité, et quatre anses chromatiques se trouvent désormais libres au milieu de l'œuf. A ce moment paraît un corps arrondi, la « sphère attractive » de van Beneden, entouré d'un aster ; cette sphère et l'aster qui irradie autour d'elle se divisent ensuite ; d'où deux sphères et deux

---

(1) Ces transformations ont été suivies avec le plus grand soin par Boveri ; c'est à regret que nous nous voyons obligé de laisser de côté les descriptions remarquablement minutieuses de l'auteur.

asters **(G)**. On voit en outre que chacune des anses, qui a la
forme d'un V, tourne son sommet vers une certaine région de
l'œuf ; les quatre anses se disposent en même temps à peu près
suivant un même plan. Par ce plan passera tout à l'heure l'équateur d'une figure en fuseau qui va paraître au stade suivant. On
voit en même temps que chacune des sphères attractives entourée
de son aster est en train de se déplacer, en s'éloignant de sa congénère, et gagne l'une des régions polaires du futur fuseau. Ce
stade correspond à celui de la *plaque équatoriale* dans la caryocinèse ordinaire.

Le fuseau se montre en N 4. Il est constitué de filaments achro-
matiques étendus d'un pôle à l'autre du fuseau, et qui supportent
les anses chromatiques en forme de V. Aux pôles sont situées les
sphères attractives, entourées de leurs asters. A cette figure,
homologue de l'amphiaster de fractionnement de Fol, on donne le
nom de *fuseau de segmentation*.

Dès lors, le noyau est préparé pour sa division, dont certains
indices déjà marquent même le début. La division du vitellus
suivra de près. Ces phénomènes, dits de segmentation, seront
étudiés au chapitre suivant.

§ 3. — Nous présentons maintenant les remarques complémentaires de
la description que nous venons de donner des phénomènes de maturation
et de fécondation.

A. —·Cette pénétration se fait, d'après Zacharias, en un point quelconque
de la périphérie de l'œuf. Pour van Beneden au contraire, elle a lieu au
pôle animal de l'œuf, au niveau du disque polaire ; à cet endroit, la membrane de l'œuf présente une perforation, un micropyle, par lequel sort un
« bouchon d'imprégnation », fourni par le vitellus ; c'est à ce bouchon protoplasmique que se fixe le spermatozoïde.

B. — Habituellement en effet un seul spermatozoïde pénètre dans l'œuf.
Mais exceptionnellement plusieurs peuvent y entrer ; il y a alors *polyspermie*. La polyspermie peut être expérimentale. Mais elle se présente quelquefois naturellement ; elle peut être alors accidentelle ou bien habituelle
dans une espèce animale donnée.
En premier lieu, les recherches des frères Hertwig ont établi que la
polyspermie peut être produite quand, par un moyen quelconque, par
l'emploi d'agents narcotiques et paralysants, tels que la morphine et le

chloral, on arrive à vaincre la résistance que l'œuf opposerait à l'immigration du spermatozoïde. C'est qu'en effet c'est sous l'influence de l'irritation produite par le spermatozoïde que l'œuf s'entoure d'une membrane vitelline, barrière qui défend l'entrée du vitellus à tout nouveau venu ; des fragments d'œuf, même privés de noyau, dès qu'ils sont abordés par le spermatozoïde, différencient une membrane à leur surface. Que maintenant l'irritabilité, mise en jeu par la présence du spermatozoïde, vienne à être diminuée par l'action préalable d'un narcotique, la membrane vitelline manquant à se produire, plusieurs spermatozoïdes pénétreront dans le vitellus ; il y aura polyspermie. A la suite de cette polyspermie expérimentale, il se produira plusieurs pronucléus mâles, le développement ultérieur de l'œuf deviendra anormal ; la polyspermie est alors tératogénique, puisqu'elle trouble le développement normal de l'œuf. Fol a même pensé que c'était dans la polyspermie que l'on devait chercher la cause de la production des monstres doubles et multiples.

Il peut arriver qu'en dehors de toute intervention, et tout naturellement, plusieurs spermatozoïdes pénétrent dans l'œuf, comme l'ont observé van Beneden chez le Lapin, Kupffer chez les Cyclostomes et d'autres encore. Cette polyspermie accidentelle ne retentit pas sur le développement de l'œuf qui se poursuit normalement. C'est qu'en effet un seul pronucléus mâle est formé ; un seul spermatozoïde intervient donc ici dans l'acte de la fécondation, tandis que la substance des autres se mêle à l'œuf et s'y dissout.

Enfin il semble que la polyspermie soit exceptionnellement un phénomène normal et physiologique. C'est du moins elle qui seule peut expliquer que chez *Lumbricus trapezoïdes* deux embryons se développent constamment aux dépens de l'œuf (Kleinenberg).

C. — Pour certains auteurs (van Beneden, Carnoy, van Gehuchten) les huit éléments chromatiques que nous trouvons à présent à cheval sur les filaments du fuseau existaient de prime abord dans la vésicule germinative de l'œuf ovarique, où nous les avons signalés. Pour d'autres au contraire, ils sont le résultat de la division récente des quatre bâtonnets primitifs (Zacharias, Kultschitzky). Cette division se fait de telle sorte qu'elle partage chacun des bâtonnets en deux suivant sa longueur ; elle est donc longitudinale, et rappelle ainsi la « division longitudinale » typique qu'on observe dans la caryocinèse, et dont on fait depuis Flemming un caractère essentiel de ce processus. Pour les premiers auteurs chacun des huit éléments chromatiques aurait la valeur d'un bâtonnet entier ; pour les seconds il n'équivaudrait qu'à un demi-bâtonnet. Il résulte de là que pour les uns la formation des globules polaires s'opérerait avec le concours d'une vraie caryocinèse, puisqu'en elle nous retrouvons le caractère essentiel de la caryocinèse, savoir la division longitudinale des éléments chromatiques. Pour les autres au contraire, elle ne serait qu'une « pseudo-caryocinèse », le caractère essentiel de la division caryocinétique faisant ici défaut. Il est

bon d'ajouter que pour Carnoy, la division longitudinale n'étant nullement
caractéristique de la caryocinèse, et celle-ci étant soumise à toutes sortes
de variations, la constatation de la division longitudinale n'aurait pas ici
l'importance qu'on veut bien lui attribuer. Nous reviendrons plus loin sur
ce point.

D. — Si, dans l'immense majorité des cas, une portion du noyau de l'œuf
est rejetée hors du vitellus pour constituer le globule polaire, il n'en est
pas toujours ainsi. Quelquefois, ainsi que Boveri et Carnoy l'ont fait connaî
tre, le premier ou le second globule peut demeurer dans le vitellus. C'est ce
qui arrive quand le fuseau, au lieu de se dresser perpendiculairement à la
surface de l'œuf, prend par rapport à elle une direction oblique ou même
tangentielle (Boveri); on comprend alors qu'il n'y a pas de raison pour
que la moitié du fuseau et des éléments chromatiques sortent du vitellus.

E. — Il serait important de savoir si les globules polaires sont constitués
uniquement à l'aide de la vésicule germinative, ou si une petite portion
du vitellus, se séparant du reste de l'œuf, ne contribue pas à les former.
On n'a pas pris sur le fait la participation du vitellus à la constitution des
globules polaires. La seule preuve qu'on en puisse fournir consiste dans
l'apparition d'une plaque cellulaire, attestant qu'il y a ici non pas seulement division de noyau (caryocinèse), mais encore division de protoplasma
(plasmodiérèse). Si le globule polaire emporte avec lui une partie même
minime du protoplasma de l'œuf, il a la valeur d'une cellule. C'est ainsi
que l'ont compris du reste la plupart des auteurs, tels Fol, O. Hertwig,
Carnoy, O. Schultze, Boveri, etc.

F. — Si la plupart des observateurs ont vu l'expulsion du deuxième globule
se faire par un processus identique à celle du premier, et ont décrit la
seconde figure caryocinétique en la calquant sur la première, van Beneden
a émis un avis opposé. Selon lui (voy. **C**), les deux figures qui accompa-
gnent l'expulsion des deux globules ont ceci de commun, qu'elles ne sont
pas des caryocinèses vraies, mais des pseudo-caryocinèses : en effet
le plan de séparation de la figure, celui suivant lequel s'éloignent les
éléments chromatiques, passe non pas par l'équateur, mais bien par l'axe
du fuseau de direction. Ce caractère essentiel appartient à la fois à la
première et à la seconde figure ; mais des caractères secondaires différencient l'une de l'autre ; la première figure, que van Beneden appelle « ypsili-
forme », diffère de la seconde dont la forme est tout autre.

G. — La sphère attractive peut, ainsi que nous l'avons dit au chapitre Ier,
se montrer beaucoup plus tôt dans l'œuf ; déjà dans l'œuf au repos on a
signalé son existence. Elle deviendrait seulement plus évidente au stade
actuel. Quant à la division de la sphère attractive et de l'aster correspondant, les véritables auteurs de sa découverte, van Beneden et Neyt, lui

attachent une signification considérable, voulant y voir le prélude et aussi
la cause déterminante de la division nucléaire. Plusieurs auteurs, parmi
lesquels Boveri et Platner, ont montré après van Beneden la division de
la sphère attractive, qu'ils appellent « archoplasma-centrosoma ».

II. — CONSIDÉRATIONS THÉORIQUES

§ 4. — Nature et signification des phénomènes de maturation. — A. — *Valeur morphologique des figures polaires.* — Nous
avons vu que lors de la formation des globules polaires le noyau de l'œuf
passe par des états successifs qui rappellent les phases de la caryocinèse.
Ces états représentent-ils de vraies phases caryocinétiques ou n'en ont-ils
que l'apparence ? Telle est la question qui se pose, et qui a été différemment résolue par les auteurs.

1° Nombre d'observateurs (Nussbaum, Boveri, Zacharias, Kultschitzky)
soutiennent que les figures polaires sont de *vraies figures cinétiques ;* la
division longitudinale des éléments chromatiques ne manque pas à la ressemblance, que cette division se soit opérée bien avant l'émission du globule polaire (Boveri, Zacharias) ou qu'elle se produise au moment de cette
émission même (Kultschitzky). Chaque bâtonnet chromatique serait de la
sorte fissuré en deux ; chaque demi-bâtonnet, se séparant de son congénère
suivant le plan équatorial de la figure, émigrerait vers l'un des pôles, tout
comme dans une caryocinèse ordinaire. Une moitié de chaque bâtonnet
serait expulsée pour former le premier globule polaire, un troisième quart
pour constituer le second.

2° Van Beneden et Neyt prétendent au contraire que les figures polaires
ne sont que des *pseudo-caryocinèses.* Ils fournissent à l'appui de leur
dire les deux observations suivantes : la division longitudinale des éléments
chromatiques fait ici défaut, et ceux-ci sont expulsés en entier, quatre
d'entre eux avec le premier globule, deux autres avec le second ; cette
expulsion se fait non pas suivant le plan équatorial, mais selon l'axe du
fuseau, contrairement aux lois de la caryocinèse.

3° Ces lois, Carnoy et van Gehuchten, pour qui aucun des phénomènes
de la caryocinèse n'est essentiel, se refusent à les reconnaître. S'ils observent dans nombre de cas une division longitudinale des éléments chromatiques, ils ne sauraient en conclure à une caryocinèse typique ; pour avoir
constaté ailleurs avec van Beneden l'expulsion in toto de ces mêmes éléments, ils n'invoquent pas ici une pseudo-caryocinèse. Pour eux d'ailleurs,
cette figure, sur la nature de laquelle on discute tant, n'est pas celle sous
laquelle le globule polaire est expulsé. Elle se disloque en effet, et son
fuseau s'efface. A sa place paraît d'une manière indépendante une seconde
figure munie d'un second fuseau dit « de séparation » ; une « plaque cellulaire » orne le plan équatorial de ce fuseau. C'est le long de ce fuseau

de séparation que se dirigent les éléments chromatiques, les uns restant dans l'œuf, les autres pour en être expulsés. Le rejet des globules polaires se fait par une sorte de bourgeonnement ou de division directe (sténose) de l'œuf.

B. — *Moment de la formation des globules polaires.*— A considérer le moment où sont formés et expulsés les globules polaires, on arrive à se convaincre que le processus qui nous occupe est indépendant de la copulation des produits sexuels, c'est-à-dire du phénomène extérieur de la fécondation. Les globules polaires peuvent être en effet rejetés soit avant, soit pendant, soit après la copulation sexuelle : chez les Mammifères (Hensen, van Beneden) l'œuf s'en débarrasse déjà dans l'ovaire (voy. fig. 11) ; chez la Grenouille (O. Schultze), chez la Lamproie (Kupffer, Böhm), l'un est expulsé avant, l'autre après la pénétration du zoosperme ; chez l'Ascaride (van Beneden) tous deux sont formés et éliminés après que la copulation sexuelle s'est faite.

Par contre le rejet des globules polaires précède toujours le phénomène intime de la fécondation, de quelque manière qu'on conçoive ce phénomène.

C. — *Destinée des globules polaires.* — Une fois formés, les globules polaires sont habituellement expulsés. Mais ce n'est pas toujours le cas. Chez les espèces où leur élimination est la règle, ils peuvent être accidentellement retenus dans le vitellus (voy. p. 24). Dans nombre d'espèces animales (voy. ci-dessous), la rétention des globules à l'intérieur de l'œuf paraît être normale et se produire d'une façon constante.

Qu'ils soient rejetés ou non d'ailleurs, les deux globules polaires peuvent ou bien disparaître directement, ou bien se diviser au préalable, soit l'un, soit l'autre, soit les deux à la fois, chacun en deux éléments (Trinchese, Blochmann, Tafani chez le Rat) ; le nombre d'éléments polaires est alors porté à trois ou quatre.

D. — *Nombre des globules polaires.* — Dans les cas que nous avons décrits, le nombre des formations polaires était de deux. Nous venons de voir comment ce nombre peut être augmenté. Il peut être d'autre part diminué. Il résulte en effet des travaux de Weismann et Ishikawa et de Blochmann que les œufs *parthénogénétiques* (ceux qui subissent un développement embryonnaire sans le concours d'un spermatozoïde) ne produiraient jamais qu'un seul corpuscule polaire. Ce fait, ayant été constaté dans 14 espèces animales à développement parthénogénétique, tandis que dans 66 espèces où l'on a observé jusqu'alors la formation de deux globules polaires les œufs doivent être fécondés pour être aptes à se développer, ce fait paraissait pouvoir être érigé en une loi, quand Blochmann, en un travail récent, est venu imposer un correctif à cette loi. Il a fait voir que chez les Abeilles où les œufs parthénogénétiques donnent toujours des mâles, il se forme deux globules, demeurant du reste dans l'œuf où ils peuvent se diviser. Comme les parthénogenèses où l'on n'avait vu jusqu'alors l'œuf émettre qu'un seul globule polaire, produisent toujours des femelles, la constatation de Blochmann eût été d'une haute importance, si Platner n'avait également vu deux globules polaires se former dans des œufs parthénogénétiques qui donnent indifféremment des mâles ou des femelles. Ces observations contradictoires pourraient se concilier par la remarque ingénieuse de Boveri. Ayant observé, ainsi que nous l'avons signalé (p. 24, **D**) que l'un des globules polaires de l'Ascaride peut demeurer dans l'œuf, il pense que, dans les cas de parthénogenèse où Weismann et Blochmann ont conclu à la présence d'un seul globule, un second corpuscule polaire était néanmoins formé, mais n'était pas éliminé et avait pu par suite passer inaperçu.

E. — *Signification de la formation des globules polaires et nature des phénomènes de maturation en général.* — Si tout d'abord les globules polaires furent considérés comme des corps sans importance, dont on dédaignait de chercher la raison d'être, on en revint bientôt de ce dédain, et les théories se succédèrent nombreuses sur l'interprétation à donner aux globules polaires.

Whitman et Flemming firent de l'expulsion des globules un reste phylogénétique d'un processus de parthénogenèse par simple division cellulaire, qui aurait été répandu universellement chez les ancêtres du règne animal actuel. Aujourd'hui que l'on connaît la formation des corpuscules polaires chez des représentants de tous les groupes de ce règne, il devient difficile de concevoir un résidu qui dans toute la série se serait conservé le même ou à peu près le même.

Bütschli part de l'homologie de l'œuf avec la cellule-mère séminale primordiale. L'un et l'autre se divisent ; mais l'œuf éprouve un nombre de divisions moindre que la cellule séminale ; de plus les produits de cette division, au lieu d'être tous égaux, comme le sont les produits de division de la cellule-mère séminale, c'est-à-dire les spermatozoïdes, sont inégaux, puisque l'un est l'œuf mûr, tandis que les autres sont les globules polaires. La maturation de l'œuf est ainsi comparée à la division de la cellule-mère séminale en spermatozoïdes. Cette théorie, qu'O. Hertwig paraît disposé à adopter, est assez séduisante, bien qu'elle ne rende pas compte de tous les faits. Elle n'explique pas pourquoi il importe tant que deux globules polaires soient expulsés par le noyau de l'œuf pour que celui-ci puisse ensuite être fécondé par le noyau spermatique ; avec cette théorie la fixité dans le nombre des globules polaires devient difficilement compréhensible ; et enfin la théorie tombe dès l'instant qu'on admet pour les cellules séminales elles aussi une maturation consistant dans le rejet de corps homologues des globules polaires.

Sedgwick-Minot, dont Balfour a partagé les vues, a émis une théorie que l'on peut qualifier de *théorie de l'hermaphroditisme.* Voici qu'elle est l'argumentation de Minot : L'œuf, en se divisant, rejette les globules polaires ; la cellule séminale se divise de même pour donner naissance à des spermatozoïdes. Ainsi dans l'une et l'autre des cellules sexuelles se passent les mêmes phénomènes. Comme maintenant dans l'un des cas la plus grande cellule, l'œuf est de nature femelle, on en peut conclure que ce qui reste (portion cytophorale) de la cellule-mère séminale après formation des spermatozoïdes est aussi femelle ; comme d'autre part les spermatozoïdes rejetés par la cellule-mère séminale lors de sa division sont de nature mâle, il en résulte que les globules polaires sont mâles également. Comme conclusion, l'œuf, produit de la fusion des deux gonoblastes sexuels, l'œuf et le spermatozoïde, respectivement débarrassés de leurs parties mâle et femelle, est hermaphrodite. S'il en est ainsi que nous le pensons, ajoutent Minot et Balfour, les œufs parthénogénétiques ne doivent pas rejeter de globules polaires, puisque chez eux place ne doit pas être faite à des spermatozoïdes. On a vu plus haut comment les prévisions de ces auteurs furent démenties par les faits.

Van Beneden a repris la théorie de l'hermaphroditisme, mais en lui donnant une autre forme. Van Beneden part de ce fait (et c'est en quoi il diffère de Sedgwick-Minot et de Balfour) que le spermatozoïde tout aussi bien que l'œuf éprouve un processus de maturation, consistant dans le rejet de parties équivalentes aux globules polaires. Après l'élimination de ces parties, la cellule séminale est quelque chose d'autre qu'auparavant ; elle n'est plus une cellule, mais un « gonocyte mâle » ; de même l'œuf, après expulsion des corpuscules polaires, est devenu un « gonocyte femelle ». C'est seulement alors que la sexualité est acquise aux soi-disant produits sexuels. Par l'acte de la maturation, l'œuf rejette des parties mâles, les globules polaires, que le spermatozoïde, débarrassé, lui aussi, préalablement de ses parties femelles par un processus de maturation, est destiné à remplacer par l'acte de la fécondation. Il va de soi que cette théorie entraîne, comme la précédente, l'hermaphroditisme de l'œuf et de toutes les cellules de l'organisme qui en dérivent. Il est également évident que l'objection, tirée de la présence ou du moins de l'expulsion des globules polaires dans les œufs parthénogénétiques, que nous adressions à la précédente théorie, est encore valable ici. Certains phénomènes héréditaires sont de plus inexplicables si l'on admet la théorie de van Beneden.

Weismann enfin, que la constatation dans les œufs parthénogénétiques de l'expulsion d'un seul globule avait amené à penser que le premier et le second globules polaires ne sont pas de même nature, et ont une valeur différente, a émis des vues très remarquables sur la signification du premier globule polaire et sur celle du second. Exigeant le développement préalable de certaines considérations qui ne peuvent prendre place ici, ces vues seront exposées plus loin (p. 33).

§ 5. — **Valeur morphologique et signification de la fécondation**. — On a toujours entendu, dit Waldeyer, sous le nom de fécondation la mise en œuvre de l'influence de la substance mâle, qui rend susceptible de développement la substance femelle.

Bien loin est le temps où régnait, en dépit des efforts de Spallanzani, l'idée de l'influence à distance de l' « aura seminalis ».

La nécessité du contact immédiat des deux substances mâle et femelle pour qu'il y ait fécondation, supposée par Spallanzani, fut prouvée du jour où Barry montra la copulation du spermatozoïde avec l'œuf.

Mais est-ce bien en cette copulation que réside l'acte même de la fécondation ? Non ; car s'il est nécessaire que la fécondation, pour avoir un effet utile, se fasse entre produits sexuels mûrs, elle ne peut avoir lieu dès le moment de la copulation, puisqu'alors le plus souvent l'œuf n'a pas atteint sa maturité. Force est donc de reporter après les phénomènes de maturation l'acte fécondant.

Mais à ce moment (fig. 6, M'1) une partie du protoplasma du spermatozoïde s'est dissoute dans l'œuf. Est-ce là la fécondation ; ou du moins ce phénomène intervient-il dans l'acte de la fécondation ? De nombreuses raisons, tirées surtout des conditions de transmission des propriétés héréditaires, rendent cette opinion improbable.

D'ailleurs n'avons-nous pas dans le fait découvert par Bütschli de la conjugaison des deux noyaux sexuels la solution véritable du problème de la fécondation ? C'était du moins, dès avant la découverte de Bütschli, l'avis de Keber, quand il disait : « La ressemblance des descendants avec les parents est principalement sinon exclusivement capable d'être matériellement expliquée, puisque dans l'organisme du descendant on a montré qu'il s'est fait une fusion intime des noyaux sexuels dérivés des deux parents ». C'est O. Hertwig qui, après avoir dûment constaté que les deux noyaux conjugués de Bütschli sont bien ceux du spermatozoïde et de l'œuf, érigea le fait à la hauteur d'une loi : « La fécondation tient à l'union de deux noyaux cellulaires sexuellement différenciés » (1875). Depuis lors, de nombreux auteurs se sont succédé, accumulant les preuves en faveur de l'importance exclusive des noyaux dans la fécondation. Tels furent surtout Haeckel, Kölliker, O. Hertwig. Ce dernier, développant la formule qu'il avait précédemment émise, s'exprima ainsi : « 1° C'est la substance nucléaire et non le protoplasma qui est la matière fécondante. 2° La substance nucléaire agit en tant que partie morphologiquement constituée, organisée ; le processus de la fécondation est donc d'ordre morphologique, directement accessible à l'observation ». Comme on le verra dans un instant, les lois de l'hérédité sont le corollaire nécessaire de celles de la fécondation.

Considérons donc comme établi, puisque nous n'avons pas le loisir de discuter, que les noyaux sexuels et spécialement leurs parties chromatiques interviennent seuls dans l'acte de la fécondation.

Mais cet acte lui-même en quoi consiste-t-il ? Doit-on avec O. Hertwig, Strasburger, Hensen, pour ne citer que les plus illustres, considérer la fécondation comme une *fusion* de deux noyaux en un noyau embryonnaire, et cette théorie de la fusion est-elle en harmonie avec tous les faits ?

Van Beneden ne le pense pas, et plusieurs auteurs ne l'ont pas pensé après lui. « Chez l'ascaride du cheval, dit van Beneden, il ne se produit pas un noyau unique aux dépens des deux pronucléus.... L'essence de la fécondation ne réside donc pas dans la conjugaison de deux éléments nucléaires ; mais dans la formation de ces éléments dans le gonocyte femelle. L'un de ces noyaux dérive de l'œuf, l'autre du zoosperme. Les éléments nucléaires expulsés sous forme de globules polaires sont remplacés par le pronucléus mâle, et dès que deux demi noyaux, l'un mâle, l'autre femelle se sont constitués, la fécondation est accomplie ». Chacun de ces demi-noyaux sexuels ou pronucléus, subissant séparément des transformations identiques à celles qui se produisent dans un noyau en voie de division, donne naissance à deux anses chromatiques. Les quatre anses chromatiques interviennent dans l'édification du futur noyau embryonnaire ; mais elles restent distinctes. Elles se divisent longitudinalement chacune en deux anses secondaires jumelles ; mais celles-ci demeurent distinctes à leur tour. Il ne se produit donc pas, pour constituer le noyau fécondé de l'œuf, de fusion entre la chromatine mâle et la chromatine femelle ; il n'y a en aucune manière conjugaison entre les deux noyaux sexuels, et cette conjugaison, si elle se produit quelque part ailleurs que chez l'ascaride, n'est probablement qu'apparente, ou, en tous cas, n'est pas essentielle au phénomène. Ce que la fécondation implique essentiellement, c'est le remplacement par le pronucléus mâle des éléments nucléaires éliminés par l'œuf. De même que les globules polaires + le pronucléus femelle, confondus ensemble dans la vésicule germinative, constituaient un noyau de cellule, le noyau de l'œuf non mûr et non fécondé, de même le pronucléus mâle + le pronucléus femelle représentent à eux deux à présent un noyau de cellule, le noyau de l'œuf mûr et fécondé. C'est là la théorie du *remplacement*. Tandis que pour Hertwig la fécondation consiste dans une fusion, et que de cette fusion naît une nouvelle individualité, elle réside pour van Beneden dans un échange, qui n'a d'autre but que le rajeunissement de l'œuf.

§ 6. — **Théories naturelles de l'hérédité**. — A la fécondation sont étroitement liés les phénomènes de l'hérédité.

Nous n'avons pas le dessein de traiter ici in extenso la question de l'hérédité.

Laissant de côté en raison de leur caractère métaphysique la *pangenèse* et la *périgenèse des plastidules*, ces célèbres théories de Darwin et d'Haeckel, pour nous placer sur le terrain de la biologie pure, nous voulons, nous limitant dans ce terrain même, montrer seulement comment les faits acquis récemment sur la maturation et la fécondation et les théories que ces faits ont suscitées ont influencé nos conceptions sur les phénomènes de l'hérédité.

Il est certain que de la fécondation dépend nécessairement le phénomène du transfert des propriétés du père à l'animal, qui naissant d'autre part de l'œuf hérite ainsi directement des propriétés de la mère. Mais comment comprendre ce transfert? Tient-il à une transmission matérielle de substances spéciales, héréditaires, des générateurs au descendant? Dans ce cas il est clair que ces substances héréditaires, support des caractères que les parents lèguent à leur descendant, sont nécessairement représentées par les substances fécondante et fécondée.

Mais cette substance héréditaire est-il bien nécessaire de l'admettre, et même existe-t-elle réellement? Pflüger en a douté. Il ne croit pas que la substance héréditaire puisse être morphologiquement démontrée. Il admet au contraire un équivalent physiologique, physico-chimique même de cette substance, consistant dans la tendance qu'ont les molécules solubles des générateurs à se grouper dans l'organisme du descendant, conformément au plan de leur agencement primitif. Il compare ingénieusement l'apparition des propriétés héréditaires chez le descendant à la cristallisation d'une solution saturée où l'on a laissé tomber un cristal ; ici comme là, les particules déjà groupées ordonnent les molécules prises à la solution suivant leur propre ordonnancement.

Contrairement à Pflüger, la plupart des auteurs, à la suite de Naegeli, ont reconnu la nécessité d'admettre la transmission d'une substance héréditaire ayant forme et typiquement structurée. C'est ce que Naegeli a établi dans sa *théorie de l'Idioplasma*. Naegeli part de ce point qu'il existe un moment où tous les organismes sont semblables; ce stade primitif est représenté par l'œuf. Cet œuf cependant renferme en lui tous les caractères essentiels du futur organisme : l'espèce est contenue dans l'œuf de Poule non moins complètement que dans le Poulet même, et l'œuf de Poule diffère autant de celui de Grenouille que celle-ci diffère du Poulet. Dans l'œuf se trouvent en puissance, à l'état d'ébauche, toutes les propriétés que l'état de complet développement manifestera. Cette ébauche, Naegeli la place dans une minime partie seulement du protoplasma de l'œuf, qu'il appelle *idioplasma* ; chaque caractère appréciable se trouvant à l'état d'ébauche dans l'idioplasma, il existe autant d'espèces d'idioplasmas qu'il y a de combinaisons des caractères spécifiques. La constitution variable de l'idioplasma est déterminée par la disposition moléculaire variable des parties protoplasmiques les plus ténues, les « micelles » de Naegeli. A côté de l'idioplasma, il faut distinguer dans le protoplasma un *plasma nutritif* (Ernährungsplasma), plus ou moins abondant suivant les cas, très largement représenté dans l'œuf, de quantité minime dans le zoosperme.

Admettons la conception de Naegeli. Mais où placerons-nous la substance héréditaire, l'idioplasma? Nous pourrions le prévoir. Comme en effet de la fécondation dépend la transmission des caractères d'hérédité, et que la fécondation tient à la fusion ou juxtaposition de substances nucléaires, il en résulterait nécessairement que c'est dans ces substances nucléaires que siège l'idioplasma. La théorie de la fécondation exposée plus haut aurait ainsi pour conséquence immédiate une théorie parallèle de l'hérédité. Mais la théorie de la fécondation qui précède, reposant en partie elle-même sur des considérations tirées de l'hérédité, le moment est venu de développer ces considérations, pour asseoir sur elles du même coup la théorie de la fécondation et une doctrine correspondante pour l'hérédité.

Suivant l'argumentation d'Hertwig, nous partons de ce principe que « tous les organismes produits par voie sexuelle ressemblent en général également à leurs deux parents ». On peut en conclure avec Naegeli que l'enfant a reçu du père et de la mère d'égales particules qui supportent les caractères héréditaires. Il faut voir maintenant comment les faits se comportent à l'égard de cette conception théorique de l'équivalence des substances héréditaires. Chez les organismes intérieurs, les deux cellules sexuelles, de taille égale (gamètes), se conjuguent pour donner naissance au nouvel être. Mais chez les êtres supérieurs, il y a entre les deux cellules sexuelles une inégalité. Et cependant ces deux éléments, si dissemblables par leur taille, doivent posséder la même puissance héréditaire. Pour parer à cette difficulté, deux hypothèses se présentent : ou bien l'on peut penser que la substance germinative mâle est d'autant plus active qu'elle est moins abondante ; ou bien l'on admettra que les cellules sexuelles consistent en substances de deux natures bien différentes, les unes étant actives dans la transmission héréditaire, les autres inactives, et que la taille supérieure de l'œuf tient uniquement à l'accumulation des substances inactives. La seconde hypothèse est seule acceptable. Dans l'œuf il existe quantité de matériaux vitellins qui n'entrent pas en ligne de compte ici ; mais même en les négligeant, la quantité de protoplasma de l'œuf demeure bien supérieure à celle qui se trouve dans le spermatozoïde. C'est alors qu'intervient la distinction faite par Naegeli en idioplasma et plasma nutritif. Il faut avouer toutefois que la distinction établie dans le protoplasma entre un idioplasma et un plasma nutritif ne repose sur aucun fait d'observation, puisqu'on ne peut donner la caractéristique morphologique ni de l'un ni de l'autre ; l'équivalence quantitative de l'idioplasma dans les deux cellules sexuelles ne peut pas être non plus morphologiquement prouvée.

Il n'en sera plus de même si avec O. Hertwig et d'autres l'on reconnaît pour le siège de l'idioplasma le noyau des cellules sexuelles. Ce noyau est de même importance dans le spermatozoïde et dans l'œuf ; bien plus, comme van Beneden l'a catégoriquement montré, la partie essentielle de tout noyau, la chromatine, se trouve en quantités égales dans le pronucléus mâle et dans le pronucléus femelle, qui renferment chacun deux anses chromatiques semblables.

Aussi, puisque le noyau satisfait seul à la nécessité de l'équivalence des substances héréditaires, a-t-on pu remplacer le mot d'idioplasma, pris dans le sens de substratum des principes héréditairement transmis, par celui de *plasma nucléaire* (Kernplasma) (1). C'est ce que Weismann a fait.

---

(1) Le terme Kernplasma est ici pris dans un sens tout autre et a une compréhension beaucoup plus large que dans le langage cytologique.

Weismann distingue un plasma nutritif et un plasma nucléaire, ce dernier représentant l'idioplasma de Naegeli. L'œuf hérite du plasma nucléaire de l'ovule et du spermatozoïde. Le plasma nucléaire de l'œuf, se transmettant à son tour aux cellules que l'œuf forme en se divisant, passera-t-il à toutes ces cellules avec toutes ses qualités, et ces cellules jouiront-elles toutes entre autres propriétés de celle de reproduire de toutes pièces un organisme semblable à celui dont elles dérivent? Évidemment non ; on sait en effet que la propriété de reproduction est limitée à des cellules spéciales, les « cellules germinatives », qui se distinguent par là des autres cellules du corps ou « cellules somatiques » (1). Il faut admettre alors que le plasma nucléaire, en se transmettant aux cellules sexuelles, conserve toutes les propriétés des cellules germinatives de la génération précédente, tandis qu'il les modifie au contraire quand il est transféré aux cellules somatiques. Dans le premier cas, il demeure le substratum des caractères spécifiques et individuels ; dans le second cas, le plasma nucléaire modifié préside aux destinées des cellules du corps, commande leur évolution, dirige leurs divisions et leurs différenciations. Le premier est demeuré un *plasma germinatif* (Keimplasma), le deuxième est devenu un *plasma histogène*. Celui-ci est périssable, et ne dure que la vie des cellules qui l'ont acquis. Celui-là est impérissable au contraire, et se continue à travers les générations pour perpétuer les caractères de l'espèce et de l'individu : la « continuité du plasma germinatif » est une loi (Jaeger, Nussbaum, Weismann).

Au moment où les cellules sexuelles, dépositaires du plasma germinatif qu'elles doivent transmettre à la première cellule embryonnaire et munies en outre du plasma histogène qui conduit leurs propres destinées, se conjuguent, elles rejettent leur plasma histogène, désormais inutile : Weismann voit dans le premier globule polaire le plasma histogène expulsé de la cellule-œuf.

Le plasma germinatif de l'ovule et du spermatozoïde passe alors seul à l'œuf et au descendant. Soit a le plasma germinatif femelle, a' le plasma mâle. L'œuf fécondé contiendra un plasma germinatif $a + a'$, qui sera transmis à l'enfant et par conséquent aux cellules sexuelles de celui-ci. Si maintenant un ovule, dont la formule germinative est $a + a'$, est fécondé par un spermatozoïde contenant comme plasma germinatif $b + b'$, le plasma de la troisième génération aura pour formule $a + a' + b + b'$; ainsi de suite. On comprend que depuis l'origine des êtres vivants, une telle quantité de plasmas germinatifs a dû être accumulée, et la complexité du plasma actuel a dû devenir telle, qu'on est actuellement arrivé à la limite de la quantité et de la complexité du plasma germinatif. Ces plasmas, transmis depuis des siècles, ces « plasmas ancestraux » en un mot, existent dans les cellules sexuelles de chaque espèce actuellement vivante en proportion telle

---

(1) On verra plus loin (p. 39) comment un fait signalé par Boveri vient morphologiquement appuyer la valeur de cette distinction.

que ces cellules en sont, si l'on peut dire, saturées et ne sauraient admettre de nouveau plasma germinatif. Mais alors comment la fécondation pourrait-elle être encore suivie d'hérédité, si les cellules qui se conjuguent ne rejetaient pas de plasma ancestral? Ici Weismann fait intervenir pour l'œuf le rejet du deuxième globule polaire; de la sorte se trouve éliminé de l'œuf autant du plasma ancestral que la fécondation ajoute de plasma nouveau; cette élimination est un correctif nécessaire de la fécondation.

Telle est, résumée et par suite un peu défigurée, l'argumentation de Weismann. Elles nous met en possession d'une théorie séduisante de l'hérédité, donne une explication et presque une théorie de la maturation, et s'harmonise avec la théorie de la fécondation exposée plus haut. Cette trinité doctrinale subsistera-t-elle devant les faits? Il est déjà permis d'en douter.

INDEX BIBLIOGRAPHIQUE

Le travail historique et critique de WALDEYER : Ueber Karyokinese und ihre Beziehungen zu den Befruchtungsvorgänge, *Arch. f. mikr. Anat.*, Bd XXXII, 1888, traduit par GARNAULT, in *Archives de tocologie*, 1889, contient l'indication d'une foule de travaux ayant trait à la maturation et à la fécondation ainsi qu'aux théories de la fécondation et de l'hérédité. On y trouvera entre autres la nomenclature des recherches ayant eu l'œuf des Nématodes pour objet, nomenclature qui depuis Waldeyer s'est enrichie de : BOVERI, Zellenstudien, H. 2, Die Befruchtung und Teilung des Eies von Asc. megalocephala. *Jenaische Zeitschrift*, 1888 ; et de : KULTSCHITZKY, Ueber die Eireifung und die Befruchtungsvorgänge bei Asc. marginata. *Arch. f. mikr. Anat.*, Bd XXXII, H. 4, anal. in *Revue d. sc. méd.*, 1888.

A consulter : FOL. Rech. sur la fécondation, et le commencement de l'hénogénie chez divers animaux. *Mém. de la soc. de phys. et d'hist. nat. de Genève.*, 1879. — E. VAN BENEDEN. Rech. sur la maturation de l'œuf et la fécondation. *Arch. de biologie*, t. IV, 1883. — CARNOY : plusieurs travaux, *La Cellule*, t. II et III. — VAN BENEDEN et NEYT. *Bulletins de l'Ac. roy. de Belgique*, 3ᵉ série, t. XIV, nº 8, 1887, et Leipzig, Engelmann. — VAN GEHUCHTEN. *Anatom. Anzeiger*, 1887, anal. in *Revue d. sc. méd.* — BOVERI. Zellenstudien. H. 1-2, 1887-1888, *Jenaische Zeitschr.* — ZACHARIAS. *Arch. f. m. Anat.*, Bd XXX, 1887, anal. in *Revue d. sc. méd.* – KULTSCHITZKY. *Arch. f. m. Anat.*, Bd XXXI et XXXII, 1888, an. in *Revue d. sc. méd.* — BŒHM. *Arch. f. m. Anat.*, Bd XXXI, 1888, an. in *Revue d. sc. méd.*

Pour la partie théorique, voir particulièrement, outre les travaux précités : O. HERTWIG. Das Problem der Befruchtung und der Isotropie des Eies. *Jenaische Zeitschrift* Bd XVIII. — KOELLIKER. Die Bedeutung der Zellkerne für die Vorgänge der Vererbung *Zeitschr. f. wiss. Zool.*, Bd XLII. — SABATIER. *Contribution à l'étude des globules polaires et des éléments éliminés de l'œuf en général. Théorie de la sexualité* ; Montpellier, 1884. — VAN BAMBEKE. Pourquoi nous ressemblons à nos parents. *Bull. de l'Ac. roy. de Belgique*, 1885. — FRENZEL. Das Idioplasma und die Kernsubstanz. *Arch. f. mikr. Anat.*, Bd. XXVII, anal. in *Rev. d. sc. méd.* — WEIGERT. Neue Vererbungstheorien. *Schmidt's Jahrb.*, 1887. — GARNAULT. Le rôle des globules polaires dans la fécondation, d'après la théorie de M. Weismann. *Revue scientifique*, 1888.

LIVRE PREMIER

EMBRYOGÉNIE

CHAPITRE PREMIER

La Segmentation

1. — PHÉNOMÈNES GÉNÉRAUX DE LA SEGMENTATION

Nous avons laissé l'œuf d'Asterias comme celui d'Ascaris en un stade où du noyau de l'œuf, fruit de la conjugaison ou de la simple juxtaposition des deux pronucléus mâle et femelle, a pris naissance, par les procédés habituels de la caryocinèse, une figure remarquable, l'amphiaster de fractionnement ou fuseau de segmentation. La série des stades que le noyau de l'œuf a parcourue, pour arriver à se constituer en un fuseau, correspond à ce que dans le langage cytologique on appelle la *prophase,* parce que les stades en question ne font que préparer une période d'état représentée par le fuseau de segmentation, et désignée sous les noms de *métaphase, métacinèse.* Nous avons donc à continuer l'histoire de la division du noyau de l'œuf, à étudier la période dans laquelle se constituent aux dépens du noyau de l'œuf ou noyau embryonnaire les noyaux des deux premières cellules embryonnaires ; cette période où le noyau-mère donne naissance à deux noyaux-filles s'appelle l'*anaphase.* L'étude des stades de l'anaphase dans le noyau de l'œuf a été faite par van Beneden, van

Beneden et Neyt, Boveri d'une manière très complète. Mais nous ne pouvons songer ici à suivre pas à pas ces auteurs dans les descriptions minutieuses de détails qui, pour avoir au point de vue cytologique un très grand intérêt, n'ont au point de vue embryologique que peu de valeur. Nous nous contenterons de donner le schéma suivant lequel s'effectue la constitution des noyaux-filles ; ce schéma est applicable dans ses traits généraux au cas particulier de la division du noyau de l'œuf.

Jusqu'au stade représenté par le fuseau de segmentation (fig. 6, N 4), il n'y avait d'autre indice de division prochaine que la di-

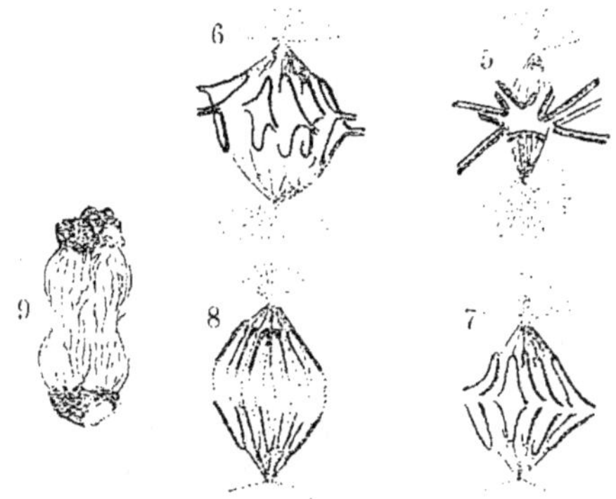

Fig. 7. — *Schémas de la caryocinèse* (anaphase) d'après Rabl, pour faire suite à la figure 6 (dessin N 4). En 5, on voit le fuseau aux deux pôles duquel sont des asters. À l'équateur du fuseau, les anses chromatiques sont longitudinalement divisées. En 6, les anses-filles issues de la division longitudinale s'éloignent les unes des autres en direction opposée. En 7, ces anses-filles commencent à se grouper régulièrement en deux étoiles irradiant autour de l'axe du fuseau. Le dyaster est constitué en 8. La figure 9, non empruntée à Rabl, montre le dispirème.

vision de la sphère attractive et de son aster. Après les remarquables observations de van Beneden et Neyt et de Boveri, desquelles il résulte que la bipartition de la sphère attractive et de l'aster prélude à la division du noyau de l'œuf et du vitellus, et que la sphère et l'aster (le centrosoma et l'archoplasma de Boveri) sont vraisemblablement les promoteurs de la caryodiérèse, on serait presque en droit de reporter au moment où la bipartition de ces formations s'est opérée le début de la division. La cytologie le voudrait rigoureusement ainsi. Mais l'embryologie a d'autres exigences.

C'est seulement au moment où les éléments chromatiques du noyau se partagent en deux éléments jumeaux, destinés respectivement à l'une et à l'autre des deux premières cellules embryonnaires, qu'elle fait commencer la division de l'œuf. Ce moment est actuellement arrivé. En effet, sur le dessin 5 de la figure 7, qui fait suite à N 4 dans la figure 6, on voit chacune des anses chromatiques se scinder suivant sa longueur en deux anses-filles parallèles ; c'est là le phénomène de la *division longitudinale*. Chacune de ces anses-filles s'éloigne de l'équateur du fuseau et en gagne l'un des pôles (6). Dès lors le noyau de l'œuf est divisé, du moins dans ses éléments les plus importants, les éléments chromatiques. Les deux groupes jumeaux d'anses-filles vont chacun vers un pôle du fuseau (7). Les anses, dirigeant alors leur sommet vers la pointe du fuseau, se montrent alors, vues des pôles, groupées en une étoile, en un aster, et comme il y a à chaque pôle du fuseau une étoile de ce genre, ce stade est dit *dyaster* (8). Les anses, se réunissant ensuite par leurs extrémités, forment à chacun des pôles du fuseau un peloton ou spirème ; les deux pelotons ainsi constitués font donner à ce stade le nom de *dispirème* (9). Chaque peloton devient bientôt un réseau, et le noyau-fille est constitué à l'*état de repos*. Le schéma suivant, emprunté à Flemming, marque les différentes étapes de la caryocinèse.

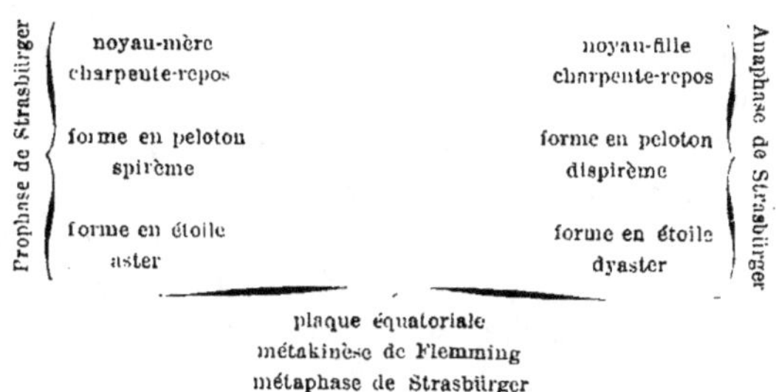

Le noyau de l'œuf est désormais segmenté. La segmentation du vitellus suit de près celle du noyau : à la *caryodiérèse* succède la *plasmodiérèse* de l'œuf. Celle-ci se fait au prix d'une « plaque cellulaire », bien décrite surtout par Carnoy chez *Ascaris mega-*

locephala, et que l'on a vue ailleurs. La plaque cellulaire peut rester simple ; ou bien, en se clivant, elle se dédouble. Dans ce dernier cas les deux cellules-filles s'écartent l'une de l'autre, laissant entre elles un sillon, le premier *sillon de segmentation ;* et le vitellus s'étrangle, dans toute l'étendue de la plaque cellulaire dédoublée. La plaque cellulaire occupe le plan de l'équateur du fuseau actuellement disparu ; par suite le premier sillon de segmentation, résultat du dédoublement de la plaque cellulaire, aura la même direction, et passera lui aussi par le plan équatorial de l'ancienne figure caryocinétique.

Il résulte des processus qui viennent d'être décrits la formation aux dépens de l'œuf de deux cellules-filles ou **blastomères**, ou encore **cellules de segmentation** ; si le sillon qui les sépare devient très profond et si les cellules-filles perdent toute ou à peu près toute connexion, elles tendent à prendre une forme arrondie ou à peu près arrondie, et peuvent être nommées alors **sphères de segmentation**.

Chaque cellule de segmentation renferme un noyau qui contient la moitié de la substance chromatique du noyau de l'œuf. Or van Beneden a montré que celle-ci est constituée par quatre anses, dont deux mâles dérivant du pronucléus mâle, et deux femelles fournies par le pronucléus femelle. Il en résulte que chaque noyau-fille, après la division longitudinale des anses chromatiques du noyau-mère, possède deux demi-anses mâles et deux demi-anses femelles. Quand ce noyau-fille se divisera à son tour, il partagera sa chromatine mâle et sa chromatine femelle à ses descendants, et ainsi de suite. L'**hermaphrodisme** du noyau de l'œuf se maintiendra donc lors des divisions successives de ce noyau ; tous les noyaux qui dériveront de lui seront hermaphrodites (van Beneden). Cette importante doctrine, fondée sur l'observation des faits, se trouve représentée par le schéma ci-contre (1).

---

(1) Certains faits ont été apportés, depuis que van Beneden a fait connaître ses vues, à l'appui de l'hermaphrodisme des noyaux embryonnaires ; nous n'en citerons qu'un seul. Böhm chez les Cyclostomes a montré que les éléments chromatiques mâles (qu'il appelle « spermatomérites ») et les éléments chromatiques femelles (qu'il nomme « ovomérites ») sont disposés en deux groupes distincts, formant ainsi une figure dicentrique ; que si la figure ne changeait pas d'orientation, le plan de division du noyau de l'œuf et

L'hermaphrodisme des noyaux embryonnaires qui descendent du noyau de l'œuf ne cesse pas de s'imposer comme une conséquence nécessaire des phénomènes de fécondation et de segmentation, si, n'acceptant pas de considérer avec van Beneden la fécondation comme due à la juxtaposition dans

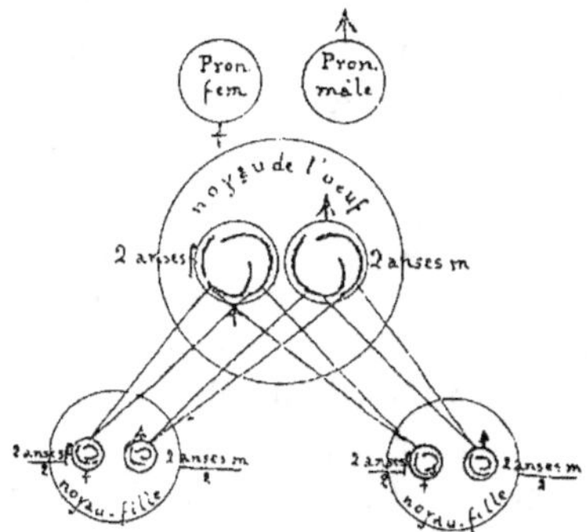

FIG. 8. — *Schéma de l'hermaphrodisme du noyau de l'œuf et de ses descendants.*

l'œuf des anses chromatiques mâles et des anses chromatiques femelles d'ailleurs toujours distinctes, l'on se rallie à la théorie d'Hertwig et l'on soutient que dans la fécondation il y a fusion intime des chromatines sexuelles. Ici encore et plus encore peut-être que tout à l'heure, on se voit obligé de conclure à l'hermaphrodisme des noyaux embryonnaires.

Le processus par lequel vont se partager à leur tour les deux premiers noyaux embryonnaires et le protoplasma qui les entoure, continue d'être celui de la caryodiérèse (séparation du noyau), s'accompagnant de figures caryocinétiques typiques, et celui de la plasmodiérèse (séparation du protoplasma) (1). Les mêmes phéno-

---

du vitellus couperait la figure dicentrique perpendiculairement à son axe, de telle sorte que l'une des cellules de segmentation ne contiendrait que des ovomérites et l'autre uniquement des spermatomérites ; mais que, par suite d'une rotation de 90° que la figure éprouve, le plan de division partage en deux chacun des groupes d'ovomérites et de spermatomérites, et assure ainsi à chaque cellule embryonnaire une quantité de chromatines mâle et femelle équivalente à celle que possédera l'autre.

(1) Toutefois, si l'on en croit Boveri, les deux premières cellules de segmentation se distinguent l'une de l'autre dès qu'elles se préparent à une division ultérieure : l'une d'elles seule se comporte à la manière habituelle. L'une des cellules A montre en effet à nouveau quatre anses chromatiques, comme le noyau et l'œuf lui-même ; l'autre B ne

mènes se répètent successivement un grand nombre de fois. C'est à leur ensemble qu'on a donné le nom de **segmentation**. Celle-ci est donc un processus de division nucléaire suivie le plus souvent de division cellulaire, par lequel se trouvent constituées en plus ou moins grand nombre des cellules dites de segmentation qui constituent les premiers rudiments du corps embryonnaire ; ces cellules descendent toutes directement, ainsi qu'O. Hertwig l'a soutenu le premier catégoriquement, d'un ancêtre commun, l'œuf.

Au point de vue de la morphologie générale, la segmentation de l'œuf est en somme un simple phénomène de multiplication cellulaire, comme Kölliker et Remak les premiers l'ont soutenu. Les nombreux cas connus aujourd'hui chez les Vertébrés d'une segmentation sans fécondation préalable (segmentation parthénogénétique) en sont une preuve, puisqu'ici, en l'absence de toute influence sexuelle, la cellule-œuf se multiplie. Mais cette multiplication ne peut, dans ce cas, être le point de départ d'une évolution embryonnaire complète.

Si nous venons d'insister sur les considérations qui précèdent, c'est qu'il s'en faut, ainsi que va nous le montrer un coup d'œil historique rapide, que ces données, qui nous paraissent hors de contestation aujourd'hui, aient toujours régné dans la science. On connut de très bonne heure l'existence des cellules de segmentation, sans reconnaitre toutefois la véritable signification du phénomène de la segmentation : von Baër par exemple, qui avait vu ce phénomène, ne savait s'il devait le considérer comme une manifestation de l'activité vitale de l'œuf, ou s'il fallait y voir un processus ayant pour but de soumettre toutes les portions de la masse vitelline à l'action des parties constituantes liquides et volatiles de la matière fécondante. Si les phénomènes extérieurs de la segmentation étaient à cette époque connus, quoique généralement mal interprétés, il n'en était pas de

---

les fait voir qu'indistinctement, et plus tard sa chromatine se résout en granules. Les cellules de segmentation qui dérivent de la cellule B continuent à offrir le même caractère, tandis que de la cellule A proviennent deux cellules A 1 et B 1, munies de quatre anses chromatiques chacune. Mais B 1 se comportera comme B, A 1 comme A. Boveri veut voir dar ce fait une continuation de la théorie de Nussbaum et de Weismann, sur la différe..ciation des cellules sexuelles, les cellules à anses chromatiques nettes (A. A 1, etc.) étant seules, d'après lui, les cellules sexuelles. Ajoutons que Boveri, dans son récent travail, ne rappelle pas ce fait intéressant, qu'il eût été cependant important de maintenir.

même des processus intimes de la segmentation, en particulier de ceux qui intéressent l'élément nucléaire. On croyait que, de même que la vésicule germinative disparaissait avant l'émission des globules polaires, le noyau de l'œuf fécondé se dissolvait à son tour, et qu'il s'en formait à nouveau et de toutes pièces un dans chaque cellule-fille. C'était l'époque où règnait la théorie de la « formation libre ». Cependant, dès cette période, on trouve des auteurs (v. Baër, Kölliker, J. Müller, etc.) pour soutenir que le noyau de l'œuf ne se détruit pas, mais s'étrangle en s'allongeant et prend ainsi une forme en biscuit, puis une forme d'haltère, et, l'étranglement se prononçant de plus en plus, finit par se trouver partagé en deux moitiés ; cette division du noyau provoque celle du protoplasma qui la suit de près. C'est ce qu'on appelait alors la « scissiparité » du noyau. Dès ce moment, les observations sur la division de la cellule et de son noyau se multiplient ; les œufs sont parmi les objets de recherche les plus étudiés. Dans les œufs en voie de segmentation comme dans les cellules des tissus en train de se diviser, on trouve des figures spéciales, des fuseaux, des asters. Auerbach, qui fut des premiers à observer ces formations, proposa de les nommer « figures karyolytiques » (de λυω, je dissous), parce que selon lui ce n'étaient là que des phénomènes préparant la dissolution du noyau ; cet auteur est obligé d'admettre ensuite, comme on le faisait autrefois, la formation libre des noyaux filles. Un grand nombre de travaux cependant aboutissent à une autre conclusion ; les figures en fuseau sont l'indice non d'une prochaine destruction du noyau, mais d'un remaniement, d'une métamorphose de la substance nucléaire ; cette transformation s'accompagne de mouvements des éléments constituants du noyau ; de là l'expression de « caryocinèse » (κινησις mouvement), qu'on impose dès cette époque à ce phénomène. La segmentation est une division cellulaire indirecte, pareille à celle que l'on trouve en d'autres cellules ; cette division est dite « indirecte » parce qu'elle ne consiste pas purement et simplement en une séparation ou scissiparité « directe » de la cellule et de son noyau en deux moitiés, mais qu'elle ne peut s'effectuer qu'indirectement, au prix de transformations profondes dans la constitution intime du noyau qui se manifestent extérieurement par l'apparition de figures caryocinétiques. Flemming, O. Hertwig, Fol furent des premiers à établir les faits actuellement reconnus au sujet de la division indirecte des éléments cellulaires ; et comme les objets de leurs recherches étaient des œufs en voie de segmentation, on put dire dès ce moment que la division indirecte représentait le mode de la segmentation.

II. — LOIS DE LA SEGMENTATION. LES DIVERS TYPES DE SEGMENTATION

Il ne suffit pas d'avoir indiqué en décrivant dans leurs traits les plus généraux les toutes premières phases de la segmentation, comment on doit comprendre essentiellement la nature du phénomène de la segmentation. Nous devons à présent nous demander quel est le résultat de ce processus, et si ce résultat est dans tous les cas le même. Nous verrons qu'il n'en est pas ainsi, et nous pouvons dès à présent savoir pourquoi. Si la segmentation agit sur les différents œufs des Vertébrés conformément à des lois fixes et qui sont les mêmes pour tous, ces œufs, qui, comme nous l'avons vu plus haut, sont constitués suivant des types dissemblables, seront vis-à-vis de l'agent qui les segmente des réactifs différents ; comme conséquence, l'état de l'œuf après la segmentation sera variable. Cet état dépend : 1° de la *direction*, 2° de la *position* qu'auront dans les différents œufs le premier fuseau et le premier sillon de segmentation, ainsi que les fuseaux et sillons subséquents. De ces considérations se dégageront des lois de la segmentation ; quelques exemples montreront comment les principaux types d'œufs se comportent à l'égard de ces principes, et permettront de constater le maintien des lois de la segmentation sur le terrain variable où elle s'exercent.

§ 1. — Direction des fuseaux et plans de segmentation. Ses conséquences ; forme des segments. — Quelle sera d'abord la direction du premier fuseau et du premier sillon de segmentation ? L'axe de ce fuseau est dirigé parallèlement à la ligne suivant laquelle se sont conjugués les deux pronucléus ; c'est perpendiculairement à son axe, ainsi qu'on l'a déjà vu, que le fuseau se divise, c'est-à-dire suivant son plan équatorial. Si l'on prolonge dans le vitellus ce plan équatorial du premier fuseau de segmentation, on voit qu'il aboutit aux pôles animal et végétatif de l'œuf, au pôle animal tout près de l'endroit où les globules polaires (vésicules de direction) ont été rejetés. C'est en effet là la direction que prend le plan suivant lequel le premier sillon segmente le vitellus. Ainsi la direction du premier plan de segmentation cellulaire coïnciderait avec celle du premier plan de division nucléaire ; elle est donnée dans le schéma ci-contre (fig. 9) par la ligne qui passe par l'axe organique de l'œuf *Pa*, *Pv*. Un tel plan fait aux deux premiers blastomères des parts égales de vitellus formatif et de vitellus nutritif. De ce qui précède on peut conclure que la direction du premier plan de segmentation dépend essentiellement de l'organisation de l'œuf et qu'elle est déterminée par l'axe du fuseau nucléaire (1).

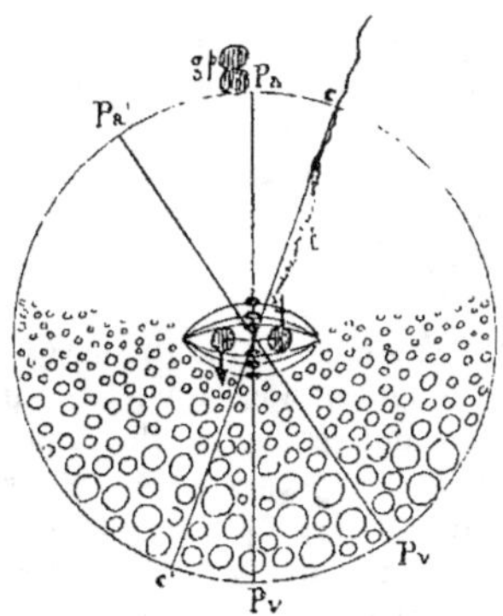

FIG. 9. — *Schéma résumant les opinions émises sur la direction du premier fuseau et du premier plan de segmentation.*

♀ ♂, les deux pronucléus ; *Pa*, *Pv*, axe organique de l'œuf, par lequel passe le premier plan de segmentation ; *Pa'*, *Pv'*, position de ce même axe dans l'expérience de Pflüger. — C, C', axe de copulation (Roux). — *sp*, spermatozoïde. — *t*, traînée que laisse le passage du spermatozoïde à travers le vitellus. — *gp*, globules polaires.

Pflüger s'est demandé s'il existe bien entre la direction du premier plan de segmentation et l'axe organique de l'œuf la relation causale que l'on veut voir, celui-ci déterminant celle-là ; ou bien si la première division du vitellus ne passe pas par l'axe de l'œuf par suite de la coïncidence de cet axe avec la direction de la pesanteur, et si la pesanteur ne jouerait pas le rôle essentiel dans la fixation du plan de segmentation de l'œuf. Il a maintenu alors des œufs de Grenouille dans une position forcée telle que l'axe de l'œuf fasse avec l'horizon un angle quelconque, et il a vu que, dans ce cas où l'axe de l'œuf n'est plus vertical, le plan de segmentation est normalement orienté cependant. Il en conclut que la pesanteur a sur les divisions cellulaires une influence directrice, et que « la direction finale de la division cellulaire résulte de la somme de toutes les actions que la pesanteur a exercées sur le contenu cellulaire ».

---

(1) On est amené par là à penser que le noyau exerce une influence directrice sur le sens des mouvements vitaux dont la cellule est le siège. On a longtemps considéré en effet le noyau comme le centre duquel rayonnent et vers lequel convergent les forces mises en jeu dans la vie cellulaire, et en particulier dans la division des cellules. Aujourd'hui on placerait avec plus de raison, d'après les faits révélés par van Beneden et Boveri, ces centres de l'énergie cellulaire dans les sphères attractives ou archoplasmiques. Comme ces sphères deviennent les pôles du fuseau, dont elles provoquent la formation et déterminent l'orientation, la ligne qui les joint n'est autre que l'axe du fuseau. Les considérations qui précèdent ne changent donc rien au fait qui reste le même.

Born et O. Hertwig se sont élevés contre l'importance accordée par Pflüger à la pesanteur dans le processus de division de l'œuf. Pour eux les faits de Pflüger s'expliquent aisément si l'on songe que dans l'œuf de Grenouille se trouvent des substances de poids spécifique différent, les plus légères amassées au pôle animal, les plus lourdes accumulées au pôle végétatif, que, si l'on impose aux œufs une situation forcée, leur contenu doit éprouver des déplacements tels que la situation normale des matériaux différemment denses aux pôles animal et végétatif se trouve rétablie. et que par suite l'axe organique de l'œuf reprenne une direction verticale. Ainsi interviendrait la pesanteur dans les expériences de Pflüger.

Roux d'autre part a montré que les œufs en l'absence de l'influence directrice de la pesanteur pouvaient encore se segmenter normalement. Au moyen d'un appareil centrifuge, il a soustrait les œufs à l'action de la pesanteur, l'axe de l'œuf prenant successivement dans ses expériences toutes les positions possibles. Il conclut que la pesanteur n'est pas nécessaire pour le développement régulier de l'œuf, et qu'elle ne dirige nullement la segmentation, mais que « les œufs portent et produisent en eux-mêmes les forces nécessaires à leur développement normal.

Les conclusions de Roux ont été, il est vrai, attaquées par Rauber, qui, soumettant comme son prédécesseur les œufs à une force centrifuge, a vu que dans ce cas le pôle animal de l'œuf est toujours centripétal, le pôle végétatif centrifugal. Si dans cette circonstance le développement est normal comme on l'a en effet observé, cela tient à ce que la force centrifuge exerce ici la même action que la pesanteur. Il existe, dit Rauber, une force dirigeante, que ce soit la force centrifuge ou la pesanteur. qui commande à la segmentation de l'œuf.

Telle est sommairement la controverse qui s'est élevée sur la question de savoir si la pesanteur intervient pour diriger la segmentation, ou bien si la direction des plans de segmentation tient à l'organisation même de l'œuf, la pesanteur n'ayant ici qu'une influence secondaire. Nous avons préféré nous rallier à cette dernière manière de voir.

Signalons encore pour terminer ce sujet les conclusions que Roux a consignées dans un travail plus récent. Dans les conditions normales, c'est-à-dire l'œuf de Grenouille ayant la position qu'il a librement prise, on observe les faits suivants : 1º la direction du premier plan de division du noyau de l'œuf est donnée par la direction suivant laquelle se conjuguent les deux pronucléus, et bien plus coïncide avec elle ; 2º La direction du premier plan de segmentation qui frappe le vitellus est déterminée par le sens suivant lequel s'est faite la copulation des produits sexuels ; elle lui est parallèle ou accidentellement superposée. Dans des conditions anormales, c'est-à-dire quand l'œuf occupe une situation forcée où son axe, déterminé par la ligne qui joint le pôle noir au pôle blanc, est oblique de plus de 30 degrés environ, la direction du plan de segmentation du vitellus est subordonnée à celle du plan de symétrie de l'œuf; et celle-ci est à son tour influencée par la répartition qu'ont dû prendre les divers matériaux du vitellus de poids spécifique inégal sous l'influence de la pesanteur. Mais pour ce qui est du sens de la première division du noyau, il demeure, autant qu'on en peut juger, sous la dépendance de la direction suivant laquelle les pronucléus se sont unis. Ainsi, d'après Roux, la direction de la segmentation du vitellus est parallèle ou superposée à la « direction de copulation » des produits sexuels.

Pour les fuseaux et sillons suivants, les points de repère dont nous venons de nous servir n'existent plus. Le fuseau qui, dans chacune des deux premières cellules embryonnaires, pourrait, ce semble, être dirigé dans un sens quelconque, ne cesse pas toutefois d'avoir une orientation déterminée. Il se place en effet de telle sorte que son grand axe soit parallèle au grand diamètre non pas de la masse vitelline à partager, c'est-à-dire du protoplasme et du deutoplasme à la fois, mais seulement de la masse protoplasmique. Ce fait, O. Hertwig l'a élevé à la hauteur d'une loi, qu'il applique même au cas du premier fuseau. Ainsi, dit-il, dans une sphère où le protoplasma serait régulièrement distribué, le fuseau central (premier fuseau) peut être situé dans la direction d'un rayon quelconque de la sphère ; dans un corps protoplasmique ovoïde, il est placé suivant le plus grand diamètre. Dans un disque protoplasmique arrondi, l'axe du fuseau est parallèle à la surface de ce disque, et situé le long de n'importe quel diamètre ; dans un disque ovalaire, ce n'est de nouveau que suivant le grand diamètre que l'axe est dirigé.

Quant au plan de division cellulaire, il partage toujours le fuseau perpendiculairement à son axe. C'est là une deuxième loi posée par Hertwig.

Appliquons ces règles à un cas simple, celui d'une sphère vitelline à deutoplasma peu abondant, et par suite régulièrement distribué. Le premier fuseau de segmentation sera situé au centre ou à peu près au centre de la sphère vitelline, au point où les deux pronucléus se sont unis. Son orientation sera déterminée par la face de conjugaison des pronucléus ; elle serait indéterminée et quelconque pour Hertwig, d'après la règle énoncée plus haut. Quoi qu'il en soit de l'orientation du fuseau, le premier plan de segmentation, passant d'après Hertwig et la majorité des auteurs par l'équateur même du fuseau, partagera nécessairement la masse protoplasmique même de la sphère vitelline en deux portions hémisphériques équivalentes. Dans chaque hémisphère, le deuxième fuseau de segmentation devant, d'après la loi d'Hertwig, être parallèle au grand axe de la masse protoplasmique à parta-

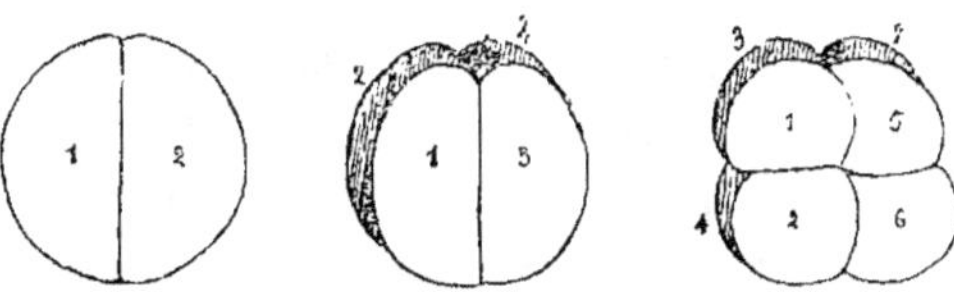

FIG. 10. — *Schéma montrant la forme des segments dans les trois premières divisions de la sphère vitelline.* (Les numéros indiquent le nombre des cellules à chaque segmentation.)

ger, se placera non pas verticalement par rapport à la surface basale de l'hémisphère, mais parallèlement à elle. Il en résultera une division de la cellule-fille hémisphérique en deux quartiers ou quadrants. Dans la division suivante, toujours d'après la même règle, le fuseau sera dirigé suivant le grand axe des quadrants ; il sera donc vertical cette fois, et le 3ᵉ sillon de segmentation partagera chaque quadrant en deux octants. Cet ordre de succession dans la direction des fuseaux et des plans de segmentation, et dans la forme des segments qui en est la conséquence, demeure chez la majorité des Vertébrés le même ; il est résumé dans le tableau ci-dessous.

	DIRECTION DE L'AXE DES FUSEAUX DE SEGMENTATION	DIRECTION DES PLANS OU SILLONS DE SEGMENTATION	FORME DES SEGMENTS
1ᵉʳ segment.	*Quelconque* (Hertwig) ou plutôt *horizontale* dans un œuf sans polarité. *Horizontale*, dans un œuf à différenciation polaire.	*Quelconque* (Hertwig) ou plutôt *verticale* dans un œuf sans polarité. *Verticale* ou méridienne dans un œuf à différenciation polaire.	*Hémisphères.*
2ᵉ segment.	*Horizontale*, perpendiculaire à la précédente.	*Verticale* ou méridienne, perpendiculaire à la précédente.	*Quadrants.*
3ᵉ segment.	*Verticale*, perpendiculaire aux deux précédentes.	*Horizontale* ou équatoriale, perpendiculaire aux deux précédentes.	*Octants.*

Le principe qui vient d'être exposé n'a pas en réalité l'invariabilité que nous lui avons supposée. Dans les œufs à différenciation polaire des Poissons osseux, des Sélaciens, des Reptiles et des Oiseaux, avant l'apparition du sillon équatorial qui dans le tableau précédent appartient à la troisième segmentation, trois ou quatre plans verticaux de segmentation ou même davantage partagent l'œuf de haut en bas. Ce fait, depuis longtemps connu, a été confirmé par les recherches les plus récentes. Ainsi chez la Truite, d'après Henneguy, il se fait d'abord un premier sillon méridien, puis un deuxième sillon également méridien, mais perpendiculaire au premier ; ensuite paraissent les troisième et quatrième sillons, méridiens comme les deux précédents et parallèles au deuxième. Chez *Cristiceps* c'est aussi, d'après Fusari, dans des plans méridiens que sont dirigés les quatre premiers sillons de segmentation. D'après les recherches de Kastschenko, la segmentation des Sélaciens s'éloignerait plus encore du type que nous avons décrit : on verrait apparaître à la fois plusieurs sillons verticaux qui portent à vingt le nombre des premières cellules de segmentation ; c'est seulement ensuite que se produisent des sillons équatoriaux. On verra plus loin que, chez les Reptiles et les Oiseaux, et chez la Poule en particulier, il en est de même.

§ 2. — Position des fuseaux et plans de segmentation. Ses conséquences ; taille des segments ; divers types de segmentation : Segmentation totale (égale et inégale), segmentation partielle. — Après avoir considéré la direction des fuseaux et plans de segmentation, et avoir vu quelles conséquences en découlent relativement à la forme des segments, la situation de ces fuseaux et de ces plans doit être l'objet d'un examen méthodique.

A. — *SEGMENTATION TOTALE*

a) *Segmentation égale. Segmentation de l'Amphioxus et des Mammifères.* — Dans une sphère vitelline homogène, le premier fuseau aura une situation exactement ou très approximativement centrale, et le premier sillon donnera deux hémisphères égaux ou remarquablement subégaux. Dans chaque hémisphère maintenant, le deuxième fuseau sera situé à égale distance des deux extrémités du grand diamètre de l'hémisphère ; de là quatre quadrants seront constitués. Dans chaque quadrant, le troisième fuseau, dirigé selon le grand diamètre de la figure à partager, sera placé à égale distance des deux extrémités de ce diamètre ; le troisième sillon passant par ce fuseau, fournira deux octants dans chaque quadrant. Les segments, qui auront à chaque division la figure commandée par la direction du fuseau, seront chaque fois équivalents en protoplasme, et même en deutoplasme, puisque la sphère vitelline était homogène ; ils seront donc égaux. Cette égalité des segments se maintiendra lors des segmentations ultérieures. Une telle segmentation, qui produit des segments toujours égaux, est dite **segmentation égale** ou **régulière**. Disons tout de suite que si la segmentation à peu près égale est fréquente, la segmentation absolument égale devient de plus en plus rare à mesure que les observations se font plus précises ; nous reviendrons plus loin sur ce point. La segmentation égale se présente chez les Cœlentérés, les Échinodermes, chez l'Amphioxus d'après les recherches déjà anciennes de Kowalewsky, chez les Mammifères, d'après les anciens auteurs, et récemment selon Lieberkühn.

Hatschek, étudiant l'Amphioxus après Kowalewsky, a montré que la segmentation cesse d'être égale à partir de la troisième division. Les deux premiers sillons divisent l'œuf en quatre grosses boules égales. Un nouveau sillon fait passer l'œuf du stade quatre au stade huit ; c'est le sillon horizontal ; celui-ci, au lieu d'être exactement équatorial, occupe un plan plus rapproché du pôle supérieur que du pôle inférieur. Il en résulte quatre petits blastomères et quatre gros. Non seulement leur taille, mais encore leur aspect distingue les blastomères supérieurs des blastomères inférieurs ; les premiers sont plus clairs ; les autres, contenant une plus forte proportion de matériaux nutritifs, sont plus foncés. Cette inégalité et cette dissemblance entre les segments voisins du pôle supérieur de l'œuf et ceux qui appartiennent à la région inférieure se maintiennent pendant toute la durée de la segmentation.

Pour les Mammifères, on croyait autrefois que leur segmentation est absolument régulière et égale. Telle fut l'opinion de Bischoff, qui, dès 1842, décrivait très soigneusement la segmentation de l'œuf du Lapin. Kölliker s'est prononcé dans le même sens. Plus près de nous, Lieberkühn a décrit et représenté la segmentation de l'œuf de Taupe de la même façon que Bischoff. E. van Beneden au contraire affirma que dans l'œuf de la Lapine il se produit dès le premier stade de la segmentation une inégalité

frappante entre les deux cellules-filles; ce fait, Coste l'avait entrevu
déjà. La plus grosse des deux premières sphères (ou plutôt hémisphères) est plus claire que l'autre ; elle se colore plus faiblement
et plus lentement par le picro-carmin. Pour des raisons que l'on
verra plus loin, van Beneden donne à la plus grande sphère le
nom de « globe entodermique »; l'autre est appelée « globe ecto-

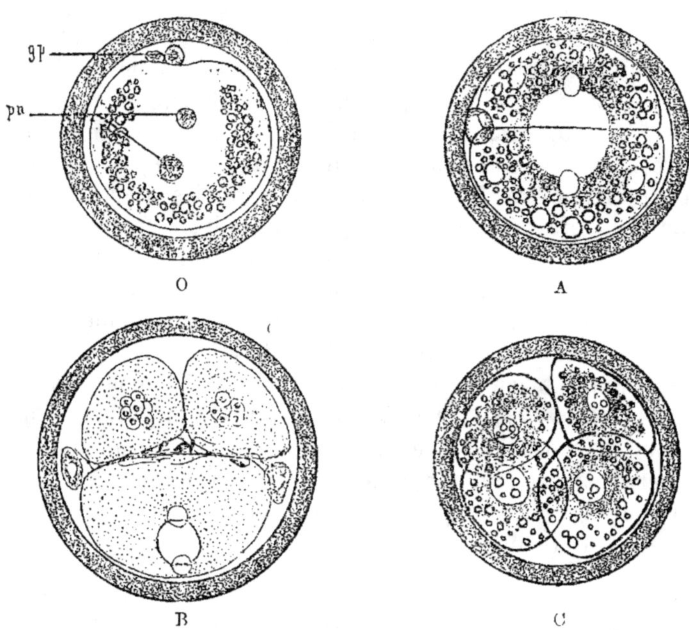

FIG. 11 — *Segmentation inégale de l'œuf des Cheiroptères* (d'après VAN BENEDEN).

O. Œuf d'un Dasycnème. — *gp*, les deux globules polaires. — *pn*, les deux pronucléus. — A. Œuf de Dasycnème, au premier stade de la segmentation. — B. Œuf du Vespertilio mystacinus, segmenté en trois blastomères. Nous avons mis cette figure de van Beneden sens dessus dessous, supposant que c'est par
erreur qu'elle est placée dans le travail original de telle sorte que la cellule indivise se trouve en
haut. — C. Œuf du Grand Fer-à-cheval, où la deuxième segmentation est complètement terminée.

dermique ». Dans la figure ci-contre, l'inégalité entre les deux premières cellules de la segmentation est frappante ; la cellule supérieure ou ectodermique est manifestement plus petite que la
cellule inférieure ou entodermique (fig. 11, A). A la seconde segmentation, la dissemblance des deux cellules devient apparente

d'une autre façon ; la cellule supérieure ou ectodermique se divise à une époque où la cellule inférieure ou entodermique est encore indivise ; il en résulte qu'on peut observer un stade de segmentation à trois blastomères (B). Ainsi, dès cette époque, on voit que la plus petite cellule de segmentation, ou cellule ectodermique, diffère de l'autre non seulement par sa taille, mais encore par la plus grande rapidité avec laquelle elle se segmente. En C, les deux cellules sont divisées ; il est alors encore de toute évidence que les cellules supérieures ou ectodermiques sont moins volumineuses que les cellules inférieures ou entodermiques ; de plus, les premières demeurent plus colorées après action du carmin que les autres. La segmentation va continuer d'être inégale, les segments supérieurs étant toujours plus petits que les inférieurs ; de plus, au lieu d'être simultanée dans les uns et les autres, elle sera successive, de telle sorte que les segments supérieurs seront toujours en avance sur les inférieurs. Il arrivera ainsi qu'au bout d'un certain temps l'œuf sera segmenté en seize globes ectodermiques et seulement huit globes entodermiques ; il comprendra vingt-quatre blastomères et non trente-deux, comme cela eût été le cas si la segmentation avait marché régulièrement et simultanément dans toute l'étendue de l'œuf. Il est donc certain que les Mammifères étudiés par van Beneden (Lapin, Cheiroptères) présentent une segmentation qui n'est pas du tout égale ; nous verrons quelle est la raison de cette inégalité.

Keibel, chez le Hérisson, a maintenu récemment que, conformément à Bischoff, les deux premières sphères de segmentation sont égales et présentent des caractères identiques. Heape, sur la Taupe, n'avait vu l'inégalité se manifester qu'à partir du stade 4 de la segmentation. Selon Tafani, qui a récemment étudié le Rat, l'apparition de l'inégalité de la segmentation serait plus tardive encore : les huit premiers blastomères sont en effet égaux ; mais à ce stade succède une phase qui montre 12 segments, dont 8 plus petits que les autres. En somme, la question doit être provisoirement réservée.

b) *Segmentation inégale. Segmentation des Amphibiens.* — Dans les œufs peu fournis de matériaux nutritifs, et où ceux-ci sont par suite distribués régulièrement dans l'œuf, la segmentation procède, ainsi qu'on vient de le voir, d'une manière égale ou à peu près. Mais pour peu que la distribution des matériaux vitellins soit irrégulière, et que le deutoplasma soit réparti d'une façon prédominante dans une région dite vitellus nutritif, la segmentation devient *inégale*; et voici comment on peut l'expliquer. Si le vitellus était homogène, le fuseau serait situé en son centre, mais il ne faut pas oublier que, dans l'œuf que nous envisageons en ce moment, d'un côté vers le pôle animal le protoplasma n'est mélangé que de peu de deutoplasme, au lieu que vers le pôle végétatif il en est très chargé au contraire, soit que dans la région nutritive les sphérules vitellines soient plus nombreuses, soit qu'elles aient une plus grande dimension que dans la région formative. La conséquence de cette surcharge vitelline de la région nutritive de l'œuf est que le milieu de la ligne bipolaire, si l'on néglige le deutoplasma, ne sera pas au centre de l'œuf, mais sera reporté beaucoup plus haut, plus près du pôle animal. C'est ce qu'est destiné à montrer le schéma de la figure 12, où les traits correspondent à la largeur des travées de protoplasme, entre lesquelles sont logées les sphérules vitellines dont le diamètre est représenté par des cercles. Or c'est au point médian du diamètre le plus grand de la masse protoplasmique que le fuseau doit se trouver,

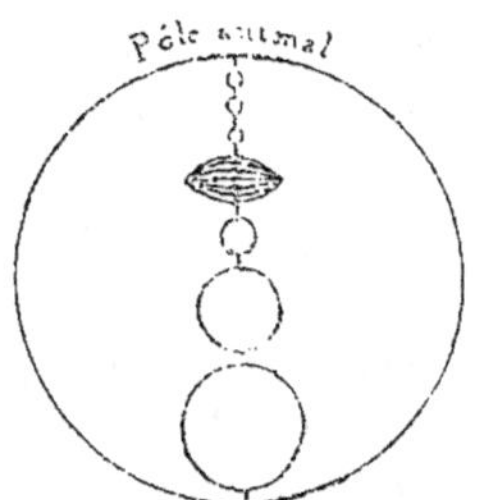

FIG. 12. — *Schéma de la situation du fuseau dans un œuf à segmentation inégale.*

en la situation qui lui est donnée dans le schéma ; cette situation est telle que le fuseau est placé non plus il est vrai au centre de la sphère vitelline, mais toujours cependant au centre du corps protoplasmique de cette sphère, c'est-à-dire à égale distance des extrémités de son diamètre.

Ainsi l'inégalité dans la segmentation dépend de la position du fuseau et par suite du plan de segmentation, déterminée elle-même par la constitution de la sphère vitelline. La segmentation des Amphibiens peut être prise comme type de la segmentation inégale. On doit aussi faire rentrer dans la même catégorie celle de l'Amphioxus et des Mammifères ; les conditions d'inégalité y sont seulement moins accentuées, et l'inégalité par suite moins considérable.

Quand l'œuf de Grenouille, où le premier fuseau occupe une position que nous venons de fixer conformément au schéma de la fig. 12, a été partagé par un plan méridien (fig. 13, 1, 1) en deux hémisphères, l'un droit, l'autre gauche, le deuxième fuseau, produit dans chaque hémisphère aux dépens de chacun des deux noyaux-filles issus du premier fuseau, sera situé à la même hauteur que le premier et pour les mêmes raisons. Quant à la direction de ce fuseau, elle nous est connue; il sera, pour les motifs déjà énoncés, horizontal et parallèle à la surface basale de chaque hémisphère.

Le plan de segmentation passant par l'équateur d'un tel fuseau sera méridien comme le premier plan, et de plus perpendiculaire à lui. Il en résulte que chaque hémisphère sera partagé en deux quadrants. Dans chaque quadrant ensuite, dont le grand diamètre est vertical, le fuseau se placera dans le sens vertical, et à la même hauteur que les précédents fuseaux. Il s'ensuivra un plan de segmentation horizontal cette fois (fig. 13, 3, 3) et plus voisin du pôle animal que du pôle végétatif, cette situation étant la seule dans laquelle le troisième plan de segmentation peut partager en quantités égales la substance protoplasmique de l'œuf. La segmentation, qui jusqu'à ce stade paraissait et était en réalité égale, paraîtra dès lors inégale, tout en restant effectivement égale pour quiconque veut bien faire abstraction des matériaux inertes contenus dans l'œuf. On verra chaque quadrant se partager en un segment supérieur plus petit presque exclusivement protoplasmique, et un segment inférieur plus grand où la masse du deutoplasma l'emporte sur celle du protoplasma. Le résultat des trois segmentations successives qui viennent de s'opérer sera la formation de huit blastomères, dont quatre petits, supérieurs, et quatre gros, inférieurs.

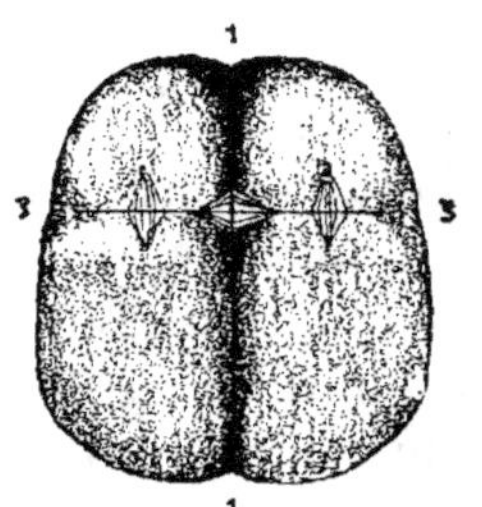

FIG. 13. — *Figure schématique de la segmentation inégale d'un œuf de Batracien* (d'après HERTWIG, modifiée).

, 1, le premier plan de segmentation. — Le deuxième, étant dans le plan du papier, n'a pu être représenté. — 3, 3, le troisième plan, horizontal.

La segmentation inégale ne se distingue pas seulement par la taille inégale des produits auxquels elle donne naissance. Un autre caractère de cette segmentation, d'importance presque aussi

considérable, est le suivant, que le schéma emprunté à Hertwig
(fig. 13) fait bien voir. La segmentation débute très nettement par
le pôle animal, s'étend d'abord dans la région formative pour
n'atteindre qu'ensuite le vitellus nutritif ; elle ralentit d'autant plus
sa marche qu'elle approche davantage du pôle végétatif. Ce défaut

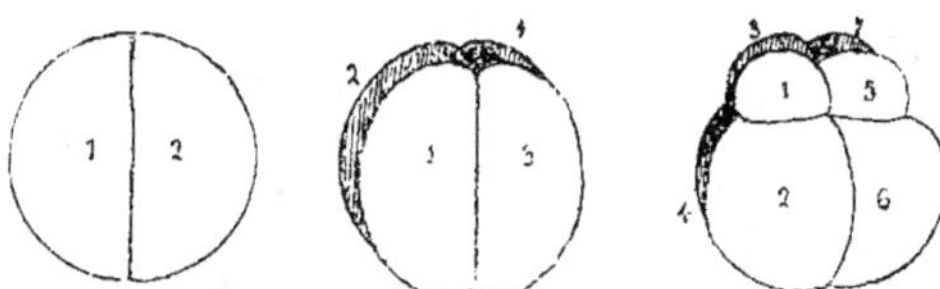

Fig. 14. — *Schéma destiné à montrer la taille et la forme des blastomères aux trois premiers stades de la segmentation de l'œuf d'un Batracien.*

de synchronisme dans la segmentation de la région animale et de
la région végétative de l'œuf de Grenouille est rendu apparent par
le schéma ; car on y voit le premier sillon de segmentation bien
accentué au pôle animal, alors qu'il ne l'est qu'à peine au pôle
végétatif ; la segmentation est donc très avancée au pôle animal
alors qu'elle ne l'est que peu au pôle opposé.

L'ordre de succession des plans ultérieurs de segmentation ne
nous intéresse que médiocrement. Qu'il suffise de dire que l'œuf
de Grenouille segmenté se montre au bout d'un certain temps
constitué d'un grand nombre de petites cellules riches en protoplasma, situées supérieurement, et d'un nombre moindre de cellules plus grosses, situées inférieurement et bourrées de granules
vitellins.

La segmentation de l'œuf du Sterlet (poisson Ganoïde) participe
des caractères de celle de la Grenouille, mais en diffère sur un
point important. Il s'y produit quatre sillons méridiens successifs
(ce qui est d'ailleurs une déviation de la loi qui régit l'ordre de
succession des premiers plans de segmentation, et constitue une
exception à ajouter à celles que nous avons signalées plus haut à la
p. 46). Ces quatre sillons n'intéressent que la région supérieure,
formative du vitellus, qui se trouve partagée en huit segments
(fig. 15). Avant que la division de la région formative en huit
morceaux soit complète, paraît un sillon équatorial, qui sépare les

huit segments supérieurs et formatifs ainsi constitués de la région inférieure nutritive jusqu'alors demeurée indivise. C'est alors seulement que les sillons méridiens, limités d'abord au vitellus formateur, s'étendent lentement, et l'un après l'autre, suivant leur ordre d'apparition, à la région nutritive. C'est là l'exagération du phénomène déjà observé chez la Grenouille, où les deux plans méridiens de segmentation ne gagnaient que lentement le pôle végétatif, et n'y parvenaient que bien après avoir débuté au pôle animal. Encore un peu, et chez le Sterlet, le vitellus nutritif n'arrivait pas à se segmenter.

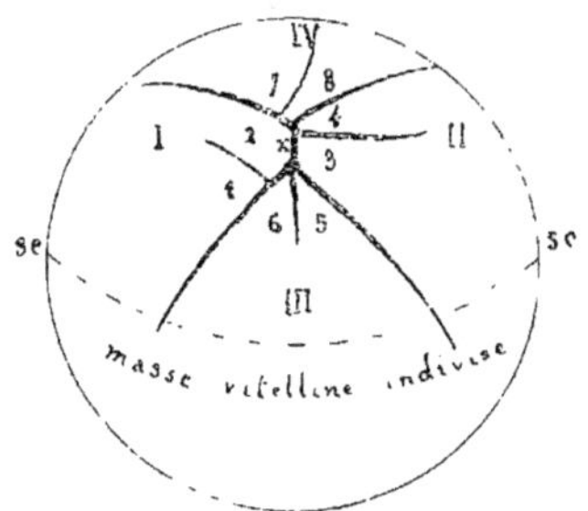

Fig. 15. — *Schéma de la segmentation du Sterlet* (d'après une figure de SALENSKY, modifiée).

x, le pôle animal, vu de face. — I-IV, les quatre premiers segments verticaux. — 1-8, les huit premiers segments verticaux. *Se, Se*, sillon équatorial.

C'est ce qu'on observe dans une deuxième catégorie d'œufs dont nous avons maintenant à nous occuper.

B. — SEGMENTATION PARTIELLE

Dans les œufs que nous avons examinés jusqu'ici, la segmentation, qu'elle soit égale ou inégale, finit toujours par être **totale** ; tout le corps vitellin se trouve finalement segmenté. Remak a réuni sous la dénomination commune d'œufs **holoblastiques** les œufs à segmentation égale et ceux à segmentation inégale. La subdivision des œufs holoblastiques fondée sur l'égalité et l'inégalité de la segmentation, mérite-t-elle d'être conservée ? Elle ne paraît pas légitimée, soit que l'on se contente de juger extérieurement le phénomène de la segmentation, et qu'on le qualifie d'après ses apparences, soit qu'on l'examine dans ses caractères intimes. Dans le premier cas, que devient la segmentation égale ? On a vu plus haut qu'elle n'existe absolument pas, qu'il y a toujours une inégalité, si faible soit-elle, entre les segments, et l'on comprend que la sphère vitelline n'est pas tellement homogène qu'il puisse en être autrement.

Dans le second cas, que doit-on penser de la segmentation inégale?
Si les apparences sont pour l'inégalité entre les produits de la
segmentation, inégalité qui se manifeste extérieurement d'une
façon souvent si frappante, en réalité si l'on étudie les caractères
intimes de cette segmentation, on trouve qu'elle est essentiellement égale, puisque les seuls matériaux de l'œuf d'importance
essentielle, le noyau et le protoplasma, s'y trouvent partagés en
segments équivalents. Il devait d'ailleurs en être ainsi, puisque
la segmentation n'est qu'un cas particulier de la division cellulaire
indirecte, et que dans celle-ci l'équivalence des produits de la
division est essentielle.

Segmentation des Poissons, des Reptiles et des Oiseaux. — Par
opposition aux œufs à segmentation totale, les œufs dont nous
avons à présent à nous occuper sont dits œufs à **segmentation
partielle**. Ce sont des œufs abondamment pourvus de vitellus nutritif, et par suite d'une taille considérable (œuf de
Poule). Dans ces œufs, la séparation entre le vitellus formatif et le vitellus nutritif, se trouve apparemment très tranchée ;
apparemment aussi, le vitellus formatif sera seul intéressé par la
segmentation, le vitellus nutritif demeurant indivis. De ce qu'une
partie du vitellus seulement, la portion formative, se segmente,
Remak a pu nommer ces œufs **méroblastiques**, par opposition
aux œufs holoblastiques. Les œufs des Poissons osseux, des Sélaciens, des Reptiles et des Oiseaux rentrent dans cette catégorie.

Nous prendrons comme type de notre description l'œuf de la
Poule, ou tout au moins l'œuf d'Oiseau, sans renoncer toutefois à
faire des emprunts aux descriptions nombreuses que l'on a données de la segmentation partielle chez les Poissons osseux, les Reptiles et surtout les Sélaciens.

La segmentation de l'œuf de Poule a été étudiée par Coste le
premier, et décrite depuis par Œllacher, Götte, Kölliker et Duval.
La segmentation se passe dans l'oviducte ; l'œuf pondu se trouve
par conséquent en un état de développement fort avancé déjà, très
variable d'ailleurs. Coste a vu qu'il se produit un sillon, puis un
deuxième, perpendiculaire au premier, n'intéressant tous deux
que la région formative de l'œuf, le disque germinatif ou la cicatricule (fig. 16, A et B). Chacun des quatre segments ainsi formés

est de nouveau divisé par un sillon radié. Les fragments ainsi produits ont la forme de secteurs qui se touchent au centre du disque germinatif par leurs pointes, tandis que leurs larges bases

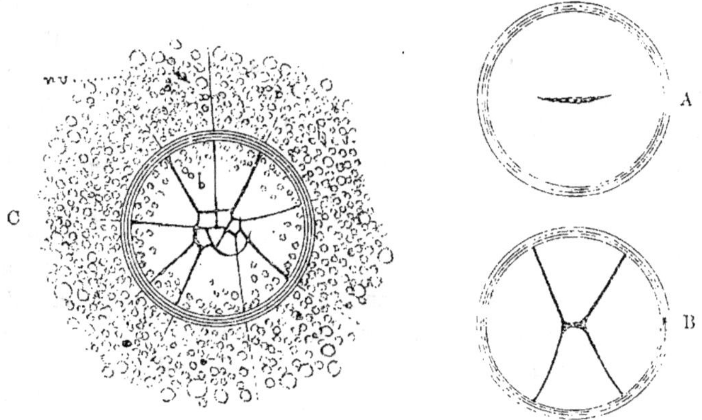

Fig. 16.— *Vues de face des premiers stades de la segmentation de l'œuf de poule* (d'après Coste). (Le bord de la cicatricule est schématiquement marqué par des cercles concentriques.)

A, premier sillon vertical. — B, les deux premiers sillons verticaux. — C. Les secteurs formés par les sillons verticaux successifs se sont divisés en petits segments centraux et segments plus volumineux périphériques. Ces derniers à leur tour se sont divisés tangentiellement de telle sorte que de leur division est résultée une cellule du germe *b*, bien individualisée, et un noyau vitellin *nv*, déjà ici en voie de division, autour duquel le vitellus ne s'est pas individualisé en un territoire cellulaire distinct. (Ce dernier détail a été ajouté à la figure de Coste.)

sont tournées vers la périphérie. Dans un stade ultérieur (C), la pointe de chaque segment se sépare de la base par un sillon transversal ; il en résulte un petit fragment central, et un plus grand périphérique (1).

Le résultat final de la segmentation, pour un observateur qui regarde par en haut le disque germinatif d'un œuf de Poule, est le suivant : ce disque est formé d'un grand nombre de petits segments répartis vers le centre, et d'un plus petit nombre de grands segments situés à la périphérie. Kölliker, puis Duval ont rectifié la description de Coste en montrant que la segmentation

____

(1) Dans le dessin C de la figure 16, il ne faut, pour le moment, tenir compte que de ce qui se trouve en dedans de la bordure circulaire ; ce qui est en dehors a été ajouté à la figure de Coste, et sera expliqué dans un instant.

ne débute pas exactement au centre du disque germinatif, mais
en un point excentrique, de telle façon que les plus petits segments
se trouvent disposés d'un côté, les plus grands de l'autre côté du
disque. Cette asymétrie centrique de la cicatricule segmentée
a, comme on le verra plus tard, une grande importance.

On ne s'est pas contenté d'examens de face du disque germinatif en voie de segmentation ; on a aussi pratiqué des coupes sur
un tel disque. Ces coupes ont éga-
lement montré que la segmentation est excentrique, que son début et plus tard son maximum
d'intensité ne répondent pas au
centre de la cicatricule, placé lui-
même à l'extrémité de l'axe organique de l'œuf. La figure 17
fait voir que les segments ne sont
d'abord pas complètement délimités, puisque sur une coupe verticale de la cicatricule ils n'ont
pas de limite inférieure et sont
simplement séparés latéralement.

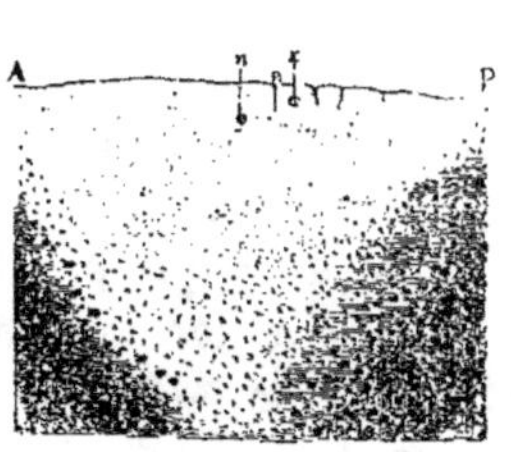

FIG. 17. — *Coupe antéro-postérieure verticale d'un œuf de Perruche ondulée* (premiers stades de la segmentation (d'après DUVAL).

S, sillon de segmentation.— *n, n,* noyaux de segmentation. — A, région antérieure, P, région
postérieure du germe.

Des coupes faites à travers le disque germinatif d'un œuf plus
avancé dans son développement nous le montrent partagé en cel-

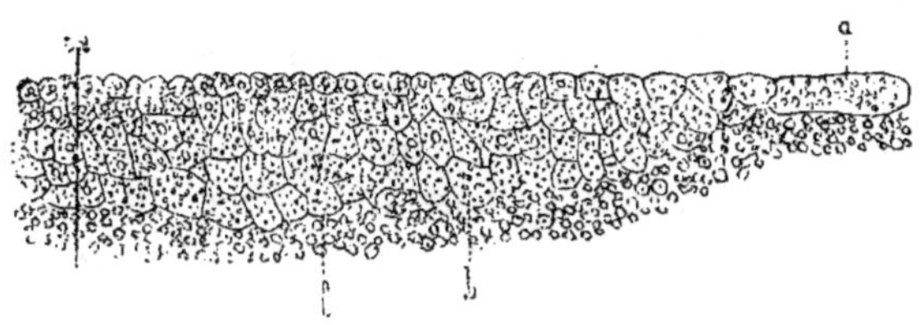

FIG. 18. — *Coupe verticale et transversale du disque germinatif du poulet aux stades ultimes de la segmentation* (d'après BALFOUR).

La coupe représente un peu plus de la moitié du disque germinatif, la ligne médiane étant en *m.* — *l,*
limite du germe segmenté et du vitellus blanc. — *a,* grosse cellule périphérique du bord du disque. —
b, cellules plus grosses des parties inférieures du germe. Les cellules superficielles sont plus petites
et disposées régulièrement en une sorte d'épithélium.

lules très petites au centre ou vers le centre, mais augmentant de
taille à mesure qu'on se rapproche de la périphérie (fig. 18). Les

cellules supérieures sont de plus, sur une telle cicatricule, plus petites que les cellules profondes.

Noyaux vitellins et parablaste. — Nous ne connaissons encore, d'après ce qui précède, que d'une façon incomplète la segmentation partielle, et l'idée que l'on s'en ferait serait inexacte si nous ne présentions maintenant, en les appuyant sur la description de faits complémentaires, des considérations fort importantes, puisqu'elles ne tendent à rien moins qu'à montrer qu'entre la segmentation partielle et la segmentation totale il n'y a pas d'hiatus, et que la première n'est qu'une modification de l'autre, en rapport avec la constitution du vitellus. On comprend donc qu'il importe tout d'abord que nous nous fassions de la structure du vitellus dans les œufs méroblastiques une idée aussi juste que possible.

On considérait autrefois l'œuf de Poule comme formé de deux parties bien distinctes l'une de l'autre : 1° le germe ou disque germinatif ou encore cicatricule (vitellus formatif de Reichert); 2° le vitellus (vitellus nutritif de Reichert), creusé en cupule pour recevoir le germe qui y est enchâssé. Un grand nombre d'auteurs se sont élevés contre cette manière de voir, en montrant qu'entre le vitellus et plus particulièrement le vitellus blanc d'une part, et le disque germinatif d'autre part, il n'y avait pas de ligne de démarcation tranchée, mais que l'on passait de l'un à l'autre par une transition insensible, de la même façon que nous l'avons vu pour l'œuf de Grenouille.

Ici seulement s'est accentuée la disposition déjà indiquée dans l'œuf des Batraciens; le vitellus formatif s'est épuré de matériaux deutoplasmiques et s'est concentré au pôle animal de l'œuf en une lentille, le disque germinatif, laissant dans tout le restant de la sphère vitelline la réserve nutritive, mais y laissant aussi une minime portion du protoplasma, qui sous la forme d'un réseau très ténu contient dans ses mailles les sphérules vitellines. On doit à Waldeyer un schéma démonstratif de cette disposition (fig. 19).

Le protoplasma, dit-il, dans les œufs méroblastiques, n'est pas limité au germe et à la couche corticale superficielle qui continue les bords de ce dernier ; il s'étend au-dessous et sur le pourtour du germe en formant des « prolongements germinatifs ». Telle est la façon dont Waldeyer se représente la disposition des parties

dans un œuf non encore fécondé, destiné plus tard à subir la segmentation partielle. Dans un œuf ainsi constitué primitivement,
il est évident que la segmentation ne sera pas limitée au germe,
mais qu'elle s'étendra sur les pro-
longements germinatifs, c'est-à-
dire en pleine région nutritive,
telle que le vitellus blanc de l'œuf
de Poule. C'est ce qui se passe en
effet.

On avait depuis longtemps vu
dans le vitellus, au-dessous et
surtout sur les bords du germe,
des noyaux, que l'on avait appelés **noyaux vitellins** et que
l'on croyait constitués de toutes
pièces dans le vitellus, par formation libre.

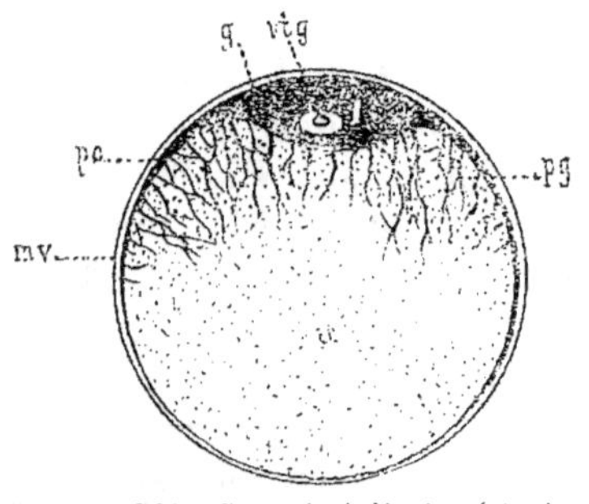

Fig. 19. — *Schéma d'un œuf méroblastique* (d'après
WALDEYER).

V, vitellus. — *mv*, membrane vitelline. — *g*,
germe. — *vtg*, vésicule et tache germinatives.
— *pc*, protoplasma cortical. — *pg*, prolongements germinatifs.

His s'appuya sur la présence de ces noyaux vitellins, sur leur
destinée, et sur diverses considérations dont nous aurons à parler
avec détails plus tard, pour fonder la célèbre doctrine du **parablaste**. Bien qu'il eût vu les prolongements du germe dans le vitellus, prolongements qu'il nommait « protoplasmiques » et qui
correspondent à peu près à ce que Waldeyer appela plus tard
« prolongements germinatifs », ce n'est pas dans le protoplasma
de ces prolongements qu'il fit naître les noyaux vitellins ; ces
noyaux se développent selon lui dans les sphères vitellines, par
formation libre, suivant un processus très particulier dans le
détail duquel nous n'avons pas ici le loisir d'entrer. Ces noyaux
deviennent le centre d'éléments parablastiques, qui tous ensemble
constituent un véritable « germe accessoire » ou parablaste ; le
« germe principal », produit par la segmentation du noyau de l'œuf,
His l'oppose au précédent sous le nom d'**archiblaste**. Une telle
distinction est justifiée et même motivée par la destinée différente
que His attribue à l'un et à l'autre : l'archiblaste donnera plus
tard les épithéliums, le tissu nerveux et les muscles ; le parablaste fournira le reste, c'est-à-dire les tissus de substance conjonctive, parmi lesquels se trouve le sang. L'origine de l'archi-

blaste et du parablaste ne diffère pas moins que leur destinée :
l'archiblaste en effet provient d'une cellule de l'ovaire, qui est
épithéliale et par conséquent archiblastique ; le parablaste doit
son origine au vitellus, et celui-ci à son tour a été formé grâce à
l'immigration dans l'œuf de leucocytes qui sont de nature conjonctive, et par conséquent d'origine parablastique.

On a laissé à His sa formation libre de noyaux vitellins, qu'il
n'est plus aujourd'hui possible de soutenir, ainsi que l'origine des
sphères vitellines aux dépens de leucocytes. Mais on a gardé la
distinction entre archiblaste et parablaste, tissus archiblastiques
et tissus parablastiques. Cette distinction a reçu en effet dans ces
derniers temps une interprétation aussi simple que naturelle.
Van Bambeke, Waldeyer, Duval, et Götte avant eux, ont fait dériver les noyaux vitellins du noyau de segmentation ; seulement,
dit Götte, « cette formation de nouveaux produits de segmentation
est très lente et tardive, constitue un mode particulier de *segmentation secondaire*, et les éléments qui en dérivent sont destinés à
un rôle spécial ». Les noyaux vitellins, dit encore Götte, proviennent de la division de noyaux primitifs dont l'autre moitié est
restée dans le germe, constituant les noyaux des cellules de segmentation. C'est ce que dans la figure 16, en C, l'on a essayé de
représenter. Dans ce schéma se trouve situé, à l'intérieur de
plusieurs cercles concentriques qui en marquent le bord, le disque germinatif de l'œuf de Poule à une époque où celui-ci comporte déjà un grand nombre de segments. Le segment *b* (dont le
noyau n'a pas été figuré) est la base d'un segment angulaire primitif, qui touchait au centre du disque germinatif par la pointe
de son angle. Le noyau du segment *b* va se diviser ; la moitié centrale, située dans les limites du disque germinatif, deviendra le
centre d'une cellule que des sillons de segmentation bien accusés
limiteront de toutes parts ; l'autre moitié, périphérique, demeurera
hors du disque germinatif, dans le vitellus, où elle deviendra un
noyau vitellin. Mais autour de ce noyau les sillons de segmentation
ne s'étendront qu'avec peine, ou même pas du tout, pour l'enfermer dans un territoire cellulaire, et faire de lui le centre d'une
cellule de segmentation ; à cause de la proportion déjà énorme de
deutoplasme à cet endroit, la substance active ne suffira plus à

dominer la substance passive et à la diviser ; bien plus, elle restera indivise elle-même ; il n'y aura qu'un noyau et non une cellule de segmentation. Plus tard, ce noyau pourra se diviser à son tour ; sans avoir cependant plus de succès que son générateur, il ne réussira pas à entraîner le protoplasme et le vitellus dans sa division. Cette division nucléaire, cette segmentation incomplète se poursuivant donnera naissance à un grand nombre de noyaux nus, qui sont l'origine du parablaste (1).

Certains auteurs ont précisé plus que nous ne l'avons fait l'origine des noyaux vitellins : tels Rückert, Hoffmann, Kastschenko.

Rückert, qui a bien décrit les noyaux vitellins chez les Sélaciens, les nomme des *mérocytes*, par opposition aux autres éléments de l'œuf segmenté, ou cellules de segmentation, qu'il appelle *holocytes*. Ces expressions signifient que les holocytes sont des cellules de segmentation complètes, les mérocytes n'étant représentés que par une partie des cellules de segmentation, la plus importante, il est vrai, puisque cette partie est le noyau. Mérocytes et holocytes sont donc tous deux des produits de la segmentation. Rückert pense même que les mérocytes sont formés dès que paraît le premier sillon équatorial de l'œuf ; une fois produits, les mérocytes ne se multiplieraient que lentement ; ce n'est que plus tard, lorsque le disque germinatif est complètement segmenté, que ces éléments entreraient dans une phase de prolifération active. Ils donneraient alors lieu à une véritable *postsegmentation*.

Hoffmann, chez les Poissons osseux, affirme que, des deux premiers noyaux de segmentation, l'un est archiblastique, l'autre parablastique ; la segmentation sépare ensuite la sphère vitelline en deux portions, dont l'une, répartie autour du noyau archiblastique, est le germe, le noyau parablastique restant dévolu au vitellus nutritif et à la couche protoplasmique corticale. L'origine du parablaste serait donc, suivant Hoffmann, précoce au point de préexister à la segmentation du vitellus même (2).

Pour Kastschenko, qui a étudié les Sélaciens, la genèse des noyaux vitellins se ferait également avant toute segmentation du vitellus ; mais le phénomène serait autre que l'ont décrit Rückert et Hoffmann. Le premier noyau de segmentation se divise, suivant l'auteur, à plusieurs reprises ;

---

(1) Chez les Sélaciens et les Poissons osseux, le parablaste à son début acquiert très rapidement une constitution cellulaire ; autour des noyaux vitellins il se forme de bonne heure des cellules, cellules parablastiques. C'est ce que Kupffer a le premier établi, et ce qu'ont confirmé les recherches de Klein, van Bambeke, van Beneden, Balfour, Henneguy.

(2) Hoffmann a récemment modifié sa première manière de voir, tout en maintenant que les noyaux vitellins sont constitués dès les premières segmentations et sont les équivalents des premières cellules de segmentation.

il se forme de la sorte un plasmodium multinucléé. Celui-ci se partage seulement ensuite en cellules ; le processus marche d'ailleurs du centre vers la périphérie, qu'il n'atteint pas. Les noyaux les plus périphériques, échappant à l'englobement dans un territoire cellulaire, sont les noyaux vitellins ; les cellules qui occupent le centre forment le germe.

On peut donc penser que les noyaux vitellins ou éléments parablastiques dérivent de la même segmentation qui produit les cellules du germe ou éléments archiblastiques. Dès lors (et c'est uniquement dans ce but que nous avons rapporté ici ces considérations), la doctrine du parablaste ainsi comprise établit un lien étroit entre la segmentation inégale et la segmentation partielle, ainsi que Götte l'a exprimé : « Cette interprétation, dit Götte, basée sur des observations directes, est bien plus rationnelle que celle qui admet une formation nouvelle (spontanée) de noyaux dans le vitellus, surtout depuis que nous savons que, dans l'œuf de Batracien, à segmentation totale, la segmentation très active au pôle supérieur ne se poursuit que très lentement au pôle inférieur, et j'ai essayé de montrer, dans mes études sur le développement du Crapaud, comment cette lenteur dans la marche des sillons est en rapport avec le volume considérable des segments qu'ils circonscrivent, de sorte que sur les gros œufs méroblastiques, la segmentation doit devenir extrêmement lente, et même s'arrêter tout à fait à mesure qu'elle atteint la masse gigantesque du vitellus. A ce moment d'arrêt, il n'est donc pas étonnant de trouver des noyaux libres dans les régions sous-jacentes aux parties segmentées... La distinction des œufs à segmentation totale et à segmentation partielle n'est donc pas absolue... » (Götte, cité par Duval). Nous avons vu que l'œuf du Sterlet réalise ce cas, intermédiaire entre la segmentation inégale et la segmentation partielle, où les sillons de segmentation n'arrivent pas, au moins momentanément, à partager le vitellus. Cet état, transitoire chez le Sterlet, se prolonge beaucoup et devient même permanent chez l'Oiseau, le Reptile, le Sélacien et le Poisson osseux ; là est toute la différence.

Entre la segmentation égale et le type inégal des Batraciens, nous avons trouvé de même des transitions que les œufs de l'Amphioxus et des Mammifères nous fournissent. Si donc nous présentons ici une classification des divers types de segmentation, ce sera avec cette restriction qu'entre ces types il existe des intermédiaires qui dépendent, ainsi que Balfour surtout l'a montré, de la proportion de matériaux inertes contenus dans l'œuf.

TYPE I. — **Segmentation totale** (HAECKEL).
    1° *égale* (Cœlentérés, Échinodermes).
    2° *inégale* (Amphioxus? Mammifères? Batraciens, Ganoïdes, Cyclostomes).

    Œufs holoblastiques (REMAK).

TYPE II. — **Segmentation partielle** (HAECKEL).
    1° *discoïdale* (Poissons osseux, Sélaciens, Oiseaux, Reptiles).
    2° *superficielle* (Arthropodes).

    Œufs méroblastiques (REMAK).

En se plaçant au point de vue du développement phylogénétique de l'œuf des Vertébrés, Rabl a pu établir que les Vertébrés qui se

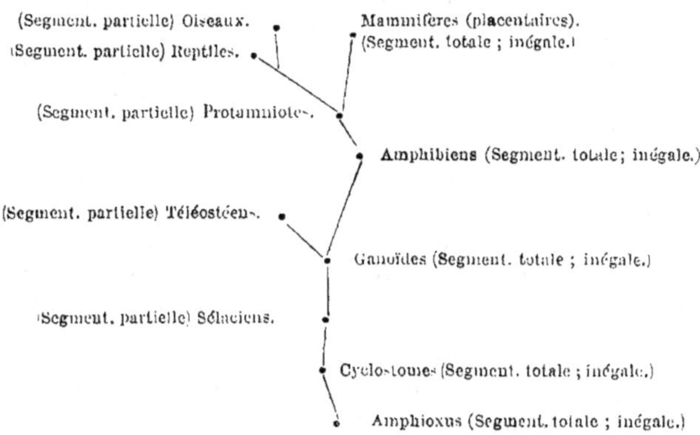

FIG. 20. — *Schéma du développement phylogénétique des œufs des Vertébrés (d'après RABL).*

sont succédé ont acquis et perdu tour à tour le vitellus. On voit, en jetant un coup d'œil sur l'arbre qui est représenté ci-dessus (fig. 20), comment, aux dépens des œufs pauvres en vitellus, à

segmentation totale, de l'Amphioxus et des Cyclostomes, ont pris
naissance les œufs des Sélaciens, surchargés de matériaux vitellins, et n'éprouvant que partiellement la segmentation, comment
ensuite les œufs des Sélaciens perdant chez les Ganoïdes et les
Amphibiens leur vitellus, la segmentation est redevenue totale
chez ces derniers, et ainsi de suite.

§ 3. — **Appendice tératogénique**. — Le phénomène de la segmentation
peut être troublé par un certain nombre de processus anormaux (soudure des
cellules de segmentation, déviation des facettes ou plans de segmentation, mort d'une ou de plusieurs cellules, etc.), qui conduisent naturellement à la formation de monstruosités ou tout au moins d'hémitéries (demi-
monstruosités) embryonnaires. La production de ces monstruosités paraît
même être la règle pour des individus déterminés de certains groupes
(Ascidies) dont les œufs se segmentent toujours anormalement (Chabry).

On peut en outre modifier artificiellement la segmentation de telle sorte
que le développement perverti aboutisse à la production d'embryons monstrueux. La tératogénie de la segmentation, à laquelle s'attachent les noms
de Rauber, O. et R. Hertwig, Roux, Chabry, est loin d'être faite. Cependant
dant les quelques données que nous possédons méritent d'être signalées
ici.

Nous avons rapporté plus haut que Rauber, en annihilant à l'aide d'un
dispositif particulier l'action de la pesanteur sur l'œuf en voie de segmentation, a déterminé la formation de monstruosités.

Les frères Hertwig se sont servis de la polyspermie, produite elle-même
par l'influence d'agents extérieurs, pour déterminer dans l'œuf des segmentations anomales.

Roux, Chabry ont expérimenté dans un autre sens. Roux a détruit avec
une aiguille chaude l'une des deux premières sphères de segmentation
chez la Grenouille ; il ne s'est alors développé que la moitié d'un embryon,
L'auteur décrit en détail les stades parcourus par la moitié de l'œuf non
opérée ; il voit se former successivement une « semi-morula verticalis »,
une « semi-blastula », une « semi-gastrula », enfin un « demi-embryon
latéral ».

Chabry, sur les Ascidies, en mortifiant par piqûre une cellule de segmentation, a produit une hémitérie. Il a même pu déterminer de cette façon
que telle cellule de segmentation était destinée à former tel organe, l'œil
pigmenté par exemple ; détruisant en effet cette cellule, il a vu que plus tard
l'embryon était privé d'œil. On comprend combien cette expérimentation est
précieuse pour déterminer quel organe est renfermé en puissance dans telle
région, dans telle cellule même de l'œuf segmenté. Et il est à peine besoin
de faire remarquer combien de pareils faits sont favorables au principe de
His, d'après lequel les organes à venir sont contenus dans des régions

localisées du germe, et combien aussi ils donnent de force à l'idée, creusée surtout par Rauber, que l'œuf segmenté est orienté d'une certaine manière par rapport à l'axe du futur embryon.

INDEX BIBLIOGRAPHIQUE

Amphioxus. — A. Kowalewsky. Entwicklungsgeschichte des Amphioxus lanceolatus. *Mém. Acad. imp. des sciences de St-Pétersbourg*, 1867; et Weitere Studien über die Entwicklungsgeschichte des Amphioxus lanceolatus. *Arch. f. mikr. Anat.*, 1877, Bd. XIII. — Hatschek. Studien über die Entwickelung des Amphioxus. *Arbeiten aus dem zool. Inst. zu Wien und Triest*, 1881, Bd. IV.

Amphibiens. — Prévost et Dumas. *Ann. Sc. nat.*, 1824. — Rusconi. Développement de la Grenouille commune, 1826; et Histoire nat., développement et métamorphose de la Salamandre terrestre, 1851. — Ecker. *Icones physiologicæ*, 1851-1852. — Götte. Die Entwickl. der Unke, Leipzig, 1875. — Scott et Osborn. *Quart. Journ. of micr. science*, 1879. — Van Bambeke. *Mém. cour. de l'Acad. roy. de Belgique*, 1868; *Bull. de l'Acad. roy. de Belgique*, 1875; *Arch. de Biologie*, 1880. — O. Schultze. Zur ersten Entwicklung des braunen Grasfrosches. *Festschrift für A. v. Kölliker*, 1887.

Ganoïdes. — Salensky. *Arch. de Biologie*, 1881.

Téléostéens. — Henneguy. Recherches sur le développement des Poissons osseux. (Embryogénie de la Truite). *Journ. de l'Anat. et de la Phys.*, 1888. On trouvera dans ce mémoire une liste très étendue des travaux qui ont paru sur la segmentation des Téléostéens. Citons : Lereboullet. *Ann. sc. nat.*, 1854 et 1861. — Œllacher. *Zeitschr. f. w. zool.*, 1872 et 1873. — Owsjannikow. *Bull. Ac. impér. de St-Pétersbourg*, 1874. — His. Leipzig, 1873 et *Arch. f. An. und Entwickl.*, 1878. — Van Bambeke. *Mém. cour. de l'Acad. de Belgique*, 1876. — Klein. *Quart. J. of micr. Sc.*, 1876. — Henneguy (nombreuses notes 1878-1889, reproduites dans le travail ci-dessus cité). — Agassiz et Whitman. *Proc. of the Amer. Acad. of Arts and Sc.*, 1884. — Ziegler. Diss., Freiburg i. Br., 1882, et *Arch. f. m. Anat.*, 1887. — V. Kowalewski. *Zeitschr. f. w. Zool.*, 1886. — Fusari. *Bull. del XII Congresso medico*, Pavia, 1887.

Sélaciens. — Rueckert. Zur Keimblattbildung bei Selachiern, Münich, 1885. — Kastschenko. Zur Entwickl. des Selachierembryos. *An. Anz.*, n° 16, 1888, an. in *R. sc. méd.* Ces travaux contiennent la bibliographie des publications ayant la segmentation des Sélaciens pour objet ; signalons entre autres : His. Unters. über die erste Anlage des Wirbelthierleibes, Leipzig, 1868. — Gerbe. *J. de l'Anat. et de la Phys.*, 1872. — A. Schultz. *Arch. f. mikr. Anat.*, 1877. — Balfour. A Monograph on the development of elasmobranch fishes, London, 1878. — Swaen. *Bull. de l'Ac. roy. de Belgique*, 1885, et *Arch. de Biologie*, 1886. — Kastschenko. *Anat. Anz.*, n° 9, 1888 ; Rueckert. *Anat. Anz.*, n° 12, 1889.

Oiseaux. — Voir dans M. Duval. De la formation du blastoderme dans l'œuf d'oiseau. *Ann. des sc. nat., Zool.*, 1885, l'exposé historique des recherches de : Œllacher. *Stricker's Studien*, 1879. — Götte. *Arch. f. m. Anat.*, 1874. — Motta-Maia. *Mitth. aus d. Embr. Inst. in Wien*, 1877. — Dansky et Kostenitsch. *Mém. de l'Ac. imp. de St-Pétersb.*, 1880, etc.

Reptiles. — Lereboullet. *Ann. sc. nat.*, 1862. — Kupffer et Benecke. Die erste Entw. am Ei der Reptilien, Königsberg, 1878. — C. Sarasin. Reifung und Furchung der Reptilieneier. *Arb. aus d. Zool. Zoot. Inst. in Würzburg*, 1883.

Mammifères. — Consulter pour les travaux antérieurs à 1880, tels que ceux surtout de BISCHOFF et de HENSEN, E. VAN BENEDEN. Recherches sur l'embryologie des Mammifères. *Arch. de biologie*, 1880. Voir en outre : LIEBERKUEHN. Ueber die Keimblätter der Säugethiere. *Doctor-Jubelfeier des H. H. Nasse*, Marburg, 1879. — HEAPE. The development of the Mole. *Quart. J. of micr. sc.*, 1883 et 1886. — KEIBEL. Zur Entw. des Igels. *An. Anz.*, 1888, n° 22. — TAFANI. La fecondazione et la segmentazione studiate nelle uova dei topi. *Comm. prec.*, Firenze, 1889. — TAFANI. La fécondation et la segmentation observées dans les œufs des rats. *Arch. ital. de biologie*, t. XI, f. 1, 1889.

Pour les **phénomènes généraux de la segmentation**, voir : PREVOST et DUMAS. *Ann. des sc. nat.*, 1824. — REMAK. Unters. über die Entwickl. der Wirbelthiere, 1850-58, et *C. rendus*, t. XXXV. —KÖLLIKER. *Arch. f. Naturgesch.*, 1847. — O. HERTWIG. Beiträge zur Kenntniss der Bildung, Befruchtung und Theilung d thier. Eies. *Morph. Jahrb.*, 1876-77-78. — FLEMMING. Beiträge zur Kenntniss der Zelle und ihrer Lebenserscheinungen, 1878, et *Arch. f. m. Anat.*, 1881. —FOL. *Mém. de la Soc. de phys. et d'hist. nat. de Genève*, 1879. — E. VAN BENEDEN. Rech. sur la maturation de l'œuf, la fécondation et la division cellulaire. *Arch. de biologie*, 1883. — E. VAN BENEDEN et NEYT. Nouvelles recherches, etc. *Bull. de l'Ac. roy. de Belgique*, t. XIV, 1887. — RABL. *Morph. Jahrbuch*, Bd. X. — BOVERI. *Zellenstudien* (H. 2); *Die Befruchtung und Teilung des Eies von Ascaris megalocephala.*

Pour la question de **l'influence de la pesanteur sur la segmentation**, consulter le travail historique et critique de O. HERTWIG. Welchen Einfluss übt die Schwerkraft auf die Theilung der Zellen. Jena et *Jenaische Zeitschr.*, 1884, où sont exposées les recherches de PFLUGER, BORN, RAUBER, ROUX.

Pour la doctrine du **parablaste**, outre HIS. *Zeitschr. f. An. und Entw.*, 1876, et *Arch. f. An. und Entw.*, 1882, voir surtout : WALDEYER. Archiblast und Parablast. *Arch. f. m. Anat.*, 1883. — RUECKERT. Zur Keimblattbildung bei Selachiern. Ein Beitrag zur Lehre vom Parablast. Münich, 1885, et Weitere Beiträge, etc. *An. Anz.*, n° 12, 1889.

Sur la **segmentation tératologique**, consulter : O. et R. HERTWIG. Ueber den Befruchtungs und Teilungsvorgang des tierischen Eies unter dem Einfluss äusserer Agentien. *Jenaische Zeitschr.*, Bd. XX, nouv. sér., Bd. XIII. — ROUX. *An. Anz.*, 1887. — CHABRY. *Journal de l'Anat.* 1887, et *Arch. de Zool. expér.* 1889.

CHAPITRE II

Résultat de la Segmentation. Morula et Blastula.

I. — MORULA ET BLASTULA EN GÉNÉRAL

Nous avons vu comment, par le fait de la segmentation, l'œuf qui avait la valeur d'une cellule unique, est devenu une pluralité cellulaire, dont les éléments sont diversement structurés et agencés surtout différemment suivant le type de la segmentation. Cette masse de cellules est connue depuis longtemps sous le nom de **morula**, ou « sphère mûriforme », à cause de sa ressemblance avec une mûre. Bischoff décrivit et figura le premier d'une manière satisfaisante la sphère mûriforme dans l'œuf des Mammifères.

Avant lui, Prévost et Dumas, qui avaient réellement découvert chez la Grenouille le phénomène de la segmentation, ne voulaient voir dans la segmentation qu'un fendillement superficiel du vitellus. V. Baër après eux fit voir que les sillons partageaient l'œuf dans toute son épaisseur, et faisaient des morceaux complètement distincts. On eût pu penser dès cette époque que ces morceaux étaient des individualités, pouvant se développer chacune pour son propre compte, et produire chacune peut-être une partie distincte du corps du futur embryon, qu'ils étaient en un mot des cellules, et spécialement des cellules embryonnaires. Mais la théorie cellulaire n'était pas faite alors, du moins telle qu'elle est aujourd'hui. Les cellules étaient caractérisées par leur membrane, et comme les globes de segmentation manquaient apparemment de membrane, on leur refusait le caractère cellulaire, on n'en faisait que de simples fragments. La fragmentation de l'œuf une fois faite, dans un but que l'on ignorait du reste, on pensait, sous l'empire de la théorie du blastème, que les fragments se résolvaient en un « cytoblastème » (Schwann), dans lequel naissaient ensuite, par voie de formation libre, les éléments du futur embryon ; le corps embryonnaire ne se développait ainsi qu'indirectement aux dépens des cellules de segmentation, ou comme on disait alors, des globes de segmentation. Bischoff, qui partageait ces idées sur la nature des parties produites par la segmentation, eut le mérite de voir que les globes de segmentation deviennent directement les cellules du « blastoderme », c'est-à-dire de la formation qui représente le corps embryonnaire à son début.

On se souvient que, vers cette époque aussi, l'on croyait que le noyau de l'œuf était une formation nouvelle ; la vésicule germinative, s'étant, pensait-on, dissoute, ne pouvait lui donner naissance ; de là dans le développement de l'œuf un premier hiatus. Nous avons vu comment cette lacune fut comblée. Le noyau de l'œuf à son tour ne produisait pas directement les deux premiers noyaux de segmentation, qui se constituaient de toutes pièces ; nouvel hiatus, nouvelle erreur plus tard abandonnée. Enfin voici que Bischoff montre que le développement de l'œuf n'est pas troublé, la segmentation une fois faite, par une phase où les éléments se confondent et ne reprend pas ensuite son cours sur d'autres frais ; mais il fait voir que les tissus embryonnaires sont liés génétiquement aux globes de segmentation dont ils dérivent directement. Hertwig put alors dire que « toutes les cellules et tous les noyaux de l'organisme animal dérivent d'une façon ininterrompue de la cellule œuf et de son noyau : omnis cellula a cellulâ, omnis nucleus a nucleo ».

La morula des Mammifères est la forme la plus simple sous laquelle se présente le produit de la segmentation. L'œuf segmenté des Mammifères, de forme sphérique, se compose de cellules toutes égales ou à peu près. L'œuf de Grenouille, ayant subi la segmentation inégale, est constitué au pôle animal par de petites cellules, au pôle végétatif par de gros éléments riches en vitellus. Le résultat de la segmentation partielle enfin, que nous présente la morula de l'Oiseau par exemple, est un œuf dont la région végétative est occupée par un énorme vitellus non segmenté, la segmentation n'ayant frappé que le vitellus formatif, qu'elle a transformé en un disque germinatif composé d'une foule de petites cellules.

Une modification importante va s'opérer, tôt ou tard, dans ce germe multicellulaire (1). En son milieu prendra naissance, par

____

(1) L'expression de « germe », bien qu'elle doive strictement être réservée à la région riche en protoplasma qui dans un œuf méroblastique en occupe l'un des pôles, sera désormais employée, en l'absence de tout autre terme convenable, pour désigner l'œuf tout entier, holo- ou méroblastique, qui, après segmentation, contient le rudiment de l'embryon.

écartement des cellules de segmentation, une petite cavité, où s'accumulera un liquide. Cette cavité, que v. Baër a le premier vue, et qu'il a nommée *cavité germinative*, est aujourd'hui appelée **cavité de segmentation**. Par suite de l'agrandissement de cette cavité, les cellules de segmentation, qui occupaient d'abord une situation centrale, sont repoussées à la périphérie, et la morula, primitivement pleine, devient une **blastula**, c'est-à-dire une vésicule. L'expression de **vésicule blastodermique**, par laquelle on a aussi désigné la vésicule du germe, indique que cette vésicule est limitée par un **blastoderme**, c'est-à-dire une enveloppe de vésicule, enveloppe que les cellules de segmentation, refoulées à la périphérie, constituent dès à présent. Mentionnons encore le terme de *blastosphère*; il a été appliqué plus particulièrement aux blastulas des animaux aquatiques, surtout des Invertébrés aquatiques ; ces blastulas peuvent quitter les enveloppes de l'œuf, et se mouvoir librement dans l'eau, leurs cellules s'étant garnies à cet effet de cils vibratiles, organes de locomotion.

II. — TYPES DIVERS DE BLASTULAS

La blastula, de même que la morula, présente chez les divers Vertébrés, des formes variables, que commande le type de segmentation que l'œuf a présenté. Nous allons passer en revue ces formes.

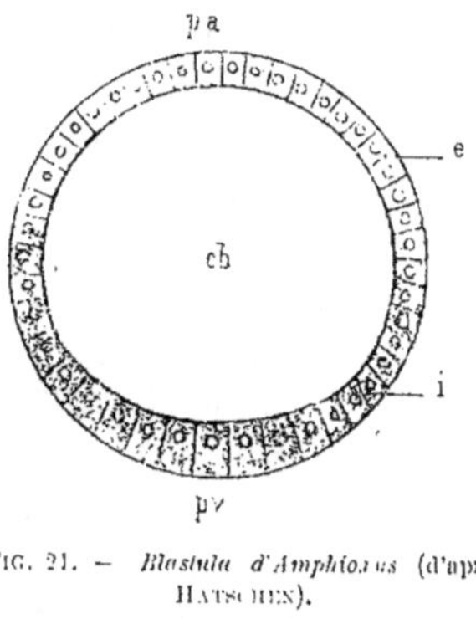

Blastula de l'Amphioxus. — La plus simple nous est offerte par la blastula de l'Amphioxus (fig. 21). Ici la paroi de la vésicule est constituée par des cellules cylindriques, de taille égale ou à peu près ; les cellules de l'un des hémisphères (correspondant au pôle animal) diffèrent toutefois quelque peu par leur coloration et aussi par leur taille des cellules de l'autre hémisphère (correspondant au pôle végétatif).

FIG. 21. — *Blastula d'Amphioxus* (d'après HATSCHEK).

Cb, cavité de la blastula, ou cavité de segmentation. — *pa, pv*, pôles animal et végétatif, dont les cellules diffèrent un peu par leur taille et par leur coloration. — *e*, hémisphère animal ; *i*, hémisphère végétatif de la blastosphère.

Blastula des Batraciens. — La blastula des Batraciens peut être aisément comparée à la précédente. Elle en diffère en ce que sa paroi est très inégalement épaisse au pôle animal et au pôle végétatif. Au pôle animal, elle consiste en deux ou trois assises de cellules peu volumineuses (fig. 22 et 23), tandis qu'elle est formée au pôle végétatif par une masse considérable de grosses cellules vitellines (fig. 22), ou même, si l'on examine un stade moins avancé, par du vitellus non divisé (fig. 23).

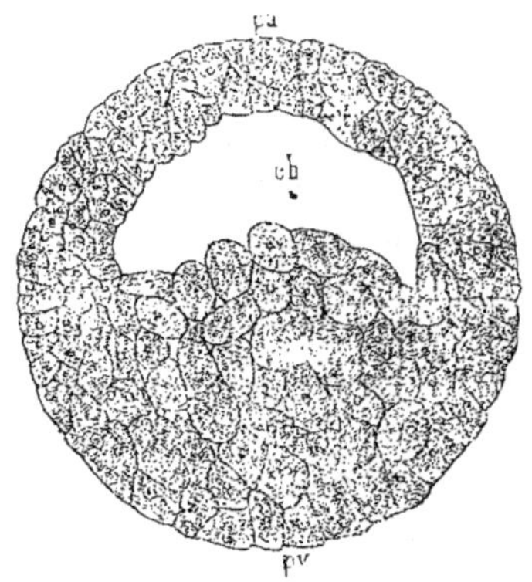

FIG. 22. — *Blastula de Triton* (d'après O. HERTWIG.

Cb, cavité de la blastula. — *pa*, pôle animal. — *pv*, pôle végétatif.

La cavité de segmentation est moins grande que celle de l'Amphioxus; par suite de la forte saillie que l'amas cellulaire vitellin fait dans son intérieur, elle se trouve réduite d'autant.

Blastula des Oiseaux et des Poissons. — Dans la blastula issue d'œufs méroblastiques, celle de l'œuf d'Oiseau par exemple, la présence d'un énorme vitellus nutritif modifie beaucoup les dispositions réalisées par la blastula de l'Amphioxus et celle du Triton. Les auteurs sont loin d'ailleurs de comprendre de la même façon la blastula des Oiseaux et des Poissons ; quelques-uns même mettent en doute l'existence d'une phase blastuléenne chez les animaux précités.

Mathias Duval, en décrivant une cavité de segmentation, déjà entrevue avant lui, dans l'œuf segmenté de l'Oiseau, a montré que cet œuf passe par une période où il se présente à l'état de blastula. Voici comment Duval décrit la formation de cette cavité. Les premiers segments qu'offre la cicatricule d'un œuf de Perruche ne sont séparés que sur les côtés ; par en dessous, ils sont encore unis aux parties sous-jacentes. Mais bientôt (fig. 24, I), une fente parallèle à la surface du germe, et correspondant à un sillon horizontal ou plutôt à un ensemble de sillons horizontaux, les circonscrit par en dessous. Cette fente horizontale, comparable au sillon équatorial de l'œuf de Grenouille, s'agrandit un peu ; en cet état, elle représente la cavité de segmentation de l'œuf d'Oiseau. Cette phase est dite par Duval « stade de la cavité de segmentation » ; on pourrait aussi la nommer stade blastuléen. A ce moment, la cavité de la blastula est limitée supérieurement par quelques segments parfaitement délimités, inférieurement par du vitellus où sont disséminés des noyaux vitellins de même origine

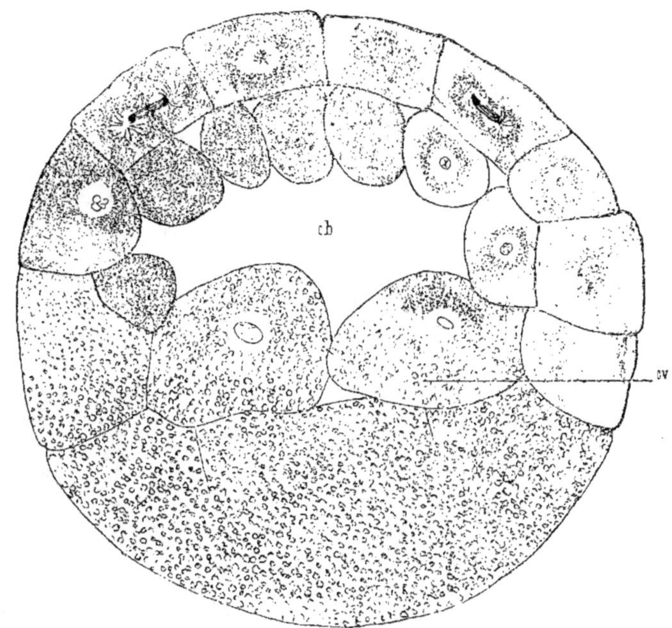

Fig. 23. — *Blastula d'Axolotl* (d'après BELLONCI).

Cb, cavité de la blastula. — *cv*, cellules vitellines et vitellus indivis. On voit que le toit de la cavité est formé de cellules bien délimitées et en voie d'active prolifération par caryocinèse. Le plancher est au contraire formé de cellules dont quelques-unes seulement sont individualisées, les autres étant encore confondues en une masse vitelline indivise.

que les cellules de segmentation. Bientôt, autour de ces noyaux vitellins, le vitellus se segmente ; les premiers segments formés sur le plancher de la cavité de segmentation ne sont d'abord limités que latéralement, c'est-à-dire séparés les uns des autres ; mais bientôt des sillons les circonscrivent aussi par le dessous. La segmentation s'étend aussi en profondeur, entamant des zones de plus en plus profondes, et arrive à intéresser des portions de l'œuf que l'on est convenu d'appeler vitellus blanc. A ce moment la blastula de l'œuf d'Oiseau offre une cavité de segmentation (*cs*, fig. 24, II et III), dont la voûte est constituée par une couche de

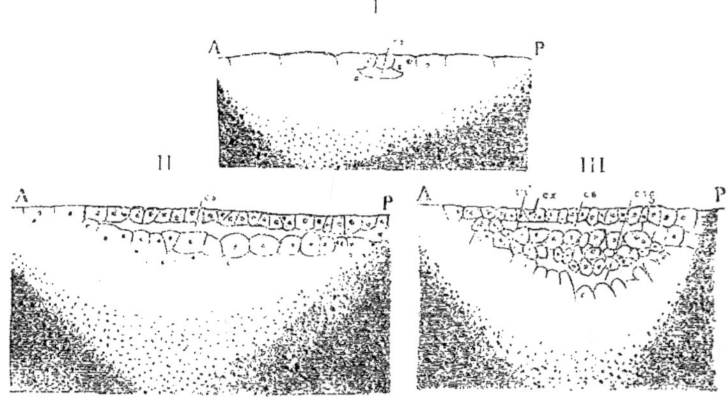

Fig. 24. — I, II, III. *Trois stades successifs de la blastulation dans l'œuf d'Oiseau* (d'après DUVAL).

I. Coupe antéro-postérieure de la cicatricule d'un œuf de Perruche ondulée. — *cs*, cavité de segmentation, dont le toit est constitué par quelques cellules de segmentation, le plancher par du vitellus blanc non divisé. — II. Coupe antéro-postérieure de la cicatricule d'un œuf de Poule. — *cs*, cavité de segmentation, dont le plancher est dès maintenant segmenté. — III. Coupe antéro-postérieure de la cicatricule d'un œuf de Faisan. — *cs*, cavité de segmentation ou germinale. — *csg*, cavité sous-germinale. — *ex*, feuillet externe. — *in'*, entoderme primitif.
Dans les trois dessins, A indique l'extrémité antérieure, P, l'extrémité postérieure du blastoderme.

petites cellules juxtaposées à la manière d'un épithélium, et dont le plancher est formé immédiatement par plusieurs assises de cellules assez grandes, disposées sans ordre, et médiatement par un vitellus indivis. C'est alors que « la segmentation, arrivée à une certaine profondeur, semble s'arrêter par la production d'une ligne qui, résultant de la confluence de tous les sillons par lesquels ont été circonscrites en dessous les dernières sphères apparues, sépare une partie supérieure formée de sphères de segmentation, et une partie inférieure formée de vitellus à noyaux libres » ; dans l'épaisseur de la masse des cellules de segmentation se trouve la cavité de segmentation qui n'a pas changé de situation et ne

s'est que peu agrandie. La ligne qui vient de délimiter ainsi inférieurement la région segmentée de celle qui ne l'est pas, correspond à l'espace bien connu sous le nom de *cavité sous-germinale*
(*csg*, fig. 24, III). Cette dernière cavité s'agrandira dès lors de
plus en plus, tandis que la cavité de segmentation ou cavité germinale s'effacera et finira par disparaître.

Une cavité de segmentation, comparable à celle décrite par
Duval chez l'Oiseau, avait été signalée par Œllacher, Motta-Maia
chez l'Oiseau, par Lereboullet, van Bambeke, His, Ziegler chez les
Poissons osseux. Par contre un certain nombre d'embryologistes
n'ont pas réussi à la retrouver. Ils ont déclaré alors soit que toute
cavité blastuléenne manquait aux œufs méroblastiques, soit que
cette cavité devait être représentée par l'espace sous-germinal ;
tels Stricker, Klein, Hoffmann pour les Poissons osseux, Balfour,
Rückert pour les Sélaciens, O. Hertwig pour l'ensemble des animaux dont les œufs subissent la segmentation partielle.

Tantôt la cavité de segmentation est située au milieu même du
germe segmenté, comme dans la manière de voir de Duval, Œllacher et des autres ; tantôt elle est sous-jacente à ce même germe,
qu'elle sépare du vitellus, comme le soutiennent Stricker, Rückert, etc. ; pour les uns elle est germinale, pour les autres sous-
germinale. Ces deux opinions, en apparence fort éloignées l'une
de l'autre, peuvent cependant se concilier, à l'aide des observations de Balfour et de Ziegler.

Pour Ziegler, il existe primitivement dans l'épaisseur même du germe
des Poissons osseux une cavité de segmentation ; mais bientôt les cellules
qui en forment le plancher s'écartent, de telle sorte que cette cavité arrive

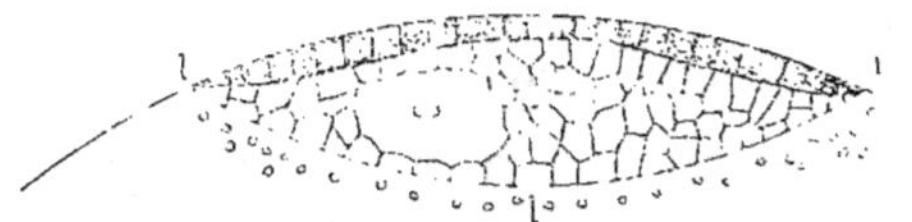

Fig. 25. — Schéma d'une blastula de Sélacien (d'après Balfour).

ll, limite du vitellus non segmenté et du disque germinatif segmenté. — *cs*, cavité de segmentation.

à reposer sur le vitellus et devient secondairement sous-germinale. Selon
Balfour, pour qui la cavité de segmentation est représentée par la cavité
sous-germinale, un espace apparaît entre les cellules profondes du disque

germinatif; mais les cellules disparaissent ensuite du plancher de cette cavité qui est alors située entre le vitellus et les cellules profondes du disque segmenté. La cavité de segmentation occupe donc temporairement pour ces auteurs une situation intermédiaire entre celles que Duval attribue à la cavité germinale et à la cavité sous-germinale (fig. 25).

Blastula des Mammifères. — De la morula des Mammifères dérive une forme de germe assez énigmatique, mais que l'on peut rattacher toutefois à la blastula. Bischoff et Coste avaient déjà reconnu qu'à la phase de morula succède, ici comme dans les autres groupes, la vésicule blastodermique. Et ils avaient constaté que l'un des caractères les plus saillants de la vésicule blastodermique des Mammifères consiste dans la présence d'un épaississement dans la paroi de la vésicule ; cet épaississement, formé de cellules dites par eux « vitellines », prit le nom de *résidu vitellin*. C'est un excédent de matériel cellulaire qui n'a pu trouver place à la superficie de la vésicule blastodermique, et qui est demeuré dans une situation profonde. E. van Beneden a retrouvé les faits observés par ses prédécesseurs ; mais la découverte qu'il fit d'un stade antérieur à ceux observés jusqu'à lui, et caractérisé par une disposition de la plus haute importance, l'a conduit à interpréter tout autrement que par l'existence d'une blastula pure et simple les premières phases du développement du Lapin. Nous rapporterons ici les faits observés par van Beneden, mais nous nous abstiendrons pour le moment de faire mention de l'explication qu'il a proposée. Nous retrouverons la théorie de van Beneden au chapitre suivant.

Nous avons laissé l'œuf de Mammifère en un stade (fig. 116), où il est constitué de quatre cellules, deux grosses et deux petites, que nous avons déjà respectivement désignées sous les noms de cellules « entodermiques » et « ectodermiques ». Cellules ecto- et entodermiques se divisent de plus en plus, celles-ci moins rapidement que celles-là, si bien qu'à un certain stade de la segmentation l'œuf est une morula composée de seize cellules ectodermiques et de huit cellules entodermiques. Les éléments ectodermiques entourent en partie les cellules entodermiques, et tendent à les envelopper de plus en plus, d'après un processus dit « épibolie ».

A la fin de la segmentation, les sphères entodermiques consti-

tuent une masse centrale pleine, qu'entourent de toutes parts,
sauf en un point, les cellules épiblastiques (fig. 26, I) ; ce point,
van Beneden le nomme « blastopore » (on verra plus tard pourquoi). Le germe en cet état n'est pas, d'après van Beneden, une

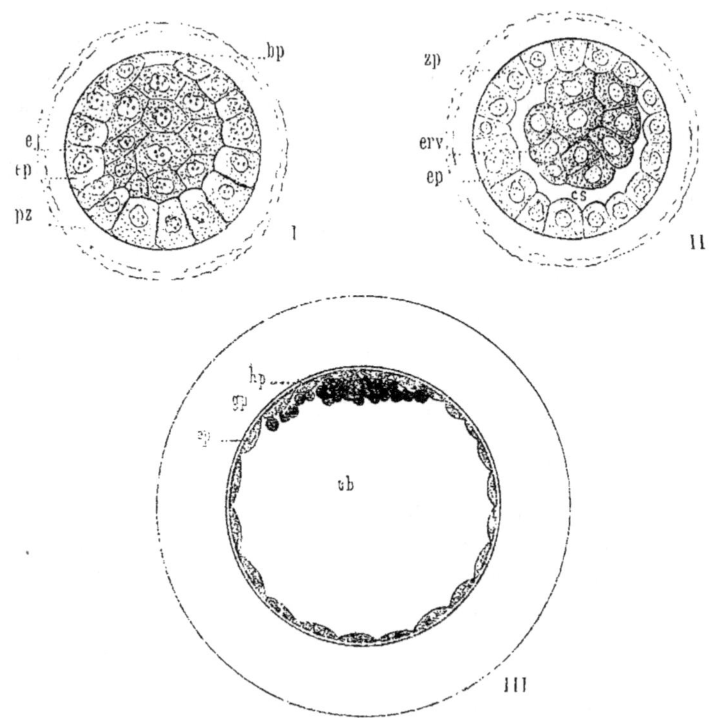

FIG. 26. — *Développement du germe du lapin* (d'après E. VAN BENEDEN).

I. La métagastrula, vue en coupe optique. — *bp*, le blastopore. — *ep*, ectoderme. — *e*, entoderme. — *pz*, zone pellucide. — II. Stade où paraît la cavité blastodermique *cs*. — *ep*. ectoderme. — *err*, résidu vitellin. — *zp*. zone
pellucide. — III. Stade où la cavité blastodermique *cb* s'est considérablement agrandie, où l'ectoderme
ep s'est modifié. — l'entoderme *hp*, ou résidu vitellin, s'est transformé en une plaque qui double l'ectoderme. — *gp*, zone pellucide, comprise entre les deux cercles concentriques extérieurs.

blastula, mais une « métagastrula » (on saura par la suite la
signification de cette expression). En un stade ultérieur (fig. 26, II),
le pore se ferme par suite de la soudure de ses deux lèvres ectodermiques. Le germe consiste alors en une masse profonde de

cellules entodermiques, enveloppée partout par une couche de cellules ectodermiques. Un peu plus tard paraît, entre la couche enveloppante et la masse enveloppée, une fente, qui ne laisse la masse entodermique adjacente à la couche ectodermique que suivant une faible étendue, qui correspond au point qu'occupait autrefois le blastopore. En cet état, le germe présente une couche continue, ectodermique, qui forme sa paroi, et une masse intérieurement appendue à la couche superficielle, dont elle est séparée sur la plus grande partie de son pourtour par une cavité, la « cavité blastodermique » de van Beneden (fig. 26, II). Un œuf pourvu d'une telle cavité est une vésicule, la « vésicule blastodermique ». Cette vésicule va bientôt se modifier encore : la masse entodermique appendue à sa paroi, le résidu vitellin des auteurs, s'étale en s'appliquant contre la face interne de la paroi ectodermique de la vésicule (fig. 26, III), y forme d'abord une masse lenticulaire assez épaisse, puis, diminuant toujours d'épaisseur en gagnant en étendue, constitue une couche cellulaire qui double une région de plus en plus considérable de la paroi ectodermique.

Cette vésicule blastodermique, cette blastula, diffère considérablement, et par son mode de formation et par son aspect définitif, de ce que nous avons vu jusqu'ici. Il est possible cependant de rattacher la blastula des Mammifères à celle des autres Vertébrés, et particulièrement à celle des Sauropsidés (Oiseaux et Reptiles). Pour y parvenir, plusieurs conditions sont nécessaires. Il faut d'abord que nous nous limitions à la considération de ce qu'on pourrait appeler la période d'état de la vésicule blastodermique (fig. 26, II et III), et que nous négligions son mode de développement (fig. 26, I), d'ailleurs encore insuffisamment établi. Il nous faut ensuite faire valoir certaines considérations générales que nous devons particulièrement à Balfour, à Hertwig et à Rabl. Et en troisième lieu, il faut que nous rattachions à la description de van Beneden celle d'autres auteurs, tels que Lieberkühn et Heape, et que nous prenions dans ces embryologistes la description d'un stade immédiatement postérieur à celui de la figure 26, III.

Pour Balfour, Hertwig et Rabl, auxquels se rallient la majorité des embryologistes, les œufs des Mammifères dérivent phylogénétiquement d'œufs à vitellus abondant, tels que ceux des Amniotes inférieurs aux Mammifères, ou plutôt des Protamniotes. Dans de tels œufs, on le sait, le vitellus est destiné à nourrir l'embryon. Chez les Mammifères, le vitellus a pu et a dû disparaître en même temps que se formait un « placenta », c'est-à-dire un organe de nutrition pour l'embryon, qui supplée physiologiquement le vitellus disparu. Par conséquent, dans l'œuf de Mammifère, la disposition des parties doit être, à un moment donné, au stade de blastula, la même que dans l'œuf d'Oiseau, par exemple, avec cette différence que le vitellus n'existe pas. Si dans un but physiologique, l'œuf a dû modifier sa teneur en vitellus, il n'a rien eu à changer dans ce but à la marche de son développement, sur laquelle la morphologie a conservé tous ses droits. Le processus de blastulation a pu ainsi persister tel qu'il existait dans des œufs appartenant à des groupes plus anciens, car peu importe au point de vue physiologique comment l'embryon se développe, pourvu qu'il se développe.

Ce point établi, jetons un coup d'œil sur la figure 27, A. Elle nous

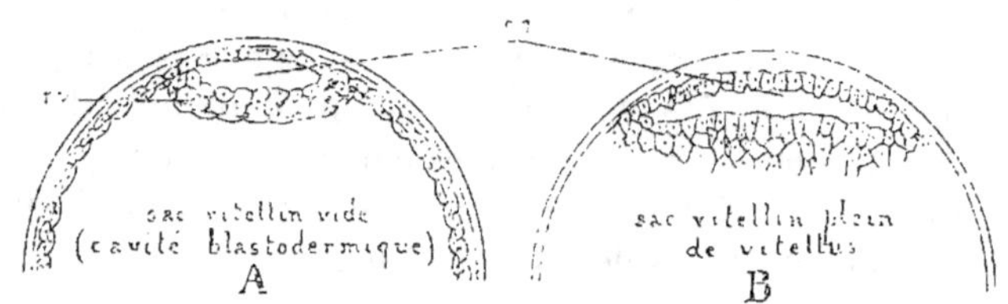

Fig. 27. — A. *Schéma de la blastula de la Taupe* (d'après une figure de LIEBERKUEHN modifiée). — *rv*, résidu vitellin. — *cs*, cavité de segmentation.

B. *Schéma de la blastula d'un Oiseau* (fait conformément à la description de DUVAL).

montre, d'après Lieberkühn, que dans le résidu vitellin de l'œuf de Taupe a paru une cavité, dite « cavité de la protubérance germinative ». Les recherches de Heape ont abouti à des conclusions analogues. Cette cavité, creusée dans le résidu vitellin, Lieberkühn la regarde comme le représentant de la cavité de segmentation. Dès lors la cavité blastodermique de van Beneden devient autre chose. Ce qu'elle devient, l'hypothèse de Balfour, Hertwig et Rabl nous permet de le dire : elle représente un sac vitellin, vide de vitellus. Si nous pouvons appeler sac vitellin tout à la fois la cavité blastodermique des Mammifères et le vitellus des Oiseaux, si nous pouvons traiter de cavité de segmentation la cavité de la protubérance germinative des Mammifères et celle qui paraît dans le disque germinatif des Oiseaux, le double schéma de la figure 27 impose une comparaison entre les deux groupes et établit chez les Mammifères comme chez les Oiseaux et tous les animaux en général pourvus d'œufs méroblastiques, l'existence d'une blastula.

Si, parvenus à la fin de ce chapitre, nous sommes arrivés à retrouver dans les principaux groupes des Vertébrés la blastula typique de l'Amphioxus, ce n'est pas une raison pour se représenter la blastula comme une forme nécessaire et constante par laquelle doit passer le germe, comme une phase essentielle du développement embryonnaire. La morula en effet peut ne pas devenir une blastula, c'est-à-dire une vésicule. C'est ce qu'affirment certains auteurs pour les œufs à segmentation partielle des Vertébrés. C'est ce qui est certain en tout cas lorsque, comme chez nombre d'Invertébrés, la segmentation partielle se fait suivant le mode superficiel ; les cellules de segmentation alors gagnent bien la périphérie du vitellus non segmenté ; mais celui-ci persiste, et la morula ne devient pas creuse, par conséquent ne passe pas à l'état de blastula ; c'est, si l'on veut, une blastula imparfaite. La blastula n'en est pas moins une forme très importante, qu'il est nécessaire d'admettre, parfaite ou non, pour comprendre la forme qui en dérive immédiatement, et dont il va maintenant être question (1).

---

(1) Pour les travaux à consulter, le lecteur est prié de se reporter à la bibliographie donnée à la fin du chapitre précédent.

CHAPITRE III

Gastrula.
Développement des deux feuillets primaires du blastoderme.

1. — GASTRULA DE L'AMPHIOXUS ET GASTRULA EN GÉNÉRAL

La blastula, dont nous venons de chercher à montrer l'existence dans les différents groupes de Vertébrés, est un germe creux, dont la cavité est limitée par une paroi très diversement conformée, souvent d'une minceur extrême en certains endroits, d'une épaisseur colossale en d'autres, toujours simple en tout cas, si bien qu'on ne saurait la séparer en plusieurs couches distinctes.

Étudions dans un cas typique, celui de l'Amphioxus, la transformation de la blastula (fig. 28, A, B, C).

Nous observons que l'hémisphère inférieur de la blastula *(pv,* A), qui correspond à l'hémisphère végétatif d'une blastula à différenciation polaire bien accusée, s'invagine dans l'autre (B). Le résultat de cette invagination est l'amoindrissement, puis l'effacement de la cavité de segmentation ; c'est en même temps le développement d'une nouvelle cavité (B et C, *cg*), que limite une paroi non plus simple, mais double, formée qu'elle est par les deux hémisphères de la paroi de la blastula invaginés l'un dans l'autre et intimement juxtaposés (C). Ce germe caliciforme, creux et à double paroi, produit par le processus d'invagination qui vient d'être esquissé, se nomme **gastrula**.

La cavité de la gastrula (B et C, *cg*), c'est **l'intestin primitif**, ou **cœlenteron** ou encore **archenteron**. Elle s'ouvre en dehors par un large orifice, la **bouche primitive**, appelée aussi **blasto-**

pore ou encore **prostoma**. Les deux couches cellulaires dont se constitue la paroi de la gastrula, et qui se continuent l'une avec l'autre au niveau des bords de l'orifice ou *lèvres du blastopore*, portent le nom de **feuillets germinatifs ou blastodermiques primaires**. Ils se distinguent par leur situation en **feuillet germinatif externe** et **feuillet germinatif interne**, appelés aussi **ectoderme** et **entoderme**, ou **ectoblaste** et **entoblaste**, ou encore **épiblaste** et **hypoblaste** (fig. 28 C, e, i).

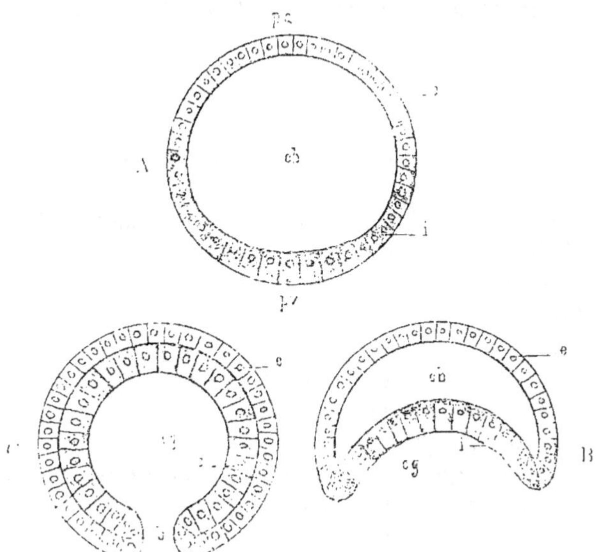

FIG. 28. — *Formation de la gastrula chez l'Amphioxus* (d'après HATSCHEK).

A. La blastula. — *pa, pr,* pôles animal et végétatif. — *cb,* cavité de la blastula. — *e, i,* futures régions ectodermique et entodermique.

B. L'hémisphère inférieur s'invagine dans le supérieur pour former la gastrula. — *cb,* cavité de la blastula. — *cg,* cavité de la gastrula. — *e,* ectoderme. — *i,* entoderme.

C. La gastrula est constituée : même signification des lettres qu'en B. — *b,* le blastopore.

Le mode de gastrulation, que nous venons de trouver réalisé chez l'Amphioxus, porte le nom de gastrulation par *invagination*. L'étude embryologique d'animaux divers a fait admettre qu'une gastrula peut se constituer par d'autres processus que celui de l'invagination. Il peut arriver que, si les cellules de l'hémisphère inférieur de la blastula sont très grosses et très chargées de matériaux nutritifs, elles ne puissent pas s'invaginer. Ce sont alors les petites cellules de l'hémisphère supérieur, plus actives et plus mobi-

les, qui s'étendent par-dessus celles de l'hémisphère inférieur, et finissent
par les envelopper complètement, sauf en un point où les grosses cellules demeurent à nu ; ce point représente un blastopore. Ce processus, tout
différent au premier abord de celui de l'invagination, et qui cependant, lui
aussi, donne naissance à la gastrula à deux feuillets (fig. 29, *ep, en*), a reçu
le nom de gastrulation par *épibolie*.

La gastrula peut encore se constituer par un autre mode, extrêmement
rare il est vrai sous la forme schématique qui lui est donnée dans la figure 30
empruntée à Ray-Lankester. Les dessins 1, 2, 3 de cette figure montrent
qu'un œuf (1) dont le protoplasma peut se partager en une portion centrale

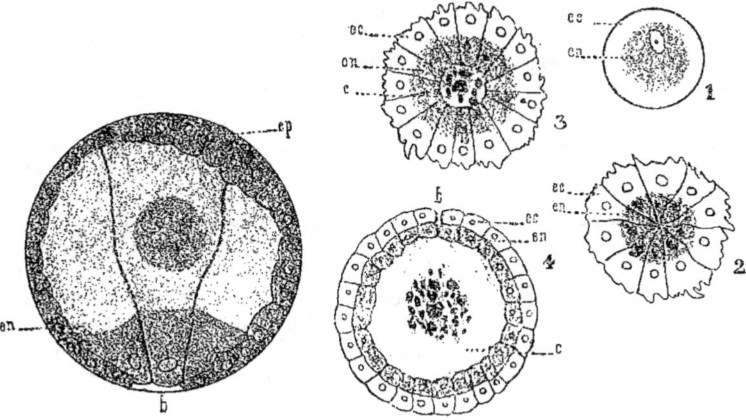

Fig. 29. — *Gastrula épibolique de Bouellie*
(d'après Spengel).

p, épiblaste. — *en*, hypoblaste. — *b*, blastopore.

Fig. 30. — *Gastrula par délamination* (figure diagrammatique empruntée à Lankester).

ec, en, dans les figures 1, 2, 3, signifient ectoplasme et
entoplasme. — Dans la figure 4, *ec, en* signifient ectoblaste
et entoblaste. — *c*, cavité centrale. — *b*, blastopore.

ou « entoplasme » et une portion périphérique ou « ectoplasme », s'étant
divisé radiairement (2), devient comparable à une blastula, lorsqu'au centre
de cette masse cellulaire radiée une cavité centrale (3, *c*) a paru. Plus
tard (fig. 30, 4), une gastrula à deux feuillets se forme, parce que dans
chaque segment cellulaire radié la portion ectoplasmique se sépare tangentiellement de la portion entoplasmique, de telle sorte que les portions
ectoplasmiques toutes ensemble forment un feuillet, l'ectoblaste (fig. 30), *ec*,
les portions entoplasmiques constituant de la même façon l'autre feuillet,
l'entoblaste *en* ; en même temps une bouche primitive *b* s'est formée. Ce
troisième mode de gastrulation, qui lui-même comporte des variantes, se
nomme *délamination*.

L'invagination et l'épibolie diffèrent par ce caractère important que dans la première il existe une cavité gastruléenne, qui manque à la seconde, et que dans la première les cellules végétatives (au moins dans l'invagination typique) s'enfoncent au-dessous des cellules animales. Mais elles présentent ceci de commun que dans toutes deux la gastrulation est *polaire*, et se fait à partir de l'un des pôles de l'œuf comme centre. Au contraire la délamination, s'opérant indifféremment sur tout le pourtour de la blastula, est une gastrulation *apolaire* (Hatschek).

Bien que la gastrula épibolique et la gastrula par délamination soient dépourvues généralement de cavité gastruléenne, personne ne songe à leur refuser la valeur d'une gastrula. C'est donc que l'existence d'une cavité ne caractérise pas essentiellement cette dernière, mais que le caractère le plus général du germe gastruléen doit être cherché plutôt dans la constitution de ce germe au moyen de deux assises épithéliales, l'une animale externe, l'autre végétative intérieure. La gastrulation peut être considérée donc comme une *duplication* (Perenyi) de la couche épithéliale primitivement simple de la blastula. Cette duplication se fait toujours de telle sorte que la partie végétative de l'œuf segmenté, le *lécithophore* de v. Beneden, le *lécithoblaste* des Sarasin, soit *recouverte* par la partie animale ou *blastophore* de v. Beneden.

Théorie de la gastraea. — Chez les animaux tels que l'Amphioxus et beaucoup d'Invertébrés, dont les larves peuvent, déjà à l'état de gastrula, mener une existence libre, les deux feuillets primaires ne se distinguent pas seulement l'un de l'autre par leur situation, mais encore et surtout par leurs fonctions ; car dans ces larves, les deux feuillets entrent en fonctionnement ; et ce fonctionnement, soumis à la grande loi de la division du travail, est différent pour l'un et pour l'autre feuillet. Le feuillet externe, l'ectoderme, sert de revêtement au corps larvaire ; il joue le rôle d'organe de sensibilité, et grâce à la formation de cils vibratiles sur ses cellules celui d'organe moteur. Le feuillet interne, l'entoderme, revêt la cavité de la gastrula ; il est chargé de prendre, d'absorber et de digérer les aliments. Le feuillet externe, issu de l'hémisphère animal de la blastula, a donc pour lui les fonctions qui se rattachent à la vie animale de la larve ; au feuillet interne, produit par l'hémisphère végétatif de la blastula, sont dévolues les fonctions de la vie végétative.

Chez les animaux supérieurs, où les germes à l'état de gastrula ne vivent pas d'une vie indépendante, les deux feuillets primaires, bien qu'ils n'aient pas encore l'occasion de fonctionner comme organes, peuvent encore à un autre point de vue être opposés l'un à l'autre ; la destinée de ces deux feuillets est en effet toute différente. Le feuillet externe, en effet, est destiné à fournir le revêtement épithélial du corps, le système nerveux et les parties nerveuses des organes des sens ; c'est le feuillet « cutanéo-sensoriel » des auteurs. Le feuillet interne au contraire donnera l'intestin avec les glandes, la cavité du corps, la musculature striée, etc. Les deux feuillets primaires, découverts chez le Poulet par Pander, et dont v. Baër indiqua ensuite nettement la destination différente en les désignant respectivement sous les

noms de « feuillet animal » et de « feuillet végétatif », purent être considérés à juste titre comme les « deux organes primordiaux du corps de
l'animal », à chacun desquels, dit Hertwig, il appartient de fournir une
somme déterminée d'organes définitifs.

Nous avons vu comment cette notion du « feuillet-organe » de v. Baër
se trouve confirmée par l'existence des larves à vie libre d'animaux inférieurs, où les feuillets, fonctionnant réellement, ne sont pas seulement les
rudiments de véritables organes, mais sont déjà de vrais organes eux-
mêmes.

L'anatomie comparée devait fournir un autre point d'appui à la doctrine
des feuillets-organes de la gastrula. Huxley montra que les Méduses sont
constituées essentiellement de deux feuillets, l'un externe, l'autre interne,
qu'il assimila d'une façon heureuse aux feuillets primaires que Pander et
v. Baër avaient décrits chez les embryons de Vertébrés. Les Cœlentérés
représentent donc l'état embryonnaire, la gastrula à deux feuillets d'un
Vertébré.

C'est alors qu'Haeckel (d'Iéna), rassemblant les données fournies par l'embryologie et l'anatomie comparée, put fonder sa fameuse *théorie de la gastraea*, exposée dans le mémoire intitulé : « La théorie de la gastraea, la
classification phylogénétique du règne animal et l'homologie des feuillets
germinatifs ». Haeckel fait voir toute l'importance de la gastrula comme
forme larvaire, puisque cette gastrula se retrouve dans chacune des six
souches principales du règne animal. Il montre en outre que cette signica-
tion embryogénique de la gastrula, déjà si remarquable, n'est pas la seule ;
car si la gastrula représente une forme commune au développement ontogénétique des diverses espèces du règne animal considérées isolément,
elle a aussi une place des plus importantes dans le développement phylogénétique, c'est-à-dire le développement des espèces les unes aux dépens
des autres, l'évolution des espèces en d'autres termes ; la gastrula représente en effet une forme ancestrale commune à tous les animaux qui sont
supérieurs aux Protozoaires, et en dérivent ; cette forme s'est maintenue
dans le groupe actuel des Cœlentérés. La gastrula s'est phylogénétiquement constituée de la façon suivante, d'après Haeckel et Lankester : une
colonie de Protozoaires se forme, dans laquelle les éléments composants,
dont chacun a la valeur d'une cellule, se disposent de manière à comprendre entre eux une cavité centrale, autour de laquelle ils forment une sorte
de paroi cellulaire ; puis les éléments d'une certaine région de la paroi
s'invaginent dans le reste de l'enveloppe ; il en résulte une forme animale
nouvelle, pourvue d'un intestin primitif, d'une bouche primitive et d'un corps
à deux feuillets. Cet être, qui provient d'un prototype, « le Protozoaire »,
est un type dérivé, le « Métazoaire ». Tous les représentants de
l'échelle animale, formés d'une telle façon, sont donc des Métazoaires, que l'on peut ainsi opposer aux Protozoaires. Les plus inférieurs des
Métazoaires (Cœlentérés) sont construits à l'état adulte sur le type d'une
gastraea ; cette forme gastréenne, les Métazoaires supérieurs aux Cœlen-

térés ne l'offrent qu'à l'état embryonnaire. La gastraea ontogénétique de ces derniers peut être désignée, pour être distinguée de la gastraea phylogénétique ou gastraea proprement dite, sous le nom de gastrula.

Telle est la théorie de la gastraea qui est l'expression la plus saisissante peut-être de cette loi biologique célèbre : la phylogénie et l'ontogénie procèdent de la même façon pour constituer les espèces aux dépens des espèces, et les individus aux dépens des individus.

Depuis Haeckel et Lankester, la théorie de la gastraea a reçu chaque jour une nouvelle confirmation. Dans l'étude du développement des animaux même les plus élevés, les Vertébrés, il faut compter avec elle, et ce sera notre tâche de montrer comment elle intervient heureusement pour expliquer des dispositions qui, sans son secours, demeureraient privées d'interprétation satisfaisante. Avant de chercher à retrouver chez les Vertébrés supérieurs à l'Amphioxus, la gastrula typique que cet animal nous a présentée, avant de montrer ce que l'on pourrait appeler chez eux les formes frustes de la gastrula, et de faire voir comment elles dérivent du type, il nous faut présenter une remarque.

Notion du feuillet primaire et signification du terme feuillet. — Nous avons réservé l'expression de feuillets aux deux couches de la gastrula, et nous sommes abstenus de l'employer avant la phase gastruléenne du germe. Les feuillets primaires ne préexistent-ils pas à la gastrula ? Et, puisque le feuillet externe de la gastrula d'Amphioxus est formé par l'hémisphère animal de la blastula, le feuillet interne par l'hémisphère végétatif de cette même blastula, n'a-t-on pas le droit d'appeler déjà feuillets les deux parties de la blastula que leur destinée différente suffit à caractériser comme tels ? Voici la réponse que ferait O. Hertwig à une telle question : « Un feuillet est une assise de cellules embryonnaires qui sont disposées en un épithélium et servent à limiter la surface du corps. Le processus de segmentation une fois terminé, il n'existe qu'un seul feuillet, c'est l'épithélium de la vésicule du germe. Aux dépens de ce feuillet se développent tous les autres par des processus d'invagination et d'évagination. Le feuillet interne se forme par la gastrulation ». Si donc, d'après Hertwig, la dénomination de feuillet peut être appliquée déjà à la paroi de la blastula, on ne saurait à cette époque parler déjà de feuillets externe et interne ; ces expressions doivent être réservées aux feuillets de la gastrula, où « par le fait de l'invagination. les cellules similaires de la sphère sont entrées dans des rapports divers avec le monde extérieur, et par suite ont pris des voies de développement différentes et qui leur sont propres ; à ces dispositions nouvelles correspondent dès lors des fonctions spéciales ».

II. — LA GASTRULA DANS LES DIVERSES CLASSES DES VERTÉBRÉS

Nous allons étudier successivement la gastrulation : 1° chez les Amphibiens ; 2° chez les Poissons osseux et cartilagineux ; 3° chez les Reptiles et les Oiseaux ; 4° chez les Mammifères, dont la forme gastruléenne n'est encore qu'imparfaitement connue. Ces diverses gastrulas peuvent se rattacher à celle de l'Amphioxus, prise comme point de départ, au même titre que les diverses blastulas à la blastula de cet animal. Nous aurions pu en effet classer les blastulas en blastula égale, inégale, et partielle, décrivant respectivement des segmentations totale et égale, totale et inégale, et partielle. La blastula égale ou subégale de l'Amphioxus par exemple serait celle où la paroi blastuléenne, le blastoderme, est également différenciée dans toute son étendue. La blastula de la Grenouille est inégale, parce que la différenciation blastodermique n'existe que sur le toit de la cavité de segmentation, le plancher de cette cavité étant formé par une masse de cellules vitellines nullement agencées en feuillet blastodermique. La blastula de l'Oiseau enfin peut être qualifiée de partielle, parce qu'une très faible partie de la masse vitelline de l'œuf sert à la délimitation de sa cavité et forme un vrai blastoderme. On pourrait, continuant à appliquer à la gastrula cette classification, parler de gastrula totale et égale, totale et inégale, partielle enfin. Dans le premier cas (Amphioxus), l'un des hémisphères de la blastula égale s'invagine totalement dans l'autre, et d'une façon égale sur toute son étendue. Dans le second cas (Grenouille), l'invagination est encore totale, l'hémisphère inférieur ou plancher de la cavité de la blastula finissant par être totalement englobé dans l'autre ; mais elle est inégale, quant à la façon dont se fait cet enveloppement, qui débute en un point pour se terminer en un autre. Enfin dans le troisième cas (Poulet), l'invagination est décidément partielle ; car jamais l'énorme vitellus nutritif n'arrivera à s'invaginer totalement dans la partie blastodermique de la paroi de la blastula.

§ 1. — **Gastrula des Amphibiens**. — Nous emprunterons à

Hertwig la description du phénomène de la gastrulation chez les
Amphibiens. L'invagination se fait latéralement, en un point de
la « zone limite », dénomination par laquelle Götte a désigné une
région annulaire intermédiaire aux régions animale et végétative,
et dont les cellules établissent une transition entre les formes
cellulaires extrêmes des deux pôles de la blastula. Cette invagination est apparente à l'extérieur sous la forme d'un sillon très net,
plus tard incurvé en fer à cheval, qui est limité d'un côté par de
petites cellules (fortement pigmentée chez la Grenouille), et de
l'autre côté par de grands éléments clairs. Au niveau de la bouche primitive, qui a la forme d'une fente, s'invaginent, pour constituer la lèvre dorsale de cette fente (fig. 31, B, *ls*), de petites

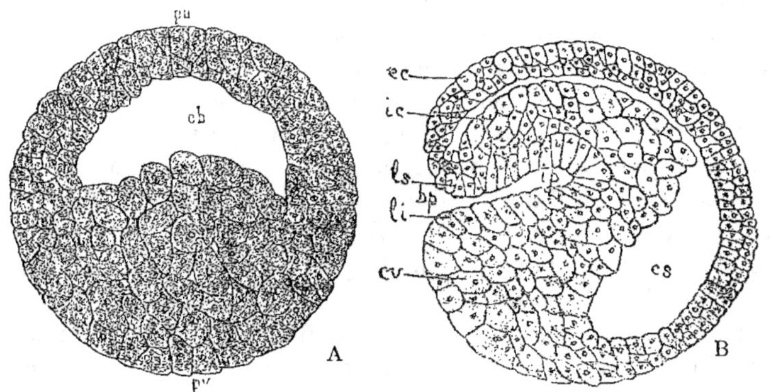

Fig. 31. — **A.** *Blastula de Triton tœniatus* (d'après Hertwig).

pa, pv, pôles animal et végétatif. — *cb,* cavité de la blastula.

B. *Coupe longitudinale d'un œuf de Triton,* au début de l'invagination (d'après Hertwig).

ec, feuillet externe. — *ic,* feuillet interne. — *cs,* cavité de segmentation. — *ip,* intestin primitif. — *ls, li,* lèvres
supérieure et inférieure de la bouche primitive *bp.* — *cv,* cellules vitellines.

cellules appartenant à l'hémisphère animal, et pour former la
lèvre ventrale (*li*), les gros éléments riches en vitellus de la moitié
végétative ; ces cellules forment ainsi, les premières le toit, les
secondes le plancher de l'intestin primitif (*ip*). Cet intestin, au
début de l'invagination, n'est que médiocrement spacieux à côté
de la cavité de segmentation (*cs*) beaucoup plus grande ; mais
bientôt il repousse devant lui et efface complètement cette cavité,
et se distend ensuite au fond de l'invagination en un large sac,

tandis que vers la bouche primitive il demeure une simple fente.
Comme l'intestin primitif des Amphibiens a été découvert par le
naturaliste italien Rusconi, il se trouve décrit dans les anciens
ouvrages comme « cavité alimentaire de Rusconi », de même
que la bouche primitive y porte le nom d' « anus de Rusconi ».
A la fin du processus d'invagination, la masse vitelline tout entière, ou moitié végétative de la vésicule blastuléenne a passé dans
l'intérieur du germe pour former la paroi de l'intestin primitif ;
elle se trouve par suite entourée de toutes parts d'une couche de
petites cellules. Chez la Grenouille (où les cellules animales sont
noires), la surface entière du germe paraît à cette époque d'un
noir foncé, à l'exception d'un endroit grand comme la tête d'une
épingle, qui répond à la bouche primitive. A cet endroit, en effet,
une partie de la masse vitelline claire sort de l'intestin primitif,
et en obture l'entrée, d'où le nom de *bouchon vitellin* ou d'*Ecker*,
donné à cet amas cellulaire. Dès à présent, le germe des Amphibiens est un corps doué d'une symétrie bilatérale complète. La
paroi de la gastrula épaissie par le vitellus devient la face ventrale
du futur animal ; la paroi opposée, tournée en haut, ou toit de
l'intestin primitif, devient le dos. La bouche primitive nous indique la situation de l'extrémité postérieure, et la partie opposée
sera la tête. On peut donc mener à travers la gastrula un axe longitudinal, un axe dorso-ventral et un axe transversal, qui correspondent aux futurs axes de symétrie de l'animal. Dès lors aussi,
le germe est constitué par deux feuillets, les feuillets germinatifs
primaires, dont l'externe formera le revêtement du corps de la gastrula, l'interne constituant celui de la cavité gastruléenne. Il est
important de comprendre, ainsi qu'Hertwig le fait observer, que,
si l'hémisphère inférieur de l'ancienne blastula, caractérisé par
ses grandes cellules vitellines, constitue une bonne part du revêtement de l'intestin primitif, il n'en forme pas la totalité ; car à l'hémisphère supérieur à petites cellules de la blastula, qui s'invagine
au niveau du blastopore, est due la formation d'une partie du
plafond de l'intestin primitif. Il serait donc inexact de penser que
dans la gastrula la paroi du corps représente l'hémisphère supérieur, protoplasmique de la blastula, et que la paroi de l'intestin
primitif correspond à l'hémisphère inférieur, vitellin de cette

même blastula. Il en résulte que dans ces deux hémisphères de la vésicule blastuléenne on ne saurait retrouver respectivement les deux feuillets de la gastrula, puisque l'hémisphère supérieur fournit totalement à l'un des feuillets et partiellement au second (1).

§ 2. — **Gastrula des Sélaciens et des Téléostéens**. — Chez les Sélaciens, chez les Téléostéens, la forme gastruléenne du germe est loin d'être aussi nettement exprimée que chez les Amphibiens. Pour arriver à constater dans ces groupes l'existence d'une gastrula, nous nous servirons comme précédemment de coupes antéro-postérieures du germe. Les Sélaciens présentant la disposition la plus facile à comprendre, c'est par eux qu'il convient de commencer.

On se rappelle qu'au stade de blastula l'œuf des Sélaciens comprenait en premier lieu le disque germinatif segmenté formant le toit de la cavité sous-germinale, deuxièmement cette cavité sousgerminale qui passe aux yeux de certains auteurs pour représenter la cavité blastuléenne, enfin la masse vitelline, constituant le plancher de la cavité sous-germinale, et parsemée à ce niveau de noyaux vitellins. Une coupe passant par le plan antéro-postérieur du germe (fig. 32), déterminé lui-même par le futur plan médian de l'embryon, montre que le bord postérieur (P) du disque germinatif s'est recourbé par en dessous ; en d'autres termes qu'une partie du blastoderme s'est invaginée, les cellules correspondantes prenant, de superficielles qu'elles étaient, une situation profonde. De la sorte s'est produit un petit cul-de-sac, qui a pour voûte le blastoderme invaginé, et pour plancher le vitellus avec ses noyaux vitellins. Ce cul-de-sac n'est autre qu'une cavité gastruléenne rudimentaire ; son orifice représente un blastopore ; sa voûte et son plancher ont la signification d'un entoderme, tandis que l'ectoderme sera représenté par la plus grande partie du disque germinatif qui est restée superficielle. Ectoderme et entoderme se continuent l'un par l'autre, comme chez les Batraciens, pour former la lèvre supérieure du blastopore ; quant à la lèvre infé-

---

(1) La gastrula des Cyclostomes et des Ganoïdes est très analogue à celle des Amphibiens.

rieure de l'orifice blastoporique, nous verrons plus tard où il faut la chercher. La lèvre supérieure du blastopore, c'est-à-dire cette région épaissie du disque germinatif, où l'ectoderme et l'entoderme se continuent l'un par l'autre, porte le nom de *bourrelet blasto-dermique*. La continuité des deux feuillets primaires ecto-ento-dermiques au niveau du bourrelet blastodermique est des plus importantes à constater ; car elle caractérise la gastrula, même

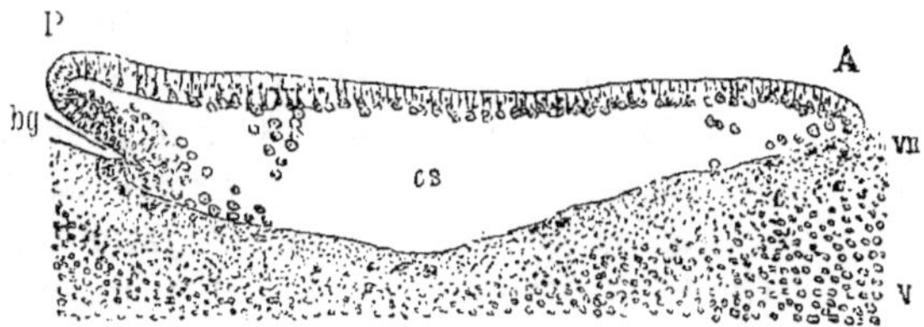

Fig. 32. — *Coupe longitudinale et médiane du disque germinatif de Pristiurus, au début de l'invagination gas-trulécnne* (d'après RUECKERT).

Cs, cavité de segmentation. — *bg*, début de l'intestin primitif. — *vn*, noyaux vitellins. — *v*, vitellus ; A, P, Bords antérieur et postérieur du disque germinatif.

en l'absence de toute cavité intestinale primitive. Si d'ailleurs au stade figuré en 32 la cavité gastruléenne est à peine indiquée, elle sera beaucoup plus amplement représentée dans une phase ultérieure du développement ; car la cavité *bg*, située à la partie

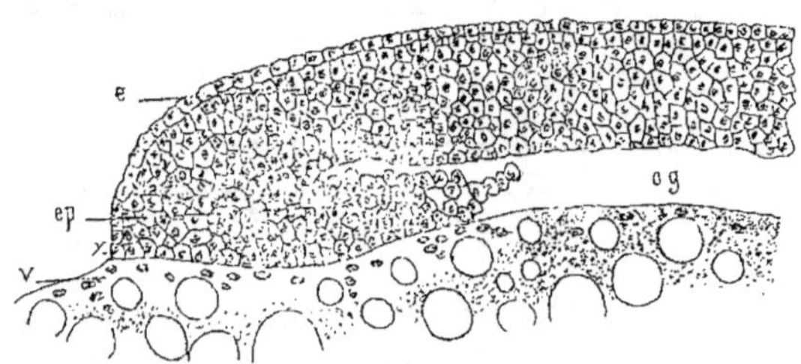

Fig. 33. — *Portion postérieure de la coupe longitudinale d'un germe de Truite, au début de la gastrulation,* c'est-à-dire au moment de la réflexion de l'ectoderme pour former l'entoderme primaire (d'après HENNEGUY).

e, ectoderme. — *e p*, entoderme primaire. — *c g*, cavité sous-germinale. — *x*, situation qu'occuperait la cavité gastruléenne. — *v*, vitellus avec noyaux vitellins.

postérieure du disque germinatif, augmentera très notablement de profondeur.

La gastrulation est plus effacée chez les Téléostéens (fig. 33) ;

la cavité gastruléenne n'existe que virtuellement; l'intestin primitif (*bg*) de la figure précédente n'a plus de lumière. Et cependant l'existence de la gastrula ne saurait être ici mise en doute, en présence du bourrelet blastodermique, formé par la réflexion de l'ectoderme, qui a la valeur d'une lèvre blastoporique.

§ 3. — Gastrula des Sauropsidés. — Chez les Sauropsidés, plusieurs auteurs ont vu près du bord postérieur du disque germinatif une invagination plus ou moins profonde, qu'ils ont considérée comme le début de la cavité gastruléenne. C'est chez les Reptiles que la constatation de l'ébauche première de l'intestin primitif paraît le plus aisée; c'est là qu'elle a été faite le plus souvent (Kupffer, Strahl, Weldon, Mitsukuri et Ishikawa). Cette ébauche est figurée en *pr* et en *bl* (figures 34 et 36 A).

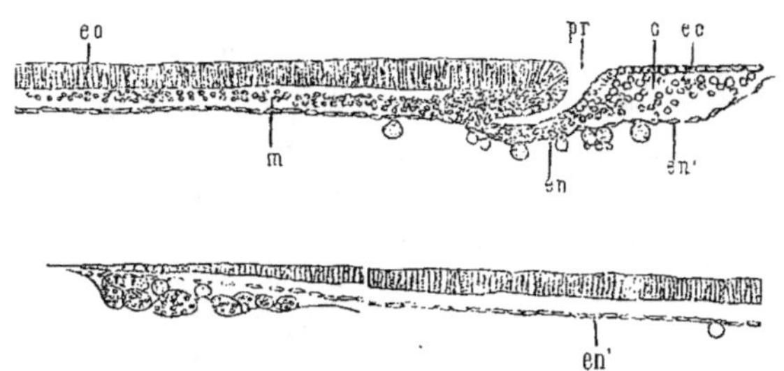

Fig. 34. — *Coupe antéro-postérieure du disque germinatif de Lacerta agilis* (d'après Kupffer).

La coupe a été sectionnée en deux tronçons. *pr*, bouche primitive ou prostoma (première indication de la cavité gastruléenne). — *ec*, ectoblaste. — *en*, entoblaste. — *c*, croissant. — *en'*, paraderme de Kupffer. — *m*, mésoblaste.

Chez les Oiseaux, Koller a signalé une encoche de la surface du blastoderme, comparable à l'invagination rudimentaire des Reptiles (fig. 35, *gr*).

Chez l'Oiseau, la cavité gastruléenne ne dépasserait pas d'après Koller l'état où nous la trouvons représentée dans la figure 35.

Mais chez les Reptiles, les recherches des embryologistes cités plus haut ont établi que la cavité gastruléenne (*pr*. fig. 34 et *bl*. fig. 36 A) cesse bientôt d'être un simple cul-de-sac, en se faisant jour dans la cavité située entre le blastoderme et le vitellus, c'est-

à-dire dans la cavité sous-germinale (fig. 36, B). L'entoblaste,
produit de la réflexion de l'ectoblaste, se prolonge sur toute la
paroi dorsale de cette cavité, qui manque encore de paroi ventrale
différenciée et qui n'est limitée inférieurement que par le vitellus.

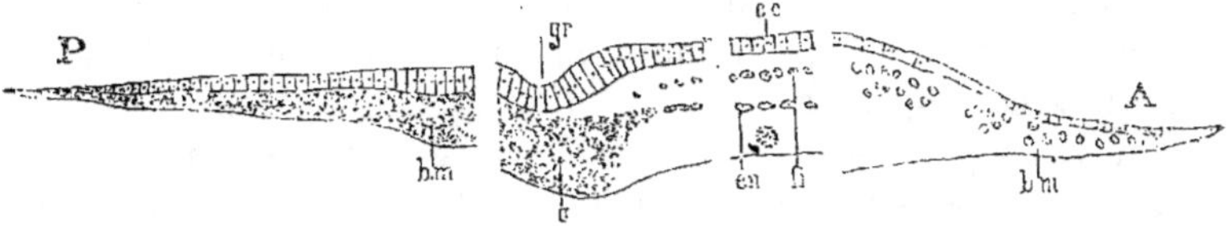

FIG. 35. — *Coupe longitudinale et médiane du disque germinatif du Poulet* (d'après KOLLER, modifiée).

La coupe a été, par économie de place, sectionnée en quatre tronçons correspondant aux régions postérieure,
moyenne et antérieure du disque. **A, P**, extrémités antérieure et postérieure. — *gr*, invagination gastruléenne rudimentaire (gouttière du croissant). — *c*, croissant. — *bm*, bourrelets marginaux. — *ec*, ectoblaste. — *en*, entoblaste. — *fi*, feuillet intermédiaire.

Chez l'Oiseau, Duval admet, contrairement à Koller, que la
cavité gastruléenne n'est pas un simple cul-de-sac très court, mais
un espace très étendu, qui occupe toute la face inférieure du dis-

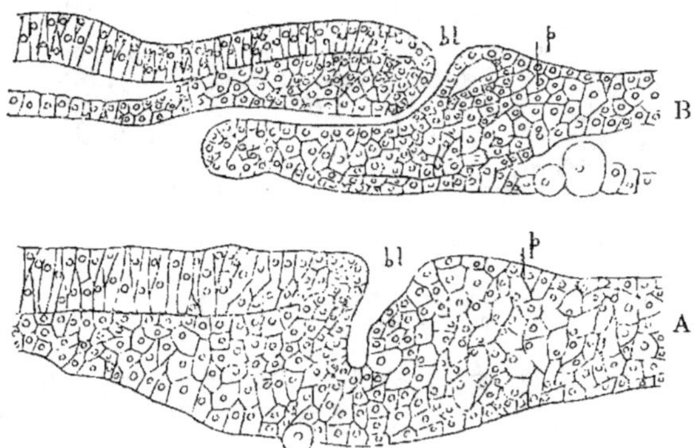

FIG. 36. — *Deux coupes longitudinales et médianes de l'ébauche embryonnaire de la ligne primitive chez deux
embryons de Lacerta muralis d'âge différent* (d'après WELDON).

A. Stade le plus jeune. *bl*, début de l'invagination — *p*, ligne primitive. — **B**, stade plus âgé. La communication s'est établie de l'extérieur à la cavité intestinale, et *bl* est devenu un canal s'ouvrant du côté
du vitellus.

que germinatif, séparé ainsi du vitellus; en d'autres termes
Duval regarde la cavité sous-germinale de l'Oiseau, comme l'ho-

mologue de l'intestin primitif de l'Amphioxus et des Batraciens ;
la cavité sous-germinale de l'Oiseau correspond ainsi à celle des
Reptiles. Nous avons vu plus haut qu'au stade que représente la
figure 24 III, la cavité sous-germinale (*csg*) est close de toutes
parts. Mais maintenant (fig. 37), on voit, sur une coupe longitudinale du germe, que la cavité sous-germinale ou gastruléenne est
ouverte en arrière et communique en cet endroit avec l'extérieur.
Son orifice correspond à l'anus de Rusconi des Batraciens, c'est-à-
dire au blastopore. Au niveau de cet orifice, certains des noyaux
vitellins qui sont situés dans le plancher de la cavité sous-germinale, après s'être entourés de protoplasma et avoir ainsi gagné le
rang des cellules vitellines, deviennent libres et se répandent dans
l'orifice gastruléen, qu'ils obturent plus ou moins, représentant
ainsi un bouchon vitellin, comparable à celui des Amphibiens
(fig. 37 *g*). La lèvre supérieure du blastopore de la gastrula d'Oi-

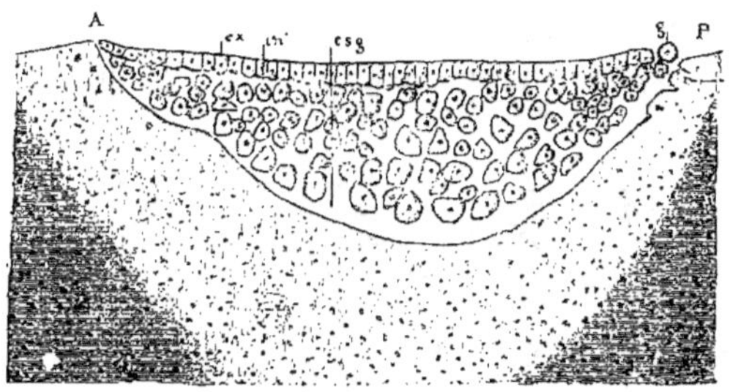

Fig. 37. — *Coupe antéro-postérieure de la cicatricule d'un œuf de Rossignol*, pour faire suite à la fig. 24
(d'après Duval).

A, P, extrémités antérieure et postérieure du germe. — *ex*, ectoderme. — *in'*, entoderme primitif. — *csg*,
cavité sous-germinale. — *g*, globules vitellins.

seau est un rebord épais, que Duval nomme « bourrelet blastodermique », au niveau duquel la couche superficielle (*ex*) du disque
germinatif segmenté, celle qui formait le plafond (fig. 24 III, *ex*)
de la cavité de segmentation à présent effacée, se continue avec
les assises profondes (*in'*) de ce même disque, qui constituaient
le plancher de la cavité de segmentation (fig. 24 III, *in'*). Cette continuité est tout à fait comparable à celle que l'on observe au
niveau de la lèvre supérieure du blastopore de Triton (fig. 31 B,
ls). Il en résulte qu'ici comme là, les deux couches cellulaires qui

se continuent l'une par l'autre représentent les deux feuillets primaires de la gastrula ; l'une est le feuillet primaire externe, ou ectoderme (*ex*) ; l'autre est le feuillet primaire interne, ou entoderme, ou mieux encore « entoderme primitif » (*in'*). Quant à la lèvre inférieure du blastopore, elle est faite de vitellus blanc avec noyaux vitellins (*n*), qui sont homologues aux cellules vitellines que la gastrula de Triton présente à un niveau correspondant. La solution de continuité que nous venons de voir se produire à la partie postérieure du germe entre le vitellus d'une part, le germe segmenté de l'autre, et qui permet à la cavité sous-germinale ou cavité gastruléenne de communiquer avec l'extérieur, n'existe d'abord qu'en arrière ; mais la coupe longitudinale (fig. 37) nous montre qu'à une époque un peu plus avancée du développement le même phénomène s'est produit à la partie antérieure du germe, en A.

Nous nous en tiendrons là pour ce qui concerne les Poissons cartilagineux et osseux et les Sauropsidés. Ayant vu, à l'aide de coupes longitudinales menées par le germe, qu'il passe par un stade où il est comparable à une gastrula, nous avons atteint le but que nous nous proposions.

§ 4. — **Gastrula des Mammifères**. — Nous avons rapporté plus haut quelle fut l'interprétation donnée par van Beneden de la figure 26 I, représentant les premiers stades qui suivent la segmentation chez le Lapin. Van Beneden, avons-nous dit, nomma « métagastrula » le germe de Lapin au stade figuré en 26 I. Cette métagastrula serait pour van Beneden une gastrula par épibolie, formée dans le cours du fractionnement ; son blastopore, bien qu'il se constitue d'une tout autre façon que celui des Amphibiens, lui serait homologue. Telle fut la tentative faite par van Beneden pour retrouver une gastrula chez les Mammifères. L'interprétation de van Beneden paraît devoir être abandonnée. Nous avons vu en effet (page 77), qu'un stade consécutif (fig. 27) à la métagastrula de van Beneden peut être regardé comme un état blastuléen du germe ; dans ce cas la gastrula précéderait chez les Mammifères la blastula, ce qui n'a pas de sens. Van Beneden lui-même, renonçant du reste à son ancienne manière de voir, admet aujourd'hui que sa métagastrula est en réalité une blastula ; le blastopore qu'il y a décrit représente une lacune dans la paroi de la blastula. Cette lacune peut être expliquée, grâce à la considération développée plus haut (pages 76-77), suivant laquelle les œufs des Mammifères auraient été primitivement pourvus de vitellus, leur cavité blastodermique correspondant actuellement au vitellus disparu. Dans ce cas, le soi-disant blastopore répondrait à une région très limitée de la vésicule blastodermique (vitelline), où la paroi serait restée incomplète ; cette région serait demeurée à nu, tout comme le vitellus d'un œuf méroblastique, mais seulement pour un temps extrêmement court ; elle serait le vestige très fugace d'une disposition ancestrale ; elle aurait la valeur d'un pore vitellin dans un œuf aujourd'hui sans vitellus.

Si l'étude des tout premiers stades du développement des Mammifères ne peut nous permettre de constater dans cette classe l'existence de la gastrula, nous devons tenter d'y parvenir en nous adressant à des périodes plus avancées. Sans vouloir espérer y réussir, avec les connaissances incomplètes dont nous disposons, nous nous contenterons de rapprocher des dispositions que nous venons de constater chez les Sauropsidés certains faits présentés par l'examen des coupes longitudinales du blastoderme des Mammifères. Hensen a vu qu'en une certaine région, l'ectoblaste et l'entoblaste sont confondus en une masse commune. Or, cette coalescence est le propre, a-t-on vu plus haut, de la lèvre blastoporique. On peut donc penser qu'à ce niveau existe chez les Mammifères un blastopore. Heape a même cru retrouver, mais vraisemblablement à tort, un vestige perméable du blastopore à cet endroit. D'autres auteurs, en particulier van Beneden, ont décrit à nouveau la disposition signalée par Hensen, en lui donnant la signification que nous avons indiquée. Bien plus, sur des germes plus âgés, ils ont pu retrouver des dispositions à peu près comparables à celles offertes par les Reptiles, c'est-à-dire une cavité intestinale primitive sous-germinale. Nous devons nous borner à ces indications qui nous permettent d'affirmer que le germe des Mammifères passe par un stade gastruléen, tout comme celui des autres Vertébrés. Nous reviendrons plus loin sur ces faits.

En résumé, on voit que la méthode des coupes longitudinales, si elle nous renseigne suffisamment sur l'existence de la gastrula chez les Amniotes, ne nous permet pas une comparaison facile de cette gastrula et de ses feuillets avec celle et ceux des types plus primitifs. Les assises cellulaires épithéliales que nous avons appelées ectoderme et entoderme, décrites déjà par Pander chez le Poulet, correspondent-elles bien aux formations de même nom chez l'Amphioxus ? L'entoderme est-il, chez le Poulet par exemple, cette couche de cellules que Pander et von Baër croyaient issue de la délamination de la couche superficielle, et que l'on attribue aujourd'hui à une invagination de cette dernière, comparable à celle qui a lieu chez l'Amphioxus ? Le feuillet primaire interne de la gastrula est-il seulement, dans tous les cas, la couche profonde du disque germinatif, formée par l'invagination du blastoderme ? Ou bien doit-on considérer comme représentant le feuillet interne non seulement la couche invaginée du blastoderme, mais encore le vitellus lui-même avec les différenciations nucléaires et cellulaires qu'il renferme ? Ou enfin le vitellus et les noyaux vitellins ainsi que les cellules qu'il contient représentent-ils seuls l'entoblaste de l'Amphioxus, c'est-à-dire la partie de la gastrula qui a pour origine la région végétative, vitelline, de l'œuf ? Ce problème de l'homologie des feuillets germinatifs de l'Amphioxus avec les parties constitutives des germes gastruléens riches en vitellus domine toute l'embryologie, et cependant attend encore une solution définitive. La question, telle que nous l'avons posée en premier lieu, n'a plus qu'un intérêt historique ; car l'on s'accorde aujourd'hui à reconnaître que le vitellus est homologue au moins à une partie du feuillet primaire interne de l'Amphioxus. Mais ce qu'il s'agit de décider, c'est si le vitellus peut être considéré comme représentant entièrement l'entoblaste primaire de l'Amphioxus. Van Beneden et les frères Sarasin le soutiennent. Pour eux, les deux couches ecto- et entoblastique de la gastrula de l'Amphioxus ont respectivement leur homologue dans le blastoderme (blastophore de van Beneden) et dans le vitellus avec les éléments cellulaires qui en dérivent (lécithophore de van Beneden). Au contraire, pour la majorité des embryologistes, l'ectoblaste de l'Amphioxus étant représenté par la couche superficielle du blastoderme des

Vertébrés supérieurs et des Poissons, l'équivalent de l'entoblaste de l'Amphioxus doit être cherché à la fois dans l'entoblaste que produit le blastoderme en se réfléchissant et en s'invaginant, et aussi dans le vitellus et ses éléments nucléaires et cellulaires. Nous ne pouvons songer qu'à soulever cette importante question, qu'il ne nous appartient pas de résoudre.

III. — ASPECT EXTÉRIEUR DES GERMES AU STADE DE GASTRULA

Si l'on examine des germes de Vertébrés, qui en sont au stade de gastrula, on observe des aspects très remarquables de leur surface, qui pour la plupart sont connus depuis fort longtemps, mais n'ont été compris que dans ces derniers temps. C'est parce que l'interprétation de ces dispositions n'a été donnée que récemment et n'a pu l'être que grâce à la théorie gastréenne, que nous avons voulu tout d'abord établir l'existence de la gastrula, pour lui rattacher ensuite les aspects que nous allons décrire.

§ 1. — **Germe des Amphibiens.** — Le germe des Amphibiens, vu de l'extérieur, présente un orifice, situé en un certain point de

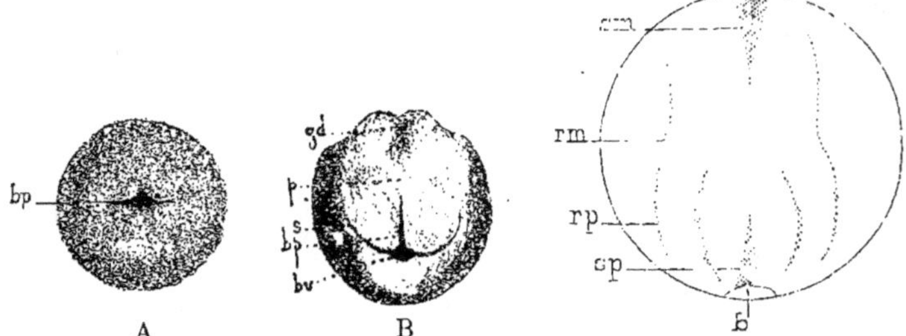

FIG. 38. — *Œufs de Triton* (d'après HERTWIG).

bp, blastopore. — *s*, sillon demi-circulaire. — *br*, bouchon vitellin. — *p*, proéminence entre la gouttière dorsale et la bouche primitive. — *gd*, gouttière dorsale. — B est un stade plus avancé que A.

FIG. 39. — *Œuf d'Axolotl* (d'après BELLONCI).

b, blastopore. — *sp*, sillon primitif. — *rp*, replis primitifs. — *sm*, sillon médullaire. — *rm*, replis médullaires.

cette zone-limite où l'hémisphère noir de l'œuf se continue avec l'hémisphère blanc. On se convaincrait aisément, à l'aide de cou-

pes, que cet orifice conduit dans une cavité, la cavité de la gastrula, et qu'il représente par conséquent un blastopore, qui porte
ici le nom spécial d' « anus de Rusconi ». Le blastopore est d'abord
transversalement allongé (fig. 38 A) ; puis cette fente transversale
se complique en émettant une petite incisure qui rend bifide sa
lèvre supérieure (fig. 38 B). Par l'extension curviligne des extrémités de la fente transversale principale, et par l'allongement de
la branche longitudinale et médiane, il arrive ensuite que la figure
prend la forme d'une ancre de marine (fig. 38 B), qui se compose
d'un croissant postérieur et d'une branche longitudinale, cette
dernière devenant plus tard prépondérante.

En 39 est figurée une formation que miss Johnson, O. Schultze et Bellonci ont fait connaître. L'anus de Rusconi s'y montre prolongé antérieurement par une dépression, qui va s'atténuant de plus en plus en avant,
la « gouttière primitive ». La gouttière primitive est creusée sur une bande
de tissu condensé, que l'on appelle la « ligne primitive ». La plupart des
auteurs ont nié d'ailleurs que les formations appelées chez les Amphibiens gouttière et ligne primitives correspondent réellement aux formations de même nom que nous trouverons chez les Amniotes.

Une coupe transversale de la gastrula, passant par le blastopore (bp,
fig. 40), offre à peu près la disposition suivante. Le blastopore, obturé en

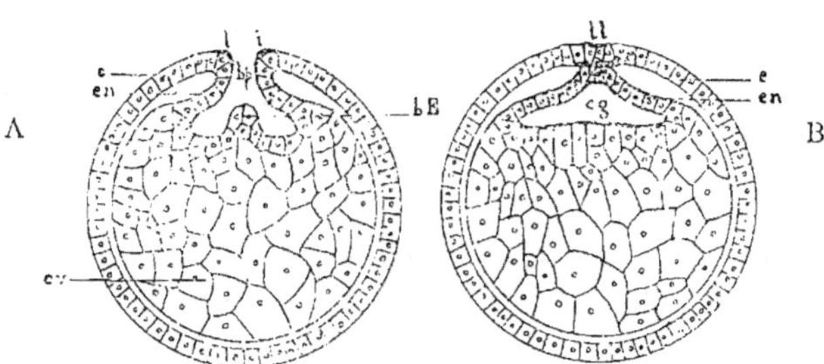

Fig. 40. — A. Coupe transversale schématique de la gastrula des Amphibiens, passant par le blastopore. —
B. Coupe transversale schématique pratiquée au devant de la précédente, au niveau de la ligne primitive. —
bp, blastopore. — l, i, lèvres du blastopore. — bE, bouchon d'Ecker. — ll, plaque axiale ou ligne primitive formée par la fusion des lèvres du blastopore. — cg, cavité de la gastrula. — c, ectoblaste. — en,
entoblaste. — cv, cellules vitellines.

partie par des cellules vitellines qui représentent ce que nous avons
nommé le bouchon d'Ecker (b E), est bordé à droite et à gauche par des
lèvres blastoporiques (l, l) au niveau desquelles l'ectoblaste (e) et l'entoblaste (en) se fusionnent en une région neutre.

Une coupe, faite un peu au devant de la précédente, et n'intéressant par suite plus le blastopore, offrira la disposition figurée en 40 B. On voit que la cavité gastruléenne (*cg*) ne communique plus avec l'extérieur ; car aux lieu et place du blastopore se trouve une plaque cellulaire, dans laquelle viennent se confondre les feuillets ectoblastique et entoblastique de la gastrula. Cette plaque est donc, comme les lèvres blastoporiques de la figure 40 A, une région non différenciée en ectoblaste et entoblaste. Quant à comprendre le mode de formation de cette plaque, c'est chose facile. Si nous rapprochons par la pensée les lèvres droite et gauche (*l, l*) du blastopore jusqu'au contact et même jusqu'à la soudure complète, nous obtiendrons une région neutre formée par la fusion des zones indifférentes des deux bords blastoporiques. La connexion entre les deux feuillets de la gastrula, au lieu d'être paire et bilatérale (lèvres du blastopore) sera simple et médiane (plaque axiale). Celle-ci (fig. 40 B, *l l*) représente les deux lèvres (*l*) et (*l*) soudées du blastopore, qui a cessé d'exister à ce niveau, comme orifice perméable du moins. Or la coupe (40 B) répond à l'endroit où se trouve la formation dite ligne primitive, dont la plaque axiale (*l l*) n'est autre que la coupe transversale. Ce que nous venons de dire caractérise donc la constitution de la ligne primitive des Batraciens. Celle-ci n'est pas autre chose qu'une plaque axiale produite par la soudure, sur la ligne médiane, des régions antérieures des lèvres blastoporiques.

L'apparition ultérieure d'une dépression ou gouttière primitive sur la ligne primitive doit peut-être s'interpréter comme une tentative vers la prolongation du blastopore. Ce phénomène, s'il n'aboutit pas à la division complète de la plaque axiale par la séparation des deux lèvres blastoporiques qui la composent, s'il ne mène pas à la formation d'un orifice prolongeant antérieurement directement le véritable blastopore, a du moins pour résultat de montrer le caractère composé de la plaque axiale en indiquant nettement qu'elle est constituée par deux moitiés.

§ 2. — Germe des Sélaciens et des Téléostéens. — Le germe gastruléen des Sélaciens offre en un certain stade l'aspect suivant. Sur la sphère vitelline repose le disque germinatif ou blastoderme, qui a la forme d'une lentille à contour assez régulièrement arrondi (fig. 42 A et B). Tout autour du blastoderme règne une rainure plus profonde en arrière où elle a paru tout d'abord et où elle persiste, moins profonde sur les côtés, et presque nulle en avant, où son apparition est le plus tardive et où elle disparaît rapidement (voy. fig. 41, P, M, A).

Le bord de la lentille blastodermique est épaissi en un *bourrelet blastodermique* ou *bourrelet marginal* ; c'est en arrière qu'il est le plus épais (bourrelets primitifs) ; il l'est moins latéralement, et moins encore en avant ; le maximum d'épaississement du bourrelet blastodermique correspond à la ligne médiane, où le bourrelet présente un renflement très limité, ébauche de l'*écusson embryonnaire* (*c*).

C'est au niveau du bourrelet blastodermique que les couches superficielles du blastoderme (ectoblaste) se réfléchissent pour former la couche profonde (entoblaste). Des parties postérieures du bourrelet blastodermique, c'est-à-dire des bourrelets primitifs, partent de chaque côté des « lobes caudaux », bordés par des « bourrelets caudaux », qui prolongent les bourrelets primitifs ; par suite, le bord postérieur du blastoderme devient fortement concave. Les lobes caudaux plus tard arrivent à se rapprocher

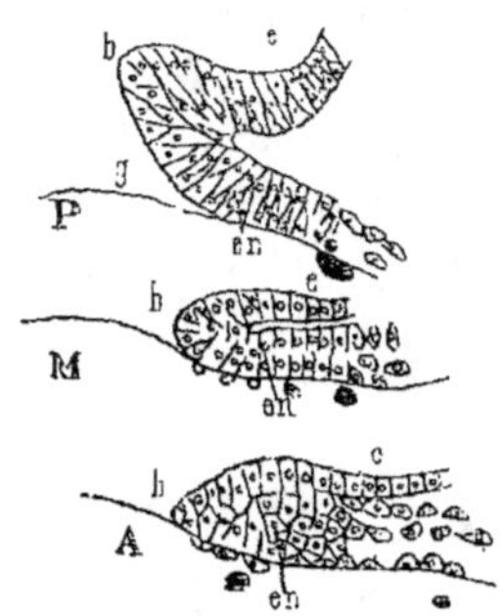

FIG. 41. — *Trois coupes transversales du bord du disque germinatif de Torpedo* (d'après RUECKERT).

P, coupe faite dans la région postérieure. — *M*, dans la région moyenne. — *A*, dans la région antérieure du bord du disque. — *b*, blastopore. — *g*, cavité sous-jacente. — *e*, ectoblaste. — *en*, entoblaste.

et à se souder sur la ligne médiane (suivant la flèche de la figure 42 B), en une formation que Balfour a appelée la « bandelette post-embryonnaire » et qu'il a comparée à la ligne primitive des Amniotes.

Chez les Téléostéens, le germe à un stade correspondant est assez semblable à celui des Sélaciens. Le bord du blastoderme, au lieu de s'élever au-dessus du vitellus, comme c'était le cas tout à l'heure, et d'en être séparé par une gouttière, repose sur lui, même en arrière (voy. fig. 33) ; une simple encoche les délimite. Le bourrelet blastodermique présente, suivant l'endroit où on le considère, les mêmes caractères que chez les Sélaciens. En arrière, il est également élargi sur la ligne médiane ; cette partie élargie, qui est le rudiment de l'embryon, s'avance sous la forme d'un bourgeon vers le centre du blastoderme. En arrière aussi, et dans l'axe du renflement embryonnaire, le bourrelet blastodermique pousse de très bonne heure par son bord extérieur un petit bourgeon, le « bourgeon caudal », qu'Henneguy a assimilé à la bandelette post-embryonnaire des Sélaciens et par suite à la ligne primitive des Amniotes.

Les modifications ultérieures qui se produisent dans le germe gastruléen des Sélaciens et des Poissons osseux consistent dans l'accroissement du blastoderme autour du vitellus qu'il finit par envelopper.

Deux principales manières de voir sont en présence, relativement au mode d'extension du blastoderme sur le vitellus.

On se rallie généralement à la suivante qui a été développée

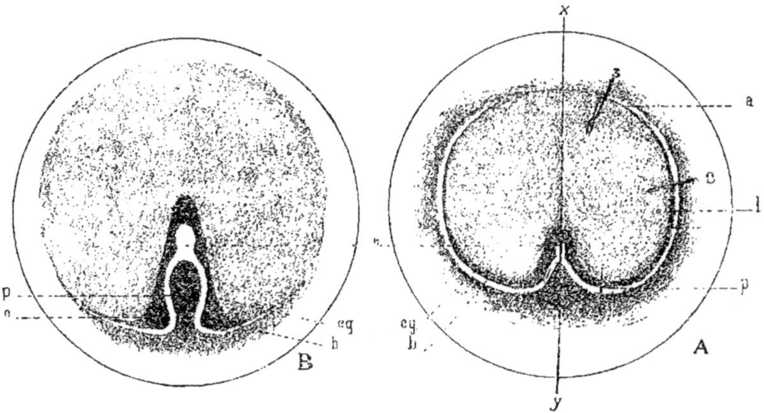

Fig. 42. — *Vues de face schématiques du germe des Sélaciens, au stade de gastrula.*

A. Stade moins avancé. — *B*. Plus développé.

Ces figures sont destinées à montrer l'importance relative du bourrelet blastodermique et de la cavité qu'il surmonte, en avant, sur les côtés et en arrière. — *a*, *l*, régions antérieure et latérales du bourrelet blastodermique. — *p*, région postérieure de ce bourrelet ou « bourrelet primitif ». — *c*, lobes et bourrelets caudaux. — *e*, écusson embryonnaire. — Le bourrelet blastodermique *b*, *b* et ses dépendances sont figurés en clair. La gouttière sous-jacente *c g* l'est par une teinte foncée. La flèche indique la ligne suivant laquelle se fera la soudure des lobes caudaux pour former la ligne primitive. — 1, 2, 3, lignes suivant lesquelles sont faites les coupes *P*, *M*, *A* de la figure 41. — *x*, *y*, ligne suivant laquelle est menée la coupe figurée en 32.

par Balfour pour les Sélaciens, par Oellacher pour les Téléostéens (fig. 43 A). Elle consiste essentiellement à admettre que la partie postérieure, épaissie du bourrelet blastodermique, qui donne naissance à l'embryon, demeure fixe, tandis que les bords antérieurs et latéraux du blastoderme seuls se déplacent. Grâce à l'extension des régions antéro-latérales du blastoderme autour du vitellus, celui-ci finit par être enveloppé complètement, sauf en une petite région circulaire située derrière le bourgeon caudal (Téléostéens) ou la bandelette post-embryonnaire formée par la fusion des lobes caudaux (Sélaciens). Cette région est à la fin recouverte à son tour. Pendant ce temps, l'extrémité antérieure de l'écusson embryonnaire s'allongeait de plus en plus, suivant le blastoderme dans son mouvement d'extension autour du vitellus.

L'opinion de His, récemment réfutée par Henneguy, consiste, à l'inverse de la précédente, en ce que ce sont l'extrémité antérieure de l'écusson embryonnaire et la région correspondante du blastoderme qui restent fixes, tandis que la partie caudale s'allonge incessamment (fig. 43 B). Le bourrelet blastodermique forme en

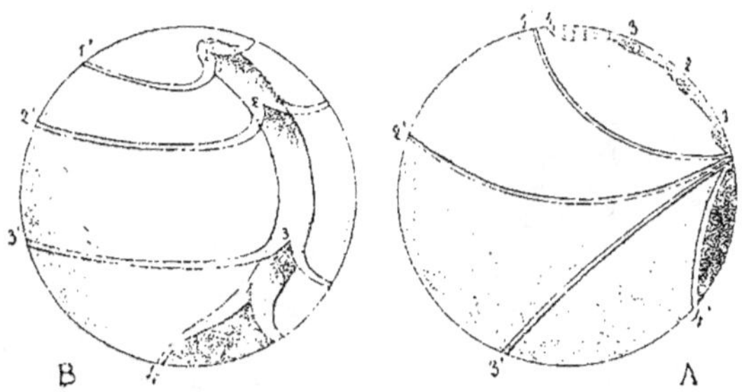

Fig. 43. — *Schémas de l'extension du blastoderme à la surface du vitellus de l'œuf des Sélaciens et des Téléostéens* (d'après HENNEGUY, modifiés).

A. Schémas de Balfour et d'Oellacher : 1, 2, 3, 4, positions occupées successivement par l'extrémité antérieure de l'embryon ; 1' 2' 3' 4' positions correspondantes du bourrelet blastodermique. — B. Schéma de His : 1, 2, 3, 4, positions occupées successivement par l'extrémité postérieure de l'embryon : 1' 2' 3' 4', positions correspondantes du bourrelet blastodermique.

arrière une anse, dont les deux bords se rapprochent pour constituer le rudiment de l'embryon, et se fusionnent selon l'axe de ce dernier. De la sorte, au fur à mesure que le bourrelet blastodermique descend sur le vitellus, il est incorporé à l'ébauche embryonnaire. La théorie de His, ou « théorie de la concrescence » a été adoptée par Rauber, qui a apporté en sa faveur des arguments tirés de la tératologie.

Quelle que soit l'opinion à laquelle on se rallie, un fait demeure toujours hors de contestation. C'est que, chez les Sélaciens et les Téléostéens, le rudiment embryonnaire reste toujours en continuité avec le bourrelet blastodermique. Car chez les Sélaciens par exemple, alors que ce bourrelet, par suite de l'enveloppement complet du vitellus, a cessé d'être distinct, l'ébauche embryonnaire confine encore par son extrémité postérieure à la bandelette post-embryonnaire, qui, nous l'avons vu, est un dérivé du bord du blastoderme.

§ 3. — **Germe des Sauropsidés**. — La cicatricule d'un œuf de Poule, au stade de la gastrula, offre, vue de face, d'après Koller et d'autres auteurs, les caractères suivants. Au centre se trouve une plage circulaire claire, l'**aire transparente** ou **pellucide**, dont le milieu plus foncé forme l'**aire embryonnaire**, appelée aussi *plaque, tache, écusson embryonnaire;* l'aire transparente est entourée d'une bordure foncée, l'**aire opaque** (fig. 44, *ae, b, ao*).

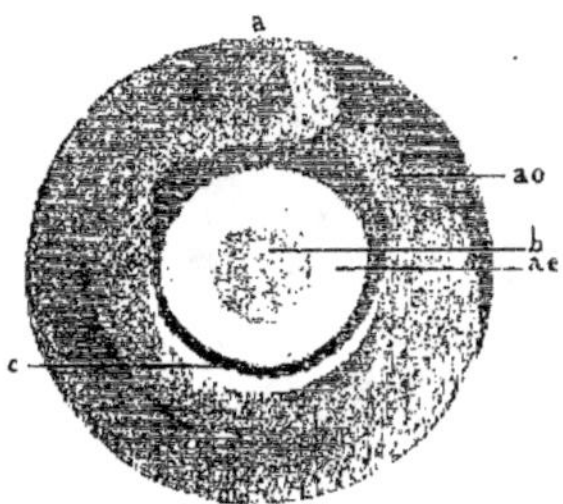

FIG. 44. — *Disque germinatif d'un œuf de Poule non couvé vu de face* (d'après KOLLER).

ao, aire opaque. — *ae*, aire transparente. — *c*, croissant. — *b*, aire embryonnaire. — *a* marque l'extrémité antérieure du disque.

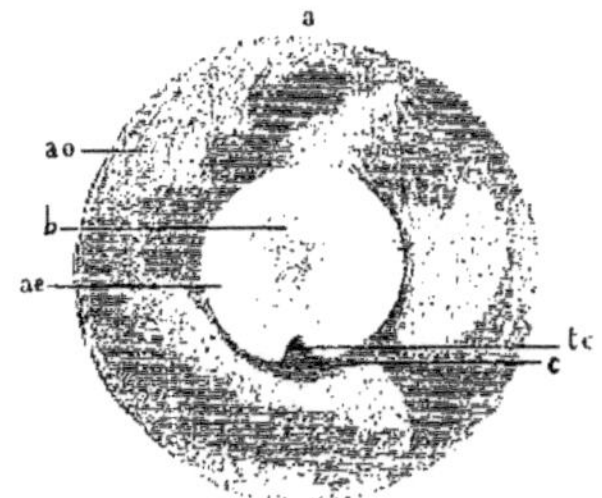

FIG. 45. — *Disque germinatif d'un œuf de Poule qui a été incubé pendant quelques heures* (d'après KOLLER).

a, extrémité antérieure du disque. — *ao, ae*, aires opaque et transparente. — *b*, aire embryonnaire. — *c*, croissant. — *tc*, bouton du croissant.

Si l'on place devant soi un œuf, de telle sorte que le pôle obtus de la coquille soit à gauche, et le pôle pointu à droite, et que l'on mène une ligne unissant les deux pôles, cette ligne partage le disque germinatif en une moitié tournée vers l'observateur, qui deviendra la moitié postérieure de l'embryon, et une moitié anté-rieure, qui se développera pour donner naissance à l'extrémité céphalique. Dans cette dernière moitié, la limite entre l'aire transparente et l'aire opaque est peu nette; elle l'est au contraire beaucoup plus dans la moitié postérieure, où le bord de l'aire transparente se montre sur une certaine étendue plus opaque, parce qu'il est plus épais, de manière à figurer à cet endroit un *croissant* (fig. 44, *c*). En un stade plus avancé (fig. 45), on voit le croissant pousser un prolongement antérieur, qui, d'abord très court, va s'allonger par la suite de plus en plus ; ce prolongement a été nommé le *bouton du croissant* (*t c*). Aux stades des figures 44 et 45, on peut encore observer dans le croissant un sillon, la *gouttière du croissant*, qui accentue encore la démarcation entre la région postérieure de l'aire transparente et la partie correspondante de l'aire opaque. Aux disques germinatifs des figures 44 et 45 correspond une coupe antéro-postérieure telle que celle qui est représentée en 35, où l'on voit la gouttière du croissant (*gr*) et le croissant (*c*).

Le bouton du croissant, en s'allongeant de plus en plus, devient une tige ou bande opaque, la **plaque axiale** de Duval ou **ligne primitive** (fig. 46, *pr*), un peu renflée en avant en une **tête de la ligne primitive**. A la quatorzième heure de l'incubation,

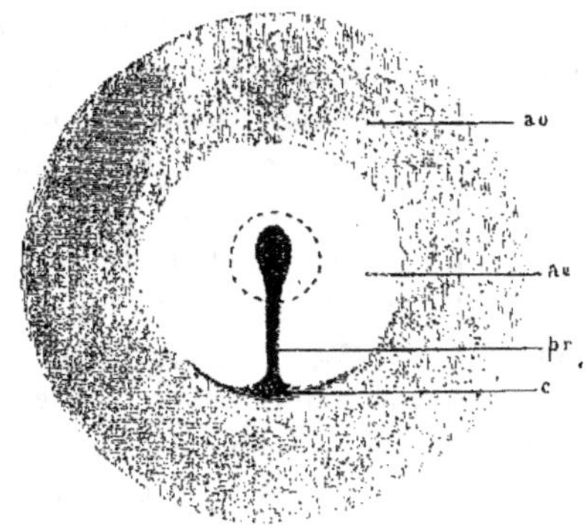

FIG. 46. — *Disque germinatif d'un œuf de Poule couvé quelques heures* (vu de face, d'après KOLLER : modifié selon les schémas de DUVAL).

ao, *ae*, aires opaque et transparente. — *c*, croissant. — *pr*, ligne primitive. — La ligne pointillée indique dans l'aire transparente actuelle quelles seraient les limites de l'aire transparente d'un disque aux stades des figures 44 et 45.

cette bande foncée ou ligne primitive se creuse d'un léger sillon longitudinal, la **gouttière primitive**. A la vingtième heure de l'incubation se montre, en avant de la gouttière primitive creusée sur la ligne primitive, une autre gouttière, dite « gouttière ou sillon médullaire ». Celle-ci, dont nous saurons plus tard la signification, et que nous devons à présent nous borner à considérer comme la première indication de l'ébauche embryonnaire, a été confondue pendant longtemps avec la gouttière primitive, dont elle représentait, pensait-on, la continuation antérieure. Dursy le premier sut faire une distinction entre ces deux formations et établit que la gouttière primitive et la gouttière médullaire ne se continuent pas l'une par l'autre. C'est ce qu'indique la figure 47 A. Si l'on compare 47 A à 47 B, on remarque toute suite que la ligne primitive plus longue que le sillon médullaire en A est devenue plus courte en B, qui représente un stade plus avancé. Le raccourcissement relatif de la ligne primitive sera par la suite de plus en plus considérable.

Chez l'Oiseau comme chez le Sélacien et le Téléostéen, les changements extérieurs du germe consisteront dans l'extension du blastoderme autour du vitellus. Mais au lieu que chez les Poissons l'enveloppement du vitellus est effectué exclusivement par les bords antéro-latéraux du blastoderme, chez les Oiseaux, la totalité de la marge du disque germinatif prend part à cet enveloppement ; la part des régions antéro-latérales du bord blastodermique est approximativement la même que celle de la région postérieure. Il en résulte que, si chez les Poissons le rudiment embryonnaire conserve une situation marginale par rapport au blastoderme à tous les stades de l'enveloppement du vitellus, ce rudiment occupe chez les Oiseaux une situation centrale dans le blastoderme. Il en résulte que, tandis que chez les Poissons l'occlusion définitive de la surface blastodermique se fait juste en arrière de l'ébauche embryonnaire, elle a lieu chez les Oiseaux en un point opposé à celui où siège le rudiment de l'embryon. Nous aurons, du reste, l'occasion de revenir sur ce phénomène et d'étudier avec plus de détails la façon dont le blastoderme de l'Oiseau vient à recouvrir le vitellus. Notons encore que pour un grand nombre d'auteurs, le blastoderme, dans son mouvement d'extension sur la sphère vitelline, ne cesse pas un moment d'être en continuité avec la substance même du vitellus, et ne s'en détache jamais pour poursuivre plus librement son œuvre d'enveloppement.

La plupart des points de la description qu'on vient de lire sont admis par les embryologistes ; quelques données, très importantes il est vrai, sont toutefois contestées. Dans la description qui pré-

cède, relevons les faits suivants : il y a lieu de distinguer dès le
début une région transparente (aire pellucide) et une région

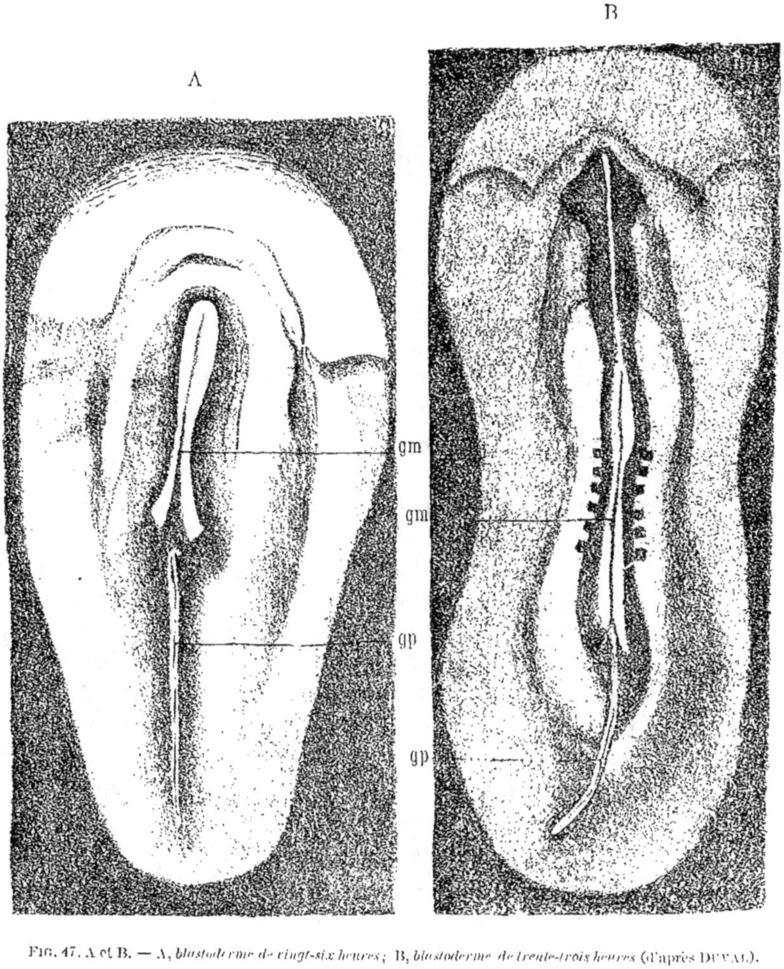

FIG. 47. A et B. — A, *blastoderme de vingt-six heures*; B, *blastoderme de trente-trois heures* (d'après DUVAL).

Dans ces deux figures, le cadre foncé correspond à l'aire opaque, qui entoure une aire transparente piriforme dans la fig. A, en forme de semelle en B. La gouttière médullaire, plus courte en A, que la gouttière primitive *gp*, la dépasse de beaucoup en longueur au stade plus avancé que B représente.

opaque (aire opaque) du blastoderme ; la ligne primitive paraît

dès son origine (bouton du croissant) à la limite de l'aire pellucide
et de l'aire opaque, en plein blastoderme, par conséquent ; enfin,
le bord du blastoderme ne cesse pas d'être appliqué sur le vitellus
durant son extension sur ce dernier. Au contraire, Duval soutient
que : l'apparition de l'aire transparente est secondaire, et qu'on
ne peut primitivement distinguer une aire opaque et une aire pellucide du blastoderme ; la ligne primitive, *plaque axiale* de l'auteur, est située dès l'origine sur le bord du blastoderme, avec
lequel elle ne perd ses rapports que tardivement; la périphérie du
blastoderme se décolle du vitellus pour entourer celui-ci. C'est ce
que va nous montrer un résumé de la description de Duval.

Nous avons laissé le disque germinatif du Poulet à un stade où,
selon Duval, il a la forme générale d'une lentille biconvexe, d'é-
paisseur partout égale si l'on examine des sections transversales
de ce disque, plus épaisse en arrière qu'en avant si l'on s'adresse
à des coupes longitudinales. Cette lentille est enchâssée dans la
cavité sous-germinale, qui la sépare du vitellus sous-jacent et
représente pour Duval la cavité gastruléenne (voy. fig. 37). Le
disque blastodermique a donc perdu à ce moment toute relation
avec le vitellus, puisque sur toute sa périphérie il se termine par
un rebord libre, le « bourrelet blastodermique », au niveau
duquel l'ectoblaste se continue avec l'entoblaste. C'est pourquoi
Duval nomme ce stade « stade du bourrelet blastodermique ». Sur ce
point donc la manière de voir de Duval diffère de celle de Koller,
de Wolff et d'autres qui ont étudié le même sujet, puisque pour
ces derniers le blastoderme ne cesse jamais d'avoir avec le vitellus des rapports de continuité.

Par suite de l'amincissement de la région centrale du blastoderme, les bords de celui-ci deviennent plus épais d'autant et le
disque tout entier prend la forme d'une lentille plan-concave, soit
au niveau de la ligne primitive (fig. 48 A), soit en avant d'elle
(48 B). Les choses ne demeurent pas longtemps en cet état. Car
bientôt le bourrelet blastodermique disparaît d'avant en arrière
sur toute l'étendue du bord du blastoderme ; la continuité ecto-
entoblastique cessant d'exister, l'ectoblaste se sépare de l'entoblaste, au delà des limites duquel il s'étend librement sur le vitellus (fig. 49). Au même moment, la cavité sous-germinale se creuse

en profonde excavation dont les bords taillés à pic constituent un rempart vitellin (fig. 49 B, *Rv*). C'est à ce moment seulement que pour Duval apparaît l'aire transparente, produite par l'accroisse-

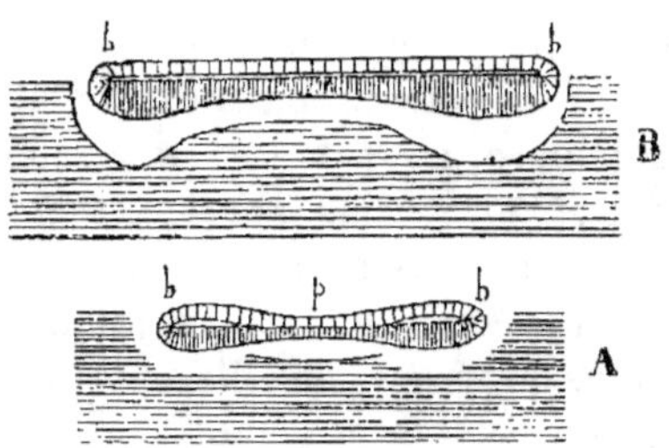

Fig. 48. — *Le blastoderme a la forme d'une lentille plan-concave.* — *b, b.* bourrelet blastodermique. — *p,* ligne primitive (d'après DUVAL).

A. Coupe faite au niveau de la ligne primitive. — B. Coupe pratiquée au devant d'elle.

ment en profondeur de la cavité sur laquelle repose le blasto-derme.

Dès lors, le blastoderme donne, vu d'en haut, l'aspect carac-téristique d'une membrane étendue, comme la pellicule d'une ampoule, sur une cavité pleine de liquide ; la région blastoder-

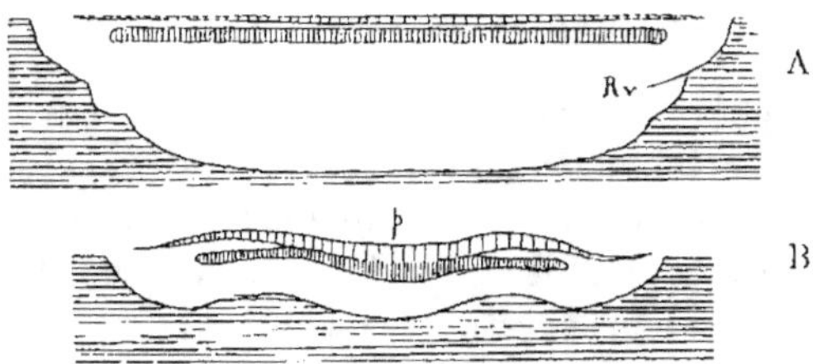

Fig. 49. — *Le bourrelet blastodermique a disparu,* tant en avant de la ligne primitive qu'à son niveau, en *p* (d'après DUVAL).

Dans la figure 49 A, la cavité sous-germinale est devenue très profonde, et se trouve surplombée par le rempart vitellin *Rv*.

mique qui repose sur cette profonde cavité paraît nécessairement plus claire que le reste, puisqu'elle laisse passer beaucoup plus de lumière ; c'est l'aire transparente. L'accroissement en hauteur de la cavité sous-germinale et l'apparition de l'aire transparente qui en est la conséquence sont limités d'abord à la région antérieure du disque germinatif et s'étendent seulement ensuite progressivement en arrière ; une coupe transversale d'une région antérieure de la membrane blastodermique montrera une cavité sous-germinale profondément excavée (fig. 49 A), au lieu qu'une coupe portant sur une région postérieure et intéressant la ligne primitive ne montrerait aucune augmentation de la cavité dans le sens vertical (B). Tout d'abord, c'est donc à la partie antérieure du disque germinatif que l'aire transparente est limitée (fig. 50, 1). Mais peu à peu la cavité sous-germinale accroît sa profondeur non seulement dans ses régions antérieures, mais encore latéralement et de plus en plus en arrière, de telle sorte que l'aire transparente offre alors la forme d'un croissant à concavité postérieure qui circonscrit la région centrale et postérieure demeurée opaque (fig. 50, 2). Celle-ci devient bientôt transparente à son

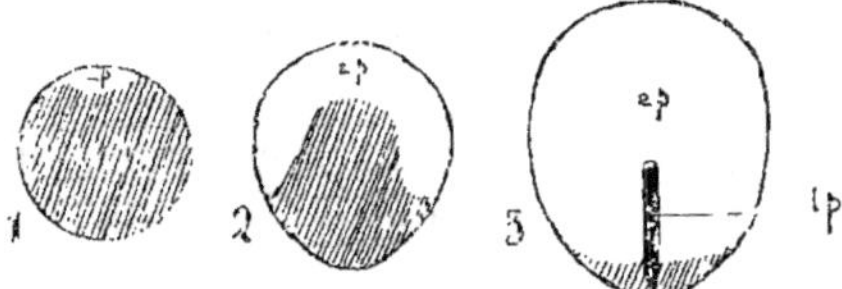

Fig. 50. — *Schémas du mode d'extension de l'aire transparente.ap* (selon DUVAL).

1. 2. 3. stades successifs. — *lp*. ligne primitive.

tour, et les détails de constitution qu'elle présente, et qui, à cause de son opacité, étaient jusqu'alors restés cachés, sont à ce moment rendus visibles ; c'est ainsi que la ligne primitive, formée bien avant que ces modifications dans la hauteur de la cavité sous-germinale se soient effectuées, apparaît alors seulement pour la première fois sur la ligne médiane de la région postérieure du blastoderme (fig. 50, 3).

Depuis longtemps, selon Duval, la ligne primitive était constituée sur le bord postérieur du disque germinatif, continue avec le bourrelet blastodermique. Quand plus tard le disque germinatif s'agrandira et que son bord postérieur reculera de plus en plus, la ligne primitive, conservant sa continuité avec ce bord, s'allongera d'avant en arrière (fig. 51, A, 1, 2, 3).

Le mode d'extension de la membrane blastodermique n'est

pas concentrique, tel que le représentent les dessins de la figure 51 (série A); il est excentrique, ainsi que le font voir les schémas de la série B. Le caractère excentrique de l'accroissement de la surface du blastoderme tient uniquement à ce que celui-ci, plus actif à sa partie postérieure que dans sa région antérieure, s'étend davantage et plus vite en arrière qu'en avant. L'exactitude des dessins de la série B, n'est pas encore parfaite; les diagrammes C rectifient les précédents, en tenant compte des changements de forme que l'aire pellucide subit au fur à mesure qu'elle s'accroît. En effet tout le demi-cercle postérieur de la surface du blastoderme

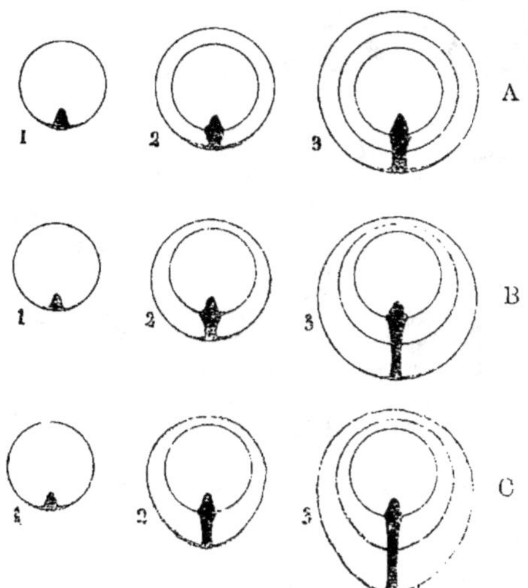

Fig. 51. — *Schémas du mode d'extension du disque germinatif et du mode d'allongement de la ligne primitive (conformément à la description de Duval).*

n'a pas sur l'antérieur une prépondérance égale. Mais l'accroissement y est d'autant plus rapide qu'on se rapproche davantage d'une région marquée par le rayon antéro-postérieur, et surtout du point le plus reculé de ce rayon, où le développement en surface du blastoderme est porté au maximum. On comprendra à l'aide de ces considérations que cet excès d'allongement doive se faire au prix d'une réduction dans la largeur. La région postéricure de l'aire transparente paraîtra donc amincie, et par suite l'aire transparente prendra la forme d'un ovale (voir fig. 50).

Un coup d'œil jeté maintenant sur les schémas de la figure 51 fait immédiatement voir comment la ligne primitive (figurée par

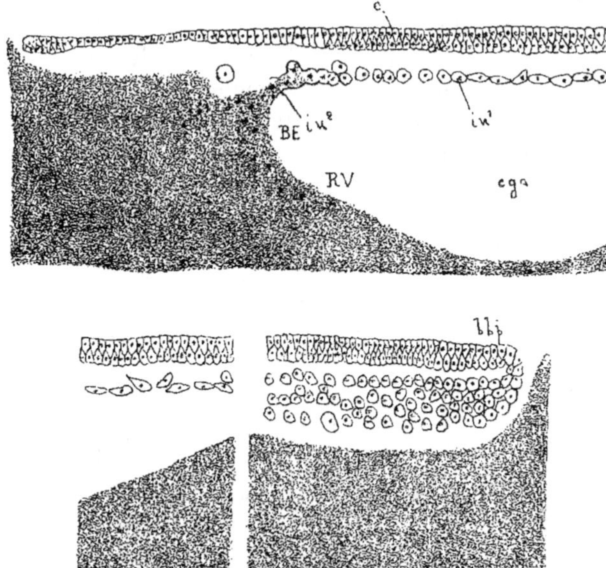

Fig. 52. — *Coupe médiane antéro-postérieure d'un blastoderme de Poulet après six heures d'incubation* (d'après Duval).

La coupe a été sectionnée en trois tronçons longitudinaux correspondant aux régions postérieure, moyenne et antérieure du germe. A l'extrémité postérieure du blastoderme, occupée par la plaque axiale, l'ectoderme se réfléchit en *bbp* (bourrelet blastodermique) pour se continuer avec la masse entodermique primitive. Dans la région moyenne, qui correspond à l'aire transparente, les deux feuillets sont séparés l'un de l'autre. Dans la région antérieure enfin, l'entoderme primitif *in'* s'est soudé avec cette région du vitellus qui constitue le faîte du rempart vitellin *RV* : cette région vitelline, très riche en noyaux, à laquelle se soude l'entoderme primitif, en formant avec elle le bourrelet entodermo-vitellin *BE*, s'organisera plus tard et prolongera l'entoderme *in'* ; on peut lui donner par conséquent le nom d'entoderme vitellin *in²*. Dans cette même région antérieure l'ectoderme s'étend librement par-dessus le vitellus. En *cga*, la cavité sous-germinale.

une large bande noire), sans cesser d'être en contact par son extrémité postérieure avec la périphérie, arrive, en s'allongeant sans cesse d'avant en arrière en même temps que l'aire transparente s'accroît dans cette même direction, à atteindre le centre même de cette aire, et à le dépasser même en avant.

Les dispositions représentées en 49 ne sont que transitoires ;

car bientôt, tandis que l'ectoblaste continue à s'étendre par-dessus le vitellus, sans plus jamais lui adhérer, l'entoblaste au contraire se soude sur toute sa périphérie avec la partie correspondante du rempart vitellin, c'est-à-dire avec une région vitelline riche en noyaux que l'on peut désigner du nom *d'entoderme vitellin*. Cette soudure donne lieu à la formation d'un bourrelet que Duval nomme « bourrelet entoderme vitellin », et qui caracté-

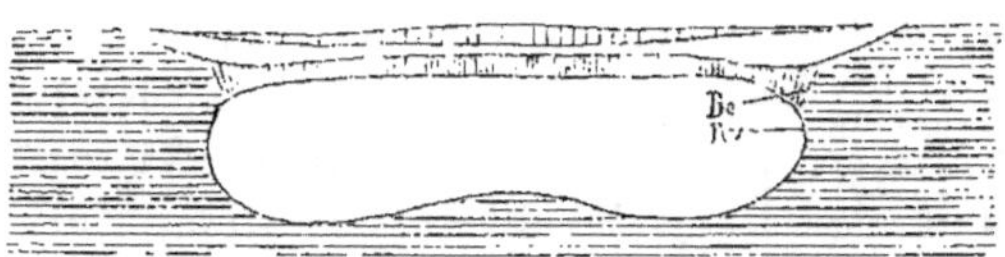

Fig. 53. — *L'entoderme s'est soudé au vitellus pour former le bourrelet entodermo-vitellin Be. — Rv, rempart vitellin* (d'après DUVAL).

rise une époque du développement embryonnaire, le « stade du bourrelet entodermo-vitellin ». La région antérieure du blastoderme est d'abord seule le siège de cette fusion entodermo-vitelline, qui a lieu en cet endroit à une époque où le bord postérieur du disque germinatif en est encore au stade du bourrelet entodermique (fig. 52 et 53, BE).

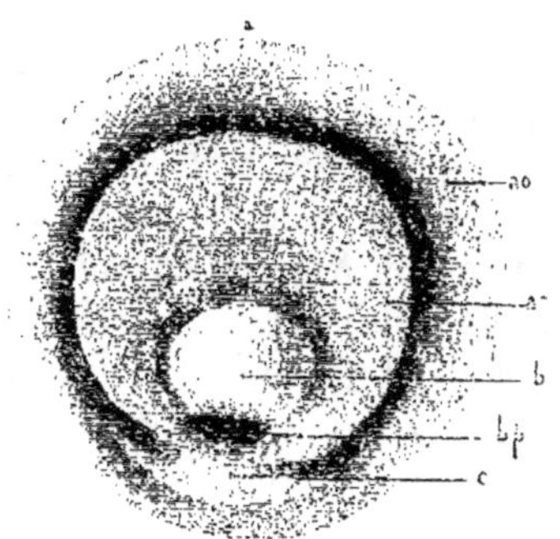

Fig. 54. — *Vue de face du disque germinatif de Lacerta agilis* (d'après KUPFFER).

A, extrémité antérieure du disque. — *ao*, aire opaque. — *a'*, aire transparente. — *b*, bouclier ou plaque embryonnaire. — *bp*, prostoma. — *c*, croissant.

Nous ne conduirons pas le germe du Poulet au delà du stade caractérisé par Duval comme stade du bourrelet entodermo-vitellin, et nous dirons immédiatement quelques mots du germe des Reptiles.

Chez les Reptiles, Kupffer et Benecke ont retrouvé, sur des vues de face, des dispositions assez comparables à celles qui viennent d'être signalées chez les Oiseaux (page 102). Ils ont vu en effet (fig. 54), à l'extrémité postérieure du disque germinatif, une région plus sombre, en forme de croissant, à peu près au centre de laquelle se trouve un orifice en forme de fente transversale, qu'ils ont appelé *prostoma*, c'est-à-dire bouche primitive. Dans le disque, qui peut être distingué, comme chez les Oiseaux, en aire opaque et aire transparente, existe, au milieu de l'aire transparente, immédiatement au devant du prostoma, un bouclier embryonnaire (1).

§4. — **Germe des Mammifères**. — Une vésicule blastodermique, telle que celle qui est figurée en 26 III, présente en une certaine région de sa paroi, un épaississement de cette paroi nommé *résidu vitellin*. Sur les vues de face du germe, cet épaississement, ce reste vitellin paraît une tache opaque, blanchâtre, qui se détache bien sur le fond transparent et grisâtre du germe vésiculeux. Cette tache, découverte par Cruiskank, a reçu de Coste le nom de **tache embryonnaire**; elle a été nommée aussi *aire embryonnaire, aire germinative*. La figure 55 montre cette tache ou aire au 7° jour du développement chez le Lapin. Il ne faudrait pas croire toutefois que l'apparition de la tache embryonnaire fût aussi tardive; car E. van Beneden l'a vue déjà vers la fin du 4° jour, c'est-à-dire sur des germes qui, en coupe, correspondent au stade que montre la figure 26 III.

Au temps où la tache embryonnaire fait sa première apparition, sa forme est circulaire. Elle devient ensuite ovalaire, état sous lequel elle se présente dans la figure 55, puis passe à une forme franchement allongée où l'on peut distinguer une extrémité antérieure élargie et une extrémité postérieure étroite (fig. 56, A et 56, B). A l'extrémité postérieure de cette tache, on trouve une sail-

---

(1) Un peu plus tard paraît, au niveau du croissant et de son prostoma, une condensation de tissu qui affecte la forme d'une plaque triangulaire à pointe antérieure ; cette plaque représenterait, selon les auteurs précités, la ligne primitive des Oiseaux.

lie comparable, tout au moins par sa situation, à ce que chez les
Oiseaux et les Reptiles, nous avons appelé le croissant; de cette
saillie part une bande sombre, qui se dirige sur la ligne médiane

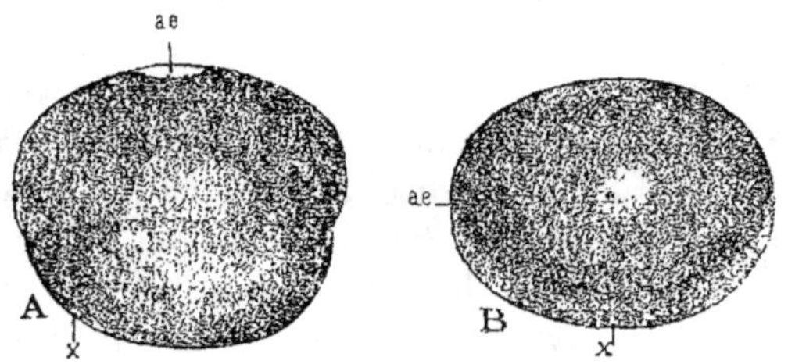

Fig. 55. — *Vésicules blastodermiques de Lapin au 7ᵉ jour* (d'après KÖLLIKER).

A, vue de profil. — B, vue de face et d'en haut. — *ae*, aire embryonnaire. — La ligne *x* marque l'endroit
jusqu'où la vésicule a une paroi formée de deux feuillets (comp. fig. 26 III).

et en avant, et qui n'est autre que la première indication de
la ligne primitive (fig. 56, B). La ligne primitive s'allongera de
plus en plus, comme nous l'avons vu déjà pour les Oiseaux, jus-

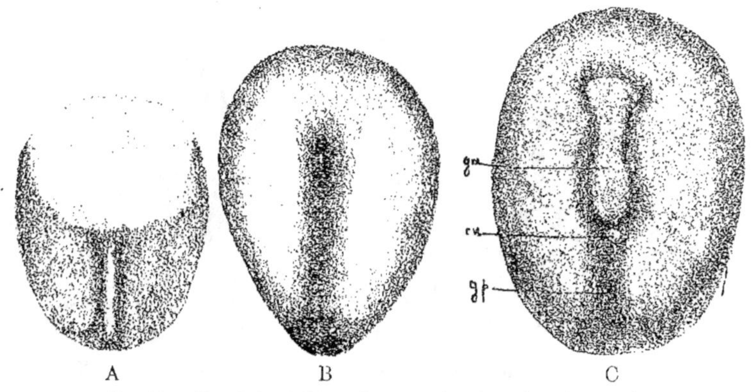

Fig. 56. — *Vues de face de l'aire embryonnaire de la Taupe* (d'après HEAPE).

En A, ligne et gouttière primitives. — En B, la ligne primitive s'est allongée et part d'un renflement comparable au croissant des Oiseaux. — En C, paraît, au devant de la ligne et de la gouttière primitives *gp*,
la gouttière médullaire *gm*. - - *cn*, orifice d'un canal qui sera étudié plus tard, le canal neurentérique.

qu'à s'avancer au milieu de l'aire embryonnaire. A cette époque,
elle est déjà creusée sur toute sa longueur d'une gouttière, la
gouttière primitive. Comme chez les Oiseaux, on voit ensuite

apparaître, en avant de la ligne et de la gouttière primitives, une
autre rainure, la gouttière ou sillon médullaire, première indication de l'ébauche de l'embryon (fig. 56, C
et 57) ; elle est absolument indépendante de
la gouttière primitive (fig. 57).

Les considérations que nous avons développées plus haut, relativement à l'extension du disque germinatif et de la ligne
primitive des Oiseaux sont applicables ici ;
c'est-à-dire que l'un et l'autre s'accroissent
d'avant en arrière. Il en résulte, pour la
ligne primitive en particulier, que son extrémité antérieure est la plus ancienne. Or l'extrémité antérieure de la ligne primitive,

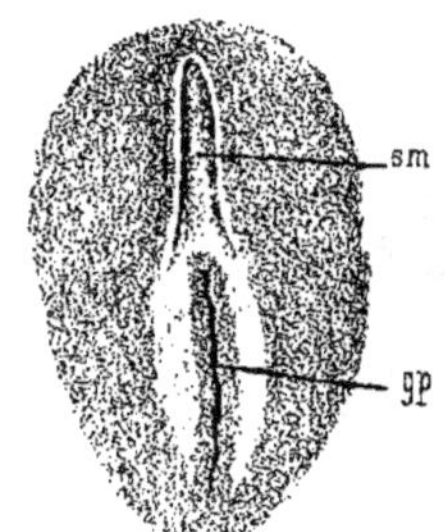

FIG. 57. — *Aire embryonnaire
du Lapin* (d'après KÖLLIKER).

gp, gouttière primitive. — *sm*,
sillon médullaire.

quand celle-ci a acquis une certaine longueur, se montre plus
épaisse que le reste et forme une sorte de petit disque, le *bouton
de Hensen*, *bouton primitif* de Bonnet (*n*, fig. 58 et 59) ; le bouton

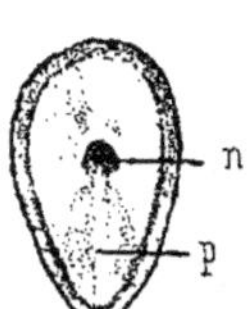

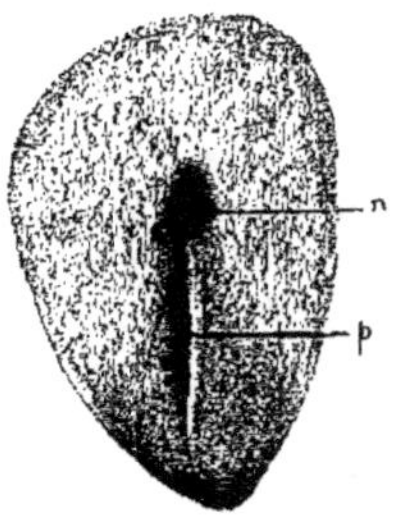

FIG. 58. — *Disque germinatif du Lapin* (d'après
HENSEN).

p, ligne primitive. — *n*, bouton de Hensen.

FIG. 59. — *Disque germinatif du Lapin*, au 7e jour.

p, ligne primitive. — *n*, bouton de Hensen.

primitif est creusé d'une petite dépression, la *fossette primitive*
(Bonnet). Le bouton de Hensen ou bouton primitif doit par suite
être considéré comme le début de la ligne primitive (Hensen, van
Beneden, Bonnet) ; la fossette primitive serait de même l'ébauche
de la gouttière primitive (Bonnet). Plus tard, la ligne et la gouttière primitives diminuent relativement de longueur, tandis que
la gouttière médullaire s'allonge incessamment ; il en était de
même chez les Oiseaux.

IV. — MODE DE FORMATION DE LA GASTRULA DANS LES PRINCIPAUX TYPES DE VERTÉBRÉS (ESSAI D'EXPLICATION)

Il nous faut à présent expliquer et les coupes longitudinales et les aspects extérieurs du germe, rechercher comment se sont produits les germes gastruléens dans les divers groupes de Vertébrés et les rattacher dans la mesure du possible à la gastrula typique de l'Amphioxus. Les variations que l'on observe dans les phénomènes de la gastrulation chez les Vertébrés étant sous la dépendance de la constitution primitive de l'œuf, variable dans les divers groupes, et les œufs des différents Vertébrés pouvant être considérés comme ayant acquis et perdu successivement le vitellus pendant le cours de l'évolution, il s'ensuit que, dans l'étude que nous entreprenons, une marche naturelle s'impose à nous : c'est celle qu'a suivie le développement phylogénétique des œufs des Vertébrés. L'Amphioxus donc nous servant de point de départ (bien qu'il ne représente pas véritablement la souche des Vertébrés), nous verrons de quelle façon, en passant par les Cyclostomes, la gastrula des Sélaciens a pu dériver de celle de l'Amphioxus ; les Sélaciens nous conduiront aux Ganoïdes et aux Batraciens; en dernier lieu nous chercherons comment a dû se constituer la gastrula des Amniotes (Sauropsidés et Mammifères).

§ 1. — **La gastrula de l'Amphioxus. Archigastrula.** — Rappelonsnous comment le blastopore est anatomiquement caractérisé. C'est un orifice d'une cavité en cul-de-sac, la cavité gastruléenne, dont les bords ou lèvres se montrent constitués par les deux feuillets de la gastrula, l'ectoblaste et l'entoblaste, se continuant à ce niveau l'un par l'autre ; le bord libre des lèvres du blastopore est donc une zone neutre, une région de passage entre l'ectoblaste et l'entoblaste. Tel est un blastopore typique, celui de l'Amphioxus. Tout autour de lui règne un rebord circulaire, le *propéristome* de Rückert, qui sur tout son pourtour offre la même constitution, celle qui vient d'être dite ; cette constitution, il la présente dès le début de la formation du blastopore, d'emblée par conséquent. Ici la conformation du blastopore et de son rebord se manifeste avec un arrangement radié, une symétrie centrale d'un type à peu près parfait. C'est ce que le schéma (fig. 60) est destiné à montrer. On y voit le bord de l'ectoblaste (*e*), et celui de l'entoblaste (*en*) se recourber en se continuant l'un par l'autre, pour former la lèvre annulaire du blastopore. Notons toutefois par anticipation que, comme nous le vérifierons plus tard,

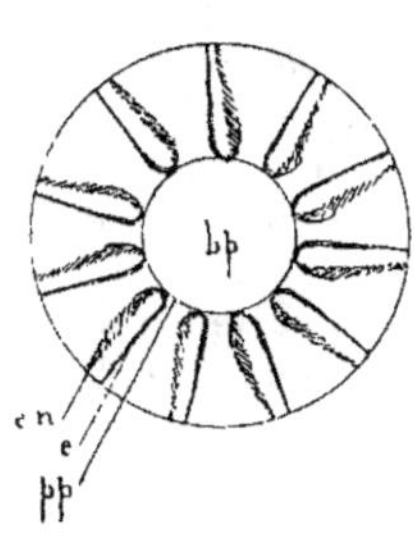

Fig. 60.— *Schéma d'une gastrula d'Amphioxus,* vue par le blastopore.

bp, blastopore ou bouche primitive. — *pp,* lèvre annulaire du blastopore ou propéristome. — *e,* ectoblaste. — *en,* entoblaste.

la demi-circonférence inférieure du bord du blastopore présente des propriétés un peu différentes de celles qu'offre la demi-circonférence supérieure. Il y a lieu par conséquent d'établir une distinction entre la première et la seconde, en désignant l'une sous le nom de *lèvre dorsale* ou *supérieure*, l'autre sous celui de *lèvre ventrale* ou *inférieure*.

La gastrula de l'Amphioxus, constituée comme on vient de le voir, représente un type gastruléen primitif, qui a pu être nommé *archigastrula* (Haeckel).

§ 2. — **La gastrula des Cyclostomes et des Sélaciens. Amphigastrula et Discogastrula.** — Essayons maintenant de nous représenter

les conditions selon lesquelles s'est faite l'invagination gastruléenne chez les Sélaciens. Pour y parvenir, nous supposerons des coupes à orientation quelconque, passant à travers des germes de plus en plus chargés de vitellus ; le germe de l'Amphioxus nous servira de point de départ (fig. 61).

Quel que soit le sens suivant lequel on la coupe, la gastrula d'Amphioxus donnera une figure telle que 61, A, c'est-à-dire un type d'invagination totale et égale.

Admettons (61, B) que l'œuf d'Amphioxus se charge de vitellus, et que de grosses cellules entoblastiques (*cv*) soient le siège de cette surcharge ; admettons même qu'à son pôle végétatif cet œuf d'Amphioxus modifié soit formé de vitellus (*v*) non partagé en territoires cellulaires. Qu'arrivera-t-il alors ?

Ces grosses cellules entoblastiques et ce vitellus ne pourront s'invaginer totalement. Les cellules animales s'invagineront surtout, les cellules végétatives très peu (comparez la longuer des flèches), pour concourir dans une très inégale proportion à la constitution de la cavité gastruléenne (*cg*), dont le blastopore (*b*) n'aura qu'une lèvre, la lèvre (*l*), si l'on admet que morphologiquement ce qui doit caractériser le rebord blastoporique, c'est la continuité à son niveau entre l'épiblaste et l'entoblaste ; par suite ce blastopore manquera de lèvre inférieure au sens précis du mot. Remarquons maintenant que la coupe 61, B est quelconque, c'est-à-dire que l'œuf qui aurait servi à la montrer offrirait encore, coupé dans n'importe qu'elle autre direction, la même image. Il en résulte que nous pouvons nous représenter cet œuf comme possédant une zone annulaire, au niveau de laquelle règnent circulairement un blastopore, une lèvre blastoporique, une cavité gastruléenne rudimentaire tels que (*b,l, cg*). Il devait en être ainsi, puisque l'obstacle à l'invagination est le même tout autour de l'œuf, et que c'est lui qui entraîne les dispositions que nous venons de voir.

Avec le schéma C, qui se rapporte à un œuf où le vitellus est colossalement développé, l'invagination est devenue plus faible encore, et la cavité gastruléenne est des plus réduites. Toutefois si l'invagination proprement dite, c'est-à-dire le bourgeonnement creux, fait presque totalement défaut en C, il faut voir peut-être dans la présence de la traînée nucléaire (*vn*) la continuation de l'influence qui a produit l'invagination. En d'autres termes, cette différenciation nucléaire, cellulaire plus tard, est une invagination fruste ; les éléments vitellins, ne peuvent s'invaginer, se différencient sur place, après s'être préalablement multipliés.

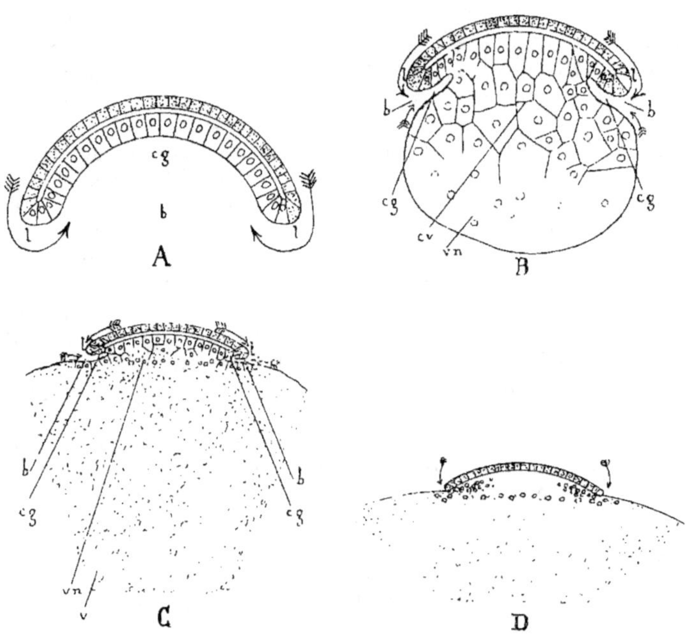

Fig. 61. — *Série de diagrammes montrant, sur des coupes supposées quelconques de germes gastruléens, la réduction de plus en plus grande du blastopore et de la cavité de la gastrula, lorsqu'on envisage successivement des cas où l'œuf est de plus en plus chargé de vitellus.*

Dans tous les dessins, les lettres ont la signification suivante : *b*, le blastopore. — *l*, les lèvres du blastopore. — *c*, la cavité de la gastrula. — *cv*, cellules vitellines. — *n*, noyaux vitellins. — *v*, vitellus.

L'ectoblaste est représenté avec des cellules granuleuses, l'entoblaste avec des cellules nucléées. Les flèches marquent la direction de l'invagination, et leur longueur indique jusqu'à un certain point la puissance de l'invagination, à laquelle elle est proportionnelle

Le schéma D est encore une exagération des dispositions réalisées en C. Il n'y a plus ici de cavité gastruléenne ; le minime cul-de-sac de la figure C n'a même plus pu se former. L'invagination gastruléenne est devenue toute virtuelle ; la lèvre blastoporique, qui ne surmonte plus la moindre trace d'orifice, n'est plus que le point de contact entre les cellules animales (épiblaste) et les cellules végétatives (hypoblaste). Mais ce seul caractère nous suffit pour affirmer que nous sommes ici en présence d'une lèvre blastoporique, au sens morphologique précis de l'expression.

En résumé, en accumulant au pôle végétatif de l'œuf d'Amphioxus une quantité de plus en plus considérable d'éléments vitellins et de vitellus, nous avons arrêté l'invagination, qui de totale est devenue particlle et de plus en plus rudimentaire ; cet arrêt de l'invagination a dû se faire circulairement, l'obstacle à l'invagination siégeant tout autour de l'œuf ; de là la constitution d'une cavité intestinale et d'une bouche primitives annulaires, ainsi que d'un bord blastoporique circulaire ou propéristome, toutes formations d'autant plus rudimentaires que le vitellus était plus considérable.

Nous avons jusqu'à présent supposé que l'œuf d'Amphioxus gardait, en se surchargeant de vitellus, sa symétrie radiée primitive. Mais il n'en est pas ainsi ; car, comme Balfour, Hertwig et bien d'autres l'ont fait remarquer, l'accumulation de vitellus au pôle végétatif de l'œuf détermine dans cet œuf une symétrie bilatérale. Il nous faut donc maintenant faire des coupes parallèles à l'axe même de symétrie, des coupes longitudinales en un mot de ces mêmes œufs schématiquement construits dont nous avons représenté dans la figure 61 des coupes à orientation quelconque. Ces coupes longitudinales sont reproduites dans la série des schémas A-D de la figure 62.

La coupe 62, A ne diffère en rien de la coupe 61, A, ce qui se comprend, étant donnée la symétrie radiée de la gastrula d'Amphioxus.

Le schéma B représente comment se passerait la gastrulation si l'œuf précédent était obéré de grosses cellules vitellines *cv* ; il montre le phénomène en train de s'effectuer. On voit qu'à la partie postérieure *p* l'invagination gastruléenne se fait effectivement et donne naissance à une cavité assez spacieuse *cg*, munie d'un blastopore *b*, que surmonte une lèvre blastoporique supérieure *l*. Quant à la lèvre inférieure, elle n'est pas encore constituée ; car le point où les cellules du futur ectoblaste et celles du futur entoblaste se continuent, point qui seul correspond à une lèvre blastoporique, est en *lx*. C'est seulement plus tard que, par suite de l'enveloppement des cellules végétatives (entoblaste) par les cellules animales (ectoblaste), le blastopore se trouvera limité inférieurement aussi par une véritable lèvre blastoporique, *lx* s'étant reporté en *l'*.

Remarquons que si nous superposons le schéma B au schéma A, nous voyons qu'au stade où en est la gastrula B, celle-ci peut être considérée comme pourvue d'un blastopore dont une partie est un blastopore *réel*, perméable, l'autre, la plus considérable, étant un blastopore *virtuel*, non perméable, oblitéré qu'il est par un bouchon d'éléments vitellins. Le premier est surmonté d'un bord blastoporique *réel, définitif* (*l*) ; le second n'est marqué que par un bord blastoporique *virtuel, provisoire* (*lx*). Il est virtuel parce que l'ectoblaste ne se continue à son niveau qu'avec des cellules vitellines représentant un entoblaste en puissance ; il est provisoire, parce qu'il est destiné à disparaître quand l'ectoblaste sera venu en *l*. C'est, en

d'autres termes, un *bord d'enveloppement*, qui ne parviendra à la dignité
de bord blastoporique que quand il sera venu en *l'*.

Que si maintenant l'on se demande pourquoi l'invagination gastruléenne
se fait exclusivement à la partie postérieure du germe, on peut répondre
que la raison en est dans l'activité plus grande, c'est-à-dire tout à la fois plus
précoce et plus rapide de la partie postérieure, activité grâce à laquelle
les éléments de cette région s'enfoncent de très bonne heure et avec

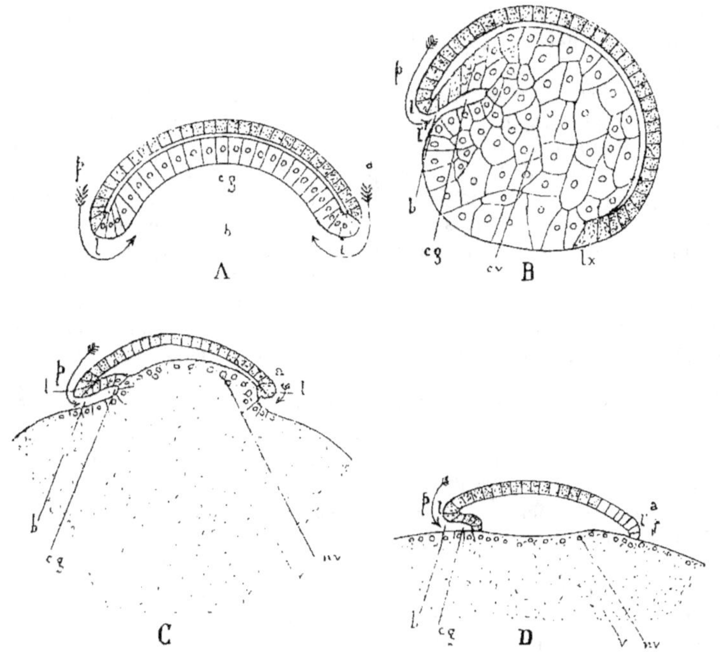

FIG. 62. — *Série de diagrammes représentant des coupes antéro-postérieures de germes correspondant à ceux
de la figure 61. Même signification des lettres qu'en 61. De plus, a. p marquent les extrémités antérieure
et postérieure du germe.*

célérité dans l'invagination pour en accroître incessamment la profondeur,
et grâce encore à laquelle débutera dans cette même région l'ébauche
même de l'embryon. Quant à la cause première de l'activité prépondérante
qui est le privilège de la région postérieure du germe, il faut avouer
qu'elle nous échappe.

Le type de gastrulation représenté schématiquement en 62, B a été appelé par Haeckel *amphigastrula*. Il est réalisé chez les Cyclostomes, précurseurs immédiats des Sélaciens.

La figure C montre ce qui se passerait dans un œuf où le vitellus est abondant. On peut la rattacher à la précédente à l'aide des considérations que voici : Dans le schéma B, les cellules animales pouvaient, par un véritable processus d'épibolie, faire le tour de la partie antérieure de l'œuf, entourant de plus en plus complètement les cellules vitellines, et parvenaient enfin en *l'*, en se continuant en qualité de cellules ectoblastiques avec les cellules végétatives devenues entoblastiques, à former la lèvre inférieure du blastopore. Ici au contraire l'enveloppement du vitellus n'a pu se faire. En effet l'œuf que le schéma C représente est pourvu d'un vitellus énorme, que la figure ne fait voir (par économie de place) que sous des proportions réduites. Par suite, pour que les cellules animales pussent envelopper rapidement et presque d'un coup la totalité de la masse végétative, il leur faudrait être douées d'une activité extraordinaire, et se multiplier mille et mille fois de suite pour fournir les éléments nécessaires à l'enveloppement du vitellus. D'autre part le vitellus est ici parfaitement inerte et constitue un obstacle devant lequel les cellules animales s'arrêtent impuissantes, après avoir formé un rudiment d'invagination. De la sorte s'est constituée une gastrula étalée en surface, une *discogastrula* (Haeckel). Le germe C est en cet état parfaitement comparable au germe B, dont on aurait accru le vitellus. La seule différence consiste dans l'ébauche d'invagination gastruléenne qui s'est faite à la partie antérieure du germe C.

Si nous combinons maintenant la coupe antéro-postérieure de la figure 62, C avec la coupe transversale de la figure 61, C, nous arrivons à nous convaincre qu'il règne tout autour de l'œuf, à la limite du vitellus et du disque segmenté, une cavité gastruléenne et un blastopore ; que cette cavité est plus profonde en arrière qu'en avant où elle est rudimentaire, et qu'elle est d'autant moins développée qu'on l'examine plus en avant. Cette cavité est surmontée d'une lèvre blastoporique qui, épaisse, puissamment active et en somme parfaite dans la région postérieure, perd peu à peu ses caractères sur les parties latérales du germe pour ne plus les présenter du tout en avant. Cette constitution est comme un ressouvenir de la gastrula de l'Amphioxus.

Un simple coup d'œil jeté sur les dessins B et C de la figure suffit à nous montrer que l'homologue de *lx* et de *l'* en B est représenté par *l'* en C, c'est-à-dire par le bord antérieur du disque germinatif, et aussi, comme nous l'a appris la comparaison avec les coupes transversales, par les bords latéraux de ce disque. Ces homologies sont encore plus évidentes quand on connaît la marche ultérieure du processus embryologique. La constitution de la gastrula telle qu'elle est représentée en C est marquée dans l'évolution du germe gastruléen par un temps d'arrêt ; la figure C est un stade réel au lieu que B n'était qu'une phase fictive. Mais bientôt en C, de même que le faisait *lx* en B, *l'* va se déplacer, le blastoderme s'étendant sur le vitellus. Le bord *l'* qui pour un instant avait conquis la valeur d'un bord blastoporique, va tomber au rang de bord d'enveloppement. La région antérieure de la cavité gastruléenne disparaîtra. L'étude de coupes transversales nous montrerait que bientôt les parties latérales du propéristome et de l'intestin primitif subissent le même sort. Il ne reste donc plus de lèvre blastoporique et d'intestin primitif qu'à la partie postérieure de la discogastrula, qui à ce moment est redevenue une amphigastrula comparable à celle dont elle dérive. La succession des phénomènes se fait en B et en C dans un ordre inverse : en B, d'abord l'enveloppement de la masse vitelline puisque celui-ci peut être rapide ; ensuite la gastrula (amphigastrula) est constituée; ici en C, d'abord la gastrula (discogastrula) ; puis l'enveloppement du vitellus, cet enveloppement demandant beaucoup de temps pour être complet.

Quant au schéma D, il est l'exagération pure et simple de la disposition figurée en C. Les dessins schématiques C et D des figures 61 et 62 conviennent très bien pour représenter des coupes transversales et antéro-postérieures du germe gastruléen des Sélaciens et aussi des Téléostéens. Ainsi les coupes longitudinales C et D (fig. 62) rappellent la figure 32 empruntée à Rückert; C (fig. 61) serait une coupe transversale des régions postérieures du blastoderme (fig. 41 P) passant en *p* (fig. 42) ; D (fig. 61) représenterait une coupe transversale des régions antéro-latérales (M et A, fig. 41) menée à travers *m* et *a* (fig. 42).

En résumé, « chez les Sélaciens, le propéristome est représenté par toute la périphérie du disque germinatif. Le type radiaire primitif de la gastrula s'est ici nettement conservé » (Rückert). Mais le caractère du bord blastoporique est très différent dans les diverses régions de ce bord. C'est en avant et sur les côtés un bord blastoporique éphémère, qui dégénère bientôt en un bord d'enveloppement ; il est comparable au bord d'enveloppement, future lèvre ventrale ou inférieure, de l'amphigastrula. En arrière la lèvre blastoporique est définitive; elle correspond à la lèvre dorsale ou supérieure de l'amphigastrula. Cette symétrie bilatérale est due à la présence du vitellus. A la partie postérieure seule, le processus *palingénétique* (répétition du processus phylogénétique dans l'ontogénèse) s'est conservé ; la lèvre postérieure des Sélaciens est un bord palingénétique. A la partie antérieure et sur les côtés, l'enveloppement du vitellus, processus nouveau, *cœnogénétique*, exigé par des conditions nouvelles, a remplacé le processus palingénétique ou en a masqué les caractères ; la lèvre antéro-latérale est un bord cœnogénétique.

§3. — **L'amphigastrula des Amphibiens.** — Partant de la gastrula des Sélaciens, on peut obtenir facilement celle des Ganoïdes et des Amphibiens qui ont succédé aux Sélaciens. Il suffit de diminuer dans l'œuf de ces derniers la quantité de vitellus. On comprendra alors qu'on se trouve ramené du type C au type B de la figure 62, c'est-à-dire que nous retrouvons chez les Amphibiens une amphigastrula comparable à celle des Cyclostomes, d'où la discogastrula des Sélaciens était issue.

Les Téléostéens étant considérés comme un rameau divergent parti des Ganoïdes (1), et leur gastrula rappelant celle des Sélaciens, on doit admettre que l'amphigastrula des Ganoïdes a fourni la discogastrula des Téléostéens de la même manière que l'amphigastrula des Cyclostomes a été le point de départ de la discogastrula des Sélaciens. Malgré la ressemblance extérieure de forme, certains embryologistes affirment qu'il existe entre la gastrula des Sélaciens et des Téléostéens des différences de constitution fondamentales. Tout intéressante que soit cette question, nous la laisserons de côté, parce que les Téléostéens, constituant une branche divergente et sans issue ne sauraient nous conduire aux Amniotes dont il nous reste à nous occuper.

§ 4. — La gastrula des Amniotes. Périgastrula. — Les Amniotes ou plus exactement les Protamniotes ayant succédé aux Amphibiens, c'est de la gastrula de ces derniers que nous devons faire dériver leur germe gastruléen.

Nous nous servirons à cet effet des dessins schématiques de la figure 63.

A. *La périgastrula du Protamniote, type hypothétique dérivé phylogénétiquement de l'amphigastrula du Batracien.* — Si l'on se demande avec Rabl à quel endroit de la gastrula des Protamniotes (63, D) doit apparaître le vitellus quand cette gastrula se développe aux dépens de celle des Batraciens (63, C¹), on remarque que le bouchon vitellin *bv* de ces derniers ne correspondant qu'à la plus petite portion du vitellus des Amphibiens, et la masse principale des cellules vitellines étant accumulée vers le centre de l'œuf à la face ventrale de l'intestin primitif, en *v*, ce n'est pas, si l'on veut se représenter exactement le processus phylogénétique, le bouchon vitellin *bv* qu'il faut accroître, mais c'est la région *v* qui doit être augmentée, et dont il faut faire le siège de la surcharge vitelline dans la gastrula du Protamniote. Cela étant, rappelons-nous que l'accumulation du vitellus dans un œuf a pour résultat la différenciation de cet œuf en deux régions, l'une vitelline, très considérable, située inférieurement, l'autre protoplasmique ou germinative, affectant la forme d'un disque de dimensions relativement réduites, placé en haut. La constitution de l'œuf demeurera la même aux stades de blastula, puis de gastrula. Quand maintenant se fera l'invagination gastruléenne, ce sera à l'endroit qu'occupait le blastopore des Amphibiens, puisque ce qui est changé dans la gastrula de ceux-ci, c'est uniquement le vitellus. Tout se passera en somme comme si la gastrula des Amphibiens (C¹), distendue outre mesure par le vitellus, avait éclaté en un pôle opposé à celui où l'accumulation vitelline était le

____

(1) Ou plus exactement des Protoganoïdes.

plus faible ; le vitellus fera pour ainsi dire hernie hors de la gastrula (D). Il résultera de là cette disposition remarquable, que le blastopore sera situé dans l'intérieur de la surface du disque germinatif, à l'inverse de ce qui existait dans la discogastrula des Sélaciens où le blastopore était à la périphérie du disque : la gastrula sera une **périgastrula** (Rabl). Le blastoderme aura la forme d'un large anneau, dont le trou central sera représenté par le blastopore. Il offrira à considérer deux bords circulaires, l'un extérieur, l'autre intérieur. Celui-ci, limitant le blastopore, est une lèvre blastoporique vraie. Comme chez les Amphibiens, nous pouvons y distinguer une lèvre dorsale (ld) (indiquée dans les schémas C" et D' par un trait plus épais) et une lèvre ventrale (lv) ; la première occupe dans le disque germinatif une situation antérieure, l'autre est placée en arrière. Quant au bord extérieur ou périphérique, il correspond aux bords des lambeaux de la solution de continuité que nous avons supposée en C, lx. Or la région lx appartenant ou ayant appartenu chez le Batracien au bord d'enveloppement du germe, le bord périphérique du disque germinatif chez le Protamniote représente également un bord d'enveloppement qui aura pour mission de recouvrir complètement le vitellus.

B. *La gastrula de l'Amniote ; sa formation ontogénique comparée à celle des types précédents. Signification de la ligne primitive.* — Les considérations précédentes, en partie empruntées à Rabl, permettent de comparer la gastrula des Protamniotes à celles des Amphibiens, et nous renseignent sur les homologies des différentes régions de l'une et de l'autre gastrula à leur état définitif. Elles peuvent suffire à expliquer phylogénétiquement la gastrula du Protamniote. Mais si nous voulons être éclairés sur la façon dont peut se constituer ontogénétiquement la gastrula du Protamniote, ou plutôt de l'Amniote, puisque le Protamniote n'est qu'un type hypothétique dont nous n'avons pas à chercher l'ontogénèse, il faut comparer non plus des stades définitifs, mais des phases correspondantes du développement de la gastrula chez les Batraciens et chez les Amniotes et mettre en regard de la gastrula inachevée de l'Amniote un stade tel que C, C' (fig. 63) où la gastrula n'est pas complète chez le Batracien et où l'enveloppement du vitellus est en train de se faire. Nous nous retrouvons alors dans les mêmes conditions où nous étions quand d'une gastrula telle que celle des Cyclostomes (fig. 62, B) nous faisions dériver la gastrula des Sélaciens (62, C). Notre point de départ est ici l'Amphibien et le but est l'Amniote. Seulement, comme on va le voir dans un instant, l'évolution ira plus loin chez l'Amniote que chez le Sélacien, grâce à l'abréviation de processus qui s'accompliront avec la plus grande rapidité et atteindront une importance considérable, tandis que chez les Sélaciens ils étaient tardifs et à peine indiqués.

Nous rappelant la constitution de la gastrula inachevée du Batracien (fig. 62, B ; 63, C et C') nous voyons que le blastopore est à cette époque encore dépourvu de lèvre ventrale et ne possède qu'une lèvre dorsale typiquement constituée. Le schéma d'une vue de face de la gastrula à cette

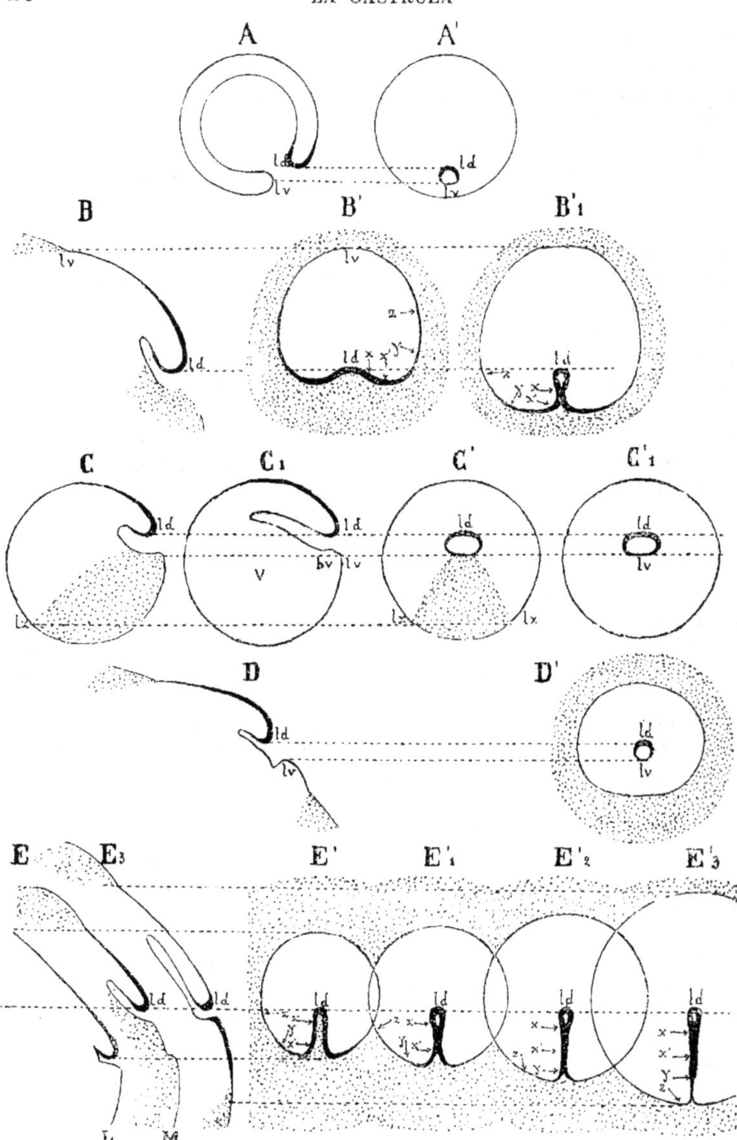

Fig. 63. — *Schémas destinés à faire comprendre la gastrulation des Amniotes, et à permettre la comparaison de celle-ci avec les autres types.*

A, B, C, D, E, de même que C¹, E³, sont des coupes longitudinales et médianes de la gastrula. — A', B', C',

(*Voir la suite de la légende au bas de la page 125.*)

période serait à peu près donné par la figure 63 C', c'est-à-dire que la lèvre dorsale du blastopore figurerait sur le bord postérieur du blastoderme de Batracien une sorte de croissant surplombant la bouche primitive. Chez l'Amniote c'est un état pareil, ce semble, qui a été observé par Duval dans le disque germinatif très jeune de l'Oiseau ; cet état est d'ailleurs très passager (comp. 63, C' et 63, E'). En effet à cette période le disque blastodermique de l'Oiseau présente en arrière et sur la ligne médiane une échancrure (fig. 64), au devant et sur les bords de laquelle le bord du blastoderme est épaissi en un bourrelet blastodermique, dont la structure est caractérisée essentiellement par la coalescence de l'ectoderme et de l'entoderme à son niveau (fig. 37 et 65).

Plus tard (fig. 64, III et IV), derrière cette échancrure, les bords du blastoderme, au lieu de demeurer écartés et distincts, s'accolent, transformant ainsi l'échancrure en un trou circulaire. Dès lors il y a lieu de distinguer dans la lèvre du blastopore deux régions, l'une antérieure, qui entoure un orifice arrondi, l'autre postérieure, où les deux bords droit et gauche du blastopore se sont fusionnés sur la ligne médiane en une masse cellulaire, ecto-entodermique, la « masse primitive », la « plaque axiale » de Duval, la « ligne primitive » des auteurs.

C'est en cet état que la plupart des embryologistes ont trouvé la gastrula des Amniotes. Ils y ont décrit un cul-de-sac (gouttière du croissant des Oiseaux, prostoma des Reptiles, fossette primitive des Mammifères) (voy. fig. 34), bordé antérieurement par une vraie lèvre blastoporique, et derrière lequel se trouve une masse cellulaire , la *ligne primitive*, dans laquelle il faut voir une *partie des lèvres soudées du blastopore* (Balfour, Rauber, Duval, Kupffer, L. Gerlach, etc.). Le cul-de-sac s'allonge ensuite de haut en bas et d'arrière en avant, et traversant toute l'épaisseur du blastoderme, se fait jour à la face profonde de ce dernier (fig. 36), sous lequel il s'étend de plus en plus en formant un canal que nous retrouverons plus tard.

A ce moment, une comparaison de la gastrula des Amniotes avec celle des Sélaciens se présente tout naturellement. Chez les Sélaciens également (fig. 63, B'') nous trouvons, à un certain moment du développement du germe gastruléen, une cavité qui se prolonge assez loin en avant ; c'est la cavité gastruléenne ; en arrière d'elle les bourrelets caudaux, c'est-à-dire les régions postéro-latérales du bourrelet blastodermique, se sont soudés

D', E' représentent, ainsi que B'' C'', E'', E'², E'³, des vues de face de la gastrula. Des lignes pointillées raccordent les différentes parties des coupes longitudinales avec les parties correspondantes sur les vues de face. Les dessins A. B, C. E appartiennent à une même série. — D doit être comparé à C''. — E' est comparable à D et C''. — A', B', C', E' font partie de la même série. et D' doit être mis en regard de C''. — E'', E'², E'³ sont des stades ultérieurs de E'. — En E, M est une coupe médiane, L, une coupe latérale de la gastrula.

La lèvre dorsale du blastopore *ld* est marquée par un trait plus épais. qui sur les vues de face va en s'atténuant jusqu'à la lèvre ventrale *lv*. Le vitellus est figuré par un pointillé. — A, A' appartient à l'Amphioxus ; B, B'. B'' aux Sélaciens ; C, C'', C¹ C'' aux Amphibiens ; D, D' aux Protamniotes ; E, E', E'', E'², E'³, E' aux Amniotes.

sur la ligne médiane, en donnant naissance à la bandelette post-embryonnaire, comparable à la ligne primitive des Vertébrés supérieurs (comp.
fig. 63, B'' et E''). La seule différence entre les Sélaciens et les Amniotes
réside en ce que la ligne primitive est chez les premiers une formation
tardive et d'un développement très faible, au lieu que chez les autres

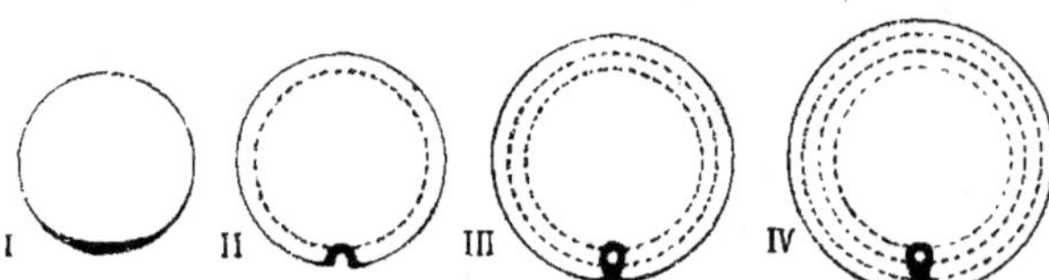

Fig. 64. — *Schéma montrant le mode d'allongement et la composition de la ligne primitive* (d'après Duval, modifié).

elle est très précoce et va poursuivre son développement jusqu'à acquérir
une importance considérable.

En effet, quand le bourrelet blastodermique se portera d'avant en
arrière, le disque germinatif continuant à s'étendre en tous sens sur le
vitellus, la ligne primitive prendra part à cette extension ; elle s'allongera
d'avant en arrière sur la ligne médiane du germe, sa région antérieure
demeurant en place, tandis que sa région postérieure reculera de plus en

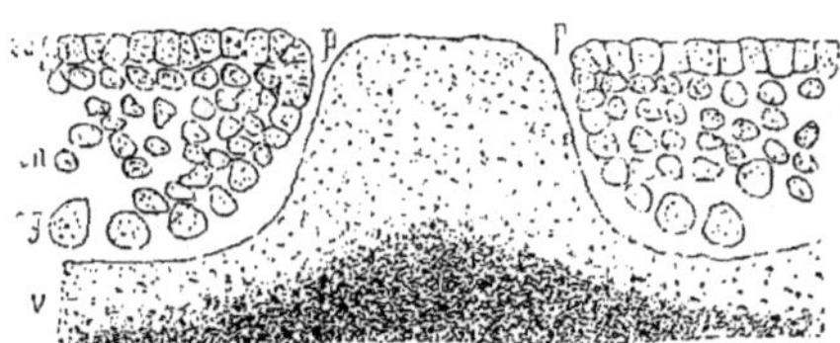

Fig. 65. — *Partie médiane d'une coupe transversale et postérieure d'un blastoderme de Rossignol* (d'après Duval).

p, p, fente sous-germinale qui sépare le vitellus du blastoderme (blastopore). — *ec, en*, ectoblaste, entoblaste. — *v*, vitellus. — *cg*, cellules granuleuses de la cavité sous-germinale. (Cette coupe peut également
servir pour donner une idée de la disposition que présente parfois la ligne primitive sur certains points
de sa longueur.)

plus ses limites. La partie antérieure, demeurée fixe, de la ligne primitive est représentée par ce que nous avons appelé la « tête de la ligne
primitive » chez les Oiseaux, le « bouton de Hensen » chez les Mammifères. La « fossette primitive », première indication de la cavité gastruléenne, se prolongera en arrière sur la ligne médiane en une gouttière, la
« gouttière primitive ». Il est clair que la constitution de la ligne primitive,
dans la région postérieure nouvellement formée, sera la même qu'en avant,

et que les bords de la gouttière primitive seront aussi constitués par une région cellulaire neutre où l'ectoblaste et l'entoblaste sont fusionnés. C'est ce que montre la figure 66. Dans quelques cas exceptionnels même on trouve sur certains points de la ligne primitive la disposition représentée par la figure 65, c'est-à-dire que la structure du bourrelet blastoporique

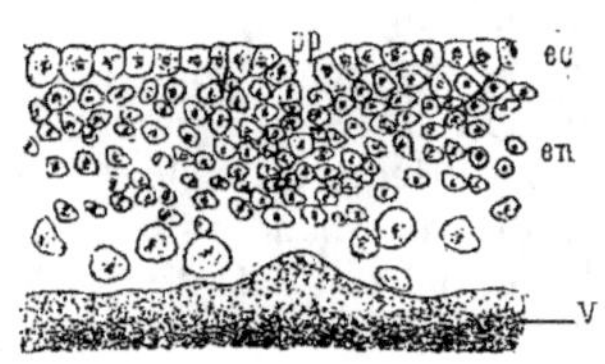

Fig. 66. — *Coupe transversale de la ligne primitive dans un blastoderme de Poulet* (d'après Duval).

pp, Gouttière primitive. — *ec*, *en*, ectoblaste, entoblaste. — *v*, vitellus.

réapparait ici, par suite de la disjonction des deux bords droit et gauche de la gouttière primitive.

Bien que la gouttière primitive demeure d'ordinaire superficielle, et qu'elle ne devienne jamais un cul-de-sac de quelque profondeur, elle n'en doit pas moins être considérée comme la continuation de la cavité gastruléenne, sous une forme incomplète. L'état plein ou creux sous lequel paraissent les ébauches des organes est en effet d'importance toute secondaire, puisque nous voyons les glandes être tantôt des bourgeons pleins, tantôt des diverticules creux, puisqu'un organe tel que le système nerveux central est chez la majorité des Vertébrés une ébauche tubulaire, tandis que chez les Téléostéens il est primitivement représenté par une masse cellulaire pleine, etc.

L'allongement de la ligne primitive continue à se faire, et la ligne primitive continue d'être le résultat de la coalescence des bords du blastoderme sur la ligne médiane. Tout se passe comme si, selon l'expression de Duval, le bourrelet blastodermique, en se déplaçant excentriquement, laissait dans la région postérieure du blastoderme un tractus antéro-postérieur où les parties sont demeurées avec la composition typique de ce bourrelet (fig. 64). Dans des cas exceptionnels la nature de la ligne primitive apparaît de toute évidence par le fait qu'elle est constituée de deux moitiés (fig. 65) (voy. aussi fig. 67). D'habitude cependant la présence de la gouttière primitive est le seul indice de la bifidité de la ligne primitive; mais alors la constitution anatomique de la ligne primitive comme une plaque axiale ecto-entodermique atteste encore sa composition (fig. 64 et 66).

La ligne primitive, pour se former par soudure des bords du blastoderme, emprunte des parties de ce bord qui sont de plus en plus éloignées de la région médio-postérieure où siègent la cavité gastruléenne et la lèvre blastoporique typiques et vraies, et où des dispositions palingénétiques sont reproduites. Ainsi la partie la plus antérieure de la ligne primitive est constituée par la région *x x'* du bord du blastoderme, correspondant à la région *x x'* qui chez les Sélaciens forme la ligne primitive tout entière. De même le bord *x' y*, rapproché sur la ligne médiane de son congénère pour allonger la ligne primitive, est une région comparable à *x' y* dans le blastoderme des Sélaciens, c'est-à-dire qu'il appartient à une partie du bourrelet blastodermique qui, au stade que nous supposons ici, a conservé un caractère palingénétique et a encore la valeur d'une lèvre blastoporique véritable. Il arrivera un moment où la ligne primitive s'allongera en utilisant une région $y z$ du bord du blastoderme comparable à $y z$ chez les Sélaciens. Or cette partie du bord blastoporique a perdu à l'heure qu'il est son caractère palingénétique; elle n'est plus une lèvre blastoporique vraie, mais un simple bord d'enveloppement. Par suite, la ligne primitive, dans sa région postérieure, doit perdre le caractère anatomique du bourrelet blastoporique; la continuité ecto-entoblastique doit disparaître. C'est ce que font voir des coupes portant sur la région postérieure de la ligne primitive; l'ectoblaste et l'entoblaste s'y montrent distincts l'un de l'autre, le premier s'étendant librement sur le vitellus, le second se soudant (d'après Duval) au vitellus pour former un bourrelet entodermo-vitellin.

Les dispositions y deviennent les mêmes qu'au niveau du bord antérieur du blastoderme où le caractère cœnogénétique existait depuis longtemps (voy. fig. 67). C'est à cette région postérieure de la ligne primitive, ainsi essentiellement modifiée dans sa structure, que Duval réserve le nom de ligne primitive proprement dite, l'expression de plaque axiale étant appliquée à la région antérieure, réellement blastoporique, palingénétique, de la lèvre primitive.

Il n'y a pas lieu de se demander où l'on doit chercher la lèvre ventrale. Quant à l'homologue de la lèvre ventrale (fig. 63, B', *lv*) du Sélacien, il n'y a pas lieu de chercher à en préciser la situation chez l'Amniote. La lèvre ventrale étant une modification cœnogénétique de la lèvre blastoporique, et cette modification ayant atteint au stade E'3 de la fig. 63 le bord entier du blastoderme et même la partie postérieure de la ligne primitive, l'un et l'autre ont la valeur d'une lèvre ventrale, ce qui revient à dire évidemment que cette expression n'a plus de signification. précise topographiquement.

Désormais le blastopore et la ligne primitive, qui n'en est qu'une région modifiée, sont situés en plein blastoderme, tandis que le pourtour de ce dernier représente dans sa totalité un bord d'enveloppement. Les choses sont dès maintenant comparables à ce que nous avons supposé exister dans la gastrula hypothétique des Protamniotes qui nous avait servi de point de départ; nous sommes en présence d'une périgastrula, qui n'est autre chose qu'une amphigastrula de Batracien modifiée par la présence du vitellus. Nous avons vu seulement que pour s'expliquer le développement de la périgastrula des Amniotes, il faut faire intervenir un stade comparable à la discogastrula des Sélaciens. Mais tandis que chez ceux-ci les phénomènes, grâce auxquels une partie du blastopore se trouve séparée du reste et enfermée dans l'aire du blastoderme par la formation d'une ligne primitive, sont tout à la fois tardifs et incomplets, chez les Amniotes il n'en est plus de même. Chez eux, l'inclusion de la partie du bord du blastoderme qui a conservé le caractère d'une vraie lèvre blastoporique est complète. Chez les Amniotes, comme l'a dit à peu près Duval pour l'Oiseau, l'enve-

loppement du vitellus par le blastoderme demandant un temps considérable,
il était physiologiquement nécessaire qu'il y eût division du travail, celui-ci
se dédoublant en : occlusion blastodermique, c'est-à-dire recouvrement du
vitellus par un bord blastodermique d'enveloppement, cœnogénétiquement
modifié ; occlusion blastoporique, effectuée par le bord palingénétique du
blastoderme. Rückert, à la suite de ses études sur les Sélaciens, Cunningham,
comme conséquences de ses recherches sur les Téléostéens, ont été amenés, sans avoir spécialement étudié les Amniotes, à reconnaître que chez

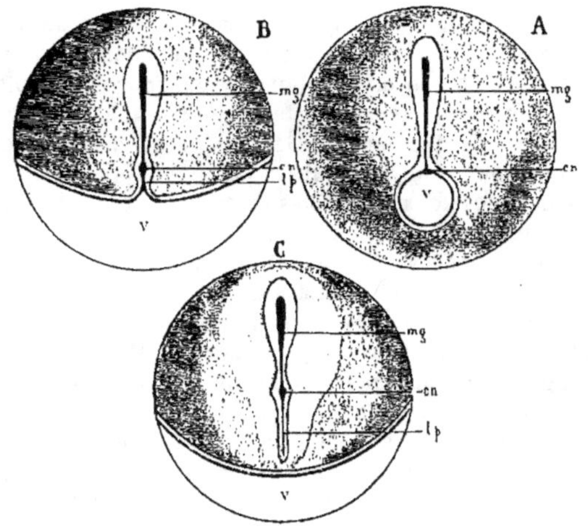

Fig. 67. — *Diagrammes montrant les relations du vitellus avec le rudiment embryonnaire, et les rapports du blastopore avec la ligne primitive, chez divers Vertébrés (d'après BALFOUR).*

mg, sillon médullaire marquant le rudiment embryonnaire. — *v*, vitellus limité par deux traits parallèles qui répondent à la lèvre du blastopore. — *lp*, ligne primitive. — *cn*, canal neurentérique. — A, Type du Batra-cien. · B, Type du Sélacien. — C, Type de l'Oiseau.

ces derniers les phénomènes devaient être tels que nous les avons décrits
en nous servant des vues exprimées par Rabl sur la phylogénèse des Vertébrés, et utilisant d'autre part les considérations et les faits que Duval a
publiés dans ses études sur le blastoderme de l'Oiseau.

En somme, tandis que chez les Batraciens se confondaient la gastrulation
proprement dite et l'enveloppement de la masse vitelline, en raison de
la rapidité avec laquelle, vu le petit volume du vitellus, les phénomènes
peuvent se passer, chez les Sélaciens et les Amniotes la gastrulation se
dégage du processus d'enveloppement. Le bord du blastoderme se partage
en un bord gastruléen, palingénétique, et un bord d'enveloppement, cœnogénétiquement modifié. Chez les Sélaciens, cette séparation, qui aboutit à
une division du travail physiologique et permet aux phénomènes de gas-

trulation et d'enveloppement de s'opérer jusqu'à un certain point séparément, est incomplète. Avec les Amniotes, l'indépendance des deux régions du blastoderme devient de bonne heure absolue : la gastrulation et le recouvrement du vitellus se font isolément.

Mais il faut nous souvenir que le bord d'enveloppement n'est qu'une région de la lèvre blastoporique secondairement modifiée par la présence du vitellus et par des conditions physiologiques nouvelles. Par suite la surface du vitellus qui se montre à nu à un moment donné n'est pas au point de vue morphologique essentiellement différente d'un blastopore ; elle est un blastopore vitellin, virtuel, oblitéré qu'il est par le vitellus, un *lécithopore*, par opposition au blastopore vrai, perméable, qui donne accès dans la cavité de la gastrula, et qu'on a pu nommer *gastropore*. Par suite encore, la gastrulation et l'enveloppement du vitellus ne sont pas de nature essentiellement distincte ; le deuxième processus n'est qu'une déformation cœnogénétique du premier, lequel seul est palingénétique. Dans les œufs à vitellus peu abondant, les deux bords blastoporiques (le bord blastoporique vrai et le bord d'enveloppement), les deux blastopores (le gastropore et le lécithopore), les deux processus de gastrulation (l'invagination et l'enveloppement ou épibolie) sont confondus. Dans les œufs à vitellus considérable, ils sont distincts, et d'autant plus distincts que l'évolution a été poussée plus loin à partir du type oligolécithe primitif. C'est ce que fait comprendre la figure schématique 67, empruntée à Balfour, qui est expliquée suffisamment par sa légende.

De ce qui précède il résulte que les divers modes de gastrulation peuvent être rattachés les uns aux autres, et que la phylogénèse de la gastrula des Vertébrés peut être donnée à peu près par le schéma suivant.

$$\textit{Archigastrula} \rightarrow \textit{Amphigastrula} \rightarrow \textit{Discogastrula} \rightarrow \begin{array}{c}\textit{Amphigastrula} \rightarrow \textit{Discogastrula} \rightarrow \textit{Périgastrula}\end{array}$$

Archigastrula → Amphigastrula → Discogastrula →
(Protovertébré,   (Cyclostomes)   (Sélaciens)
Amphioxus)

Amphigastrula → Discogastrula → Périgastrula
(Protoganoïdes,   (forme de   (Protamniotes
Ganoïdes,   transition,   Amniotes)
Batraciens)   hypothétique)

INDEX BIBLIOGRAPHIQUE

Gastrulation et feuillets primaires de la gastrula en général. — PANDER. *Beiträge zur Entwicklung des Hühnchens im Ei*, Würzburg, 1817. — V. BAER. *Entwicklungsgeschichte der Thiere*, Königsberg. 1828. — HAECKEL. Die Gastræatheorie, die phylogenetische Classification des Thierreichs und die Homologie der Keimblätter. *Jenaische Zeitschr.*, 1874, Bd VIII. — ID. *Ibid.*, 1875, Bd IX. — ID. *Ibid.*, 1877, Bd XI. — ID. *Ibid.*, 1885, Bd XVIII. — RAY-LANKESTER. On the primitive cell-layers of the embryo, etc. *Ann. and Mag. N. Hist.*, vol. XI, 1873. — RAUBER. Primitivrinne und Urmund. *Morph. Jahrb.*, Bd II, 1876. — ID. Primitivstreifen und Neurula. Leipzig, 1877. — GASSER. Der Primitivstreifen bei Vogelembryonen. *Schr. d. Gesellsch. z. Bef. d. ges. Naturw. in Marburg*. Bd XI, 1878. — KUPFFER. Die Gastrulation an den meroblastichen Eiern der Wirbelthiere und die

Bedeutung des Primitivstreifs. *Arch. f. Anat. u. Phys.*, 1882 et 1884. — M. DUVAL. *Soc. de Biologie*, 1883. - - ID. De la formation du blastoderme dans l'œuf d'Oiseau. *Ann. des sc. nat.*, t. XVIII, et *Hautes Etudes*, 1884. — C. K. HOFFMANN. Die Bildung des Mesoderms, die Anlage der Chorda dorsalis u. die Entwicklung des Canalis neurentericus bei Vogelembryonen. *Verhandl. d. Königl. Akad. d. Wiss.*, Amsterdam, 1883. — BELLONCI. Blastoporo e linea primitiva dei vertebrati. *Atti della R. Accad. dei Lincei*, CCLXXXI, 1884. — RUECKERT. *Zur Keimblattbildung bei Selachiern*, München, 1885. — ID. *Anat. Anz.*, 1889, nos 4-6. — CUNNINGHAM. On the Relations of the yolk to the gastrula in Teleosteans and in other Vertebrate types. *Quart. J. of micr. Sc.*, Vol. XXVI, 1886. — O. HERTWIG. *Lehrbuch der Entwicklungsgeschichte*, 1888. — VAN BENEDEN. *Anat. Anz.*, 1886. — ID. *Bull. de l'Ac. roy. de Belgique*, S. III, t. XII, 1887. — ID. *Anat. Anz.*, 1888, nos 23-25. — RABL. *Anat. Anz.*, 1888, nos 23-25. — BONNET. *Anat. Anz.*, 1888, nos 4-5. — KASTSCHENKO. *Anat. Anz.*, 1888, no 16. — HATSCHEK. *Lehrbuch der Zoologie*, L. 1, Iena, Fischer, 1888. — LANG. *Lehrbuch der vergleichenden Anatomie*. Abth. 1, Iena, Fischer, 1888. — P. U. F. SARASIN. *Ergebnisse naturw. Forsch. auf Ceylon*, Bd II, H. 3, Wiesbaden, 1889. — PERENYI. *An. Anz.*, 1889, no 19.

Gastrula et feuillets primaires en particulier. (Les travaux indiqués par le nom de l'auteur seul ont déjà été cités dans l'index bibliographique du chapitre I.)

Amphioxus. — KOWALEWSKY. — HATSCHEK.

Amphibiens. — GOETTE. — VAN BAMBEKE. — SCOTT ET OSBORN. — O. SCHULTZE. — A. JOHNSON. *Quart. J. of micr. Sc.*, 1884. — BELLONCI. *Atti della R. Accad. dei Lincei*, CCLXXXI, 1884. — A. JOHNSON ET L. SHELDON. *Quart. J. of micr. Sc.*, 1886. — HOUSSAY ET BATAILLON. *Comptes rendus*, CVII. — SCHWINK. *Biol. Centralblatt*, Bd VIII, 1887.

Téléostéens. — V. KOWALEWSKI. — ZIEGLER. — HENNEGUY.

Sélaciens. — BALFOUR. — SWAEN. — RUECKERT. — KASTSCHENKO.

Oiseaux. — PANDER. Beiträge zur Entwicklung des Hühnchens im Ei, Würzburg, 1817. — DURSY. Der Primitivstreif des Hühnchens, Lahr, 1867. — OELLACHER. — GOETTE. — FOSTER ET BALFOUR. *Eléments d'embryologie*, Paris, 1877. — HIS. *Zeitschr. f. Anat. u. Entw.* Bd I, 1876. — ID. *Arch. f. Anat. u. Phys.*, 1877. — DISSE. *Arch. f. m. Anat.*, Bd XV, 1878. — GASSER. *Schr. d. Gesells. z. Bef. d. ges. Naturw. zu Marburg*, 1879. — KOELLIKER. *Traité d'embryologie*. — DANSKY et KOSTENITSCH. — KOLLER. Beiträge zur Kenntniss des Hühnerkeims im Beginne der Bebrütung. *Sitz. d. k. Akad. d. W. Wien*, 1879. — ID. Untersuchungen über die Blätterbildung. im Hühnerei. *Arch. f. m. Anat.*, Bd XX, 1881. — M. DUVAL. Etude sur la ligne primitive de l'embryon de poulet. *Ann. des sc. nat. et Hautes études*, 1880. — W. WOLFF. *Arch. f. m. Anat.*, 1882. — M. DUVAL.

Reptiles. — KUPFFER ET BENECKE. — KUPFFER. *Arch. f. An. und Phys.*, 1882. — STRAHL. *Arch. f. An. und Phys.*, 1882. — WELDON. *Quart. J. of micr. Sc.*, Vol. XXIII, 1883. — C. K. HOFFMANN. *Zeitschr. f. w. Zool.*, Bd XL, 1884. — MITSUKURI et ISHIKAVA. *Quart. J. of micr. Sc.*, vol. XXVII, 1887.

Mammifères. — HENSEN. Beobachtungen über die Befruchtung und Entwicklung des Kaninchens und Meerschweinchens. *Zeitschr. f. Anat. u. Entw.*, Bd I, 1876. — KOELLIKER. *Traité d'embryologie*. — LIEBERKUEHN. — E. VAN BENEDEN. — HEAPE. — BONNET. Beiträge zur Embryologie der Wiederkäuer, gewonnen am Schafei. *Arch. f. Anat. und Phys.*, 1884. — ID. *Anat. Anz.*, 1888, nos 4, 5. — HUBRECHT. *Anat. Anz.*, 1888, nos 17, 18. — KEIBEL. *Anat. Anz.*, 1888, no 22. — HUBRECHT. *Anat. Anz.*, 1888, no 30.

CHAPITRE IV

Les deux feuillets primaires de la Gastrula. Leurs transformations, leur destinée.

La gastrula, dont nous venons d'étudier la formation, se présente, à l'état de complet développement, comme un germe constitué par deux feuillets morphologiquement différenciés et spécialisés physiologiquement. Ce sont de véritables feuillets-organes, dont l'un, dans la gastrula typique, enveloppe l'autre.

L'un, feuillet enveloppant ou ectoblaste, joue le rôle de couche de revêtement et de membrane sensible du germe, tandis que l'autre, feuillet enveloppé ou entoblaste, est chargé des fonctions de nutrition et limite la cavité digestive primitive. Le premier par suite, auquel sont dévolues les fonctions de la vie animale, peut être dit « feuillet animal », par opposition avec l'autre, qui ayant pris pour lui les fonctions de la vie végétative, sera nommé « feuillet végétatif ». Cette différenciation si tranchée n'existe toutefois pas dans toute l'étendue de la gastrula, sauf chez l'Amphioxus peut-être. Il persiste, alors que la gastrulation est achevée, une région neutre, non différenciée et véritablement embryonnaire de la gastrula. C'est la région de la lèvre blastoporique, et celle aussi, par conséquent, de la ligne primitive. C'est là que par une multiplication cellulaire rapide et incessante sera constitué le matériel cellulaire à l'aide duquel le germe poursuivra son développement. Ces régions seront des centres de formation, producteurs d'éléments indifférents, qui se spécialiseront d'autant plus qu'on s'écartera davantage de leur lieu d'origine. Il nous faut donc distinguer avec soin entre la formation d'une portion quelconque du corps embryonnaire, et la différenciation de cette même partie ; la première fait l'organe, la seconde fait tel organe aux dépens de cette ébauche.

Les feuillets primaires de la gastrula vont éprouver certaines transformations, qui les frapperont soit dans la totalité, soit dans une partie seulement de leur étendue. Certains changements, qui ne s'opéreront que dans une région bien limitée, déterminée, de la gastrula, feront de cette région quelque chose de différent du reste, en donnant à cette partie du germe des caractères qui manqueront partout ailleurs. Cette région où les feuillets primaires auront produit par suite de modifications spéciales à elle, des formations à elle propres également, sera le **rudiment de l'embryon**. L'ébauche embryonnaire ne sera donc pas le résultat de la différenciation ultérieure et du perfectionnement anatomique de la gastrula tout entière, puisqu'une partie seulement du germe gastruléen lui donnera naissance. L'ébauche embryonnaire nous apparaît ainsi, localisée qu'elle est à un territoire limité de la gastrula, comme un rudiment plus petit mais plus achevé dans un autre rudiment plus grand et moins parfait. Nous devions faire cette importante distinction entre le germe gastruléen et le germe embryonnaire.

Étudions dès à présent les transformations qui s'opèrent dans les deux feuillets primaires, et le sort de ces feuillets. Ces transformations nous ont été révélées dans leurs traits les plus généraux par Remak et Kölliker.

De même que von Baër avait établi l'existence des deux feuillets primaires, l'ectoderme et l'entoderme, le feuillet animal et le feuillet végétatif, Remak donna un schéma du développement ultérieur de ces feuillets, qui est resté vrai dans ses lignes principales. Tandis que l'on admettait avant lui la délamination de chacun des feuillets primaires en deux couches, les quatre feuillets secondaires prennent naissance suivant lui d'une tout autre manière : le feuillet végétatif produit un feuillet moyen, interposé à l'ectoderme et à l'entoderme ; le feuillet moyen ensuite se clive en deux couches, l'une supérieure ou feuillet fibrocutané, l'autre inférieure ou feuillet fibro-intestinal. Les quatre feuillets du blastoderme sont donc de dehors en dedans : le feuillet

externe ou animal, le feuillet moyen fibro-cutané, le feuillet moyen
fibro-intestinal, le feuillet interne ou végétatif.

I. — DESTINÉE DU FEUILLET EXTERNE PRIMAIRE

**L'épiderme et le système nerveux. — La plaque, le sillon et
tube médullaires.**

**§ 1. — L'ectoblaste chez l'Amphioxus. L'épiderme et
le système nerveux.** — La gastrula de l'Amphioxus offrait
jusqu'ici la figure d'un calice de forme sphérique. La face ventrale de cette gastrula correspondant à l'ouverture du calice, et
sa face dorsale au fond de la coupe, le calice avait une position
renversée, les bords de son ouver-
ture regardant directement en bas.
Mais bientôt la gastrula change de
forme, s'allonge (fig. 68, 2), s'allonge plus encore (68, 3), en même
temps que la cavité de la coupe, qui
n'est autre que la cavité intestinale
primitive, se relève par le haut, et
que du même coup l'orifice du calice,
qui n'est autre que la bouche primitive, se trouve également changé
de situation et reporté vers le haut
par rapport à la masse générale de
la gastrula. On doit donc distinguer dans le germe dès ce moment

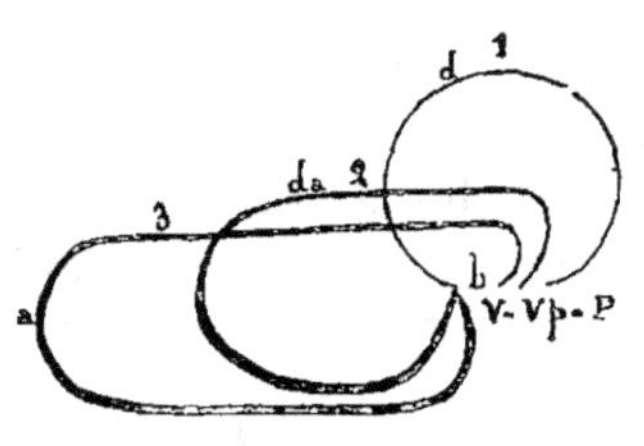

FIG. 68. — *Schéma des changements de forme
de la gastrula de l'Amphioxus.*

1, 2, 3, trois formes successives. — *b* dans
les trois stades est la bouche primitive, de
plus en plus rétrécie. L'extrémité dorsale
d du stade (1) est devenue en (2) dorso-an-
térieure (*da*), et en (3) antérieure (*a*).— *V*,
Vp, p est l'extrémité d'abord ventrale (*v*),
puis postéro-ventrale (*vp*), enfin postérieure
(*p*) de la gastrula.

une face dorsale et une face ventrale, des faces latérales, une
extrémité antérieure, et une extrémité postérieure au niveau de
laquelle se trouve à présent le blastopore (fig. 68, 3). La région
dorsale s'aplatit alors un peu ; et en même temps l'ectoblaste qui
la recouvre se comporte autrement que celui de la face
ventrale. Tandis qu'en effet ce dernier ne subit pas de transformations dignes de remarque, l'ectoblaste dorsal s'épaissit
par suite de l'augmentation en hauteur des cellules qui le

constituent; celles-ci prennent une forme cylindrique. Il en résulte une plaque de tissu ectoblastique, qui règne le long de la face dorsale de la gastrula, et que l'on nomme **plaque médullaire** (fig. 69 I, *pm*). Celle-ci ne tarde pas à se déprimer en une gout-

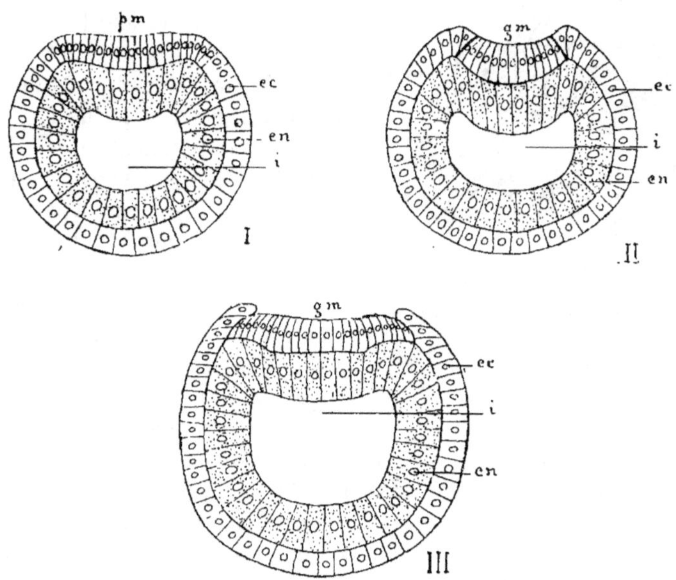

FIG. 69. — I, II, III. *Schémas de la formation de la plaque et de la gouttière médullaires chez l'Amphioxus.* *pm*, plaque médullaire. — *gm*, gouttière médullaire. — *ec*, ectoblaste. — *en*, entoblaste. — *i*, intestin primitif.

tière peu profonde, la **gouttière médullaire** (II, *gm*). Puis là où la plaque médullaire épaissie et déprimée en gouttière se continue avec le reste du feuillet externe encore formé de petites cellules, il se fait une solution de continuité qui isole la plaque médullaire, tandis que le feuillet externe s'accroît de chaque côté en s'élevant par-dessus la plaque médullaire (III) jusqu'à ce qu'enfin les extrémités libres et convergentes de l'ectoblaste arrivent à se rencontrer et à se confondre sur la ligne médiane au-dessous de la gouttière médullaire. Cette soudure se montre effectuée dans la figure 70. On voit que par ce processus la gouttière médullaire se trouve convertie en un canal dont la paroi supérieure est constituée par le feuillet externe, et la paroi inférieure par la plaque médullaire antérieurement formée aux dépens

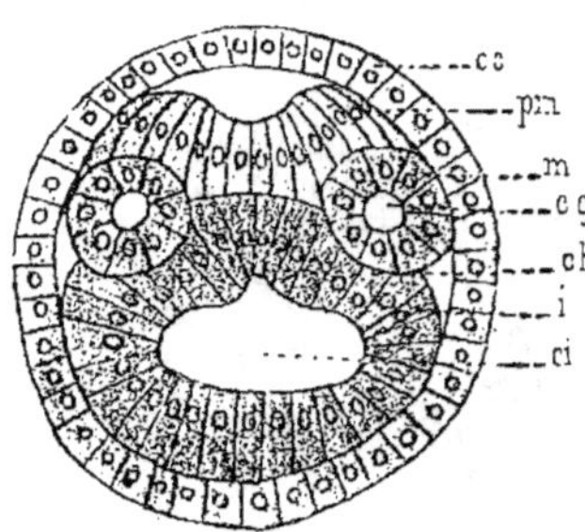

FIG. 70. — *Coupe transversale d'un embryon d'Amphioxus* (d'après HATSCHEK).

pm, plaque médullaire déprimée en gouttière. — *ec*, ectoblaste réuni en une lame continue par-dessus la gouttière médullaire.— *ch*, corde dorsale. — *i*, entoblaste. — *ci*, cavité intestinale primitive. — *m*, mésoblaste. — *cg*, cavité générale du corps.

de ce même feuillet. Nous pouvons dès lors dire qu'à la suite de ce phénomène le feuillet externe de la gastrula s'est partagé en deux formations : l'une, qui entoure à présent le germe tout entier comme le faisait auparavant l'ectoblaste de la gastrula, est un organe de revêtement, et peut être désignée du nom de **feuillet cutané** ou d'**épiderme**, mais serait dès maintenant improprement nommée ectoblaste ; l'autre formation, la plaque médullaire, fournira un organe important du corps embryonnaire, le **système nerveux central** ou tube nerveux qui demeurera l'apanage exclusif de l'embryon. L'ectoblaste gastruléen, qui cumulait les fonctions d'enveloppe protectrice et

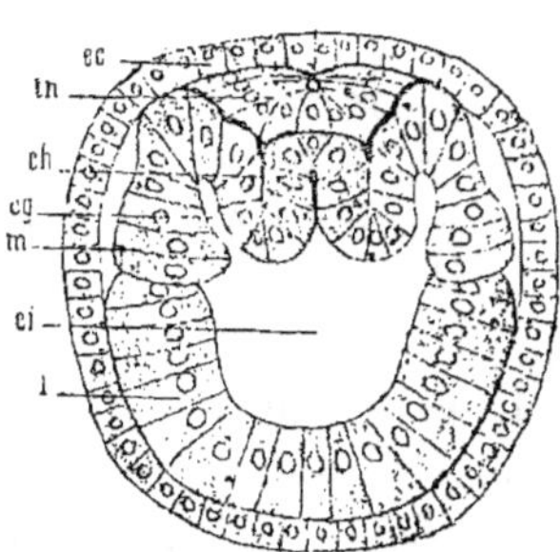

FIG. 71. — *Coupe transversale d'un embryon d'Amphioxus* (d'après HATSCHEK).

tn, tube nerveux. Les autres lettres ont la même signification que dans la figure précédente.

de membrane sensible, subissant la loi de la division du travail, s'est partagé en deux organes, à chacun desquels il a transmis une de ses fonctions. Nous avons laissé entendre, en parlant de tube nerveux, que la forme en gouttière de la plaque médullaire n'était pas définitive. C'est qu'en effet, à un stade ultérieur, les bords de la plaque médullaire s'incurvent par en haut, convertissant ainsi la gouttière médullaire en un canal à parois complètement *nerveuses*, le **tube médullaire** ou **nerveux.**

§ 2. — **L'ectoblaste chez les Vertébrés**. — Si chez l'Amphioxus la gastrula tout entière devient l'embryon, si chez ce type l'ectoblaste de la gastrula est utilisé dans sa totalité pour constituer l'ectoblaste embryonnaire, il n'en est pas de même chez les Vertébrés plus élevés, où une partie seulement de l'ectoblaste passe dans le corps de l'embryon, si bien qu'il faut chez eux faire une distinction entre l'épiblaste gastruléen *ou épiblaste primitif* et l'épiblaste embryonnaire ou *épiblaste définitif*; celui-ci n'est qu'une partie de celui-là ; il en est cette partie spéciale qui est capable de former un tube médullaire.

Le processus formateur du canal médullaire est d'ailleurs essentiellement le même que chez l'Amphioxus : il se forme un épaississement de l'ectoblaste qui devient la plaque médullaire ; celle-ci se déprimant ensuite en gouttière donne la gouttière médullaire, qui se forme enfin en un tube nerveux.

Les Amphibiens et les Amniotes se comportent toutefois à cet égard un peu autrement que l'Amphioxus. Chez celui-ci, la plaque médullaire (fig. 69, I), formée par épaississement de l'ectoblaste, après s'être déprimée en un sillon (69, II), se séparait de l'ectoblaste (69, III) ; les bords de la gouttière se réunissaient ensuite pour faire de la gouttière un canal. Chez les autres, la plaque médullaire (fig. 72, I) ne s'isole pas de l'épiblaste, mais se

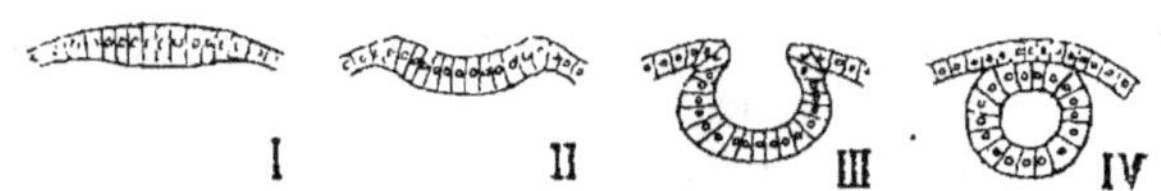

FIG. 72. — *Schémas de la formation du tube médullaire chez les Amphibiens et les Amniotes.*

I, plaque médullaire continue avec le reste de l'ectoblaste. — II, sillon médullaire. — III, tube médullaire presque clos. — IV, tube médullaire complètement fermé et indépendant de l'ectoblaste.

creuse en un sillon (72, II), puis forme un tube (72, III). Sans perdre ses connexions avec le reste de l'épiblaste, dont elle ne se sépare (72, IV) que lorsque le canal est complètement fermé. C'est donc là un deuxième type de formation du canal médullaire.

Chez un certain nombre de Poissons (le Lépidostée, les Cyclostomes, les Téléostéens) les recherches de Balfour, Calberla, Scott, Kupffer, Henneguy, etc., ont établi que le système nerveux se développe d'une façon

passablement différente de ce que nous venons de voir. Il se forme un épaississement en carène de l'ectoblaste, saillant du côté ventral (fig. 73, I) ;

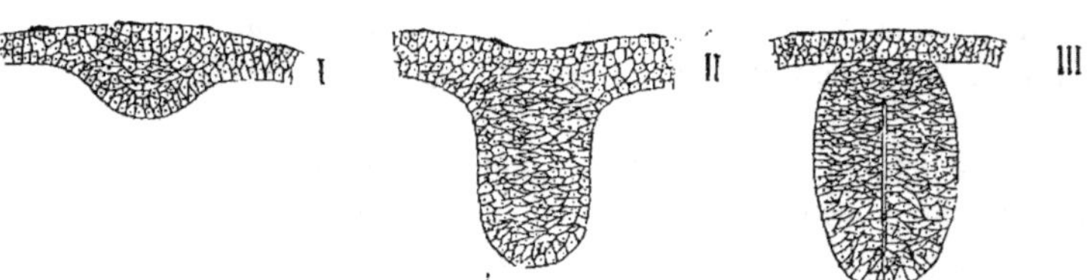

Fig. 73. — *Schémas de la formation du tube médullaire chez les Poissons.*

I, épaississement en carène de l'ectoblaste. — II, l'épaississement s'est accentué. — III, il s'est creusé
d'une lumière et est devenu le tube nerveux.

cet épaississement augmente de plus en plus (II), et se creusant ultérieurement d'une lumière (III) devient le tube médullaire.

Chez tous les Vertébrés, en résumé, l'épiblaste se différencie
en donnant le système nerveux et l'épiderme. Chez les Invertébrés il fournit de même le rudiment du système nerveux de la
larve et constitue avec le reste de sa surface l'ébauche de l'épiderme embryonnaire. C'est donc un fait constant chez tous les Métazoaires que le système nerveux central naît de l'ectoblaste primitif, c'est-à-dire de l'ectoblaste de la gastrula. Et comme cet
ectoblaste représente pour la gastrula un épiderme primitif, le
fait que le système nerveux de l'embryon dérive de cet ectoblaste
implique, comme Balfour le fait observer, que les fonctions nerveuses, remplies à l'origine par le revêtement tout entier du corps
de la larve, se sont concentrées dans une région spéciale de ce
revêtement pour devenir un organe bien défini qui, dans la suite
du développement, s'éloignant progressivement de la surface, ac-
quit une indépendance complète.

Formation propre à l'embryon, le tube médullaire marque l'é-
tendue même de celui-ci dans le germe gastruléen, et en est la
première indication caractérisée. Nous avons déjà fait voir, sur
des vues de face du germe (voy. fig. 47 A et 57) sinon le tube
nerveux, du moins le sillon (*gm*, *sm*) qui lui donne naissance,

avec ses bords ou replis médullaires qui le limitent de chaque côté. Le sillon médullaire s'y montre placé en avant de la gouttière primitive. A son début et pendant fort longtemps encore, il est absolument indépendant du sillon primitif. Mais il n'en sera pas toujours ainsi ; car plus tard, le sillon médullaire, s'accroissant d'avant en arrière et envahissant la région de la gouttière primitive, absorbera celle-ci pour ainsi dire en s'allongeant à ses dépens, suivant un processus qui sera examiné ultérieurement.

La description qui précède, où nous avons indiqué la destinée du feuillet externe primaire, demande à être corrigée en ce qui concerne le sort de l'épiblaste chez certains Vertébrés. Chez les Poissons osseux et chez les Mammifères, la couche la plus externe de l'épiblaste gastruléen ne prend pas part aux processus qui viennent d'être décrits.

Chez les Poissons osseux, l'ectoderme est formé dès le début de deux couchés (fig. 73) ; l'une, la couche profonde, *couche fondamentale de l'ectoderme* (Götte) n'est constituée en réalité en tant que feuillet, qu'après la formation de l'entoderme par invagination blastodermique ; l'autre, superficielle, nommée *lame recouvrante* ou *enveloppante*, est constituée par une seule rangée de cellules extrèmement plates. Cette dernière ne prend part ni à la formation du système nerveux, ni même à la constitution de l'épiderme. Elle se borne, comme son nom l'indique, à recouvrir l'ébauche embryonnaire pendant tout le cours du développement ; elle s'amincit de plus en plus et forme à la surface de la peau du Poisson une membrane nucléée extrèmement mince.

Chez le Lépidostée (poisson Ganoïde), une couche enveloppante a été retrouvée par Balfour.

On doit considérer chez les Mammifères comme l'homologue de la couche recouvrante des Téléostéens et du Lépidostée l'enveloppe cellulaire épiblastique de la vésicule blastodermique (fig. 74, *ep*). C'est ce dont on peut se convaincre par l'étude des transformations que subit cette vésicule, étude que nous allons faire brièvement.

Rappelons-nous que, d'après les recherches de Bischoff, Hensen, van Beneden, Heape, etc., le germe des Mammifères, à une cer-

taine période de son développement, est représenté par une vésicule (fig. 26, III et 74), limitée par une enveloppe cellulaire (*ep*)
dite épiblaste, à la face interne de laquelle s'étale, suivant une
certaine étendue, un amas cellulaire (*hp*), plus épais en son centre
que sur ses bords, et nommé *reste vitellin*, « proéminence germinative », « hypoblaste primitif ». Van Beneden donne le nom de
« gastrodisque » à cette partie de la vésicule blastodermique qui
est composée à la fois de l'épiblaste et de l'hypoblaste primitif

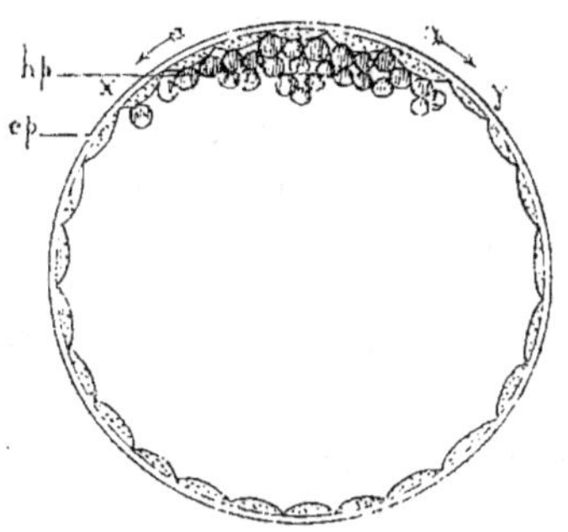

Fig. 74. — *Vésicule blastodermique du Lapin.*
Figure schématique, faite selon la description
de VAN BENEDEN.

ep, épiblaste. — *hp*, hypoblaste primitif, reste
vitellin ou proéminence germinative. — De *x*
à *y*, gastrodisque.

(de *x* à *y* sur la fig. 74). C'est aux
dépens d'une partie de ce gastrodisque que se constituera la
tache embryonnaire.

A cet effet, le résidu vitellin
s'étale de plus en plus à la face
profonde de la couche épiblastique, et arrive par exemple en un
certain stade (fig. 75) à doubler
l'épiblaste dans toute l'étendue de
l'hémisphère supérieur de la vésicule du germe. Le reste vitellin
demeure cependant à cette époque épaissi en son milieu ; et c'est
cette région centrale qui, avec
l'étendue d'épiblaste correspon-

dante constitue la tache embryonnaire (fig. 75, de α à ε). L'hémisphère supérieur de la paroi de la vésicule du germe est à cette
époque *didermique*, tandis que l'hémisphère inférieur n'est encore
que *monodermique*. La région supérieure, didermique, représentée
par ce que nous avons appelé le gastrodisque, peut elle-même
être distinguée en deux parties : une zone périphérique plus
mince, et une centrale plus épaisse répondant à la tache embryonnaire. La région didermique du stade figuré en 75 n'est pas simplement le gastrodisque plus étendu que dans la figure 74, mais
aussi un gastrodisque modifié, attendu que l'hypoblaste primitif
(fig. 74, *h p*) de celui-ci s'est en partie différencié pour constituer
un hypoblaste définitif (fig. 75, *h p'*), qui forme à présent sous le
feuillet épiblastique un véritable feuillet, une véritable membrane

épithéliale hypoblastique. Au stade de la fig. 75, la tache embryonnaire n'est, comme le reste du gastrodisque, que didermique, et cela malgré la présence entre ces deux feuillets d'une masse cellulaire considérable. Cet amas de cellules va cependant s'organiser bientôt en un véritable feuillet qui, intermédiaire à l'épiblaste et à l'hypoblaste, prendra naturellement le nom de « mésoblaste ».

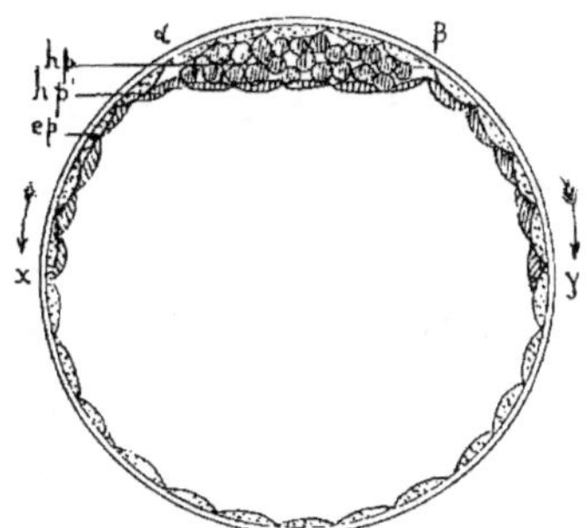

FIG. 75. — *Vésicule blastodermique plus âgée que la précédente*, schématique selon la description de VAN BENEDEN.

Le gastrodisque s'est ici étendu à tout l'hémisphère supérieur, de la vésicule, de *x* à *y*. — Il s'y montre constitué par deux feuillets, l'épiblaste *ep*, et l'hypoblaste définitif *hp'*. La région centrale de ce gastrodisque, ou tache embryonnaire, de α à β, est aussi didermique, formée par l'épiblaste et l'hypoblaste définitif. Mais elle contient en outre entre ces deux feuillets une masse cellulaire, partie non différenciée du reste vitellin.

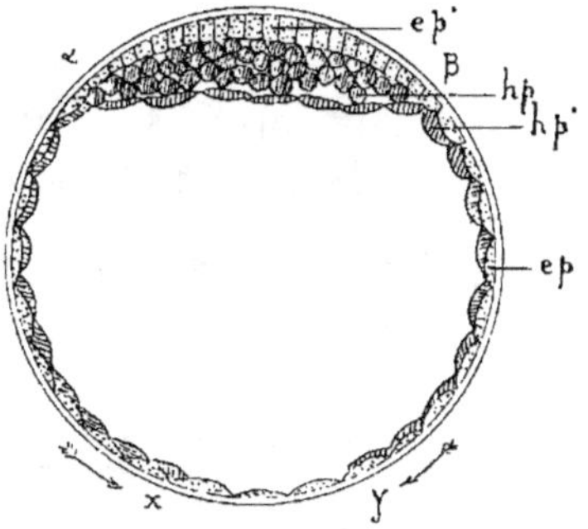

FIG. 76.—*Stade tridermique de la vésicule blastodermique du Lapin*, schématique, selon VAN BENEDEN. Même signification des lettres que dans les fig. 74 et 75. — *ep'*, épiblaste embryonnaire ou définitif.

La tache embryonnaire est dès lors tridermique, et se distingue par là de la zone périphérique du gastrodisque, qui n'est que didermique, et du reste de la vésicule germinale qui est seulement monodermique (fig. 76).

Jusqu'à ce moment, l'ectoblaste de la tache embryonnaire ne se distinguait en rien de celui qui recouvrait le reste du germe. Mais bientôt, l'ectoblaste de la tache embryonnaire, plus brièvement nommé « ectoblaste embryonnaire », change de caractère ; de pavimenteux qu'il était (fig. 74 et 75), il devient cylindrique (fig. 76 *ep'*). Dès lors l'ectoblaste embryonnaire, qui partageait naguère les caractères primitifs de l'ectoblaste du germe entier, a pris des caractères spéciaux qui lui sont définitivement acquis, et qui font de lui, par opposition avec l'ectoblaste primitif, un ectoblaste définitif. Les deux coupes ci-contre sont destinées à montrer les transformations que subit l'épiblaste au niveau de la tache embryonnaire (fig. 77). L'épiblaste, encore pavimenteux en A, est devenu cylindrique en B.

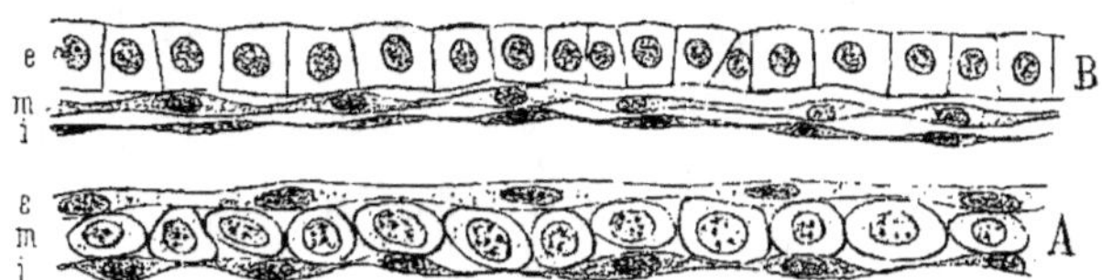

Fig. 77. — *Coupe d'une aire embryonnaire du Lapin en deux stades successifs (d'après* van Beneden).

Les cellules ectoblastiques, encore aplaties en A sont devenues cylindriques en B. — *e*, ectoblaste. — *m*, mésoblaste. — *i*, entoblaste.

En somme, d'après van Beneden, l'ectoblaste embryonnaire ou définitif se forme purement et simplement aux dépens d'une région déterminée, correspondant à la tache embryonnaire, de l'enveloppe de la vésicule blastodermique ou ectoblaste primitif ; il en est une portion histologiquement différenciée.

Avec Rauber, Lieberkühn, Heape, Kölliker, etc., il en est tout autrement de la destinée de l'ectoblaste primitif et de l'origine du feuillet externe de l'embryon.

Rauber est le premier observateur qui ait vu que l'enveloppe cellulaire, ectoblastique, de la vésicule germinale se prolonge sur la tache embryonnaire. Mais en même temps Rauber faisait de cette couche mince qui revêt la région embryonnaire une formation tran-

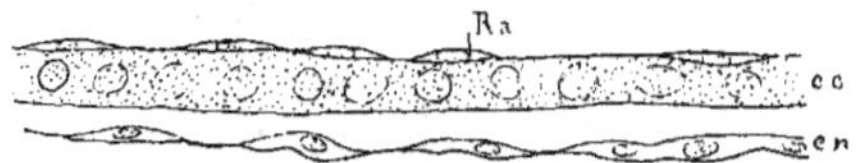

Fig. 78. — *Coupe d'une aire embryonnaire du Lapin au 5e jour* (d'après Koelliker).

Ra, couche de Rauber. — *ec*, ectoderme. — *en*, entoderme.

sitoire, qu'il nomma *couche recouvrante* et qu'on a depuis appelée *couche de Rauber*. Cette assise superficielle de cellules plates (fig. 78, *Ra*), qui tapisse la surface de la région embryonnaire, n'est

point cependant pour Rauber l'ectoblaste de l'embryon. Celui-ci
est en effet placé au-dessous de la couche recouvrante, et représenté par une assise de grosses cellules cubiques (*ec*) sous lesquelles se trouve la couche entoblastique, formée de cellules larges et plates (*en*).

Rauber ne considérait pas sa couche recouvrante comme étant
simplement le prolongement de l'enveloppe générale du germe,
la portion embryonnaire de l'ectoblaste primitif, mais il en faisait
une couche spéciale, dérivée du reste vitellin, qui se diviserait en
trois assises : une profonde, entodermique, une moyenne ectodermique, une superficielle enfin représentant la couche recouvrante.
La couche de Rauber n'a plus reçu de la part de Lieberkühn,
Kölliker, Kupffer, etc., la même interprétation. Pour ces observateurs, la couche recouvrante n'est que la partie embryonnaire
de l'ectoblaste primitif. Il s'en faut cependant qu'elle devienne
directement l'ectoblaste définitif ou embryonnaire, après une simple différenciation de ses éléments, comme nous avons vu van
Beneden le soutenir.

Parmi les embryologistes précités, quelques-uns ont pensé que
la couche de Rauber s'emploie à la constitution de l'épiblaste
embryonnaire qu'elle ne contribue que très accessoirement à former, tandis que cet épiblaste doit essentiellement son origine à
une assise superficielle du résidu vitellin. Tel fut l'avis de Lieberkühn, de Balfour, de Heape.

Voici comment, suivant Lieberkühn, les choses se passeraient : le résidu
vitellin, recouvert par la couche de Rauber, séparé d'elle d'ailleurs par
une cavité sur la signification de laquelle nous nous sommes expliqué,

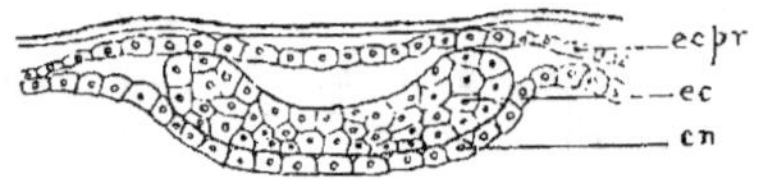

Fig. 79. — *Coupe de la tache embryonnaire de la Taupe* (d'après Lieberkühn).
ecpr, couche de Rauber ou ectoderme primitif. — *ec*, *en*, assises ectodermique et entodermique du reste
vitellin.

se divise en deux couches, dont l'une profonde, formée d'une assise
de cellules plates, devient l'entoderme, tandis que l'autre, plus superficielle,
est constituée, au moins chez la Taupe, par plusieurs rangées superposées
(fig. 79, *ec*, *en*). Plus tard, la couche de Rauber, à laquelle Lieberkühn

donne le nom d'ectoderme primitif (*ecpr*), disparaît en tant qu'assise distincte. L'auteur pense cependant que les éléments de cette couche ne se détruisent pas, mais se confondent ultérieurement avec les cellules de la couche ectodermique issue du reste vitellin, pour former l'ectoderme embryonnaire ou définitif.

Balfour, ayant observé, quant à la constitution de l'épiblaste embryonnaire du Lapin, vers le septième jour, l'existence de deux assises de cellules, dont l'une superficielle n'est représentée que d'une façon très incomplète par quelques éléments à grand axe tangentiel et disséminés çà et là (fig. 80, *r*), tandis que la seconde assise profonde est constituée d'éléments

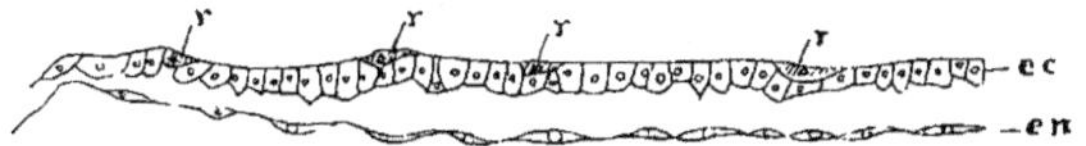

Fig. 80. — *Coupe des feuillets chez un Lapin de 6 jours et 9 heures, intéressant l'aire embryonnaire* (d'après BALFOUR).

r, éléments de la couche de Rauber. — *ec*, ectoblaste. — *en*, entoblaste.

columnaires disposés en une couche continue (*ec*), a pensé que la première correspondait à la couche de Rauber, dont les éléments sont en train de s'intercaler à ceux de la seconde assise ; celle-ci est formée aux dépens du reste vitellin dont elle représente la couche ectoblastique.

D'autres observateurs ont au contraire affirmé que la couche de Rauber n'a qu'une existence transitoire, au moins dans les cas habituels, et qu'en tout cas elle ne contribue jamais à la formation de l'ectoblaste embryonnaire, que constitue exclusivement le reste vitellin. On se souvient que telle était l'opinion de Rauber lui-même, à laquelle depuis se sont ralliés Kölliker et Kupffer. Chez certains Mammifères seulement (les Rongeurs), la couche de Rauber (fig. 81, *ecp*) persiste et s'accroît même en un certain endroit pour constituer un organe spécial, le « suspenseur » de l'embryon (fig. 81, III). Dans la figure 81, outre la persistance de l'épiblaste primitif ou couche de Rauber, caractéristique du développement des Rongeurs, on voit comment, selon Kupffer, une partie du reste vitellin fournit l'ectoderme définitif (*ecd*), tandis que ce qui reste du résidu vitellin devient l'entoderme (*en*).

Contrairement à van Beneden donc, la majorité des auteurs pensent que la couche de Rauber n'intervient nullement ou seule-

ment d'une façon tout accessoire dans la constitution de l'ectoderme de l'embryon, et qu'elle n'a d'autre signification que celle
contenue dans l'expression de couche recouvrante ou enveloppante
dont on l'a caractérisée ; l'ectoderme embryonnaire aurait exclu-

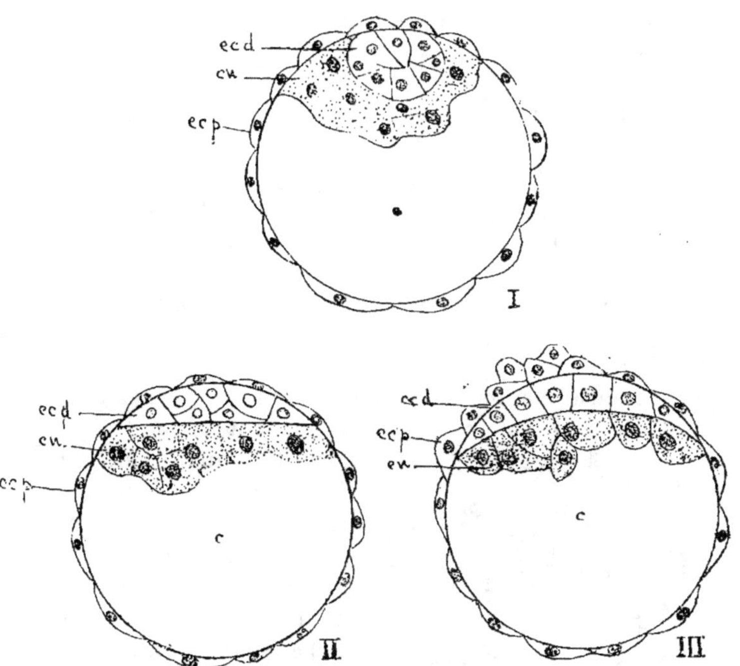

FIG. 81. — *Trois coupes faites en trois stades successifs du développement de la vésicule du blastoderme chez le Campagnol* (d'après KUPFFER).

ecp, ectoblaste primitif ou couche de Rauber. — *ecd*, ectoblaste définitif ou embryonnaire. — *cn*, ento-blaste. — *c*, cavité de la vésicule germinale.

sivement ou tout au moins principalement pour origine l'assise
la plus superficielle du reste vitellin. S'il en est ainsi, les dispositions réalisées chez les Mammifères deviennent comparables à
celles que l'on connaît chez les Téléostéens. La couche de Rauber
des uns a pour homologue la membrane enveloppante des autres,
et le résidu vitellin est représenté chez les Poissons osseux par ce

qui reste du germe segmenté après la formation de la lame enveloppante. Seulement, en raison du faible volume des œufs des Mammifères, la couche recouvrante a pu chez eux envelopper rapidement la vésicule du germe, au lieu que chez les Téléostéens elle n'a pu entourer le vitellus relativement volumineux, et s'est bornée à recouvrir le germe segmenté.

II. — DESTINÉE DU FEUILLET INTERNE PRIMAIRE

La corde dorsale. — Les feuillets moyens et la cavité générale (théorie du cœlome). — Le feuillet intestino-glandulaire et la cavité intestinale définitive.

§ 3. — **L'entoblaste primitif chez l'Amphioxus.** — a) *Feuillets moyens et cavité générale.* — b) *Corde dorsale.* — c) *Entoblaste définitif.*

a) Les transformations de l'entoblaste gastruléen chez l'Amphioxus nous ont été révélées par Kowalewsky. Tandis que l'ectoblaste se déprime en une gouttière pour former l'ébauche du système nerveux, la paroi de l'intestin primitif se soulève en deux replis longitudinaux, l'un droit, l'autre gauche (fig. 82). Dirigés latéralement et en haut, en dehors de la gouttière médullaire, ces plis contiennent chacun un diverticule de la cavité intestinale primitive (*ci*), désigné dans la figure 82 par *cg*, et sont constitués par un prolongement (*m*) de l'entoblaste gastruléen (*i*). La cavité du diverticulum *cg* communique d'abord avec celle de l'intestin primitif qui lui a donné naissance, si bien qu'elle n'est au début qu'une dépendance de cette dernière. Mais bientôt, par l'accole-

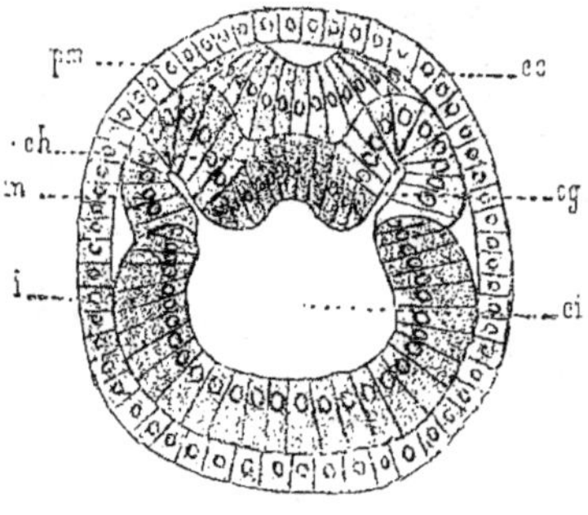

FIG. 82.— *Coupe transversale d'un embryon d'Amphioxus* (d'après HATSCHEK).

ec, ectoblaste. — *i*, entoblaste. — *pm*, plaque médullaire déprimée en gouttière. — *ch*, corde. — *cg*, cavité générale. — *m*, mésoblaste. — *ci*, cavité intestinale primitive.

ment des lèvres de l'orifice de communication, chaque diverticule se rend indépendant de la cavité de l'intestin, et se présente dès lors comme un sac très allongé suivant l'axe longitudinal même de la gastrula, que l'on peut appeler **sac du corps**, ou **cavité générale**, ou encore **sac du cœlome** (fig. 82, *cg*). La paroi de ces sacs, issue de l'entoblaste, représente le **mésoblaste** ou **feuillet moyen** (fig. 82, *m*). Plus tard chacun des deux sacs du corps, perdant la forme régulièrement cylindrique qu'il présentait au début, prendra une figure beaucoup plus compliquée et assez irrégulière (fig. 84, *m*). On pourra dès ce moment distinguer dans la paroi *m* de la cavité générale *cg* deux feuillets, l'un périphérique, sous-jacent à l'ectoblaste ou plutôt à l'épiderme, l'autre médian, appliqué sur l'intestin et les organes qui occupent à cette époque le plan médian de l'embryon. On peut désigner le premier sous le nom de **feuillet pariétal**, et le second sous celui de **feuillet viscéral** du mésoblaste, ou encore employer les expressions correspondantes de *feuillet pariétal moyen* et de *feuillet viscéral moyen*. Il n'est d'ailleurs pas besoin d'attendre, pour pouvoir faire cette distinction, une époque aussi avancée du développement que celle à laquelle la figure 84 est empruntée. On peut dès le début de la formation du mésoblaste (fig. 82) lui distinguer deux feuillets, car le mésoblaste, comme tout repli, est formé de deux lames, l'une externe, l'autre interne. Et si nous acquérons la certitude que de ces deux lames l'une devient le feuillet pariétal, l'autre le feuillet viscéral, il va de soi que nous pourrons imposer par anticipation à chacune de ces deux lames la dénomination attribuée plus tard à ce qu'elle sera devenue.

b) Pendant que le toit de l'intestin primitif s'évaginait pour ainsi dire sur ses parties latérales pour constituer les diverticules que nous venons de voir, la région médiane de ce toit se différenciait en une plaque cellulaire (fig. 82, *ch*), bientôt incurvée en une gouttière à concavité ventrale (fig. 83, *ch*), dont la courbure faisait des progrès de plus en plus rapides. On pourrait donc se représenter le phénomène qui se passe dans la région médiane du plafond intestinal comme de même nature que celui qui en intéresse les régions latérales, c'est-à-dire que l'on pourrait ici aussi parler d'un processus de plissement de l'entoblaste. Ce pli entoblastique n'est pas autre chose que le rudiment de la **corde dorsale** (fig. 83, *ch*), qui, au moment où nous le considérons, se présente sous l'aspect d'une gouttière longitudinale, ouverte en dessous dans la cavité intestinale primitive, et que l'on peut appeler la *gouttière cordale*. Plus tard, les parois latérales de la gouttière s'appliquent étroitement l'une à l'autre, et se transforment en un cordon cellulaire plein (fig. 84, *ch*). Ce cordon n'est point au début

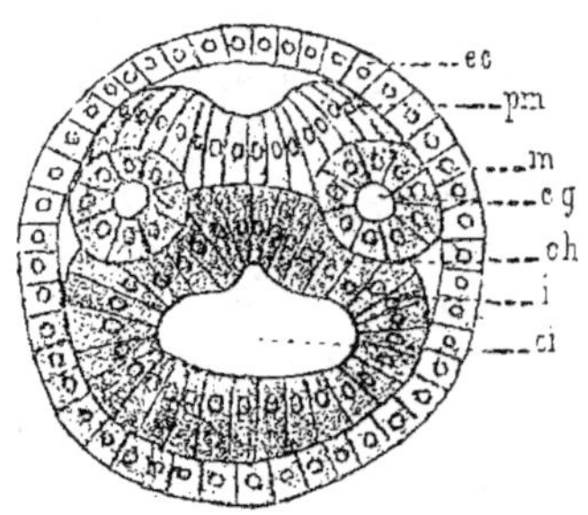

Fig. 83. — *Coupe transversale d'un embryon d'Amphioxus* (d'après Hatschek).

Les diverticules *cg* de l'intestin primitif *ci* se sont transformés en deux sacs complètement clos. Même signification des lettres que dans la figure précédente.

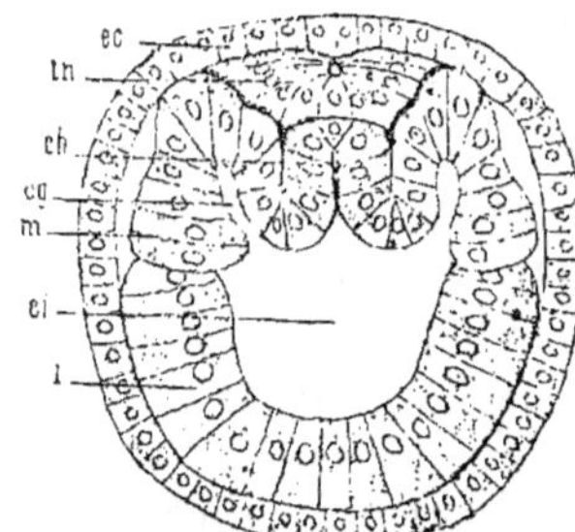

Fig. 84. — *Coupe transversale passant par le milieu du corps d'un embryon d'Amphioxus* (d'après Hatschek).

Le tube nerveux *n*, la corde *ch*, l'intestin définitif *ci* sont constitués. — Le mésoblaste *m* se distingue en feuillets viscéral et pariétal.

isolé du reste de l'entoblaste qui lui a donné naissance et n'a pas tout d'abord les rapports que la figure 84 fait voir. Il n'est primitivement qu'un épaississement en forme de bourrelet du plafond intestinal, et contribue provisoirement à limiter l'intestin primitif au même titre que le reste de l'entoblaste. Mais dans la suite, ce cordon cellulaire se sépare complètement du feuillet entoblastique, et se retire vers la face dorsale de l'embryon (fig. 84). Au-dessous de lui, les deux bords de l'entoblaste, dont la continuité se trouvait rompue par le fait de la séparation du cordon cordal, se rapprochent l'un de l'autre, arrivent au contact sur la ligne médiane et s'y soudent, de telle sorte que la cavité intestinale primitive se trouve à présent limitée de toutes parts par une couche entoblastique qui forme sa paroi définitive.

c) Il convient de voir dans la cavité intestinale actuelle (fig. 84, *ci*) quelque chose de différent de ce qu'était la cavité intes-

tinale primitive (fig. 82, *ci*). La première n'est qu'une partie de la
seconde. Elle est ce qui reste de l'intestin primitif, après le départ
des sacs du corps et de la gouttière cordale ; elle est l'**intestin définitif**, l'intestin de l'embryon, tandis que l'intestin primitif est celui de la gastrula. De même, il est évident que l'entoblaste gastruléen, moins la corde dorsale et les feuillets
pariétal et viscéral du mésoblaste, représente l'**entoblaste
définitif** ou embryonnaire, appelé aussi **feuillet glandulo-
intestinal**.

Ainsi donc, l'entoblaste primaire ou gastruléen fournit chez
l'Amphioxus :

1° La corde dorsale ; 2° le feuillet moyen ou mésoblaste que l'on
peut lui-même subdiviser en deux feuillets moyens, pariétal et
viscéral ; 3° l'entoblaste secondaire, définitif ou embryonnaire,
nommé encore feuillet glandulo-intestinal.

§ 4. — L'entoblaste des Vertébrés. — Dans l'étude fort complexe de l'entoblaste des Vertébrés autres que l'Amphioxus, de ses
transformations, de ses rapports, nous adopterons l'ordre suivant : nous exposerons d'abord les faits relatifs à cette question ;
nous ferons suivre cet exposé de considérations générales théoriques propres à jeter la lumière sur la valeur des données de
l'observation ; nous terminerons par l'interprétation de ces données.

A. — *EXPOSÉ DES FAITS*

a) *Amphibiens*. — Nous trouvons chez les Amphibiens des dispositions qui rappellent celles que l'Amphioxus a présentées.

Sur une coupe (fig. 83, A) passant par le blastopore, on voit le
feuillet moyen constitué de deux lames pariétale et viscérale (m_1,
m_2), comprenant entre elles une cavité, la cavité générale ou le
cœlome ; celle-ci se continue avec l'intestin primitif, réduit sur la
coupe à son orifice. Ces deux lames se confondent en dehors, tandis qu'en dedans elles adhèrent, l'une (m_1) aux bords de la bouche
primitive, l'autre (m_2) aux cellules vitellines et plus spécialement

à cette partie de la masse vitelline qui forme le bouchon vitellin (*d*).

Une coupe pratiquée plus en avant, au niveau de l'ébauche embryonnaire (fig. 85, B), offre les détails suivants. Au-dessous du feuillet externe (*e*) existe sur la ligne médiane une plaque cellulaire (*ch*) qui n'est autre que l'ébauche de la corde dorsale ; cette plaque forme le toit de l'intestin primitif (*ip*). Le feuillet moyen ne se montre plus partagé en deux lames séparées par le cœlome, mais forme une bande épaisse de deux ou trois assises cellulaires ; cette bande est continue en dedans tout à la fois avec l'ébauche cordale (*ch*) et avec le feuillet interne (*i*).

L'examen des coupes (fig. 86, A, B, C) fournit quelques faits

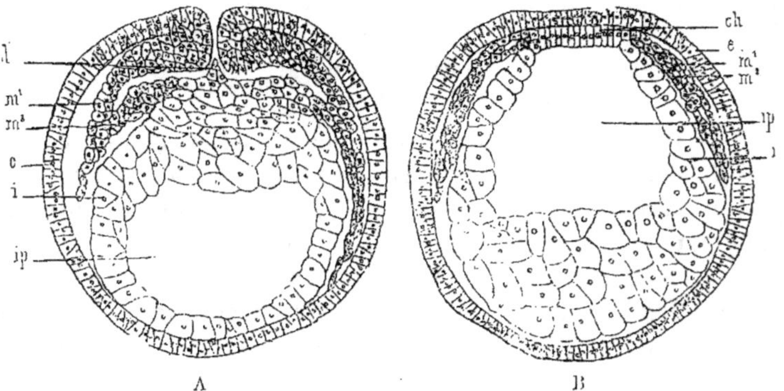

A   B

Fig. 85. — *Coupes transversales du germe de Triton* (d'après Hertwig).

A, coupe faite au niveau de la bouche primitive ; B, coupe passant au-devant de la bouche primitive. — *e*, feuillet externe. — *i*, feuillet interne. — *ip*, intestin primitif. — *d*, bouchon vitellin. — *m'*, *m²* feuillets pariétal et viscéral du mésoblaste. — *ch*, corde dorsale.

intéressants. Sur la coupe la plus reculée (A), la plaque cellulaire qui forme l'ébauche de la corde (*ch*) est incurvée en gouttière à concavité inférieure. Les lèvres de cette gouttière adhèrent au bord interne du mésoderme pariétal (*m'*), tandis que le bord interne du mésoderme viscéral (*m²*) se continue avec le feuillet interne (*ic*). Sur une coupe plus antérieure (B), on trouve la gouttière cordale épaissie fortement en un bourrelet qui fait corps avec le feuillet interne. Le mésoderme, d'autre part, s'est détaché de l'entoderme et n'est plus qu'accolé à la corde dorsale.

Une coupe (C), intéressant une région plus antérieurement située
encore, montre que le bourrelet cordal tend à se séparer de l'entoderme et à devenir indépendant à la face dorsale de ce dernier.
L'entoderme, d'autre part, en s'accroissant au-dessous de la corde,

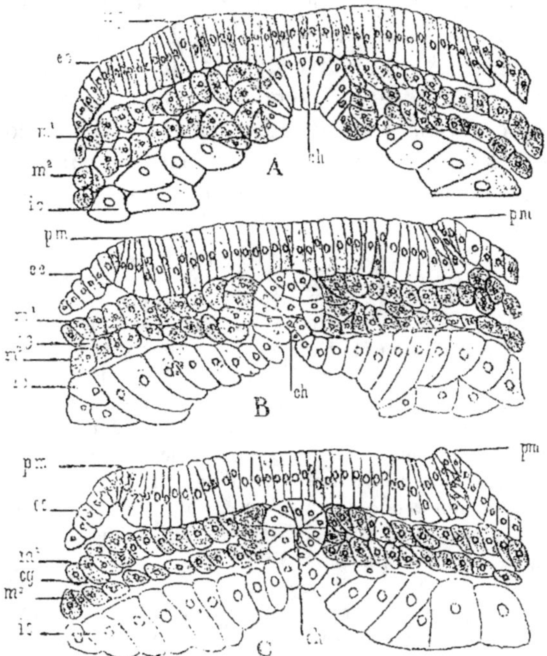

FIG. 86. — *Trois coupes successives de la partie dorsale d'un germe de Triton* (d'après HERTWIG).

A est la coupe la plus reculée, C la plus antérieure. — *ec*, feuillet externe. — *mp*, plaque médullaire. —
pm, replis médullaires. — *fc*, feuillet interne. — *ch*, corde dorsale, qui, ayant la forme d'une gouttière
en A, devient en B un cordon, qui s'isole du feuillet interne en C. — *m'*, *m²*, lames pariétale et viscérale du feuillet moyen. — *cg*, cavité générale.

répare pour ainsi dire la perte de substance que la formation de
l'ébauche cordale avait faite à la voûte du tube digestif et complète
ainsi le revêtement de l'intestin primitif. Dans les coupes A, B, C,
le feuillet moyen se montre partout fissuré en lames pariétale et
viscérale. Bien plus, dans le dessin A, où l'on voit la lame pariétale se continuer avec l'ébauche cordale, la lame viscérale avec le

feuillet interne, l'interstice ménagé entre m^1 et m^2, interstice qui représente la cavité générale, aboutit en dedans à l'intestin primitif.

En résumé, les Amphibiens nous offrent des dispositions semblables à celles de l'Amphioxus. Là comme ici, le mésoderme est un produit de l'entoderme ; nous pouvons ajouter que c'est ici aussi à un plissement de l'entoderme que le mésoderme doit son origine, la cavité générale étant un diverticule de la cavité intestinale primitive. La corde dorsale est, comme chez l'Amphioxus, de nature entodermique, et représente au moins transitoirement, alors qu'elle forme la voûte de l'intestin primitif, la partie médiane de l'entoderme ; elle se forme par un processus d'ailleurs semblable à celui par lequel elle se constitue chez l'Amphioxus.

Nous avons suivi pour la formation du mésoderme et de la corde des Amphibiens la description d'O. Hertwig auquel nous avions déjà emprunté l'histoire de la gastrulation chez ces mêmes animaux. Cette description est aussi celle de Calberla, de Scott et Osborn. Il s'en faut cependant que tous les auteurs comprennent l'origine du mésoderme, de la corde et de l'entoblaste de la même façon qu'O. Hertwig. Götte, dans un mémoire considérable, avait maintenu contre Calberla que le mésoderme est une lame continue, existant même sur la ligne médiane dorsale, que la corde est simplement la région axiale de cette lame. O. Schultze retrouve les faits de Götte et d'autre part confirme l'existence de la ligne primitive des amphibiens signalée par Johnson. Suivant lui, il se forme aux dépens de l'ectoblaste invaginé et à partir de la ligne primitive une lame qui n'est autre que le mésoderme, et d'autre part une couche cellulaire qui est la paroi dorsale de l'intestin. La lame mésodermique est épaissie sur la ligne médiane en une masse de cellules qui s'avance antérieurement assez loin, et que Schultze appelle le « prolongement céphalique », pour la rapprocher d'une formation de même nom que nous trouverons tout à l'heure chez les Amniotes. Ce prolongement céphalique se différencie ultérieurement sur la ligne médiane en corde dorsale, sur les côtés en ébauches du mésoderme. Houssay confirme en partie les faits d'O. Schultze, relativement à la formation du mésoderme et de la corde dorsale ; mais il n'admet pas que la paroi supérieure du tube digestif se forme autrement que par différenciation sur place des cellules vitellines.

Le mode de formation du mésoderme et du cœlome n'a pas été non plus retrouvé par tous les auteurs, tel qu'O. Hertwig l'a décrit. Pour Bellonci et O. Schultze, le feuillet moyen n'est pas dès l'abord décomposable en deux lames entre lesquelles s'insinue un diverticule intestinal qui n'est

autre que la cavité générale ; mais il apparaît comme une masse pleine
émanant des bords de la bouche primitive ou des flancs de la ligne primitive (fig. 87) ou encore de l'extrémité antérieure de celle-ci, c'est-à-dire du

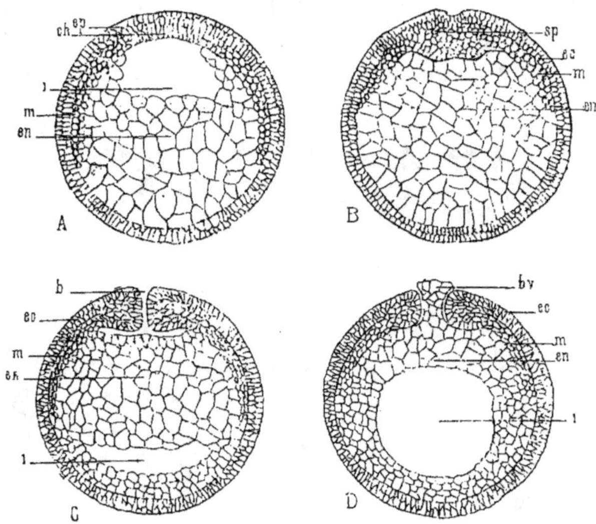

FIG. 87. — *Quatre coupes transversales du germe de l'Axolotl, passant en des régions différentes* (demi-schémati-
ques, d'après BELLONCI).

A, coupe intéressant l'ébauche cordale. — B, coupe passant par la lèvre supérieure du blastopore (ligne
primitive). — C, coupe à travers le blastopore. — D, section passant par le bouchon vitellin. — *ec, ep*, ectoderme ou épiblaste. — *en*, entoderme et cellules vitellines. — *m*, mésoderme. — *i*, intestin primitif. —
ch, corde dorsale. — *sp*, ligne primitive. — *b*, blastopore. — *bv*, bouchon vitellin.

prolongement céphalique. Nous verrons plus tard comment O. Hertwig
entend interpréter ces aspects.

b) *Sélaciens* (1). — Sur une coupe transversale du disque
germinatif d'un Sélacien (en un stade correspondant à celui qui
est représenté schématiquement dans la fig. 42 A), menée suivant
la ligne *e*, de façon à intéresser à la fois l'ébauche embryonnaire

---

(1) Pour l'intelligence de la description qui va suivre, il est indispensable que le lecteur se rappelle ce qui a été dit (pages 116 et suiv.) sur la constitution de la gastrula
des Sélaciens. Les bords des coupes (fig. 88 et 91) répondant à la bouche primitive, leur
région médiane à l'ébauche embryonnaire, les mêmes coupes peuvent nous offrir à la fois
des régions correspondantes à celles que chez les Amphibiens nous avons dû examiner
sur des coupes différentes.

et le bord du blastoderme ou bouche primitive, on voit (fig. 88),
que le disque germinatif se compose de trois feuillets qui, d'après
leur situation, prennent les noms de feuillets externe, moyen et
interne. Le feuillet interne ou entoderme comprend deux régions :
l'une médiane *(ch)*, l'entoderme cordal ou la plaque cordale, et
l'autre latérale *(en)*, qui se continue en dehors avec le feuillet

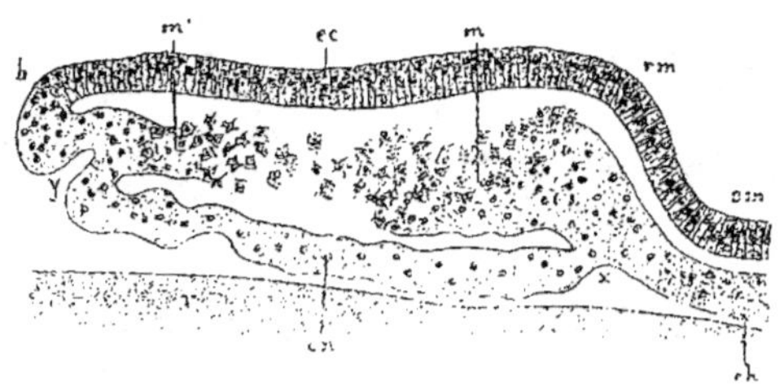

FIG. 88. — *Coupe transversale de l'ébauche embryonnaire du Pristiurus (stade B de Balfour)* (d'après RABL).

ec, ectoderme. — *sm*, sillon dorsal ou médullaire. — *rm*, replis dorsaux ou médullaires. — *b*, bord du disque germinatif (bouche primitive du Sélacien). — *ch*, entoderme axial ou cordal. — *en*, partie latérale de l'entoderme. — *m*, mésoderme axial ou gastral. — *m*, mésoderme périphérique ou péristomal. — *x, y*, points au niveau desquels le mésoderme adhère à l'entoderme. — *v*, vitellus.

externe ou ectoderme *(ec)*. Le feuillet moyen ou mésoderme est
une masse absolument pleine, et n'est nullement clivé en deux
couches distinctes. Il adhère en dedans et en dehors, en *x* et *y*, au
feuillet interne.

La masse mésodermique est plus dense vers la ligne médiane
et en dehors, plus lâche entre ces deux points. De là une tendance
du mésoderme à se séparer en deux régions, l'une axiale *(m)*,
l'autre périphérique *(m')* ; cette séparation qui n'est ici qu'ébau-
chée, serait complète sur une coupe plus antérieure. Une section
transversale, pratiquée au-devant de cette dernière, montrerait la
disparition de la région axiale du mésoderme, la région périphérique subsistant seule ; tout à fait en avant, sur des coupes intéressant les parties antérieures du disque germinatif, il n'existerait
plus, d'après Rabl (contredit il est vrai par Rückert), la moindre
trace de mésoderme.

D'après la description qu'on vient de lire, le clivage du mésoderme en
deux lames, tel que nous l'avons observé chez les Amphibiens, n'existerait pas chez les Sélaciens à cette période du développement et ne saurait

être admis qu'hypothétiquement, par suite de considérations toutes théoriques. Cependant les faits avancés par Rückert et Kastschenko tendent à montrer que le mode de formation du mésoderme n'est pas autre chez les Sélaciens que chez l'Amphioxus et les Amphibiens. Pour Rückert le mésoderme ne naît pas de l'entoderme sous la forme d'un bourgeon simple, mais

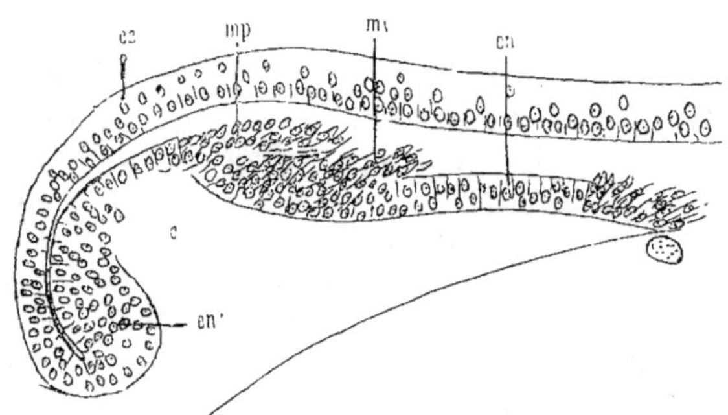

FIG. 89. — *Coupe longitudinale du bord postérieur du germe de Torpedo* (d'après RUECKERT).

ec, ectoderme. — mp, mv, feuillets pariétal et viscéral du mésoderme. — *c,* diverticule cœlomique de l'intestin primitif. — *en,* région de l'entoblaste située au-devant du diverticule cœlomique. — *en',* région située en arrière de ce même diverticule.

bien de deux végétations, qui ont un point d'origine différent, l'une dorsale qui deviendra le mésoderme pariétal (fig. 89 *mp*), l'autre ventrale qui sera le mésoderme viscéral (*mv*). Quoique l'ébauche soit d'abord absolument pleine et n'acquière une lumière que secondairement par suite de la pénétration de la cavité *c* entre les deux bourgeons *mv* et *mp*, toutefois la distinction possible d'un feuillet pariétal et d'un feuillet viscéral autorise à penser que les choses se passent ici comme dans les cas typiques de l'Amphioxus et des Amphibiens, et que, sauf quelques modifications, le processus est essentiellement le même.

D'autre part Kastschenko décrit la formation du mésoderme comme il suit : le toit de l'intestin primitif se déprime de chaque côté en une gouttière, la « gouttière mésoblastique » ; le mésoblaste se forme ensuite comme un épaississement de la paroi dorsale de la gouttière mésoblastique. La naissance du mésoderme sous la forme d'une gouttière entodermique rappelle le début de la formation mésodermique chez l'Amphioxus et les Amphibiens.

Sur des disques germinatifs plus développés, tels que celui dont la figure 90 donne une vue de face, menons une série de coupes (fig. 91, A-I). La coupe la plus reculée (A) passe par les « lobes caudaux ». Ils sont constitués chacun d'un feuillet externe (*ec*) continu en dehors et en dedans avec le feuillet interne (*en*) et d'une masse moyenne (*m*) adhérente à la face supérieure du feuillet interne. Une coupe plus antérieure (B) offre encore les trois feuillets. Le feuillet externe offre les mêmes rapports que dans la coupe précédente; il est seulement déprimé sur la ligne médiane en une gouttière, la gouttière médullaire (gouttière dorsale de Rabl). Au fond de cette gouttière il adhère au feuillet interne ou du moins en est très obscurément séparé. Le mésoderme se montre comme une masse allongée de dehors en dedans, continue en dehors avec

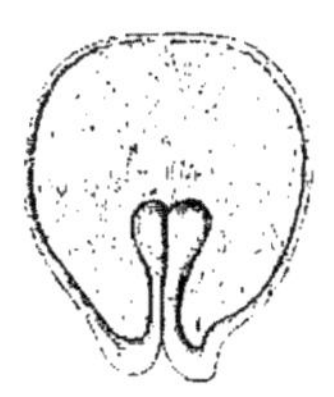

Fig. 90. — *Vue de face du disque germinatif de Torpedo ocellata* (stades D-E de Balfour).

l'entoderme, libre en dedans de toute adhérence avec la région médiane du feuillet interne. En C, les dispositions sont les mêmes, sauf que l'ectoderme et l'entoderme sont mieux distincts sur la ligne médiane. L'entoderme montre toujours les encoches (*x y*) dont il a été question au stade précédent (fig. 88). La région médiane de l'entoderme se montre en D renflée en un bourrelet qui proémine du côté dorsal ; c'est l'ébauche de la corde (*ch*). D'après Rabl, Swaen, Kastschenko, la face profonde de l'entoderme présenterait au niveau de l'ébauche de la corde une gouttière à concavité inférieure (gouttière cordale) que l'embryon qui a servi à dessiner la figure 91 ne montrait pas. — En E, l'entoderme est soudé au vitellus; cette soudure se fait sur les parties latérales de l'entoderme au niveau de l'encoche *y*. Il résulte de cette soudure la formation au-dessous de l'entoderme d'une cavité linéaire complètement close, qui n'est autre que l'intestin primitif (*i*). Cette cavité a pour limites : en haut, l'entoderme avec l'ébauche cordale, inférieurement le vitellus, sur les côtés la région où se soudent l'entoderme et le vitellus. Le lieu de cette coalescence peut porter le nom de bourrelet entodermo-vitellin. — En F, l'étendue de la soudure entodermo-vitelline a augmenté. En dedans elle s'est accrue en réduisant d'autant le diamètre transversal de la cavité intestinale primitive. En dehors elle a également fait des progrès, ou plutôt serait-il plus exact de dire qu'à

partir du bourrelet entodermo-vitellin il s'est fait à la surface du
vitellus comme une coulée d'éléments, dus à la différenciation et

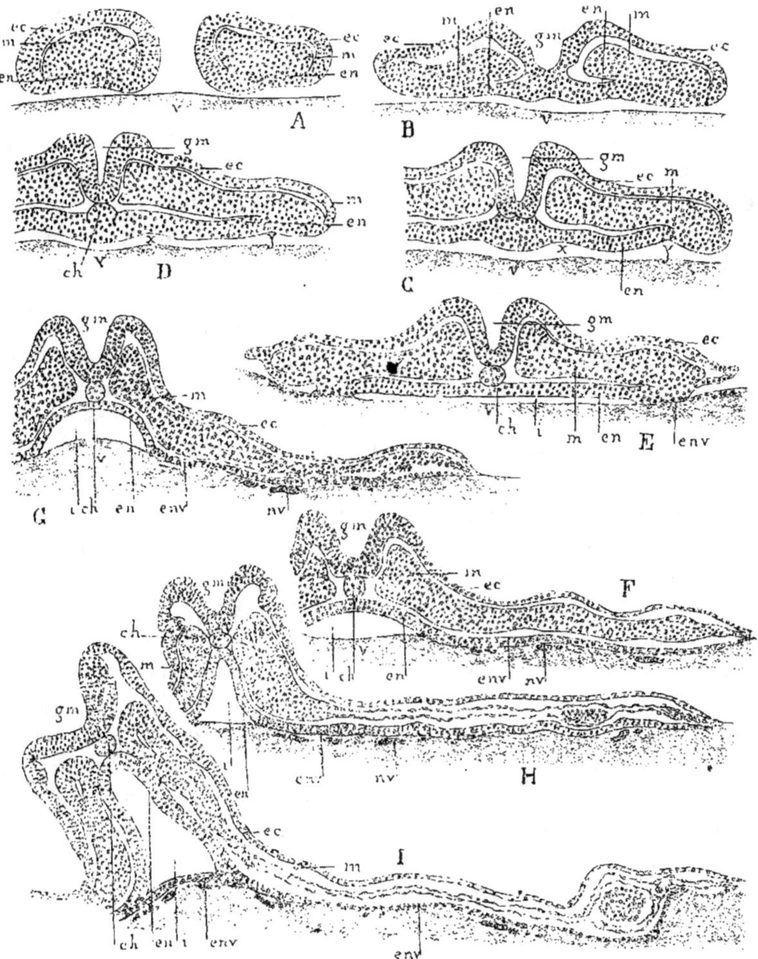

FIG. 91. — *Coupes transversales successives du disque germinatif de Torpedo ocellata* (stade D-E de Balfour).

A est la coupe la plus reculée, I la plus antérieure. — *ec*, ectoderme. — *m*, mésoderme. — *en*, entoderme. — *env*, entoderme vitellin. — *nv*, noyaux vitellins ou parablaste. — *i*, intestin primitif. —
ch, corde dorsale. — *gm*, gouttière médullaire. — *x*, *y*, encoches de la face profonde de l'entoderme.

à la multiplication cellulaires rapides des noyaux vitellins épars
à la superficie du vitellus ; ces éléments se sont aussitôt agencés en
une couche épithéliale que l'on peut appeler *entoderme vitellin (env)*.
L'entoderme vitellin dans la coupe F a atteint déjà en dehors
les limites du blastoderme. La corde dorsale (*ch*) s'est séparée de
l'entoderme, au-dessus duquel elle constitue un cordon arrondi,
bien distinct. L'entoderme est soulevé au-dessus du vitellus, et la
cavité de l'intestin primitif (*i*) déjà très haute. Quant aux connexions
du mésoderme elles sont les suivantes : le mésoderme, à partir
de l'endroit où il est soudé avec l'entoderme, se développe en dehors en s'étalant beaucoup, et vient reposer aux confins du blastoderme sur l'entoderme vitellin, ou même se soude avec lui. —
La coupe G montre la cavité intestinale plus haute et moins large
d'autant. Le mésoderme a perdu toute connexion avec l'entoderme ;
en dehors il est nettement fissuré en deux lames. Au-dessous de
l'entoderme vitellin se trouvent en grand nombre des noyaux vitellins (*nv*) (mérocytes de Rückert, éléments parablastiques) : ces
noyaux manquent au-dessous de l'intestin primitif. Il est hors de
doute que ces éléments prennent part, ainsi que l'ont soutenu
Balfour, Swaen, Rückert, à la constitution de l'entoderme vitellin ;
car l'on voit les noyaux vitellins s'insinuer entre les cellules de
cette couche et prendre rang parmi les cellules qui la constituent.
D'autre part l'entoderme vitellin, par sa face supérieure, émet des
cellules qui se mélangent au mésoderme ou tout au moins tombent
dans l'interstice qui sépare le mésoderme de l'entoderme vitellin.
La coupe II montre comment, ainsi que le figure Schwarz, la paroi de la cavité intestinale jusqu'alors incomplète inférieurement
se complète par la réflexion des parties latérales de cette paroi ; il
se produit une sorte de coulée cellulaire donnant lieu à la formation, à ce niveau également, d'un entoderme vitellin. En I enfin,
la paroi intestinale est complétée par en dessous au moyen d'une
couche très nette d'entoderme vitellin, au-dessous de laquelle se
montrent des noyaux vitellins.

c) *Sauropsidés.* — Nous avons laissé le blastoderme du Poulet
en un stade où d'après Duval il se compose de deux feuillets, l'un
superficiel, ectoderme ou feuillet externe, l'autre profond, ento-

derme ou feuillet interne primitif. Le feuillet profond forme la voûte d'une cavité sous-germinale ayant le vitellus pour plancher ; cette cavité a été regardée par Duval comme représentant la cavité de l'intestin primitif. Des deux feuillets libres d'abord de toute adhérence avec le vitellus, l'un, l'ectoderme, a conservé cette indépendance, tandis que l'autre, l'entoderme, s'est soudé au vitellus en formant avec lui un bourrelet entodermo-vitellin. Celui-ci n'existait d'abord qu'en avant ; mais la soudure s'est propagée le long des bords latéraux du disque germinatif et a fini par atteindre la région de la ligne primitive (voy. fig. 52 et 53).

Pour poursuivre le développement du disque germinatif du Poulet, nous nous éclairerons de coupes pratiquées en des stades correspondants sur des Reptiles, où les dispositions sont plus faciles à comprendre.

Une coupe du blastoderme passant au niveau de la ligne primitive chez un embryon de Poulet plus âgé que celui des figures 52

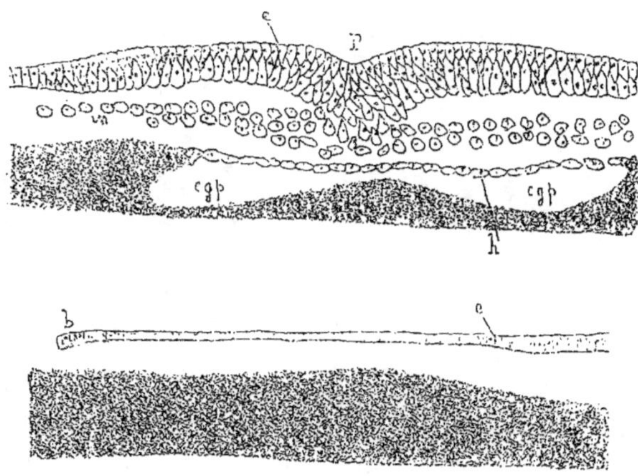

FIG. 92. - *Coupe transversale du blastoderme d'un embryon de Poulet de dix heures* (d'après DUVAL).

P, ligne primitive. — e, feuillet externe. — m, feuillet moyen. — h, feuillet profond. — cgp, cavité sous-germinale. — b, bourrelet périphérique de l'ectoderme.

et 53 est représentée (fig. 92). On y constate l'existence de trois feuillets, externe, moyen et profond ; les deux premiers sont libres par leur bord externe ; le feuillet profond est soudé au vitellus et forme la voûte de la cavité sous-germinale. Sur la ligne médiane, les feuillets externe et moyen sont absolument coalescents, et le feuillet profond est mal séparé d'avec les précédents (1). Une coupe d'un blastoderme de Reptile, faite au même stade du développement et passant par une région homologue de la ligne primitive, offrirait des dispositions essentiellement pareilles.

La présence de trois feuillets constitutifs du blastoderme étant reconnue et leurs relations au niveau de la ligne primitive ayant été constatées, nous devons étudier des séries de coupes du disque germinatif des Reptiles et du Poulet.

La série de coupes A-D (fig. 93) est faite sur un embryon de

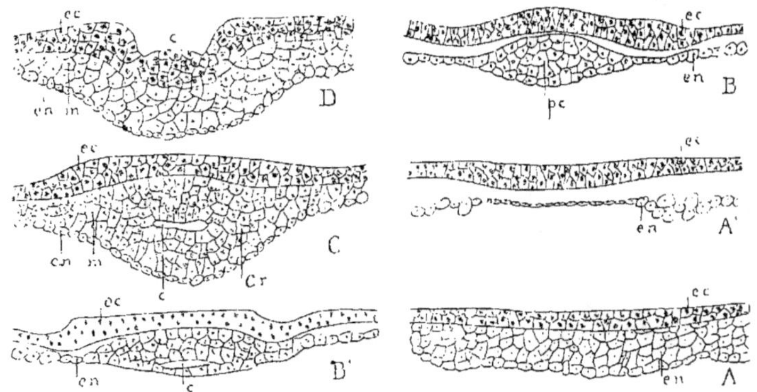

FIG. 93.   *Coupes successives du disque germinatif d'un embryon de Lézard* (d'après STRAHL).

A est la coupe la plus antérieure. — D est la plus postérieure. — *ec, en, m,* feuillets externe, interne et moyen. — *pc,* prolongement céphalique. — *Cr,* croissant. — *c,* fossette du croissant et canal central du prolongement céphalique.

Reptile qui en coupe longitudinale donnerait à peu près la figure 36, A. Commençant par la coupe la plus reculée (D) menée à travers la région du croissant et la dépression (c) que cette région présente, nous voyons dans cette coupe trois feuillets, externe, moyen et interne, confondus sur la ligne médiane en une masse cellulaire épaisse. En C, le feuillet externe est délimité profondé-

---

(1) La figure le fait voir trop nettement délimité, et en cela ne reproduit pas assez fidèlement le dessin de Duval.

ment, la masse cellulaire médiane est creusée d'une cavité centrale (*c*) qui n'est autre que la continuation de la fossette *c* de la coupe précédente dans l'épaisseur de la masse axiale. Avec la coupe B', nous trouvons que l'ectoderme est absolument séparé des deux autres feuillets ; ceux-ci sont encore confondus sur la ligne médiane en une masse qui est seulement beaucoup moins considérable que précédemment. Cette masse axiale est continue sur les côtés avec le feuillet interne, mais elle ne se prolonge plus latéralement par un feuillet moyen. En B, l'importance de la masse médiane a beaucoup diminué, si bien que celle-ci ne représente plus qu'un épaississement médian de l'entoderme. En A', cet épaississement n'est plus visible ; au-dessous de l'ectoderme, on ne trouve plus qu'un mince feuillet entodermique. En A, l'ectoderme repose sur un feuillet interne très épais, dont les cellules sont encombrées de matériaux vitellins.

Passant maintenant à la description succincte des coupes (fig. 95, A-E) du blastoderme d'un embryon de Poulet de 18 heures, représenté dans la fig. 94, nous trouvons ce qui suit : Les deux coupes les plus antérieures (A et A') reproduisent les dispositions des coupes qui leur correspondent dans la figure 93. La coupe suivante (B) passe par l'extrémité antérieure de cette condensation de tissu apparente déjà à cette époque au-devant de la ligne primitive (fig. 94, *pc*), qui marque l'emplacement du futur embryon, et que l'on appelle le *prolongement céphalique* (de la ligne primitive). A ce niveau, l'ectoderme est épaissi pour former la plaque médullaire. L'entoderme présente également sur la ligne médiane un épaississement

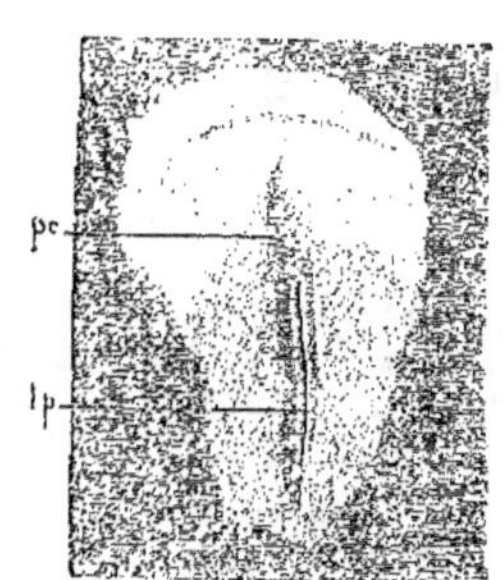

FIG. 94. — *Vue de face du blastoderme d'un embryon de Poulet de 18 heures.*

lp, ligne primitive. — *pc*, prolongement céphalique.

qui n'est autre que le prolongement céphalique lui-même. Du prolongement céphalique se détachent à droite et à gauche deux couches cellulaires qui de par leur situation méritent le nom de feuillet moyen. L'entoderme se jette à la périphérie sur le vitellus et se confond avec lui en un bourrelet entodermo-vitellin.

C'est en somme la même disposition que dans la coupe correspondante du blastoderme du Reptile. En C les rapports des feuillets se montrent changés. L'ectoderme paraît épaissi à sa face profonde

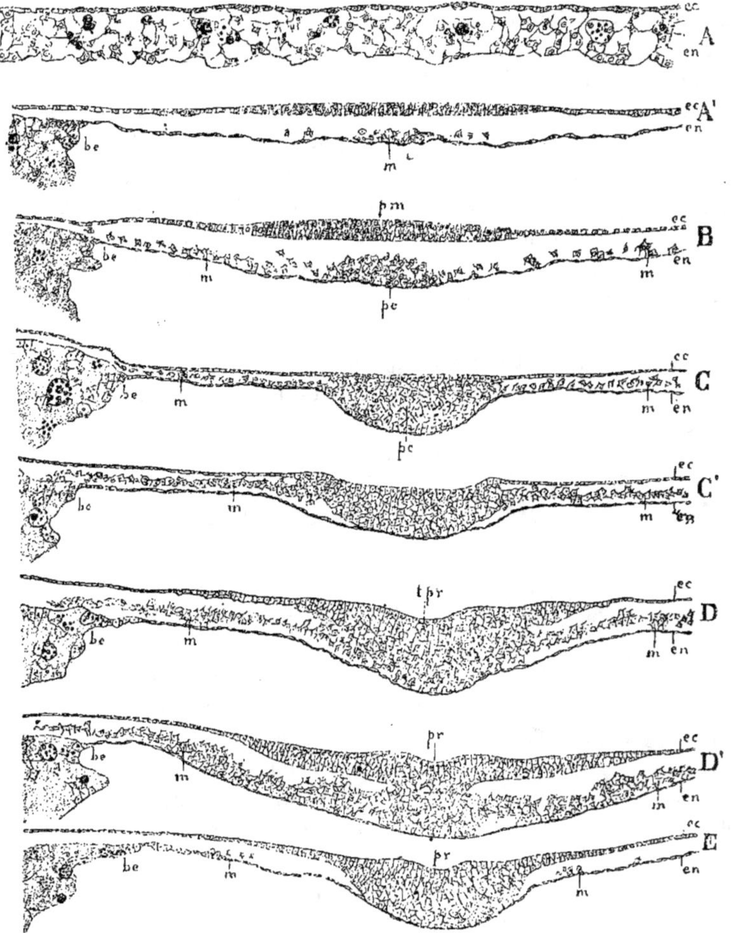

FIG. 95. — *Coupes successives à travers un blastoderme de Poulet* tel que celui que représente la fig. 94. A est la coupe la plus antérieure. — E est la coupe la plus reculée.

ec, ectoderme. — *en*, entoderme. — *be*, bourrelet entodermo-vitellin.   *m*, mésoderme. — *pm*, plaque médullaire. — *pc*, prolongement céphalique. — *tpr*, tête de la ligne primitive. — *pr*, ligne primitive.

par une masse cellulaire qui se continue latéralement par un feuillet moyen, tandis que l'entoderme passe à peu près librement au-dessous d'elle. C' offre cette particularité intéressante que l'ectoderme offre à sa face inférieure trois expansions : une médiane conique, qui vient s'appuyer sur la face supérieure de l'entoderme, et deux latérales qui se continuent par le feuillet moyen dont elles sont pour ainsi dire les racines. Les coupes C et C' passent par la partie postérieure du prolongement céphalique. Elles sont la reproduction de la coupe C (fig. 93), sauf qu'il existe dans cette dernière un canal creusé au milieu de la masse cellulaire médiane, et que ce canal fait ici défaut. Les coupes D et D' sont menées à travers la région antérieure ou tête de la ligne primitive. Elles se caractérisent comme la coupe D (fig. 93) par la coalescence des trois feuillets sur la ligne médiane. Avec E nous retrouvons les feuillets dans l'état où le dessin C nous les a présentés, c'est-à-dire que nous voyons l'ectoderme fortement épaissi à sa face inférieure se continuer latéralement avec le feuillet moyen, le feuillet interne étant indépendant. Cette coupe passe par la partie postérieure de la ligne primitive.

Quant à la constitution histologique des feuillets, ceux-ci, là où ils sont bien délimités, présentent les caractères essentiels que voici. L'ectoderme est un épithélium simple ou stratifié formé de cellules cylindriques. L'entoderme est constitué par des cellules épithéliales très plates, qui, vers la périphérie, deviennent plus hautes et plus volumineuses en se remplissant de matériaux vitellins. Quant au mésoderme, il n'offre nulle part une constitution franchement épithéliale, mais est composé de cellules de forme variable, lâchement unies et ne présentant aucun arrangement déterminé. Ce mésoderme n'est pas clivé en deux feuillets par une fente partie de l'intestin primitif et se propageant de dedans en dehors, à la manière du cœlome de l'Amphioxus. Mais la cavité générale paraît dans son épaisseur d'une manière tout indépendante de la cavité intestinale.

Passons à présent à la description de coupes appartenant à des embryons de Reptile et d'Oiseau plus âgés.

Chez le Reptile (fig. 96, B-F), les coupes E, F, qui sont les plus postérieures, montrent les trois feuillets fusionnés sur la ligne médiane. En D, on retrouve la même disposition que dans la coupe correspondante (D) du stade précédent, sauf que l'ectoderme est ici mieux délimité inférieurement. La coupe C présente, comme dans la figure 93, un canal central au sein de la masse cellulaire médiane en laquelle se confondent les trois feuillets. Mais ici la paroi supérieure du canal s'est différenciée en un épithélium formé de cellules cylindriques. B' et B passent par la région à

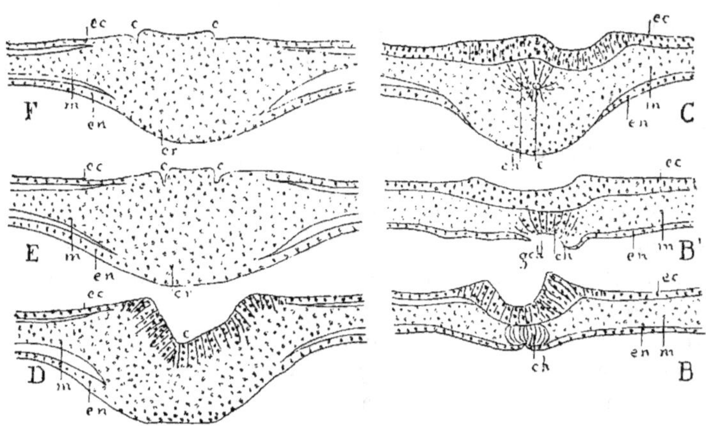

FIG. 96. — *Coupes successives du disque germinatif d'un embryon de Lézard plus âgé que celui de la figure* 93 (d'après STRAHL).

B est la coupe la plus antérieure, F la plus reculée. — *ec*, ectoderme — *en*, entoderme. — *m*, feuillet moyen. — *cr*, région du croissant. — *c*, fossette et canal qui lui fait suite. — *ch*, corde dorsale. — *gch*, gouttière cordale.

travers laquelle est menée la coupe B de la figure 93. En B', le canal *c* de la coupe précédente s'est fait jour par en dessous, en se transformant en une gouttière, qui n'est autre que la gouttière cordale (*gch*). La paroi dorsale de cette gouttière est l'ébauche de la corde. Aux lèvres de la gouttière adhère à droite et à gauche le feuillet interne. En B enfin, la gouttière cordale tend à se fermer par la soudure de ses lèvres, que constitue l'entoderme ; sa paroi dorsale s'organise d'autre part en un cordon cellulaire distinct, qui est la corde (*ch*). Le rudiment de la corde, jusqu'alors confondu latéralement avec le feuillet moyen, tend à s'en séparer de plus en plus et deviendra, en effet, tout à fait distinct, soit sur des coupes plus antérieures, soit à ce même niveau chez des embryons plus âgés.

Chez un embryon de Poulet de 26 heures, les coupes de la région postérieure du blastoderme, menées par la ligne primitive, ne sont pas essentiellement différentes de ce qu'elles étaient au stade précédent, et pour cette raison n'ont pas été représentées. La coupe (fig. 97, C) est à peu près la reproduction de la coupe C

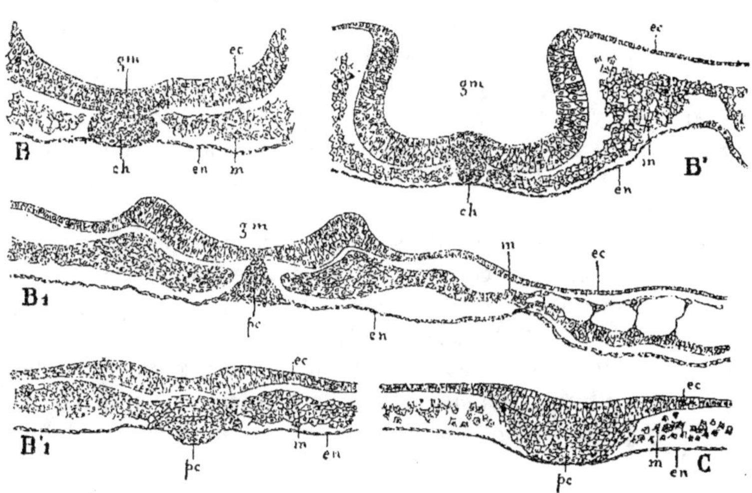

FIG. 97. — *Coupes transversales successives du blastoderme d'un embryon de Poulet de 26 heures.* B est la coupe la plus antérieure, C est la plus reculée. — *ec*, ectoderme. — *en*, entoderme. — *m*, mésoderme. — *ch*, corde dorsale. — *pc*, prolongement céphalique. — *gm*, gouttière médullaire.

(fig. 95). En B'', il existe sur la ligne médiane une masse cellulaire quadrangulaire qui, comme l'apprendrait l'examen des coupes intermédiaires à C et à B'', est d'origine ectodermique ; cette masse repose sur l'entoderme sans lui adhérer, et de chaque côté se prolonge par une bande mésodermique. En B', la masse médiane est soudée avec l'entoderme, tandis que sa continuité avec les bandes mésodermiques a disparu. Elle s'est rendue distincte de l'entoderme en B' et est alors reconnaissable comme ébauche cordale ; l'entoderme s'insère par ses bords internes en dehors d'elle, mais ne la recouvre pas inférieurement. Il en est autrement en B, où l'entoderme passe au-dessous de la corde dorsale sans aucune interruption.

Les faits que nous ont présentés les coupes du blastoderme de Reptile sont, on le voit, très comparables à ceux offerts par les coupes du blastoderme du Poulet. Il y a toutefois une différence, qui paraît au premier abord importante, mais n'est en réalité que secondaire. Chez le Reptile, la masse cellulaire médiane est perforée par un canal ouvert en arrière à l'extérieur, et qui d'autre part débouche en avant par une gouttière cordale dans la cavité sous-germinale. Nous avons déjà signalé et figuré ce passage mais sans indiquer la constitution de ses parois non plus que ses rapports (voy. p. 91, fig. 36). Un pareil canal manque chez le Poulet aux stades qui nous ont occupés ; car nous avons trouvé la masse axiale et le prolongement céphalique qui lui fait suite absolument pleins. Cependant cet état du blastoderme du Poulet doit être considéré comme dérivé d'une disposition plus primitive, à peu près semblable à celle des Reptiles, que l'on trouve en réalité dans la classe des Oiseaux, mais chez des ordres plus inférieurs que celui des Gallinacés (Hoffmann).

Les dispositions décrites ci-dessus nous sont connues par les travaux de Strahl, Hoffmann, Weldon, Mitsukuri et Ishikawa pour les Reptiles, de Kölliker, Gasser, Duval, Balfour et Deighton, Gerlach, Hoffmann, etc. pour les Oiseaux (1).

d) *Mammifères.* — Rappelons que nous avons laissé la vésicule blastodermique en un stade, où celle-ci est composée de trois feuillets, externe, moyen et interne (stade tridermique) (fig. 76). D'autre part nous avons vu le blastoderme présenter sur la ligne médiane : en arrière la ligne primitive terminée en avant par le bouton ou nœud de Hensen ; au devant de la ligne primitive une région répondant à l'ébauche embryonnaire, et caractérisée par la présence d'un prolongement céphalique pareil à celui du Poulet et d'un sillon médullaire (voy. p. 57-59).

Quels sont les rapports des feuillets externe, moyen et interne au niveau de la ligne primitive et de l'ébauche embryonnaire ? Ces

____

(1) Nous ne pouvons entrer ici dans le détail des divergences qui séparent ces différents auteurs, et qui ne portent d'ailleurs que sur des points secondaires.

relations sont connues depuis longtemps dans leurs traits essentiels. Dans la figure 98, les coupes B, C, D passent par des régions différentes de la ligne primitive. En C les trois feuillets se montrent confondus en une masse cellulaire axiale. Sur une coupe (D) portant sur la partie postérieure de la ligne primitive, on voit que le mésoderme et l'ectoderme sont unis sur la ligne médiane, tandis que l'entoderme passe librement au-dessous d'eux. Sur une coupe antérieure à C, le mésoderme se sépare de la masse cellulaire axiale (B). Au niveau de la partie postérieure de l'ébauche embryonnaire, l'entoderme, séparé de l'ectoderme, est épaissi en une plaque cellulaire médiane que l'on peut appeler plaque cordale ; le mésoderme est indépendant des autres feuillets.

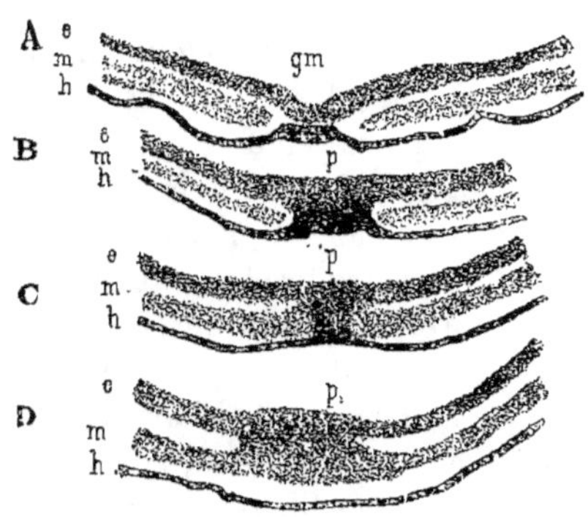

FIG. 98. — *Série de coupes schématiques menées à travers la ligne primitive et la région la plus reculée de l'ébauche embryonnaire d'un Cochon d'Inde* (d'après SCHAEFER.)

e, m, h, feuillets externe, moyen et profond. — *gm*, gouttière médullaire. — *p*, ligne primitive.

La série de dessins (fig. 98) a besoin d'être complétée pour l'étendue de blastoderme qui est située entre les coupes A et B, et qui correspond à la région de passage entre l'ébauche embryonnaire et la ligne primitive. Sur la coupe A^2 (fig. 99), on voit que le mésoderme restant distinct de la masse médiane, celle-ci se détache de l'entoderme, vers lequel elle proémine inférieurement, tandis qu'elle est rattachée supérieurement à l'ectoderme dont elle se montre une dépendance ; c'est là le prolongement céphalique. En A^1, l'épaississement médian de

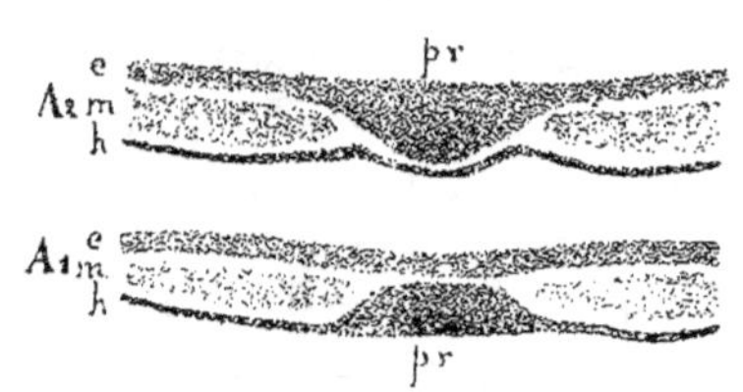

FIG. 99. — *Deux coupes destinées à compléter la série de celles de la figure précédente.*

A^1 est la coupe la plus antérieure. La signification des lettres *e, m, h* est la même que dans la figure 98. — *pr*, prolongement céphalique.

l'ectoderme s'est séparé de sa matrice et s'est accolé à l'entoderme, dont il paraît à présent faire partie. Il importe d'ajouter que la plupart des auteurs ont trouvé, sur des animaux appartenant aux divers groupes des Mammifères, un stade où le prolongement céphalique est sur une certaine étendue parfaitement distinct de l'ectoderme et de l'entoderme, et forme par sa partie axiale flanquée à droite et à gauche de deux prolongements mésoblastiques un feuillet moyen absolument indépendant (Lieberkühn, Kölliker, van Beneden, Strahl et Carius, Bonnet, Fleischmann, Rabl, Keibel) (fig. 100). La soudure ultérieure, secondaire, de la partie axiale du prolongement céphalique avec l'entoderme serait moins une fusion qu'un simple accolement, et en tout cas le prolongement céphalique ne recevrait de l'entoderme avec lequel il s'est uni aucun appoint cellulaire.

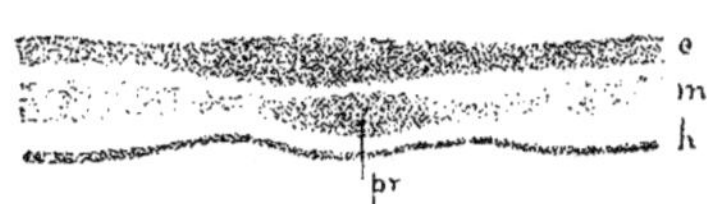

FIG. 100. — *Coupe complétant celles des deux figures précédentes.* — Elle montre le prolongement céphalique indépendant tout à la fois de l'ectoderme et de l'entoderme. Le mésoderme, dans cette coupe qui serait empruntée à un stade plus jeune que celui des figures 98 et 99, n'est pas séparé de la partie axiale du prolongement céphalique. Même signification des lettres que dans les deux figures qui précèdent.

Chez un embryon appartenant à une période plus avancée du développement (embryon de Lapin de 8 jours, fig. 101) l'étude de coupes sériées apprend ce qui suit. La section (A) est faite à travers l'extrémité antérieure de la ligne primitive (nœud de Hensen); l'ectoderme et le feuillet moyen s'y montrent confondus sur la ligne médiane; l'entoderme passe librement au-dessous d'eux. En B, on voit comment une partie de la masse cellulaire axiale s'individualise en formant un cordon elliptique qui repose sur l'entoderme (prolongement céphalique), tandis que l'ectoderme, au-dessus de ce cordon, se prolonge par deux bandes mésodermiques. En C, le cordon elliptique s'est appliqué sur la face supérieure de l'entoderme; les bandes mésodermiques se sont séparées de l'ectoderme. En D le cordon elliptique s'est aplati et forme une plaque (la plaque cordale) continue sur les côtés avec les bandes mésodermiques, et recouverte en dessous par l'entoderme. Une modification importante est offerte par la coupe suivante (E) : l'entoderme, au lieu de se continuer

librement au-dessous de la plaque cordale, s'arrête sur les bords
de cette dernière, dont par suite la face profonde est à nu à ce

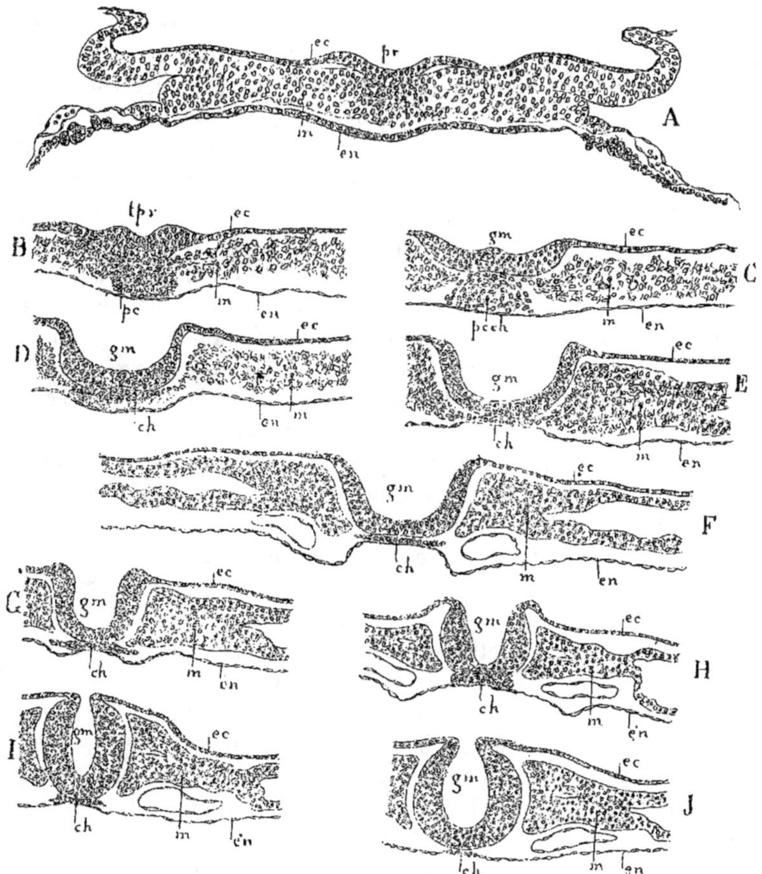

FIG. 101. — *Coupes successives du blastoderme chez un embryon de Lapin de 8 jours.*

A est la coupe la plus reculée, J la plus antérieure. — *ec*, ectoderme. — *en*, entoderme. — *m*, mésoderme. — *pr*, ligne primitive. — *tpr*, tête de la ligne primitive. — *pc*, prolongement céphalique. — *pcch*, prolongement céphalique appliqué à l'entoderme (ébauche cordale). — *ch*, corde dorsale. — *gm*, gouttière
médullaire.

niveau. On observe en F que l'entoderme se prolonge quelque peu
au-dessous des bords de l'ébauche cordale ; celle-ci jusqu'alors

continue avec le mésoderme s'en est séparée. Ces dispositions sont
plus évidentes encore en G, par suite de ce que la plaque cordale
se prolonge de chaque côté par deux pointes dégagées tout à la
fois du mésoderme et de l'entoderme. Il semble que H dérive de G
par le recourbement des prolongements de la plaque cordale inférieurement. La plaque cordale, déjà réduite en H, l'est beaucoup
plus en I ; les deux bords de l'entoderme, disjoints sur la ligne
médiane, se rapprochent et arrivent presque à se rencontrer. En
J, la corde a perdu à peu près complètement son individualité et
ne forme plus qu'une pièce peu reconnaissable, enclavée dans la
membrane entodermique dont elle ne peut guère être distinguée.

En un stade antérieur à celui qui vient d'être décrit, Lieberkühn,
Kölliker et Strahl ont montré chez la Taupe et le Lapin que dans
l'axe du prolongement céphalique se développe un canal.
La formation de ce canal serait due à la fissuration du prolongement céphalique sur plusieurs points et à l'écartement consécutif des cellules du prolongement. Le canal s'ouvre ensuite
dans la cavité blastodermique par plusieurs orifices (en deux
points selon van Beneden) en confondant ses parois avec l'entoderme. Là où le canal présente une pareille ouverture et prend la
forme d'une gouttière, sa paroi supérieure revêt une structure
épithéliale et devient la corde dorsale. Le canal, qui se caractérise
donc par ce fait que sa paroi supérieure est employée à la formation de la corde, peut être appelé *canal cordal* ; par sa situation
dans l'axe du prolongement céphalique, il mérite le nom de « canal du prolongement céphalique » que lui a imposé Bonnet.
Lieberkühn, qui a découvert le canal cordal, pensait que ce canal
ne s'ouvre pas à l'extérieur. L'orifice externe du canal cordal fut
trouvé par Heape, Strahl, Bonnet, van Beneden, Graf Spee et
Giacomini, chez la Taupe, le Lapin, la Brebis, la Chauve-souris,
la Souris, le Cobaye. Il semble (malgré un fait de Strahl) que
l'ouverture du canal à l'extérieur soit secondaire. Le canal cordal
n'a qu'une existence de courte durée ; cela explique que certains
auteurs tels que Fleischmann, Selenka ne l'aient pas vu et
l'aient nié. Ce canal rappelle absolument celui que nous avons
trouvé chez les Reptiles, et qui existe aussi chez nombre d'Oiseaux
(voy. fig. 102).

Relativement au mésoderme, celui-ci chez les Mammifères comme chez les Sauropsidés est formé de cellules lâchement unies

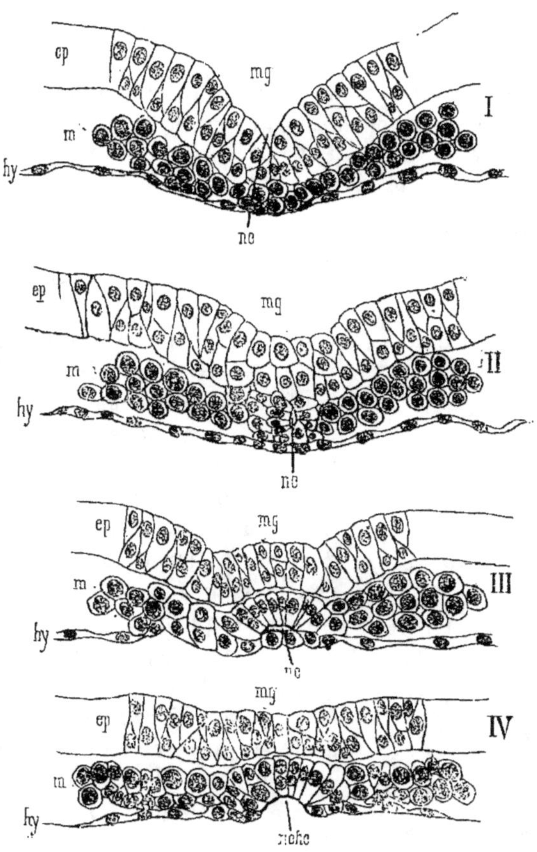

Fig. 102. — *Quatre coupes transversales sériées de la région postérieure de l'embryon de la Taupe* (d'après HEAPE).

ep, épiblaste. — *m,* mésoblaste. — *hy*, hypoblaste. — *nc*, canal cordal. — *nchc*, canal cordal ouvert en gouttière, ou gouttière cordale. *mg*, gouttière médullaire.

En I, ouverture postérieure et supérieure du canal dans la gouttière médullaire. — En II, coupe du canal cordal. — En III, la paroi supérieure du canal cordal s'est différenciée en une plaque de cellules épithéliales cylindriques, qui forme l'ébauche de la corde. — En IV, ouverture antéro-inférieure du canal, par une gouttière cordale.

entre elles et ne rappelant nullement la disposition épithéliale.

La cavité générale naît au sein de la masse mésodermique et paraît d'abord, suivant les observations de Bonnet et de Fleischmann, loin de la ligne médiane, soit sous forme d'une fente unique (Fleischmann), soit par plusieurs fissures qui confluent ultérieurement (Bonnet).

Dans des stades plus avancés, la corde, au lieu d'être une plaque mince, prend ici comme chez les autres types, la forme d'un cordon cylindrique.

B. — *CONSIDÉRATIONS GÉNÉRALES SUR LES FORMATIONS ENTODERMIQUES*

Après avoir examiné chez le plus ancien représentant de la souche des Vertébrés, chez l'Amphioxus, le développement du feuillet interne primaire et avoir fixé le type auquel nous devons comparer les faits que nous ont offerts les autres Vertébrés, il nous faut, avant d'entreprendre cette tâche, jeter un coup d'œil sur les formations entodermiques dans la série animale.

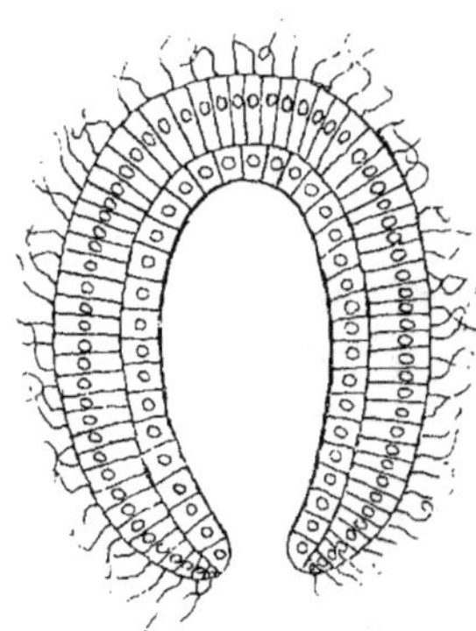

Fig. 103. — *Un Cœlentéré, l'Olynthus*, pour montrer la constitution diblastique simple de l'animal (selon HAECKEL).

Ce n'est que chez les plus inférieurs des Métazoaires, chez certains Spongiaires, et dans des groupes dégradés tels que les Dicyémides et les Orthonectides que le feuillet interne demeure sans éprouver de différenciation ultérieure essentielle. La larve et même l'adulte gardent une constitution diblastique des plus simples (fig. 103). Chez tous les autres, le germe à deux feuillets devient un organisme plus élevé, de complication plus grande, grâce à la production de plusieurs formations aux dépens de l'entoderme. De ces formations, celle qui paraît la première dans l'évolution phylogénétique, celle qui ne manque à aucun des Métazoaires supérieurs aux groupes ci-dessus désignés, c'est le mésoderme.

I. — **Le Mésoderme**.

A. — *Théories du Cœlome et du Mésenchyme. — Entérocœle et Schizocœle. — Mésoblaste et Mésenchyme.* — Nous avons vu le feuillet moyen naître chez l'Amphioxus du feuillet interne sous forme de deux lames que nous avons nommées feuillet viscéral et feuillet pariétal du mésoderme ; ces lames logent entre elles un diverticule de la cavité intestinale primitive, que nous avons appelé sac de la cavité générale ou du cœlome, brièvement cavité générale ou cœlome (voy. fig. 82). Un grand nombre d'Invertébrés se comportent comme l'Amphioxus. On peut donner à des animaux qui offrent de telles dispositions le nom d'**Entérocœliens** que Huxley et les Hertwig ont employé pour désigner des types où la cavité générale n'est qu'une dépendance, un diverticulum de la cavité intestinale ; la cavité générale elle-même est dite **entérocœle** (fig. 104, A).

Mais souvent le mésoderme, au lieu d'apparaître creux et de

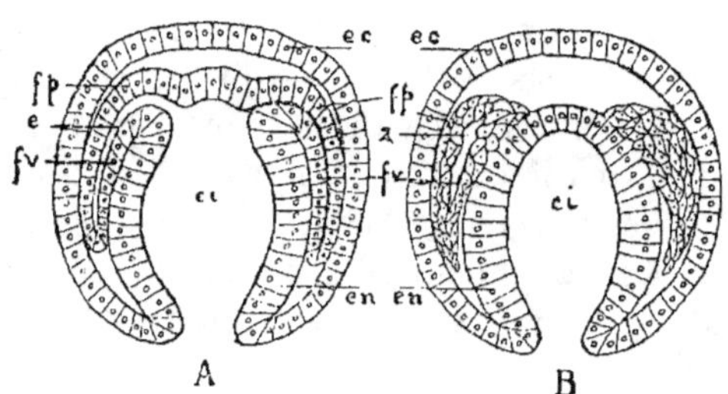

FIG. 104. — *Schémas d'un Entérocœlien et d'un Schizocœlien.*

A, Entérocœlien. — B, Schizocœlien. — *ec*, ectoderme. — *en*, entoderme. — *ci*, cavité intestinale primitive. — *c*, entérocœle. — *fp, fv*, feuillets pariétal et viscéral du mésoderme. — *z*, schizocœle.
En A, à gauche, l'entérocœle est une fente perméable ; à droite elle est virtuelle, par accolement de ses parois.
En B, à droite, stade où le mésoderme n'est pas encore creux ; la cavité générale existe du côté gauche, qui représente un stade plus avancé.

limiter un cæcum de l'intestin primitif, prend naissance sous forme d'une masse pleine (fig. 104, B), dans laquelle peut se développer ultérieurement un espace vide, qui devient la cavité générale. Celle-ci paraît devoir son origine à une fissuration pure et simple de la masse mésodermique ; elle se forme donc par un autre procédé que l'entérocœle, et dès lors mérite d'être distinguée de ce dernier sous le nom de **schizocœle**, de même que les animaux qui possèdent un schizocœle pourront être opposés aux Entérocœliens, et appelés **Schizocœliens** (Huxley). Lankester, après Huxley, n'admit pas ces distinctions. Pour lui, chez les Schizocœliens, le mésoderme est également une excroissance de l'entoderme, mais c'est une excroissance pleine, sans lumière, ou ne possédant qu'un lumen virtuel, qui ne deviendra réel que dans la suite ; il n'y a pas d'autre différence à établir entre les Entérocœliens et les Schizocœliens ; tous les animaux sont entérocœliens. Balfour, dans ses études sur les Sélaciens, se rangea à l'opinion de Lankester ; il fit remarquer que l'état primitivement plein des deux ébauches mésoblastiques est un fait sans importance, puisque, dans de nombreuses circonstances, nous voyons des organes qui devraient contenir des cavités, se développer comme des masses pleines et ne devenir creux qu'ultérieurement. Ce que Balfour admit pour les Sélaciens, les Hertwig l'étendirent à tous les Vertébrés.

« Tandis que chez l'Amphioxus, dit O. Hertwig dans son Traité d'embryologie, il n'y a pas de doute à avoir sur ce fait que la cavité générale et le feuillet moyen tirent leur origine d'un diverticule poussé par la paroi de l'intestin primitif, les opinions que l'on émet sur leur origine chez les autres Vertébrés sont encore très divergentes. Cela tient d'abord à ce que l'étude, qui ne peut être faite que sur des coupes sériées, est entourée de grandes difficultés ; cela est dû en second lieu à ce que, en raison de la richesse en vitellus des œufs de Vertébrés, les dispositions sont un peu modifiées, et fournissent des images moins claires et moins compréhensibles. Là où chez l'Amphioxus nous voyons une vaste cavité dans la gastrula, on trouve chez les autres Vertébrés un amas de matière vitelline, qui remplit plus ou moins complètement l'intestin primitif. Par conséquent, il ne se forme plus ici, pour produire la cavité générale, des diverticules creux, mais des bourgeons cellulaires pleins ; les lames pariétale et viscérale du feuillet moyen sont dès le début fortement appliquées l'une contre l'autre par les surfaces qui chez l'Amphioxus limitaient la cavité générale, et qui ne s'écarteront l'une de l'autre que beaucoup plus tard. »

Pour nous faciliter l'intelligence des images que donne l'examen des différentes classes de Vertébrés, Hertwig met sous nos yeux deux schémas (fig. 105, A et B).

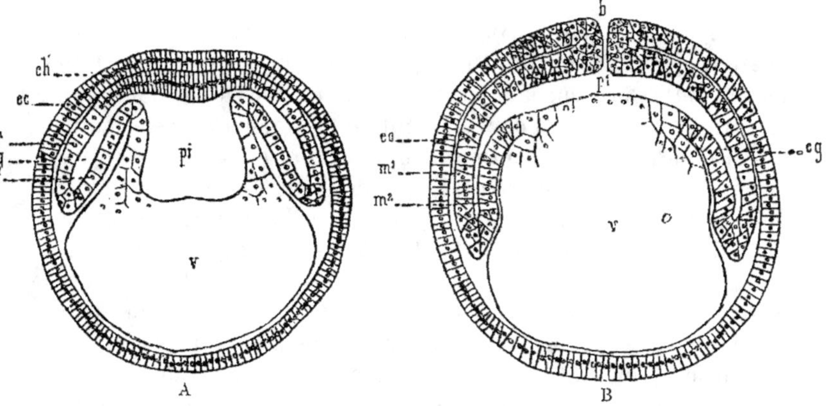

FIG. 105. — *Figures schématiques destinées à faire comprendre le mode de formation des feuillets moyens et de la cavité générale chez les Vertébrés* (d'après HERTWIG).

A, coupe faite au-devant de la bouche primitive. — B, coupe passant par la bouche primitive. — *pi*, intestin primitif. — *v*, vitellus. — *cg*, cavité générale. — *m¹*, *m²*, lames pariétale et viscérale du mésoderme. — *ec*, ectoderme. — *b*, bouche primitive. — *ch*, corde dorsale.

L'un de ces dessins (A) représente une coupe transversale faite au-devant de la bouche primitive. Il nous fait voir le feuillet interne épaissi sur sa face ventrale par le dépôt de vitellus (*v*), de telle sorte que l'intestin primitif (*pi*) est réduit à une cavité peu spacieuse. Sur le toit de cette cavité se trouve le rudiment de la corde dorsale (*ch*). Des deux côtés de la corde, le feuillet interne a développé deux diverticules, les deux sacs du cœlome, qui descendent en s'insinuant entre la masse vitelline et le feuillet externe. L'intestin primitif se trouve partagé, par suite de la production des deux replis intestinaux, en une partie médiane située sous le rudiment de la corde ou espace intestinal proprement dit, et deux sacs latéraux ou cavités cœlomiques, qui ne communiquent avec la cavité médiane que par une fente étroite située à gauche et à droite de l'ébauche cordale. En amoindrissant encore cette fente, on est conduit au schéma (fig. 104, A, côté droit) où la fissure qui fait communiquer la cavité intestinale avec la cavité cœlomique et cette dernière elle-même ne sont plus que virtuelles. Étant au contraire élargie, elle permet de rattacher le schéma (fig. 105, A) à la figure 82, qui représente les dispositions existant chez l'Amphioxus.

Le schéma (fig. 105, B), qui représente une coupe transversale passant par la bouche primitive, fait voir le feuillet pariétal moyen (m^1) se recourbant pour se continuer avec le feuillet externe (ec), au niveau de la bouche primitive (b), tandis que le feuillet viscéral moyen (m^2) se continue avec le vitellus (v), c'est-à-dire avec le feuillet interne. « Si chez les Vertébrés, dit O. Hertwig, les dispositions étaient telles qu'elles sont exprimées par ces deux schémas, il serait inutile, pour eux tout aussi bien que pour l'Amphioxus, de douter plus longtemps que les deux cavités du corps ne sont que deux diverticules de l'intestin primitif, et que leurs parois fournissent les deux feuillets moyens. Mais aucun Vertébré ne nous offre un état aussi évident ni aussi convaincant. Le phénomène perd de sa netteté principalement parce que les formations qui représentent les sacs du cœlome n'ont plus de lumière ; leurs parois, par suite de l'accumulation plus grande de vitellus qui a besoin de place, sont intimement appliquées l'une contre l'autre. Nous trouvons par suite, à la place des sacs du cœlome figurés dans le schéma, des masses cellulaires pleines, pour lesquelles on peut établir ce fait qu'elles correspondent à ces sacs, tant par leur situation que par leur développement. » Les considérations qui précèdent nous guideront dans l'étude du feuillet moyen des Vertébrés.

Mais il ne faudrait pas croire, à la suite de Lankester, et les Hertwig ne crurent pas que dans tous les cas où le mésoderme est une ébauche pleine, en qui la cavité générale paraît seulement ensuite, on puisse voir toujours dans cette cavité un diverticule de l'intestin primitif ; ils ne pensèrent pas que le type entérocœlien parfait ou imparfait, évident ou fruste, soit le seul réalisé dans la nature. Chez un grand nombre d'animaux on ne peut faire voir la formation du feuillet moyen par plissement de l'entoblaste, et il est impossible de montrer que la cavité générale est un diverticule réel ou même virtuel de l'intestin primitif (comp. fig. 104 B). Les Hertwig alors refusent à ce feuillet moyen le caractère d'un mésoblaste pour n'y voir qu'une substance de soutien intermédiaire à l'ectoblaste et à l'entoblaste, qu'ils nomment **mésenchyme**. La cavité qui peut se développer dans cette masse cellulaire mésenchymateuse n'est plus pour les Hertwig une véritable cavité générale, c'est un **pseudocœle** (schizocœle de Huxley). Les animaux dont la cavité générale n'est qu'un pseudocœle, formée dans une masse cellulaire qui n'est qu'un mésenchyme, sont des **Pseudocœliens** (Schizocœliens de Huxley). Au contraire, quand par plissement de l'entoblaste, il se forme un véritable **mésoblaste** et que celui-ci contient un diverticule de l'intestin primitif, un véritable **cœlome**, un entérocœle en un mot, les animaux sont dits Entérocœliens. Telle est la *théorie du Cœlome*, d'après les frères Hertwig.

Il s'y rattache étroitement une *théorie du mésenchyme*. Le mésoderme, auquel les Hertwig donnent le nom de mésenchyme, outre qu'il se distingue du mésoblaste vrai par son mode de formation, en diffère aussi par sa constitution et par ses destinées (1). Tandis que les cellules du mésoblaste sont disposées, à la surface de la cavité générale qu'elles limitent, en un épithélium constitué de cellules juxtaposées et de forme générale cubique, le mésenchyme consiste en un tissu lâche d'éléments plus ou moins étoilés, dont la disposition n'offre aucun ordre déterminé ; le mésenchyme ressemble ainsi à un tissu conjonctif embryonnaire.

Les produits de la différenciation du mésoblaste et du mésenchyme méritent également d'être distingués. Ce sont bien dans les deux cas l'épithélium de la cavité générale et des muscles. Mais l'aspect de ces tissus est assez différent pour qu'on puisse selon Hertwig reconnaître à les voir quelle est leur origine. L'épithélium de la schizocœle est moins parfait, quand il existe, que celui de l'entérocœle. Les muscles mésenchymateux revêtent des caractères tout particuliers qui les distinguent des muscles épithéliaux, d'origine mésoblastique. De plus certains tissus que

---

(1) Nous employons ici, suivant les Hertwig, le mot de mésoderme pour désigner à la fois le mésoblaste et le mésenchyme, ou indifféremment l'un et l'autre.

forme le mésenchyme ne sont pas produits, au moins directement, par le mésoblaste; tels le tissu conjonctif et ses dérivés. Enfin les différenciations du mésenchyme paraissent se faire dans des limites beaucoup plus larges que celles du mésoblaste ; c'est ainsi que parmi les produits du mésenchyme on compterait chez certains animaux le système nerveux.

B. — *Le mésoblaste et le mésenchyme des Vertébrés, distingués par leur origine, leur destinée et leur situation.* — Après avoir établi, conformément aux théories des frères Hertwig, les différences qui existent entre Entérocœliens et Schizocœliens, entérocœle et schizocœle, mésoblaste et mésenchyme, et avoir même opposé les uns aux autres, nous devons rechercher, par un examen méthodique de la question, si ces oppositions peuvent être maintenues, et dans quelles limites elles le doivent être, si même il n'existe pas entre Entérocœliens et Schizocœliens, entérocœle et schizocœle, mésoblaste et mésenchyme, des ressemblances, et comment il faut comprendre ces ressemblances.

Tout d'abord il ne faudrait pas croire que le mésoderme se forme exclusivement tantôt par l'un, tantôt par l'autre des deux modes, mésenchymateux et mésoblastique, que nous venons de voir. En réalité la plupart des animaux possèdent à la fois un mésenchyme et un mésoblaste. Tels sont les Vertébrés.

Qu'est le mésoblaste, qu'est le mésenchyme chez les Vertébrés ? Dans quels rapports se trouvent ces deux sortes de mésoderme l'une vis-à-vis de l'autre, quant à leur origine, quant à leur destination, et au point de vue de leur distribution topographique ? Quelle est la place de chacune dans l'ensemble des formations dont le germe est constitué ? Telles sont les questions, d'importance capitale, qui se posent à nous. Pour les résoudre, il sera nécessaire que nous nous éclairions de quelques exemples empruntés aux Invertébrés.

Origine du mésenchyme et du mésoblaste chez les Vertébrés comparés aux Invertébrés. — Chez les Mollusques, les Bryozoaires entoproctes, les Annélides, etc., on remarque déjà dans le germe en voie de segmentation, ou tout au moins dans la paroi de la blastula (fig. 106 I) deux gros éléments arrondis qui appartiennent à l'hémisphère végétatif de l'œuf et qui ont rang parmi les cellules de cet hémisphère ou futures cellules entodermiques. Ces éléments, nommés *initiales du mésoderme*, sont situés de part et d'autre du point où sera le blastopore, dont ils occuperont, la gastrulation une fois faite, les bords latéraux (fig. 106). De très bonne heure, déjà au stade de la blastosphère, ces éléments peuvent se multiplier. Des cellules issues de cette multiplication, quelques-unes, véritables cellules migratrices, se disséminent et émigrent partout dans l'intervalle qui sépare les deux feuillets primaires, tandis que la plupart s'agencent à droite et à gauche de l'intestin primitif en deux bandes mésodermiques (fig. 107 II, côté gauche). Les cellules migratrices constituent une sorte de tissu conjonctif embryonnaire, un mésenchyme au sens histologique du mot.

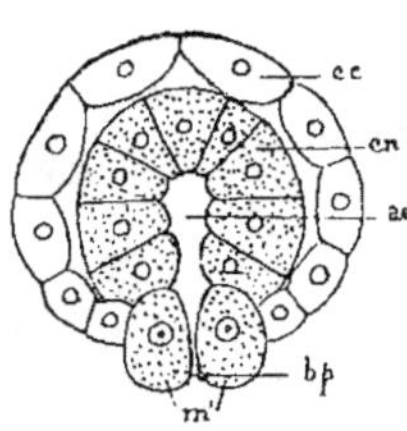

FIG. 106. — *Gastrula de la Pédicelline, montrant les initiales du mésoderme* (d'après HATSCHEK, un peu modifiée). *ae*, archentéron.— *ec*, ectoderme.— *en*, ectoderme. — *m'*, initiales du mésoderme.— *bp*, blastopore.

Quant aux bandes mésodermiques, elles se creusent d'une cavité, qui représente le cœlome, dont leurs cellules forment l'épithélium (fig. 107 II, côté droit).

Si nous nous adressons maintenant aux Échinodermes, nous observons que, de même que tout à l'heure, il existe au pôle végétatif de la blastula deux grosses initiales du mésoderme (fig. 107 I) ; celles-ci, en se divisant, fournissent des cellules amœboïdes, de forme étoilée, qui se répandent dans la cavité de la blastosphère, et qui, lorsque les deux feuillets primaires seront constitués, leur seront interposées (fig. II, A). Puis l'invagination gastruléenne s'opère. De la cavité de la gastrula part ensuite un diverticule, unique chez les Échinodermes, mais double ailleurs (Brachiopodes, Sagitta). Ce ou ces diverticules rappellent absolument, tant par leur origine que par la constitution de leurs parois, les sacs du cœlome que nous a présentés l'Amphioxus, et leur sont homologues : comme eux ils sont un cul-de-sac de l'archentéron, et comme eux ont une paroi épithéliale mésoblastique, qui n'est que le prolongement de l'entoblaste (fig. 107, III A).

Dans les exemples que nous venons de rapporter, le mésenchyme se forme de très bonne heure, aux dépens de deux initiales mésodermiques (Mollusques, Bryozoaires, Annélides) ; c'est un mésoderme mésenchymateux qui paraît être en général et même constamment le résultat de la multiplication des initiales du mésoderme. Lorsqu'un mésoblaste coexiste avec le mésenchyme

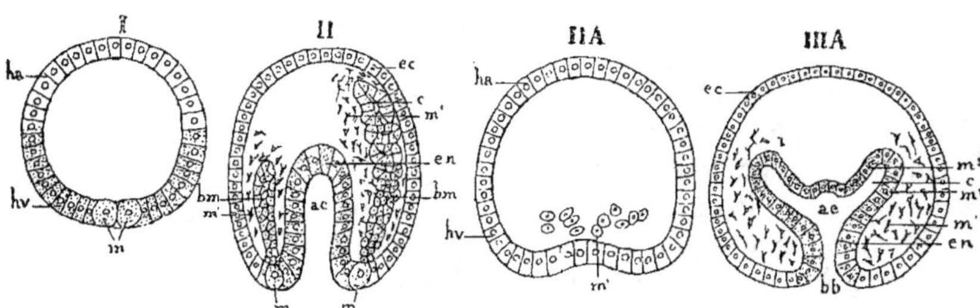

Fig. 107. — *Schémas de la formation du mésoderme chez plusieurs types d'Invertébrés.*

I. Coupe diagrammatique de la blastosphère soit d'une Annélide, soit d'un Échinoderme. — *ha, hv*, hémisphères animal et végétatif de la blastula. — *m*, initiales du mésoderme.

II. Coupe longitudinale et frontale d'une larve d'Annélide, pour montrer les formations dérivant des initiales mésodermiques. — *m*, initiales du mésoderme. — *m'*, cellules migratrices mésenchymateuses. — *bm*, bandes mésodermiques. — *c*, cœlome. — *ec*, ectoderme. — *en*, entoderme. — *ac*, archentéron.

II A. Coupe optique de la blastula d'un Échinoderme (d'après Selenka), où l'on voit les cellules mésenchymateuses issues de la multiplication des initiales du mésoderme. — *ha, hv*, hémisphères animal et végétatif de la blastula. — *m'*, cellules mésenchymateuses.

III A. Coupe de la gastrula d'un Brachiopode ou de Sagitta. — *m'*, cellules mésenchymateuses. — *m¹, m²*, feuillets pariétal et viscéral du mésoblaste. — *c*, cœlome. — *ec*, ectoderme. — *en*, entoderme. — *ac* archentéron. — *bb*, blastopore. (Le schéma d'un Échinoderme différerait uniquement de celui-ci en ce que le cul-de-sac *c*, au lieu d'être double, serait simple.)

(Échinodermes) on voit que l'apparition de celui-ci précède de beaucoup la formation de celui-là, puisque le mésoblaste a pour point de départ une évagination de l'entoblaste, et par conséquent ne peut se constituer qu'après la gastrulation.

Ces exemples nous ont offert à la fois des types où le mésenchyme existe seul (Mollusques, Bryozoaires, etc.) et d'autres où le mésenchyme et le mésoblaste existent à la fois (Échinodermes).

Les Vertébrés ne se comportent pas autrement que les Échinodermes, c'est-à-dire qu'ils possèdent à la fois un mésenchyme et un mésoblaste.

Chez l'Amphioxus, nous retrouvons des initiales de mésoderme pareilles à celles des Invertébrés, et qui leur paraîtraient pleinement homologues, si leur situation n'était pas différente de ce qu'elle est chez ces derniers. En effet, tandis que chez les Invertébrés les initiales du mésoderme sont situées sur la lèvre dorsale du

blastopore, elles en occupent la lèvre ventrale chez l'Amphioxus (1).
Elles forment l'extrémité ventrale de la bande mésoblastique constituée par évagination de l'entoblaste et ont pu,
à cause de cette situation, recevoir de Hatschek
le nom de « cellules polaires », (fig. 108, m').

Or nous avons vu que les initiales du mésoderme sont chez les Invertébrés la première
apparition du mésenchyme. Nous devons par
suite admettre que chez l'Amphioxus il en est
de même, et que les cellules polaires de
Hatschek sont l'ébauche d'un mésenchyme, qui
d'ailleurs ne se développe pas chez l'Amphioxus
et demeure toujours réduit à ses deux cellules
initiales.

La constatation que nous venons de faire
chez l'Amphioxus nous oblige à rechercher

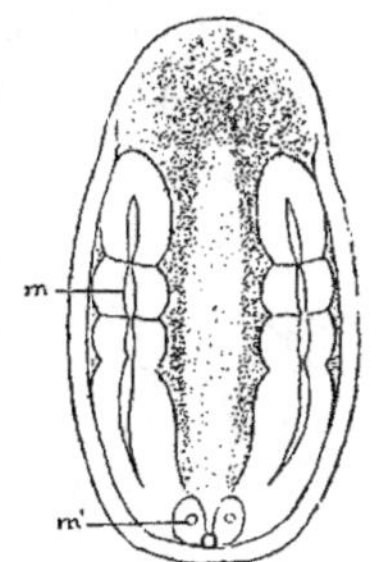

FIG. 108. — *Larve d'Am-
phioxus ; vue dorsale*
(d'après HATSCHEK).

m, mésoblaste. — *m'*, initiales mésodermiques (mé-
senchyme).

chez les Vertébrés les initiales du mésoderme, ébauches du
mésenchyme) ou tout au moins leur représentant. Si les initiales existaient chez les Vertébrés supérieurs à l'Amphioxus,
c'est au niveau ou aux environs de la lèvre ventrale du blastopore,
en une situation correspondante à celle qu'elles occupent chez
l'Amphioxus, que nous devrions les rencontrer. Mais chez les Vertébrés, les deux initiales de l'Amphioxus ne se retrouvent pas. Il
n'y a là rien qui doive nous surprendre. En effet, comme l'ont fait
remarquer Hatschek et Rabl, « dans tous les cas où le mésoderme
naît de deux cellules, le nombre des cellules des deux feuillets primaires est très faible à l'époque de la différenciation des cellules
mésodermiques. Quand le nombre des cellules des deux feuillets
primaires s'accroît ou quand le nombre des cellules de la blastula
est déjà très grand, celui des cellules mésodermiques s'élève aussi »
(Rabl). En consultant les figures 109, A, B, C, nous voyons le nombre des cellules mésodermiques augmenter parallèlement à celui de
la totalité des cellules du germe. A un stade donné, le nombre des

---

(1) Les considérations que Rabl a fait valoir pour expliquer ce changement de position
et pour rétablir les homologies entre les Invertébrés et l'Amphioxus ne paraissent pas
de nature à entraîner la conviction, de telle sorte que le déplacement des initiales
mésodermiques chez l'Amphioxus doit être à l'heure qu'il est réputé inexplicable.

cellules mésodermiques sera toujours proportionnel à celui des cellules du germe entier. Chez les Vertébrés, par suite où les cellules sont très nombreuses dans la gastrula et même déjà dans la blastula, on doit s'attendre à trouver également de nombreuses initiales

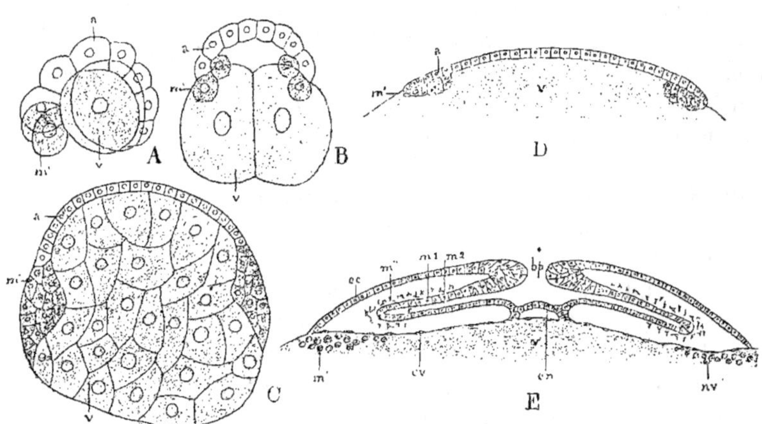

FIG. 109. — *Différents types d'initiales du mésoderme (ébauches mésenchymateuses).*

A. *Gastrula de Teredo*, en coupe longitudinale (d'après HATSCHEK), un peu modifiée.— *a*, hémisphère animal (ectoderme). — *v*, hémisphère végétatif (entoderme) formé ici de deux cellules seulement. — *m'*, initiales du mésoderme.

B. *Coupe d'un germe de Leptoplana* (d'après HALLEZ). — Mêmes lettres qu'en A.

C. *Coupe transversale d'un œuf d'Euaxes* (d'après KOWALEWSKY). — Même signification des lettres que précédemment.

D. *Coupe du blastoderme du Calmar*, au 4ᵉ jour (d'après BOBRETSKY). - *v*, représentant toujours l'hémisphère végétatif de l'œuf, est ici le vitellus. - *a* est l'hémisphère animal, le blastoderme, le futur ectoderme.

E. *Coupe transversale schématique du germe d'un Vertébré, et plus particulièrement d'un Sélacien, au stade de gastrula.* Cette figure résulte de la combinaison de plusieurs coupes. — *bp*, bouche primitive. — *m¹, m²*, feuillets pariétal et viscéral du mésoblaste, issus de l'entoblaste et limitant le cœlome *c*.   *v*, hémisphère végétatif ou vitellus. — *ev*, couche cellulaire revêtant la surface du vitellus (entoderme vitellin).   *m'*, initiales mésodermiques, représentées par les noyaux vitellins *nv*. — *m"*, mésenchyme secondaire issu du mésoblaste.

mésodermiques, contrairement à ce qui existe chez la plupart des Invertébrés et chez l'Amphioxus, dont la blastula et la gastrula sont relativement paucicellulaires.

Quels sont donc chez des animaux où les cellules du germe sont nombreuses et où le vitellus est abondant, comme chez les Céphalopodes et la plupart des Vertébrés, les représentants des cellules mésodermiques initiales, ébauche du mésenchyme, que nous trouvons en nombre restreint dans d'autres groupes? Si nous tenons compte tout d'abord de la situation qu'occupent, dans la blastula d'un Échinoderme ou de tout autre type, les cellules initiales que nous trouvons au niveau de l'hémisphère végétatif, ayant rang parmi les cellules entoblastiques futures, nous pourrons penser que chez les Vertébrés elles appartiennent aussi à l'hémisphère végétatif. Précisant ensuite cette situation, nous trouvons que, chez les Vertébrés comme en général chez tous les animaux dont les cellules végétatives sont obérées de vitellus, les initiales méso-dermiques seront placées aux confins de la région blastodermique (ectoblaste) et de la région lécithophorale ou vitelline (entoblaste), c'est-à-dire au point où se ferait la réflexion de l'entoblaste sur l'ectoblaste, aboutissant à l'invagination gastruléenne, si la pré-sence du vitellus ne s'opposait pas à cette invagination (voy. fig. 109, A-E) (1). Que sont les éléments m' (fig. 109, E) chez un Verté-bré, sinon les noyaux vitellins, le parablaste (dont il a été fait mention au chapitre Ier), auxquels ils correspondent par leur ori-gine et par leur situation? On ne veut pas dire par là que tous les noyaux vitellins sont des initiales du mésoderme et repré-sentent l'ébauche du mésenchyme, mais seulement que c'est parmi les noyaux vitellins que l'on doit chercher cette ébauche. Nous verrons en effet que le mésenchyme n'est pas le seul produit que l'on doive faire dériver du parablaste.

Après avoir vu comment on peut comprendre le mésenchyme des Vertébrés en le rattachant à celui des Invertébrés, nous avons à parler du mésoblaste.

Le mésoblaste nous a déjà occupés (page 176). Nous nous conten-terons de rappeler, nous réservant d'étudier plus tard avec quel-ques détails cette formation, que : 1° le mésoblaste est une excrois-sance de l'entoblaste gastruléen ; 2° que, comme l'entoblaste dont il dérive, il se présente, dans les cas typiques, comme un véritable épithélium; 3° que cet épithélium limite une cavité, la cavité gé-nérale ou cœlome, qui n'est qu'un diverticule de l'intestin pri-mitif.

---

(1) Toutefois la situation des cellules initiales au pôle végétatif de la blastosphère des Échinodermes est différente de la position juxta-blastoporique de ces cellules.

Bien que nous n'ayons pas le dessein de suivre dès maintenant la destinée du mésoblaste, nous ne pouvons nous dispenser d'indiquer dans ces généralités une formation qui relève du mésoblaste, dont la valeur théorique est considérable, et qui d'un autre côté prend en réalité une forte part dans l'édification des tissus embryonnaires. On a observé dans ces derniers temps que le mésoblaste épithélial des Sélaciens et des Téléostéens fournissait à un moment donné, par des processus assez variables, des éléments dont l'aspect et la destinée ultérieure sont ceux du mésenchyme (van Wyhe, Rabl, Ziegler, Henneguy). On a donné à l'ensemble de ces éléments le nom de « tissu formatif »; ils forment en effet le sang et d'une façon générale les tissus connectifs de l'embryon. Il est certain que le tissu formatif, donnant naissance aux mêmes produits que le mésenchyme des Invertébrés et que celui des Vertébrés, doit en être rapproché à ce point de vue. Il en diffère cependant beaucoup par son origine. Nous avons vu se former, à une période très précoce chez les Invertébrés et les Vertébrés, aux dépens de deux ou plusieurs initiales mésodermiques un mésoderme mésenchymateux. Nous trouvons maintenant chez les Vertébrés un autre mésenchyme, d'apparition plus tardive. Par opposition au premier que l'on peut appeler « mésenchyme primitif, » celui-ci sera un « mésenchyme secondaire » (fig. 109, E, m', m'') (1).

La genèse précoce du mésenchyme primitif comparée à la formation beaucoup plus tardive du mésenchyme secondaire, et d'autre part la similitude des produits de l'un et de l'autre suggèrent les réflexions suivantes. Le mésenchyme primitif se sépare du germe à une époque où la différenciation est très peu avancée dans les éléments de l'œuf segmenté ; chez les Vertébrés l'empâtement des éléments du futur mésenchyme par le vitellus et leur situation même sont encore une raison de non-différenciation (voy. p. 60). Le mésenchyme secondaire, se formant aux dépens du mésoblaste, qui a lui-même hérité de la différenciation de l'entoblaste

---

(1) Un processus analogue à la formation du mésenchyme secondaire, s'observe chez certains Invertébrés précurseurs des Vertébrés. Ainsi chez le Balanoglosse on voit se détacher des lames pariétale et viscérale du mésoblaste des éléments qui remplissent la cavité du cœlome. Chez *Sagitta*, le mésoblaste fournirait également quelques éléments mésenchymateux qui s'insinueraient entre les feuillets. Ajoutons que chez l'Amphioxus, d'après Kowalewsky, tomberaient dans la cavité générale, des cellules fournies vraisemblablement par les parois mésoblastiques de cette dernière.

dont il dérive, devrait être beaucoup plus différencié que le mésenchyme primitif. Et cependant les formations qui naissent de l'un et de l'autre sont apparemment les mêmes. Il faut en conclure : ou bien que cette ressemblance n'est en effet qu'apparente, mais qu'en réalité les produits du second mésenchyme sont bien supérieurs à ceux du premier ; ou bien que le mésoblaste, pour produire un tissu mésenchymateux de même nature que le mésenchyme primaire, a dû éprouver une régression considérable. La signification de cette régression est restée elle-même cachée.

De tout ce qui précède, il résulte que le mésoderme est loin d'être de par son origine une formation univoque. Nous avons distingué en effet :

1° Un mésenchyme primaire qui équivaut aux cellules de segmentation et dont l'ébauche est représentée chez les Invertébrés et chez les Vertébrés par des initiales du mésoderme (noyaux vitellins des Vertébrés).

2° Un mésoblaste produit par l'entoblaste, et qui a la valeur d'un feuillet épithélial.

3° Un mésenchyme secondaire produit chez les Vertébrés aux dépens du mésoblaste par une sorte de transformation régressive.

Dans de telles conditions, on comprend qu'il soit bien difficile de donner du mésoderme, si l'on veut lui conserver son unité et son individualité, une définition fondée sur sa genèse, qui soit suffisamment ample pour embrasser à la fois les diverses formations mésodermiques que présente la série des Métazoaires (1).

Destinée du mésenchyme et du mésoblaste des Vertébrés. — Après avoir reconnu l'existence chez les Vertébrés de plusieurs variétés de mésoderme, d'origine différente, nous devons rechercher si d'après leurs destinées ces variétés peuvent encore être distinguées.

---

(1) Les frères Hertwig ont défini le mésoderme par sa situation ; il représente en effet « la somme de tous les tissus et organes intercalés entre les deux couches limitantes » (entre les deux feuillets primaires. A un autre point de vue, W. Wolff a considéré le mésoderme, ou plus exactement selon lui, le « germe moyen », comme ce qui reste du germe après le départ du feuillet interne : définition qui ne répond pas aux exigences de tous les faits. La destinée du mésoderme ne peut pas fournir non plus les éléments d'une bonne définition, puisque le mésoderme forme des tissus conjonctifs, des muscles, des épithéliums, et pourrait même, dans des cas exceptionnels, prendre part à la constitution du système nerveux.

His le premier, puis les Hertwig, Rauber, Kollmann, etc., ont établi que les produits du mésoblaste sont autres que ceux du mésenchyme. Le mésoblaste fournit la musculature striée volontaire, l'épithélium de la cavité générale (cavité pleuro-péritonéale) et tous ses dérivés. Du mésoderme mésenchymateux dérivent tous les tissus de substance conjonctive y compris le sang, d'où le nom de *desmo-hœmoblaste* que Rauber a donné au mésenchyme, ou encore celui de *germe de la substance connective* (His); le mésenchyme produit donc les tissus conjonctifs, cartilagineux et osseux, les vaisseaux et le sang, et peut-être les muscles lisses non volontaires des vaisseaux et de l'intestin et aussi le muscle strié du cœur.

Le mésenchyme occupant dans le germe, ainsi que nous allons le voir, une situation périphérique, tandis que l'embryon est au centre ou mieux dans l'axe du disque germinatif, on peut dire, selon la formule saisissante de Kollmann, que l'embryon naît central sans sang; le sang naît périphérique, sans embryon. Il résulte de là que His, Hertwig, Kollmann et autres devaient forcément admettre une migration centripète des cellules mésenchymateuses allant prendre part à la formation de l'embryon et s'insinuant entre tous les feuillets dont le corps embryonnaire est constitué. Malheureusement cette migration n'a jamais été sérieusement prise sur le fait. La formation des tissus conjonctifs et du sang de l'embryon resterait par suite inexplicable, si nous n'avions aujourd'hui dans le mésenchyme secondaire formé dans l'embryon même la source probable des tissus connectivo-sanguins de l'embryon. Seulement la production d'un mésenchyme secondaire n'est actuellement montrée que pour les Sélaciens et les Téléostéens; là même le fait gagnerait à recevoir une nouvelle confirmation; pour les autres Vertébrés en tout cas, elle ne peut être admise que d'une façon tout hypothétique.

Relations topographiques du mésenchyme et du mésoblaste des Vertébrés. — Il nous reste à parler des relations topographiques du mésenchyme et du mésoblaste. Ici encore nous nous limiterons aux Vertébrés.

Nous avons vu chez l'Amphioxus (et nous le retrouverons pour les autres Vertébrés) que le mésoblaste est formé par deux diverticules de l'entoblaste dirigés suivant l'axe de l'embryon et très voisins de cet axe.

D'autre part, le mésenchyme, chez les Poissons et les Amniotes où il est le mieux connu parce qu'il est le plus puissamment développé, occupe une situation périphérique, comme nous l'avons laissé entendre déjà.

Cette situation résulte de celle qu'ont les noyaux vitellins et le parablaste, auxquels nous avons identifié les ébauches du mésenchyme. On se souvient que, conformément au schéma d'un œuf méroblastique (fig. 19), les noyaux vitellins doivent paraître dans le protoplasma cortical et les prolongements germinatifs (*pc, pg*), c'est-à-dire autour de l'œuf et au-dessous du disque segmenté ; ils y formeront la « couche corticale » (His) qui entoure la sphère vitelline, et la « couche intermédiaire » (van Bambeke) qui est sous-jacente au disque segmenté. C'est à la jonction de ces deux couches, tout autour du blastoderme, dans cette région que His a appelée *rempart germinatif*, que les noyaux vitellins et le parablaste seront le plus abondants. Cette situation du parablaste lui a valu de la part de Kollmann les noms de « germe marginal » ou *acroblaste*, tandis qu'Agassiz et Whitmann l'ont appelé *périblaste*. Nombre d'auteurs veulent même que cette zone péri-blastodermique soit la seule où les éléments du parablaste se montrent tout d'abord, n'envahissant qu'ensuite la surface libre et la surface sous-germinale du vitellus.

Nous avons donc topographiquement à distinguer : 1° un *mésoderme axial*, c'est le mésoblaste ; 2° un *mésoderme périphérique*, le mésenchyme. Ces expressions, dues à Rückert, ne sont toutefois pas absolument exactes ; le mésoblaste est bien toujours un mésoderme axial, mais le mésenchyme n'est pas toujours périphérique. Ce que nous avons dit plus haut de la situation périphérique du mésenchyme s'applique bien aux Sélaciens et Téléostéens, mais devient topographiquement inexact quand il s'agit des Amniotes.

A cette distinction du mésoderme en axial et périphérique, Rabl en a substitué une autre, bien mieux en harmonie avec tous les faits et d'une valeur théorique beaucoup plus grande. Elle est fondée sur les relations du mésoderme avec la cavité gastruléenne et avec le blastopore, et repose sur une conception de la gastrula telle que nous l'avons exposée au chapitre précédent. Voici un résumé de l'exposé de Rabl. C'est chez l'Amphioxus, dit Rabl, que les dispositions sont le plus simples. Il se forme ici sur la paroi dorsale de l'intestin primitif deux plis, situés à droite et à gauche de la ligne médiane, qui diminuent de hauteur d'avant en arrière et postérieurement s'effacent en se continuant avec l'entoblaste. On peut toutefois se représenter les replis mésodermiques comme se continuant en arrière, sur les côtés de la bouche primitive, jusqu'à atteindre les deux grosses cellules polaires ou initiales du mésoderme, situées sur la lèvre ventrale du blastopore (fig. 110, A). Nous aurions ainsi à distinguer dans le mésoderme de l'Amphioxus deux régions : une antérieure, prenant naissance aux dépens de la paroi dorsale de l'intestin primitif; une postérieure, née sur le bord de la bouche primitive ou propéristome. La région antérieure est nommée par Rabl *mésoderme gastral*, l'autre *mésoderme péristomal*. Ces deux mésodermes se continuent d'ailleurs absolument l'un par l'autre. Or, il ne faut pas oublier qu'une partie au moins du mésoderme péristomal, représentée par les initiales mésodermiques, correspond au mésenchyme, très rudimentaire chez l'Amphioxus.

Les deux régions gastrale et péristomale du mésoderme de l'Amphioxus peuvent être retrouvées chez les Vertébrés.

Chez les Sélaciens, Rückert, Kastschenko, Rabl ont montré que le mésoderme naît d'une part de la paroi dorsale de l'intestin primitif, et d'autre part du bord du blastoderme; ils nommèrent respectivement « mésoderme axial ou embryonnaire » et « mésoderme périphérique » ces deux parties. D'après ce que nous savons de la gastrulation des Sélaciens, le mésoderme axial est un mésoderme gastral, le mésoderme périphérique correspond au mésoderme péristomal de l'Amphioxus (fig. 110, B). Ce mésoderme péristomal des Sélaciens est aussi un mésenchyme.

Chez les Amphibiens (fig. 110, C), nous verrons le mésoderme prendre naissance aux dépens de la paroi dorsale de l'intestin primitif d'une part, au niveau de la lèvre inférieure ou ventrale du blastopore d'autre part, ce deuxième mésoderme étant relié au mésoderme dorsal, d'origine intestinale, par une bande mésodermique non interrompue. Ici donc aussi on peut distinguer un mésoderme gastral et un mésoderme péristomal ou mésenchyme.

Nous savons que la gastrula des Protamniotes est faite sur le type de celle des Amphibiens; la formation du mésoderme s'y opère par suite de la même façon, c'est-à-dire en deux régions différentes, gastrale et péristomale (fig. 110, D).

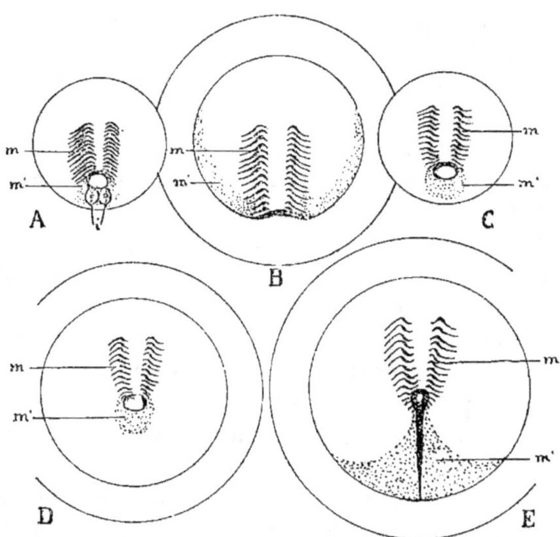

FIG. 110. — *Schémas de la situation du mésoderme gastral et du mésoderme péristomal.* D'après des vues de face de la gastrula (conformément à la théorie de RABL).

A, Amphioxus. — B, Sélaciens. — C, Amphibiens. — D, Protamniotes. — E, Amniotes. — *m*, le mésoblaste gastral, figuré par des hachures. — *m'*, le mésoblaste péristomal, réprésenté en pointillé. — *i*, cellules initiales mésodermiques de l'Amphioxus.

Chez les Amniotes enfin, le mésoderme gastral doit paraître, conformément à notre conception de la gastrula des Amniotes, en avant de la ligne primitive. Celle-ci représentant la plus grande partie du blastopore, c'est à son niveau, sur les flancs mêmes de la ligne primitive, que se formera le mésoderme péristomal (fig. 110, E). Les deux mésodermes se continueront d'ailleurs l'un par l'autre.

Ces notions de mésoderme gastral et de mésoderme péristomal

sont des plus satisfaisantes et doivent remplacer celles de mésoderme axial et de mésoderme périphérique.

C. — *Examen critique des différences établies entre le mésenchyme et le mésoblaste.* — Nous venons d'établir qu'il existe plusieurs sortes de mésoderme, qui diffèrent par leur origine, par leur destinée, par leur situation enfin. Ces distinctions doivent-elles être maintenues d'une façon absolue? C'est ce que nous devons examiner à présent (1).

Interrogeons d'abord la nature même des deux mésodermes (le mésoblaste et le mésenchyme) et celle des cavités qu'ils limitent (l'entérocœle et le schizocœle). On voit alors que le mésenchyme peut prendre autour de la cavité du cœlome une disposition épithéliale pareille à celle qui caractérise le mésoblaste, et que par contre l'état épithélial du mésoblaste peut faire défaut ou tout au moins n'être, chez les Vertébrés par exemple, que secondaire, le mésoblaste apparaissant avec les caractères d'un mésenchyme, c'est-à-dire d'un tissu conjonctif embryonnaire. Dans un même groupe (Annélides), le mésoderme peut affecter tantôt le type épithélial, tantôt le type mésenchymateux (Roule). Dès lors, l'expression de mésenchyme perd toute signification embryologique précise et se trouve refoulée dans le domaine histologique, applicable à la fois aux deux sortes embryologiques de mésoderme ; elle n'est plus qu'une manière d'être souvent commune à toutes deux. Quant à la distinction établie plus haut, parallèlement à celle du mésoblaste et du mésenchyme, entre l'entérocœle et le schizocœle, elle ne paraît pas avoir beaucoup plus de valeur, et l'on est actuellement disposé à attacher peu d'importance à la question de savoir si la cavité cœlomique se montre comme un diverticule de l'intestin primitif ou paraît d'une façon indépendante sous forme d'une lacune creusée dans l'épaisseur du mésoderme. C'est qu'en effet les Vertébrés, qui par leur descendance sont bien évidemment des Entérocœliens comme l'Amphioxus, se comportent, à ne considérer que les faits dégagés de toute considération théorique,

---

(1) Nous laissons provisoirement de côté le mésenchyme secondaire qui, comme nous l'avons déjà indiqué, relève du mésoblaste.

comme des Schizocœliens : le cœlome, d'après les recherches les plus récentes, se montrerait chez la majorité d'entre eux sous forme d'une lacune, sans aucun rapport avec l'intestin primitif et bien loin de lui.

La destinée du mésenchyme et du mésoblaste ne peut davantage fournir les éléments d'une distinction nette entre l'un et l'autre. Si l'on admet que le mésenchyme des Invertébrés et celui des Vertébrés sont de même nature, mais que le mésoblaste de ces derniers est tout autre chose, on se trouvera en présence de ce fait contradictoire : le mésenchyme fournit chez certains Invertébrés des muscles et l'épithélium de la cavité générale, tandis que chez d'autres Invertébrés et les Vertébrés, c'est au mésoblaste qu'incombent ces différenciations. Nous avons vu plus haut, il est vrai, que les muscles mésenchymateux et les muscles épithéliaux (mésoblastiques), offrent selon Hertwig des caractères tout différents ; mais il importe d'ajouter immédiatement que l'on est aujourd'hui enclin à atténuer beaucoup ces différences.

Le mode de formation est très dissemblable dans l'un et l'autre cas : le mésoblaste se forme comme une évagination de l'entoblaste, et plus spécialement de la paroi dorsale de l'intestin primitif; le mésenchyme naît de la prolifération de deux ou plusieurs initiales mésodermiques. Cependant en se plaçant à un point de vue morphologique suffisamment large, il n'y a pas lieu d'établir entre l'évagination et la prolifération une ligne de démarcation absolue (Hertwig, Ziegler). Cela est d'autant plus vrai que l'on discute sur la question de savoir lequel de ces deux procédés est le plus ancien et a paru le premier dans l'évolution. On admet donc implicitement par là que l'un peut dériver de l'autre et par suite on se refuse du même coup à trouver entre ces deux processus une différence essentielle de nature. Du reste on peut penser que 'le retrait des cellules initiales dans la profondeur du germe, où ces cellules se multiplient ensuite, représente une invagination très réduite (1).

En se plaçant au point de vue de leur origine, la distinction du

---

(1) C'est ce qu'ont supposé les Hertwig eux-mêmes, à propos du cas particulier des Annélides dont ils voulaient faire, en dépit de l'absence de diverticules archentériques typiques, de véritables Entérocœliens. Rabl et Hatschek ont émis la même hypothèse.

mésenchyme et du mésoblaste conserve toute sa force. Le mésenchyme (mésenchyme primaire) a la même dignité que les cellules de segmentation ; il ne saurait être dérivé de l'entoblaste qu'il précède ; il est une portion de l'hémisphère végétatif, de bonne heure séparée du reste pour suivre des destinées spéciales. Le mésoblaste est au contraire un produit de l'entoblaste gastruléen, et comme tel aurait dû seul être traité ici s'il n'avait fallu au préalable le distinguer des autres formations mésodermiques.

Pour mieux comprendre les rapports du mésenchyme et du mésoblaste, fixons nos idées par un exemple, et comparons la formation du mésoderme chez une Annélide à ce qu'elle est chez l'Amphioxus (fig. 111, A et B). Chez l'Annélide (A), nous trouvons deux initiales (m') qui produisent en même temps que du tissu conjonctif mésenchymateux deux bandes mésodermiques musculogènes (m), bientôt creusées d'une cavité cœlomique ; ces bandes, bien qu'elles partagent l'origine du tissu conjonctif mésenchymateux et qu'indubitablement elles soient un mésenchyme, se comportent dans leur évolution ultérieure comme un véritable mésoblaste. Chez l'Amphioxus (B) nous retrouvons, à l'extrémité postérieure de deux bandes mésoblastiques (m) produites par un diverticule de l'entoblaste, deux initiales mésodermiques (m') qui ont la valeur d'ébauches du mésenchyme, mais qui ne produisent pas de mésenchyme. Les images fournies par l'ensemble des formations mésodermiques dans l'un et l'autre cas sont très comparables (fig. 111, A et B) et autorisent à penser que l'état de l'Amphioxus n'est peut-être qu'un dédoublement de celui de l'Annélide : opinion accréditée par les liens de parenté qui unissent les Vertébrés aux Annélides. Le mésoderme (mésenchyme) de l'Annélide cumulerait ainsi les fonctions que remplissent chez l'Amphioxus et surtout chez les autres Vertébrés un mésoblaste et un mésenchyme distincts, et serait même l'homologue de tous deux, de même que la lymphe des Invertébrés représente à la fois physiologiquement et peut-être aussi morphologiquement la lymphe et le sang des Vertébrés. Les deux processus par lesquels se forment le mésenchyme et le mésoblaste, au lieu de s'opérer simultanément et de partir du même point, sont séparés dans le temps et dans l'espace chez l'Amphioxus et les Vertébrés.

Il nous reste à dire quelques mots des relations de ce que nous avons nommé le mésenchyme secondaire avec le mésoblaste et le mésenchyme primaire. Le mésenchyme secondaire est une émanation du mésoblaste. Quant à ses rapports avec le mésenchyme

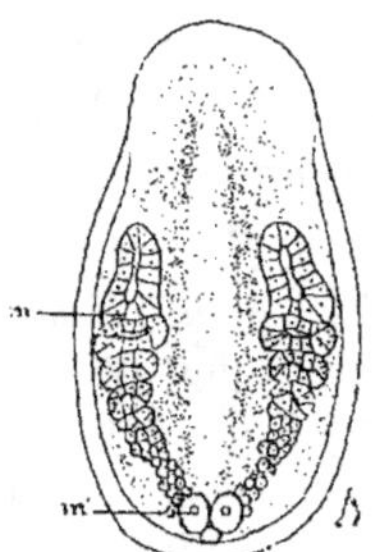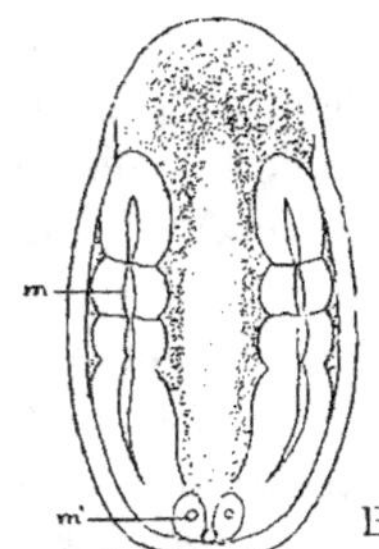

FIG . 111. — *Schéma des formations mésodermiques chez une Annélide* (A) *et chez l'Amphioxus* (B). Vues de face et dorsales de la gastrula. Pour les lettres, voir le texte.

primaire, Kastschenko les a compris d'une façon, ce semble, satisfaisante. Les premières traces du mésenchyme se montrent, dit Kastschenko, pendant la gastrulation, représentées par les cellules connectives embryonnaires qui remplissent les vides situés entre les deux feuillets épithéliaux, entre la cavité de segmentation et la surface du vitellus nutritif; c'est là le « mésenchyme blastodermique » de l'auteur, correspondant à notre mésenchyme primaire. De plus, après la formation du mésoblaste, on peut çà et là trouver que les éléments mésoblastiques s'écartent les uns des autres, en formant un tissu lâche qui représente le «mésenchyme embryonnaire » répondant au mésenchyme secondaire. Le mésenchyme n'est ainsi pour Kastschenko pas autre chose que la somme des cellules embryonnaires non employées pendant la formation des organes épithéliaux. Il peut se former à un moment quelconque du développement. Tous les mésenchymes successivement formés que l'on sera amené à distinguer auront pour caractère commun de manquer absolument de spécificité et d'être histologiquement indifférents.

De cette étude, se dégage cette conclusion générale que la distinction du mésoblaste et du mésenchyme établie par les Hertwig peut être maintenue, mais non au double point de vue de l'embryologie et de l'histologie. Il existe embryologiquement un mésoblaste distinct du mésenchyme par son origine, par son mode de formation peut-être aussi, et par sa situation. L'histologie d'autre part permet de distinguer un mésoderme épithélial ou mésoblaste et un mésoderme mésenchymateux ou mésenchyme. Mais le mésenchyme histologique (tissu mésenchymateux) ne coïncide pas nécessairement avec le mésenchyme embryologique (organe ou germe mésenchymateux) ; de même pour le mésoblaste. Le mésoblaste peut être un tissu mésenchymateux et le mésenchyme peut prendre les caractères histologiques de l'épithélium mésoblastique.

Il résulte de là que (comme plusieurs zoologistes l'ont fait observer, tel Roule récemment) la division des animaux en Entérocœliens et Schizocœliens, types à mésoblaste et types à mésenchyme, ne saurait être le point de départ d'une classification.

II. — **La corde dorsale**.

Nous avons vu chez l'Amphioxus la région médiane de la paroi dorsale de l'intestin primitif devenir une formation spéciale, très caractéristique, la corde dorsale. La corde dorsale est bien moins répandue dans la série animale que le mésoderme ou même que le véritable mésoblaste, et n'appartient qu'aux plus élevés dans la série des Métazoaires, aux Vertébrés et à leurs prédécesseurs immédiats.

Chez les Tuniciers, l'entoblaste primitif donne naissance, non seulement aux éléments du mésoblaste, mais encore à une corde dorsale ; celle-ci reste limitée à la queue de l'animal et ne se prolonge pas dans son corps même ; de là le nom d'Urocordes dont on a désigné les Tuniciers.

La propriété que possède l'entoblaste de former une corde dorsale n'appartient qu'aux Tuniciers ou *Urocordes*, chez qui la corde est limitée à la région caudale et à la période embryonnaire, aux Amphioxus ou *Céphalocordes*, dont la corde s'étend dans tout le corps de l'animal et persiste à l'état adulte, aux Vertébrés vrais enfin où la corde est un organe transitoire qui sert de support et de tige directrice pour la formation du squelette axial. Tous ces groupes ont été réunis sous le nom de *Cordés* et opposés de la sorte aux « Acordés » ou Invertébrés.

Existant chez les représentants les plus élevés de la série animale (Tuniciers et Vertébrés) et ne manquant à aucun d'eux, la corde dorsale est pour eux un organe embryonnaire éminemment caractéristique. Et cependant, elle n'est qu'un organe énigmatique dont la destinée est loin d'indiquer la véritable signification, et dont la nature exacte est encore actuellement discutable.

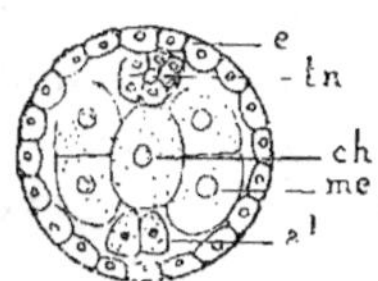

Fic. 112. — *Coupe transversale de la queue d'un embryon de Phallusia mamillata* (d'après Kowalewsky).

e, épiblaste. — *tn*, tube nerveux, dérivé de l'épiblaste. — L'entoblaste s'est différencié en *me*, cellules mésoblastiques, *ch*, cellule cordale, *al*, cellules intestinales ou entoblastiques définitives. (La corde est réduite à une cellule, et il n'y a évidemment pas de cavité intestinale au niveau de la queue.)

A une époque où le blastoderme était considéré comme étant d'emblée triploblastique, c'est-à-dire constitué par trois feuillets homodynames, l'ectoderme, le mésoderme et l'entoderme, où par conséquent l'état diploblastique primitif était inconnu, on attribuait au mésoderme la production de la corde dorsale, un peu sans doute parce que la corde était le support, et, jusqu'à un certain point, le rudiment de la colonne vertébrale dont l'origine mésodermique était avérée. Mais l'étude de la formation de la corde chez l'Amphioxus montre que celle-ci, loin de relever du mésoderme, a la même dignité que lui, puisque l'une et l'autre proviennent au même titre du feuillet primaire interne, et engage même à considérer la corde comme n'étant pas autre chose qu'un mésoderme axial et exclusivement embryonnaire.

L'examen des faits présentés par les Vertébrés confirmera pleinement, ainsi qu'on le verra tout à l'heure, cette manière de voir. Il restera plus loin à montrer comment doit être comprise l'origine entodermique du mésoderme et de la corde réunis.

III. — L'entoblaste définitif.

Chez l'Amphioxus, l'hémisphère végétatif s'invagine tout entier dans l'hémisphère animal pour donner naissance à l'entoblaste primitif, c'est-à-dire à l'épithélium de l'intestin de la gastrula.

Il est certain que ce qui reste de l'entoblaste primitif après le départ de la corde dorsale et du mésoblaste doit être distingué de la totalité de l'entoblaste primitif ; nous avons appelé ce reste entoblaste définitif. L'entoblaste définitif devient directement l'épithélium intestinal de l'embryon.

Chez les Vertébrés il n'en est plus ainsi. L'entoblaste primitif ne provient plus uniquement de l'hémisphère végétatif, mais il a une double origine. C'est qu'en effet, en raison de la surcharge vitelline de l'hémisphère végétatif, celui-ci n'a pas pu s'invaginer, et c'est l'hémisphère animal qui a dû faire les frais de l'invagination gastruléenne. Il a constitué ainsi une partie de l'entoblaste, que l'on peut appeler de par son origine « entoblaste animal », auquel son mode de formation mérite le nom d'*entoblaste d'invagination* ou *gastruléen*. L'autre partie, résultat de la différenciation des éléments de l'hémisphère végétatif, est par son mode de production un *entoblaste de différenciation* et par son origine peut être nommé « entoblaste végétatif » ou *entoblaste vitellin* (1). L'entoblaste gastruléen et l'entoblaste vitellin réunis forment l'entoblaste primitif de la gastrula (voir le tableau, p. 201, Amphibiens et Amniotes). On peut voir par anticipation, en jetant un coup d'œil sur le tableau, que chez les Amphibiens et les Amniotes ce n'est pas l'entoblaste d'invagination mais l'entoblaste vitellin qui devient l'entoblaste embryonnaire ; et l'on peut voir aussi que l'entoblaste primitif (de la gastrula) ne suffit pas à constituer l'entoblaste embryonnaire, qui se complète par l'adjonction tardive d'un entoblaste vitellin en quelque sorte complémentaire.

C'est ce qui ressortira clairement de l'examen de quelques cas.

Nous avons vu que l'entoblaste primitif des Amphibiens est constitué : partie par les cellules animales invaginées, partie par les cellules vitellines différenciées (voy. fig. 31, B). Les unes forment l'entoblaste d'invagination ou gastruléen, les autres l'entoblaste de différenciation ou vitellin. Les premières constituent le plafond, les secondes le plancher du tube digestif. Par conséquent

---

(1) Nous avons cependant insisté antérieurement sur ce point qu'il n'y a pas entre l'invagination et la différenciation à établir une ligne de démarcation trop absolue, et que la différenciation n'est au fond qu'une invagination fruste, imparfaite.

ce sont les premières qui donneront la corde et le mésoblaste, puisque ceux-ci émanent de la paroi dorsale de l'intestin primitif ; elles ont pour homologue chez l'Amphioxus la portion de l'entoblaste qui donne la corde et le mésoblaste et qui a pour point de départ cette région du pourtour du blastopore que l'on peut distinguer comme lèvre dorsale. Quant aux cellules vitellines, au stade que représente la figure 31 B, et plus tard à une époque où la gastrula est parfaitement constituée déjà (fig. 113), toutes n'ont pas pu en-

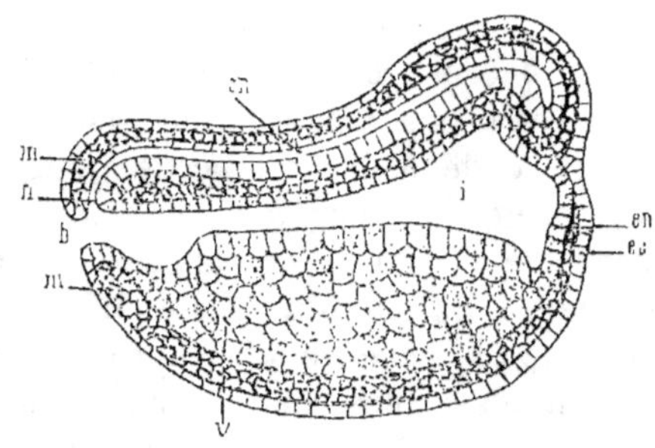

FIG. 113. — *Coupe longitudinale d'une larve de Batracien* (d'après GOETTE).

cn, tube nerveux. — *i*, intestin. — *n*, canal neurentérique (communication entre le tube nerveux et l'intestin. — *b*, blastopore. — *ec*, ectoderme. — *en*, entoderme. — *m*, mésoderme. — *v*, vitellus.

core en venant se ranger côte à côte pour limiter l'intestin primitif, prendre le caractère de cellules épithéliales intestinales, d'éléments entoblastiques. Un grand nombre de cellules vitellines, n'ayant pu trouver place momentanément au moins aux bords de l'intestin, sont demeurées à la face ventrale du germe, où elles forment, ainsi que le montre la figure 113, un amas considérable, qui représente un véritable épaississement (*v*) de la paroi ventrale de la larve ou plus exactement de la paroi ventrale de son intestin.

De telles cellules ne peuvent mériter l'épithète d'entoblastiques, puisqu'elles ne sont pas agencées en feuillets ; et cependant elles ont en puissance les caractères d'un entoblaste, qu'une partie d'entre elles au moins ne va pas tarder à manifester. En effet, bientôt par une sorte de gastrulation continuée, un certain nombre de cellules prendront leur rang dans l'épithélium de l'intestin primitif, qui s'agrandit d'autant, d'autres cellules se détruisant et n'étant utilisées que pour l'alimentation et l'accroissement du germe. Mais à cette époque il n'y a plus dans la larve du Batracien d'intestin primitif. Chez celui-ci, comme chez l'Amphioxus, à une semblable période, il y a eu formation d'un intestin définitif, qui n'est qu'une portion de l'intestin primitif. Les cellules vitellines retardataires dont nous venons de parler viennent ainsi compléter un feuillet, l'entoblaste définitif, déjà constitué. Force est donc d'attribuer ces cellules sinon à l'entoblaste gastruléen, puisqu'elles ne sont pas différenciées comme tel, du moins à la gastrula, dont elles eussent été l'entoblaste si leur différenciation avait marché plus vite et s'était faite à temps pour cela. Ces cellules, au point de vue où nous nous plaçons, représentent à côté de l'entoblaste réellement différencié de la gastrula un entoblaste virtuel encore indifférent. L'entoblaste définitif ne procède, dans les premiers temps de son existence que d'une partie de l'entoblaste vitellin. Quant à l'autre partie que l'on pourrait appeler entoblaste vitellin complémentaire, après un temps d'inertie variable où elle n'est qu'une annexe du jeune Batracien, elle viendra s'ajouter à l'autre pour constituer un entoblaste plus complet encore que l'entoblaste définitif, et que l'on pourrait distinguer de ce dernier en le qualifiant d'*embryonnaire*.

Comparant ce que nous venons de voir chez les Amphibiens avec les phénomènes qui se passent chez l'Amphioxus, nous trouvons une différence. Tandis que chez ce dernier la totalité des cellules de l'hémisphère végétatif, représentant l'entoblaste primitif, devient immédiatement l'entoblaste définitif, chez les Amphibiens une partie seulement des cellules végétatives se différencie en éléments de l'entoblaste primitif et s'ajoute à l'entoblaste issu de l'hémisphère animal par invagination ; le reste ou entoblaste vitellin devient seulement ensuite, par une différenciation secondaire, partie constituante de l'entoblaste embryonnaire (voir le tableau, page 201).

Chez les Poissons et les Sauropsidés, c'est-à-dire là où le vitellus se trouve accumulé en quantité considérable dans l'œuf, nous avons déjà dit (page 95) que l'on pouvait, se demandant ce qu'est l'entoblaste chez ces animaux, faire à cette question différentes réponses. Il est certain, disions-nous, que le vitellus est homologue au moins au feuillet primaire interne de l'Amphioxus, puisque tous deux appartiennent à l'hémisphère végétatif de l'œuf. Mais d'autre part il est aussi hors de doute que dans la partie réfléchie ou invaginée du blastoderme, c'est-à-dire de l'hémisphère animal des Vertébrés, on doit également voir l'homologue de la partie invaginée de l'œuf d'Amphioxus, c'est-à-dire de l'entoblaste primitif. Il en résulte nécessairement que l'équivalent à tous points de vue de l'entoblaste de l'Amphioxus doit être cherché à la fois dans l'entoblaste que produit le blastoderme en se réfléchissant et en s'invaginant, et aussi dans le vitellus avec les éléments nucléaires et cellulaires qu'il renferme.

Chez les Sélaciens par exemple, il se forme d'abord un feuillet entoblastique par réflexion et invagination du blastoderme; c'est l'entoblaste gastruléen (hypoblaste secondaire de Swaen.) C'est de lui que, comme chez les Amphibiens, dérivent la corde et le feuillet moyen, ainsi que le plafond du tube intestinal définitif. Pour parfaire le revêtement épithélial de l'intestin et former son plancher, la surface du vitellus se différencie en une couche cellulaire (entoblaste vitellin de Swaen, feuillet vitellin ou paraderme de Kupffer), qui est l'homologue de l'entoblaste vitellin des Amphi-

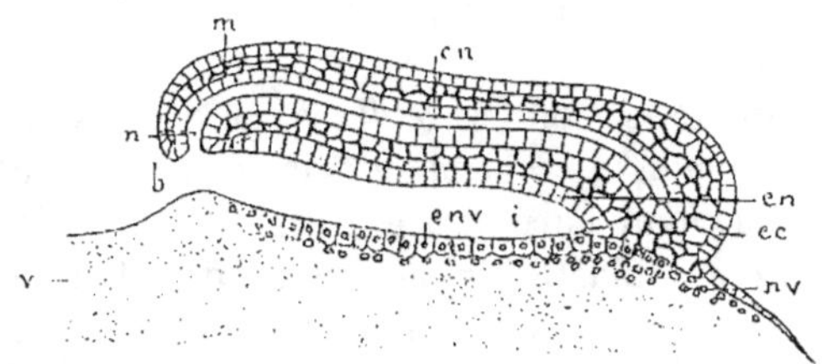

FIG. 114. — *Coupe longitudinale schématique d'un germe de Sélacien.*

ec, ectoderme. — en, tube nerveux. — n, canal neurentérique. — en, entoblaste gastruléen. — env, entoblaste vitellin. — nv, noyaux vitellins. — r, vitellus. — i, intestin. — m, mésoderme.

biens (comp. fig. 113 et fig. 114). L'entoblaste vitellin n'est d'ailleurs pas limité à la région du tube digestif; mais la différenciation cellulaire du vitellus continue de se faire à la surface et se poursuit sur toute l'étendue de ce dernier. Ainsi la masse vitelline se trouve tapissée d'un revêtement cellulaire, fort imparfait, il est vrai. Cette masse vitelline et la couche cellulaire qui la revêt forment une annexe nourricière de l'embryon.

Chez les Amniotes la question de la nature de l'entoblaste est beaucoup plus difficile à éclaircir, et ne sera tranchée que plus loin. Nous dirons seulement ici qu'il y a lieu chez les Amniotes comme chez les Poissons de distinguer un entoblaste gastruléen formé par invagination du blastoderme et un entoblaste vitellin ou *paraderme* constitué par la différenciation cellulaire du vitellus. Tous deux forment l'entoblaste primitif, paroi de la cavité digestive primitive. Mais comme nous le verrons plus loin, la part que prend l'entoblaste d'invagination à la limitation du tube digestif est très faible ou même nulle, et l'entoblaste gastruléen se transforme presque intégralement en corde dorsale et mésoblaste, tandis que c'est l'entoblaste vitellin qui fournit à peu près complètement ou même en totalité l'épithélium de l'intestin définitif. La formation de l'entoblaste vitellin se poursuivant à la surface du vitellus en dehors des limites du futur intestin de l'embryon, l'entoblaste vitellin ou paraderme constitue à la sphère vitelline une enveloppe cellulaire plus ou moins parfaite. Avec le vitellus qu'il entoure cet entoblaste vitellin extra-embryonnaire forme une sorte de résidu de la période gastruléenne, absolument étranger à l'entoblaste définitif, qui est pour l'embryon un organe de nutrition que nous retrouverons plus tard.

Chez les Mammifères, dont les œufs se comportent, on s'en souvient, comme des œufs de Sauropsidé privés de vitellus, les dispositions sont au fond pareilles à celles des Amniotes. Nous retrouvons ici un entoblaste d'invagination, dont le rôle est essentiellement la formation de la corde et du mésoblaste, et un entoblaste de différenciation ou entoblaste vitellin. Celui-ci seul paraît prendre part à la limitation du tube digestif. Mais tandis que chez les Sauropsidés, les éléments entoblastiques surchargés de vitellus ne s'agencent en feuillet que très lentement, et que ce feuillet lui-même est très imparfait, chez les Mammifères les éléments de l'entoblaste vitellin se différencient immédiatement et très rapidement pour former un feuillet épithélial parfait, qui n'est autre que le feuillet profond du germe diplo- et triploblastique. Dans ce feuillet profond il est une région, correspondant à la partie extra-embryonnaire de l'entoblaste vitellin des Oiseaux, qui reste étrangère à la constitution de la paroi de l'intestin, c'est-à-dire à la formation de l'entoblaste embryonnaire. Cette région demeurera condamnée au rôle que la région homologue de l'entoblaste vitellin jouait chez les Oiseaux, et en l'absence du vitellus elle formera autour de la cavité blastodermique une enveloppe appendue à l'embryon et qui, ici comme chez les Oiseaux, servira d'annexe nourricière.

Le tableau ci-dessous résume les homologies des différentes parties de l'œuf chez l'Amphioxus, les Amphibiens et les Amniotes (1).

AMPHIOXUS

Hémisphère animal.................... *Ectoblaste primitif*................ { *Système nerveux* / *Epiderme*

Hémisphère végétatif............... { *Entoblaste primitif*............... *Corde, Mésoblaste,* / pas de vitellus : pas d'entoblaste vitellin; *Entoblaste définitif* / initiales de mésoderme................ *ou embryonnaire*

AMPHIBIENS

Hémisphère animal —
- Partie non invaginée *Ectoblaste primitif* — Portion embryonnaire / Portion extra-embryonnaire ou vitelline ⟶ { *Système nerveux* / *Epiderme*
- Partie invaginée — *Entoblaste d'invagination ou gastruléen* .... Corde / Mésoblaste

Hémisphère végétatif —
- Partie rapidement différenciée — *Entoblaste de différenciation ou vitellin* .... { *Entoblaste définitif* } *Entoblaste embryonnaire*
- Partie tardivement différenciée — *Cellules vitellines* — *Entoblaste vitellin et cellules vitellines* (Annexe temporaire) ⟶ *Mésenchyme*

(le tout sous *Entoblaste primitif*)

AMNIOTES

Hémisphère animal —
- Partie non invaginée. *Ectoblaste primitif* — Portion embryonnaire / Portion extra-embryonnaire ou vitelline { *Système nerveux* / *Epiderme* / *Annexes de l'embryon*
- Partie invaginée — *Entoblaste d'invagination ou gastruléen* .... Corde / Mésoblaste

Hémisphère végétatif —
- Partie différenciée — *Entoblaste de différenciation ou vitellin* .... { *Entoblaste définitif* } *Entoblaste embryonnaire*
- Partie tardivement différenciée — *Noyaux vitellins et vitellus* — *Entoblaste vitellin ou paraderme, et vitellus* ⟶ *Entoblaste vitellin et vitellus (annexes de l'embryon)* ⟶ *Mésenchyme*

(le tout sous *Entoblaste primitif*)

(1) Dans ce tableau nous avons laissé de côté les Sélaciens qui prendraient naturellement place entre l'Amphioxus et les Amphibiens. Ce tableau n'a pas la prétention d'exprimer l'état des choses avec une fidélité parfaite, et ne doit être considéré que comme un schéma de la réalité. Ainsi par exemple, la distinction établie dans l'hémisphère végétatif de l'œuf des Amphibiens et des Amniotes entre une partie rapidement différenciée et une partie qui ne l'est que tardivement est évidemment assez artificielle.

C. — *INTERPRÉTATION DES FAITS*

Avec le secours des considérations générales qui précèdent, nous pouvons aborder à présent l'interprétation des faits que nous ont révélés les coupes de Vertébrés (1).

Amphibiens. — Les dispositions que nous avons trouvées chez les Amphibiens sont faciles à interpréter (2).

Si dans la figure 85 A, schématisée (pl. 1, A), l'on part du point d répondant au bouchon vitellin, on peut passer au mésoderme viscéral (m^2) et de là au mésoderme pariétal (m^1), pour aboutir sur les bords de la bouche primitive.

Dans la figure 86 A, rendue schématiquement (pl. I, G), partant du point auquel aboutit la ligne ic, nous voyons que la couche cellulaire ic, qui n'est autre que l'entoblaste formé par les cellules vitellines, c'est-à-dire un entoblaste vitellin, se réfléchit pour se continuer avec le feuillet viscéral du mésoblaste (m^2). Nous verrions celui-ci, si la coupe était représentée dans sa totalité, se recourber pour passer au feuillet pariétal du mésoblaste (m^1). Le feuillet pariétal se continue à son tour en se réfléchissant sur la corde dorsale (ch). Les observations de Bellonci (voy. fig. 87), d'après lesquelles le mésoblaste est une masse pleine, non clivée en deux feuillets, ne sont pas pour nous un obstacle sérieux. Nous savons en effet comment les Hertwig entendent interpréter de pareilles images (voy. p. 175-176). Il suffit pour les obtenir d'appliquer l'un contre l'autre les deux feuillets du mésoblaste, comme il suffit de les écarter pour pouvoir distinguer toujours, dans une masse mésoblastique en apparence pleine, deux lames pariétale et viscérale, séparées par une fente cœlomique. Quant à la corde dorsale elle forme temporairement sur la ligne médiane le toit, incurvé en gouttière, de la cavité intestinale. Quand plus tard (fig, 86, B et C), les deux bords internes de l'entoblaste vitellin (ic) se prolongeant en dedans et se rencontrant au-dessous de la corde, le cœlome et la gouttière cordale se sont séparés de l'intestin primitif, quand, en d'autres termes, l'intestin définitif est

---

(1) Cette interprétation sera loin d'être complètement satisfaisante. Il est actuellement impossible de donner catégoriquement la raison d'être et d'expliquer le *modus faciendi* de la plupart des dispositions que présente la gastrula des Amniotes, compliquée de la formation du mésoderme et de la corde dorsale. Ainsi que le fait justement observer Keibel, ni les spéculations de Rabl rapportées plus haut et développées dans un travail étendu intitulé « théorie du mésoderme », ni les vues de van Beneden (exposées brièvement au congrès anatomique de Würzbourg et destinées à faire l'objet d'un travail in extenso à paraître ultérieurement) ne peuvent fournir une explication pleinement acceptable des faits si compliqués offerts par les Vertébrés supérieurs. On comprend donc toutes les réserves que comporte la tentative d'interprétation qui va suivre.

(2) Nous entendons nous limiter ici à l'interprétation des faits décrits par O. Hertwig.

coustitué, la corde ne prend plus aucune part à la limitation de la cavité intestinale, dont l'épithélium est constitué en totalité ou à peu près par l'entoblaste vitellin.

En somme, les Batraciens nous montrent avec évidence que le mésoderme est, comme chez l'Amphioxus, un dérivé de l'entoderme, et nous font voir presque aussi clairement que c'est à un plissement du feuillet interne qu'il doit son origine, la cavité du pli ou cavité générale étant un diverticule de l'intestin primitif (1). Quant à la corde, c'est-à-dire la partie médiane de l'entoblaste formée par invagination de l'hémisphère animal, elle forme transitoirement à ce titre la voûte de l'intestin primitif. Mais bientôt elle se rend indépendante et ne prend plus aucune part à la limitation de la cavité intestinale, dont la paroi paraît dès lors devoir être entièrement constituée par l'entoblaste vitellin, issu de l'hémisphère végétatif de la blastula (2).

Sélaciens. — Nous aurons également peu de peine à comprendre les dispositions réalisées chez les Sélaciens. Au stade le plus jeune (fig. 88), la coupe du blastoderme peut être décomposée en deux régions, l'une axiale, l'autre périphérique, continues d'ailleurs l'une avec l'autre. La région périphérique, qui occupe le bord du blastoderme, montre l'entoderme se réfléchissant pour se continuer avec l'ectoderme ; le feuillet moyen ou plutôt la région périphérique (*m'*) de ce feuillet adhère au point de jonction de l'ectoderme et de l'entoderme, au niveau de l'encoche (*y*). Le feuillet moyen est clivable en deux lames pariétale et viscérale, la lame pariétale se continuant avec l'ectoderme, la lame viscérale avec l'entoderme ; le clivage du mésoderme répond à l'encoche (*y*). Dans la région axiale, la partie médiane de l'entoderme, différenciée en une plaque cordale (*ch*) peut être prolongée dans le feuillet (*m*) et plus spécialement dans la lame pariétale de ce feuillet ; la zone latérale de l'entoderme (*en*) se continue par la lame viscérale du feuillet moyen ; la séparation des deux lames pariétale et viscérale est indiquée par l'encoche (*x*). Le germe est séparé du vitellus par une cavité sous-germinale, qui n'est autre que la cavité gastruléenne, régnant sur toute l'étendue de la face inférieure du disque germinatif. Mais

---

(1) Nous aurons ultérieurement à faire la part du mésoderme gastral et celle du mésoderme péristomal, à rechercher en d'autres termes chez les Amphibiens le représentant du mésoderme péristomal ou mésenchyme.

(2) Les faits de Götte, qu'O. Schultze et Houssay ont retrouvés, tendent, beaucoup plus que les données de Calberla et d'Hertwig, à éloigner les Amphibiens de l'Amphioxus, puisque les résultats obtenus par ces derniers observateurs coïncident presque avec ceux que fournissent les coupes d'Amphioxus, tandis que, comme on a pu le voir plus haut par l'exposé des faits, les images obtenues par Götte et surtout par O. Schultze reproduisent à peu près exactement celles que présentent les coupes du germe des Amniotes. Ces faits rapprochent donc les Amphibiens des Amniotes, et à ce titre sont mieux en harmonie avec la phylogénèse des Vertébrés. On peut par suite appliquer aux coupes de Batraciens (résultats de Götte, O. Schultze et Houssay) la même interprétation qu'aux coupes du blastoderme des Amniotes ; on trouvera cette interprétation plus loin.

si la coupe passait plus en avant, on trouverait que par suite de la fusion de l'entoderme avec le vitellus la cavité sous-germinale ou gastruléenne est séparée en deux espaces, le premier répondant à l'ébauche embryonnaire et représentant le futur intestin de celle-ci, le deuxième correspondant au bord du blastoderme (comp. fig. 42). On verrait le mésoderme séparé d'une façon parallèle en deux régions, l'une périphérique (*m'*), l'autre axiale (*m*), que nous avons appelées respectivement mésoderme péristomal et mésoderme gastral (p. 188).

En un stade plus avancé (fig. 91), schématisé (pl. I, 1), les dispositions sont essentiellement les mêmes, sur les coupes A-D, que celles que nous venons de trouver (fig. 88). En D, l'entoderme a formé un bourrelet cordal (*ch*), qui suivant plusieurs auteurs est creusé inférieurement d'une gouttière cordale. D'autre part, le mésoderme gastral s'est isolé de la corde et de l'entoderme. En E, l'entoderme est soudé au vitellus au niveau du point *x*, de telle sorte que la cavité sous-germinale ou gastruléenne se trouve divisée en une cavité médiane, close de toutes parts sur la coupe mais ouverte en arrière de cette coupe, ayant pour plancher le vitellus, pour plafond l'entoderme, et limitée latéralement par la région de soudure entodermo-vitelline, et en une cavité périphérique très peu profonde, ouverte en dehors, comprise entre le vitellus et le bord du blastoderme. Il est peu satisfaisant de comprendre la coalescence entodermo-vitelline dont nous venons de parler comme une soudure secondaire, plus admissible au contraire de la considérer comme ce qui reste, ménagé par l'invagination gastruléenne, des connexions primitives du disque germinatif et du vitellus. La région du vitellus, à laquelle se soude l'entoderme, est un vitellus non point inerte, mais capable de se différencier, et qui en effet se différencie rapidement en un entoblaste vitellin. Celui-ci s'étend sur toute la surface sous-germinale du vitellus, sauf au-dessous de la cavité intestinale (*i*). Ce n'est que plus en avant que la différenciation vitelline se poursuit sur le plancher du tube digestif, et complète la paroi cellulaire de celui-ci. L'entoblaste vitellin reçoit d'ailleurs par sa face profonde un appoint cellulaire de la part des noyaux vitellins ou mérocytes, qui ne se montrent que là où à la surface du vitellus l'entoblaste vitellin a déjà paru. Le vitellus contribue donc bien certainement à la formation d'une partie (plancher et parois latérales) de l'entoblaste embryonnaire. L'autre partie (plafond) de la paroi du tube digestif est due à l'entoblaste d'invagination. Quant au mésoderme, soit axial (gastral), soit périphérique (péristomal), il a les caractères histologiques d'un mésenchyme et ne présente une disposition épithéliale que là où dans son intérieur le cœlome a paru, c'est-à-dire que l'apparition d'une cavité au sein de la masse mésodermique paraît commander la régularisation des éléments en une paroi épithéliale.

Amniotes. — a) Les dispositions que présentent les Amniotes ne s'expliquent plus d'elles-mêmes comme celles des Amphibiens et des Sélaciens; mais il devient nécessaire pour tenter même de les interpréter de les com-

parer à celles des Amphibiens et des Sélaciens ; le même procédé, qui déjà
nous a servi dans une tentative d'explication de la gastrula des Amniotes,
doit être employé ici. Il va sans dire que la comparaison devra porter sur
des régions homologues ; il est donc indispensable de se rappeler quelles
sont chez un Batracien, un Sélacien, un Amniote, ces régions homologues.

Examinons d'abord la région de la bouche et de la ligne primitives, indiquée dans les coupes schématiques A, B, C (pl. I), par la lettre *b*. L'Amniote ou plus spécialement le Poulet (B) peut être rattaché à l'Amphibien (A) de la façon suivante. Il suffit de rapprocher jusqu'à la fusion
les lèvres du blastopore du Batracien pour obtenir la masse cellulaire axiale
qui constitue la ligne primitive : opération que nous savons être en droit de
faire. Il faut ensuite fissurer, selon le schéma d'Hertwig, la masse pleine
du mésoderme en lames pariétale et viscérale ; c'est ce que nous avons déjà
fait à propos des Sélaciens. Le mésoderme ne perdant pas ses attaches avec
l'entoderme, celui-ci doit venir se souder avec la ligne primitive. Enfin
tandis que le plafond de la cavité gastruléenne est formé chez l'Amphibien
par plusieurs assises de cellules vitellines, il suffit que ce plafond s'amin-
cisse pour obtenir l'entoderme du Poulet, mince feuillet cellulaire qui recouvre la cavité sous-germinale ; celle-ci devient alors l'homologue de la
cavité gastruléenne de l'Amphibien.

Nous pouvons d'autre part comparer l'Amniote (B) au Sélacien (C). Pour
cela il faut adosser les régions *b* et *b* de la figure C, régions qui, représentant la bouche primitive du Sélacien, correspondent chacune à une moitié de la ligne primitive de l'Amniote. Si cet adossement n'est pas très intime, on obtient la figure D, qui est la reproduction de dispositions existant
chez les Reptiles et pouvant aussi se rencontrer chez l'Oiseau en certains
points de la ligne primitive. S'il est poussé jusqu'au contact et même
jusqu'à la fusion, on est conduit à la figure B. La formation de la cavité
sous-germinale et l'homologation de celle-ci avec la cavité gastruléenne
peuvent encore se soutenir dans cette comparaison. En rapprochant jusqu'à les fusionner les bords du blastoderme du Sélacien, on arrive à enfermer au-dessous de ces bords les cavités gastruléennes rudimentaires correspondantes qui se confondent par le fait en une seule (pl. I, E, *bcg*). On ne
doit pas oublier maintenant que chez le Sélacien le fond de la cavité
gastruléenne est occupé par l'entoblaste vitellin, différencié à la surface du
vitellus, que, par sa différenciation même, cet entoblaste s'isole du vitellus
et devient une couche indépendante. Que cet isolement soit un véritable
décollement, et l'on obtient (F) la cavité sous-germinale de l'Oiseau, homologue d'une cavité intestinale primitive.

Quant à l'extrémité postérieure de la ligne primitive, au niveau de laquelle on trouve le feuillet interne distinct de la masse axiale ecto-mésodermique, on se rappelle que nous avons interprété cette région comme un
simple bord d'enveloppement, comme un bord cœnogénétiquement modifié
du blastoderme. On doit donc s'attendre, et c'est ce que l'on observe en effet,

à y trouver les mêmes dispositions qu'au niveau des parties latérales de la coupe B, sauf que les connexions de l'ectoderme et du mésoderme, caractéristiques de la ligne primitive, s'y maintiennent un certain temps.

Au niveau de l'ébauche embryonnaire (régions a des coupes diagrammatiques G, H, I, pl. I), la comparaison de l'Amniote avec l'Amphibien et le Sélacien est encore possible.

Pour pouvoir comparer H à G, il suffit d'étaler le dessin G, de fissurer le mésoderme et d'admettre en H l'existence d'une gouttière cordale, qui d'ailleurs, si elle fait défaut au Poulet (que le dessin H vise plus spécialement), s'observe chez d'autres Oiseaux et chez les Reptiles.

Entre H et I il n'existe pas de différences essentielles. Il va sans dire que pour rendre possible la comparaison, il faut négliger en I les bords du blastoderme, au niveau desquels se trouve la cavité gastruléenne rudimentaire, et ne tenir compte que de la partie axiale. Il faut en d'autres termes, coupant le blastoderme suivant la flèche de la figure I, rendre libres les bords externes de l'ectoderme et du mésoderme, tandis que le feuillet interne demeure adhérent au vitellus. Cela étant, les deux coupes H et I ne diffèrent que par la part plus ou moins grande que prennent dans l'une et dans l'autre l'entoblaste gastruléen et l'entoblaste vitellin à la formation de la paroi intestinale. En I, l'entoblaste gastruléen très étendu forme la voûte tout entière du tube digestif, l'entoblaste vitellin ne constituant que ses parois latérales et plus tard son plancher. En H, l'entoblaste vitellin se continue tout près de la ligne médiane avec le feuillet viscéral du mésoderme, et l'entoderme gastruléen se trouve limité à l'étendue de la gouttière cordale. C'est là une différence qui peut s'expliquer par la grande concentration axiale de l'ébauche embryonnaire chez l'Amniote, et dont le mécanisme se comprendra si nous suivons des coupes à partir de l'extrémité antérieure de la ligne primitive.

Nous trouvons, en prenant pour point de départ une section transversale passant par la tête de la ligne primitive (pl. I, J), les trois feuillets fusionnés sur la ligne médiane. Sur la coupe suivante (K), un canal a paru dans l'épaisseur de la masse axiale. Plus loin (L), les feuillets externe et moyen se dégagent de l'entoderme, et il reste une masse axiale ecto-mésodermique, qui est le prolongement céphalique. En M, l'ectoderme s'étant à son tour séparé du prolongement céphalique, celui-ci demeure isolé entre l'ectoderme et l'entoderme. Il est alors composé d'une masse médiane creusée d'un canal, et de deux prolongements latéraux mésodermiques, dont chacun loge une cavité, le cœlome, continue avec le canal axial. En N, l'ouverture du canal axial dans l'intestin est préparée par l'accolement du prolongement céphalique au feuillet profond. En O, cette ouverture est effectuée ; la figure O devient alors seulement comparable à la figure I (Sélacien). Nous voyons donc que chez le Sélacien la cavité de l'intestin primitif se prolonge d'emblée dans une gouttière longitudinale dorsale, qui n'est autre que la gouttière cordale, si bien que dès le début l'intestin primitif et la gouttière qui le surmonte ne font qu'un. Chez l'Amniote au contraire, pour obtenir une figure comparable à celle du Sélacien, il a fallu que la paroi ventrale du canal creusé dans l'épaisseur du prolongement céphalique se perfore. La formation d'une gouttière cordale ouverte dans l'intestin primitif paraît donc être secondaire chez l'Amniote, au lieu qu'elle est primitive chez le Sélacien. Nous en verrons dans un instant la raison probable. L'Amniote diffère encore du Sélacien en ce que chez lui le feuillet interne, qui a la valeur d'un entoblaste vitellin, ne quitte pas la ligne médiane, et par conséquent, lorsque la gouttière cordale s'est ouverte inférieurement, adhère à ses bords mêmes (1) (2).

Dans cet exposé nous n'avons pas tenu compte des Mammifères qui ne sont qu'un cas particulier des Amniotes. Pour comprendre les dispositions réalisées chez les Mammifères, il suffit de se rappeler que chez eux il n'y a pas de vitellus, mais que la cavité de la vésicule blastodermique représente le vitellus disparu et par suite correspond à un espace non pas intracellulaire (comme le veut van Beneden), mais bien intercellulaire (Keibel) (3).

____

(1) Nous ne devons pas laisser ignorer que cette interprétation soulève une difficulté. Elle paraît rendre nécessaire d'admettre chez les Sauropsidés l'existence primitive d'une continuité de substance entre le feuillet profond du blastoderme et le vitellus. Or chez l'Oiseau, Duval a montré que, dès les premiers stades de la formation de la cavité sous-germinale, celle-ci s'étend complètement au-dessous du disque germinatif et décolle du vitellus toute la face profonde du blastoderme, qui aura à se souder ensuite secondairement au vitellus en formant avec lui un bourrelet entodermo-vitellin. Pour peu satisfaisantes que semblent être les soudures secondaires, elles n'en sont pas moins dans ce cas particulier un fait d'observation inconciliable avec les considérations qui précèdent.

(2) Si l'on souscrit aux idées et si l'on met en usage les faits de Götte, O. Schultze, Houssay relativement aux Amphibiens, on se trouve conduit à identifier presque les Amphibiens aux Amniotes et à interpréter de la même façon chez les uns et chez les autres la formation des feuillets. La lame mésodermique des Amphibiens qui, émanant de l'extrémité antérieure de la ligne primitive, progresse, épaissie sur la ligne médiane en un prolongement céphalique, correspond tout à fait au feuillet moyen des Amniotes. Comme celui-ci elle contient les ébauches de la corde et du mésoderme. Elle a la même origine et la même signification que lui ; elle n'est autre par conséquent que l'entoblaste d'invagination. L'entoblaste de différenciation ou entoblaste vitellin fournit toute la paroi de l'intestin définitif (Houssay).

Il n'est là rien qui soit inconciliable avec la description d'O. Hertwig et l'interprétation que l'on peut en donner. Houssay a avancé, avec raison ce semble, que la bande mésodermique pleine et unique des Amphibiens est l'homologue de l'ensemble formé par les trois évaginations creuses de l'Amphioxus, et qu'il n'y a entre les deux que « la différence générale d'une évagination creuse à l'origine à un bourgeon plein qui se creuse ensuite, différence qui n'a jamais arrêté une homologie ». A plus forte raison, si ces considérations permettent de rapprocher l'Amphioxus des Amphibiens, sont-elles de nature à concilier les faits d'Hertwig et ceux de Götte et Schultze.

(3) Le Prof. E. van Beneden a bien voulu me faire savoir qu'il maintient l'origine intracellulaire de la cavité blastodermique des Mammifères. Partant de ce fait que le jaune de l'œuf des Sauropsidés siège dans les cellules du lécithophore, si l'on supprime par la pensée, dit le Prof. van Beneden, les éléments deutoplasmiques, ou plutôt si on les suppose liquéfiés, les cavités renfermant le liquide nourricier seront nécessairement des cavités intracellulaires ; et si, comme c'est le cas dans les œufs méroblastiques, les territoires cellulaires ne sont pas délimités dans le lécithophore, la cavité, renfermant

Les schémas de la figure 1 (pl. III) font voir que l'intestin primitif de l'Amphioxus (A. cg) a pour homologue l'intestin du Batracien (B, cg) que l'on peut supposer prolongé dans les espaces intercellulaires de la masse vitelline. De même la cavité sous-germinale ou intestin primitif de l'Amniote et spécialement de l'Oiseau (C, cg) correspond à celle du Batracien et peut être regardée comme ayant pour prolongements les espaces ménagés entre les territoires cellulaires du vitellus. On comprend dès lors que, si l'on distend extrêmement les espaces intercellulaires du vitellus chez le Sauropsidé, on obtiendra une cavité revêtue de toutes parts par des cellules vitellines plates, vides de vitellus, refoulées à la périphérie, où elles forment un feuillet très mince qui n'est autre que le feuillet profond de la vésicule blastodermique. Si maintenant on cherche à comparer le Sauropsidé au Mammifère, on voit que la cavité sous-germinale du premier, c'est-à-dire l'intestin primitif, correspond à une partie de la cavité blastodermique du second, qui peut être assimilée à un intestin primitif, et que le feuillet interne (en) du premier a pour homologue la région dorsale (en) du feuillet profond du Mammifère (1).

Conclusions principales. — Les conséquences générales qui découlent de l'exposé des considérations qu'on vient de lire sont les suivantes (2).

On doit distinguer deux sortes d'entoblastes : celui qui est produit par la réflexion (invagination) des cellules animales, et celui qui doit son origine à la différenciation des cellules vitellines. Le premier est un entoblaste gastruléen vrai, le second un entoblaste vitellin. Cette distinction n'est justifiée en réalité que chez les Vertébrés supérieurs à l'Amphioxus, et n'est applicable à ce dernier qu'hypothétiquement et par analogie.

L'entoblaste gastruléen forme le mésoblaste vrai et la corde dorsale. Il est même le plus souvent réduit à ces organes, le mésoblaste représentant ses parties latérales, la corde sa région axiale. Il ne prend (sauf chez les Sélaciens) qu'une part temporaire et très limitée à la formation de la paroi dorsale de l'intestin primitif, dont il borde plus spécialement ces évaginations en forme de gouttière que l'on appelle la gouttière cordale et les diverticules cœlomiques. Quand la gouttière cordale et les sacs du cœlome se sont séparés de l'intestin primitif, il n'a plus (sauf chez les Sélaciens) de part dans la limitation de l'intestin primitif, devenu intestin définitif.

le liquide qui remplace les éléments formés du vitellus, pourra être une large cavité unique et indivise, quoique d'origine et de signification intracellulaires. En fait, chez le Murin, les premiers indices de la cavité blastodermique consistent en un ensemble de lacunes intracellulaires.

(1) Nous devons nous borner à montrer quelle place les Mammifères peuvent prendre parmi les Amniotes, relativement à la question qui nous occupe, et nous ne pouvons, dans un ouvrage du genre de celui-ci, suivre dans leurs détails les différences d'importance secondaire qui séparent les Mammifères des autres types d'Amniotes.

(2) Le lecteur est prié de se reporter aux figures de la planche I et à la figure 1 de la planche III.

La corde est un organe moyen au même titre que le mésoblaste ; elle est un organe moyen axial, le mésoblaste un organe moyen latéral. Tous deux sont (sauf chez les Sélaciens) le résultat de la transformation *ad integrum* de l'entoblaste gastruléen. Tout d'abord continus, ils se séparent ensuite l'un de l'autre.

L'entoblaste vitellin est produit par la différenciation en un feuillet des éléments les plus superficiels du vitellus. Une fois différencié, l'entoblaste vitellin se décolle du vitellus et en devient indépendant. Cette différenciation et ce décollement sont très précoces chez les Amniotes, si bien que l'entoblaste vitellin représente chez eux, dès la formation du blastoderme, le feuillet profond de ce dernier.

Parallèlement à la distinction de l'entoblaste en entoblaste gastruléen et entoblaste vitellin, on peut distinguer dans l'intestin primitif une partie réellement gastruléenne et une partie vitelline (1). Leur limite, nettement tranchée pour les Amniotes, ne peut être regardée que comme fictive pour les Sélaciens et l'Amphioxus. La raison en est que, tandis que chez l'Amphioxus et les Sélaciens le système de l'intestin primitif (intestin, gouttière cordale et diverticules cœlomiques) se forme d'un seul coup, et que la gastrulation se fait en un seul temps, elle est dédoublée chez les Amniotes, l'intestin primitif avec ses dépendances se constituant en deux fois, par suite de modifications cœnogénétiques dont le mécanisme nous échappe. Chez les Amniotes se constituent d'abord une cavité sous-germinale et un feuillet interne ou entoblaste vitellin, qui représentent une partie de l'intestin primitif et une partie de l'entoblaste, la partie vitelline. Ensuite seulement se fait la véritable gastrulation, qui consiste dans la formation de l'entoblaste gastruléen par invagination, suivie de la différenciation ultérieure de cet entoblaste en mésoblaste et corde dorsale, et dans la formation des cavités cœlomique et cordale correspondantes. Les deux processus se raccordent ultérieurement. Chez les Mammifères, par suite de l'absence du vitellus, le premier processus ne s'effectue pas ; ou plutôt il est représenté d'une part par la disparition du vitellus (laquelle n'a plus à se répéter ontogénétiquement), qui a pour résultat la formation de la partie vitelline de la cavité intestinale, et d'autre part par l'étalement du feuillet profond autour de la cavité blastodermique (2).

Chez les Amniotes la distinction des parties gastruléenne et vitelline de l'intestin primitif est nette, et la limite entre elles toute naturelle. La por-

---

(1) Il est essentiel de faire observer que le dédoublement de la gastrulation dont il s'agit ici ne vise pas ce phénomène de gastrulation qui consiste dans l'enveloppement du vitellus par le blastoderme. Nous laissons pour le moment complètement de côté ce processus, sur la nature duquel nous nous sommes expliqué plus haut (voy. p. 130), et que nous avons regardé comme une déformation profonde de la gastrulation typique, propre à tous les œufs chargés de vitellus. Nous n'entendons parler ici que de la gastrulation proprement dite.

(2) L'idée d'un dédoublement de la gastrulation chez les Amniotes a été exprimée par Keibel, sans que cet auteur ait du reste cherché à lui donner quelque consistance.

tion gastruléenne est représentée uniquement chez eux par la cavité cordale et le cœlome. La partie vitelline de l'intestin primitif devient l'intestin définitif des Amniotes, limité de tous côtés par l'entoblaste vitellin ; le plafond de l'intestin définitif est constitué de très bonne heure ; son plancher et ses parois latérales ne le sont que beaucoup plus tard, par un mécanisme encore mal connu d'ailleurs. Il en est peut-être de même chez les Amphibiens. Mais chez les Sélaciens et l'Amphioxus la limite entre les deux régions de la cavité gastruléenne n'existe plus. Si l'on veut en établir une, on devra la tracer de telle sorte que d'un côté (côté dorsal) de cette limite se trouve l'entoblaste gastruléen, de l'autre côté (côté ventral) l'entoblaste vitellin. Dans ces conditions on voit que la partie gastruléenne de la cavité intestinale primitive comprendra non seulement la cavité dorsale et le cœlome, mais encore une partie de l'intestin définitif. En résumé, au lieu que chez les Amniotes la cavité intestinale définitive est entièrement un espace vitellin, elle ne l'est qu'en partie chez les Sélaciens et par suite aussi chez l'Amphioxus. C'est là une conséquence de l'unité de la gastrulation chez ceux-ci, de son dédoublement chez ceux-là.

Quant au processus même de l'invagination gastruléenne proprement dite, il est abâtardi chez les Amniotes par des influences cœnogénétiques qui en altèrent la pureté. Au lieu d'une invagination creuse, on trouve un bourgeon plein (prolongement céphalique) s'enfonçant profondément. Cette masse pleine se creuse ultérieurement d'un canal. Mais celui-ci, au lieu de procéder de la surface vers la profondeur, paraît tout d'abord en plein prolongement céphalique, et se raccorde ensuite avec um cæcum de la surface du blastoderme. Ce n'est que chez les Reptiles, lesquels présentent évidemment des dispositions plus primitives que les autres Amniotes, que l'invagination creuse progresse régulièrement de la superficie du blastoderme vers la profondeur.

On retrouve un phénomène analogue dans la formation du cœlome. Le cœlome est dû à la fissuration de la masse mésodermique ; mais chez les Amniotes cette fissuration débute loin de l'intestin primitif, et au lieu de procéder de la cavité de l'archentéron vers l'extérieur, elle se propage du dehors vers cette cavité, qu'elle n'atteindra d'ailleurs jamais. La formation du cœlome se fait en somme ici suivant le mode schizocœlique. Malgré cela, le mésoderme, clivé effectivement chez certains Vertébrés en deux lames pariétale et viscérale, peut être, chez d'autres comme les Amniotes où un tel clivage ne s'observe pas en fait, décomposé théoriquement en ces deux lames, conformément aux vues des Hertwig.

En résumé, la gastrulation, c'est-à-dire la reproduction dans le développement ontogénétique des Vertébrés d'une forme larvaire représentée dans l'évolution phylogénétique, d'un germe à deux feuillets emboîtés l'un dans l'autre, est réalisée typiquement chez l'Amphioxus. Là l'hémisphère végétatif en s'invaginant totalement devient un entoblaste primitif, qui se différencie ensuite en corde, mésoblaste et entoblaste définitif.

L'apparition du vitellus déforme chez les Sélaciens et les Amniotes le type de la gastrulation. Celle-ci, par une sorte de « division du travail » (Duval), s'opérant en deux (Keibel) et même plusieurs temps, se dédouble en deux et même plusieurs processus, dont un seul reproduit le type primitif, sous une forme d'autant plus réduite que la masse du vitellus formatif devient elle-même plus faible par rapport à celle du vitellus nutritif. L'épibolie ou enveloppement du vitellus (lécithophore de van Beneden) par le blastoderme (blastophore de van Beneden) d'une part, la formation de cavités vitellines (vitellus liquide) telles que la cavité sous-germinale des Sauropsidés et la cavité blastodermique des Mammifères d'autre part nous apparaissent comme des processus de gastrulation cœnogénétiquement modifiés, véritables tentatives faites par le germe pour se constituer, malgré l'obstacle vitellin, en deux feuillets enveloppés l'un dans l'autre conformément au schéma.

Chez le Sélacien, l'épibolie est certainement une modification de la gastrulation vraie; car le « bord d'enveloppement » n'est que le bord blastoporique cœnogénétiquement déformé (Rückert), et le vitellus n'est qu'un blastopore vitellin ou lécithophore non perméable. L'invagination gastruléenne, partie des confins du blastophore et du lécithophore, a pour plancher le vitellus et plus tard un entoblaste vitellin, pour plafond l'entoblaste d'invagination ou gastruléen issu du blastophore. L'entoblaste gastruléen forme la corde et le mésoblaste, ainsi qu'une partie de la paroi du tube digestif, le reste de cette paroi étant fourni par l'entoblaste vitellin. Le tube digestif, ainsi limité par un entoblaste d'une double origine, participe à la fois de la cavité gastruléenne et de la cavité sous-germinale confondues. L'invagination gastruléenne des Sélaciens représentera donc à la fois l'invagination gastruléenne vraie et la formation de la cavité sous-germinale des Amniotes. Cet état est, pour un germe chargé de vitellus tel que celui des Sélaciens, le plus voisin possible de celui de l'Amphioxus; car il suffit, pour permettre la comparaison de l'un avec l'autre, de remplir de vitellus toute la partie inférieure (teintée en bleu, fig. 1, pl. III) du tube digestif de l'Amphioxus; celle-ci peut être de la sorte, elle aussi, réputée vitelline.

Chez les Amniotes, outre l'épibolie, qui est accomplie par un bord d'enveloppement comme chez les Sélaciens, et qui se termine par le recouvrement complet du blastopore vitellin, c'est-à-dire du vitellus, la vraie invagination se dégage de la formation de la cavité vitelline (sous-germinale des Sauropsidés, blastodermique des Mammifères). L'entoblaste gastruléen ne fournit plus que la corde et le mésoblaste, et la lumière de l'invagination n'est plus que celle de la cavité cordale et du cœlome. Le tube digestif a pour origine la cavité vitelline, et sa paroi dérive d'un entoblaste vitellin dont la production est la conséquence de celle de la cavité vitelline. La formation de la cavité vitelline et de l'entoblaste vitellin apparaît comme une tentative du germe pour se constituer en deux feuillets empruntés l'un à l'hémisphère animal, l'autre à l'hémisphère végétatif de l'œuf, et emportant avec eux les prérogatives et les destinées de l'un et de l'autre. L'entoblaste vitellin serait ce qui de l'hémisphère végétatif peut se constituer en un feuillet assez à temps pour tenter, si cela était possible, la formation d'un entoblaste pareil à celui de l'Amphioxus. Que dans une figure schématique de blastula d'Oiseau avec cavité sous-germinale, l'on joigne le bord d'enveloppement (où se termine l'épibolie), au rempart germinatif (où s'arrête la cavité sous-germinale), on obtiendra une gastrula d'Amphioxus. La formation de la cavité sous-germinale est un évidement du germe au lieu d'être un enveloppement; le rempart germinatif est le bord intérieur de la gastrula, comme le « bord d'enveloppement » en est le bord externe. La présence du vitellus rend les deux processus indépendants et distincts les deux bords.

La précocité de ces deux parties de la gastrulation est remarquable. Nous avons vu que la formation de la cavité sous-germinale des Sauropsidés, à laquelle correspond celle de la cavité blastodermique des Mammifères qui n'a plus à se faire ontogénétiquement, se fait, ainsi que la différenciation de l'entoblaste vitellin, de très bonne heure, puisqu'elle est contemporaine de la période de blastula. Très précoce aussi est le début de l'épibolie, que l'on peut faire remonter jusqu'à la phase de segmentation (Mammifères), tandis que le phénomène prend fin avec l'occlusion du blastopore vitellin des Sauropsidés et des Mammifères, plus ou moins rapidement effectuée. Après ces préliminaires de la gastrulation, condamnés de par la présence du vitellus à n'être que des essais sinon infructueux du moins incomplètement fructueux, ou, si l'on veut s'exprimer phylogénétiquement, après ces ressouvenirs de la gastrulation de l'Amphioxus, se fait beaucoup plus tardivement la véritable gastrulation, dégagée de l'encombrement vitellin, comme épurée par les phénomènes préparatoires qui l'ont précédée, mais par contre bien déformée et bien réduite aussi quantitativement.

L'exposé qui précède s'inspire des considérations théoriques des Hertwig, de Kupffer, de van Beneden et de Rabl, de Keibel.

C'est ainsi qu'il emprunte aux Hertwig la théorie du cœlome, qui fait de la cavité générale des Vertébrés un dérivé de l'intestin primitif.

De même il reproduit l'opinion de Kupffer d'après laquelle le feuillet interne des Amniotes est un entoblaste vitellin et doit être distingué de l'entoblaste d'invagination. On lit en effet dans Kupffer : « Je suis d'avis de rassembler, dans tout œuf méroblastique en général, le blastoderme invaginé, la couche corticale du vitellus où se produisent d'une façon spéciale des éléments cellulaires (parablaste), et enfin le vitellus nutritif passif et inorganisé sous la dénomination commune d'entoblaste et de les comparer aussi à l'entoblaste formé exclusivement par invagination, ainsi que dans la gastrula de l'Amphioxus; dans les deux cas en effet, de cet entoblaste composé et de cet entoblaste simple naissent les mêmes choses, savoir l'épithélium de l'intestin et la totalité du mésoderme. Mais si l'on entre

dans les détails de la comparaison, on devra reconnaître que seul le blastoderme invaginé de l'œuf méroblastique est *génétiquement* l'homologue de
l'entoblaste de l'Amphioxus, tandis que e vitellus ne l'est qu'en tant qu'il
est situé dès le début dans l'intérieur de l'œuf mûr et qu'il complète fonc-
tionnellement le blastoderme invaginé. Pour cette raison, je n'ai pas conservé une dénomination unique pour la double ébauche du futur épithélium intestinal, mais j'ai distingué dans cette ébauche lors de ma première
publication un entoderme primaire et un entoderme secondaire. Plus tard
je me suis servi pour ce dernier de l'expression de *feuillet vitellin* ou
paraderme, pour exprimer ainsi du même coup l'origine aux dépens du parablaste et le mode de formation. Car tandis que l'entoderme au sens étroit
du mot est, en tant que blastoderme invaginé, d'origine épithéliale, le paraderme naît des cellules isolées spéciales du parablaste..., etc. »

Van Beneden a reproduit les idées de Kupffer, en les appliquant plus
particulièrement aux Mammifères. « Il est clair, dit van Beneden, que le
soi-disant stade diploblastique des Mammifères précède la gastrulation,
c'est-à-dire l'invagination... et que les deux couches respectives ne correspondent pas à l'ectoderme et à l'entoderme de l'Amphioxus. Cette conclusion découle de ce que non seulement les organes de l'épiblaste, mais encore
la corde et le mésoblaste tout entier se forment aux dépens de la couche
externe. Si l'œuf était riche en deutoplasma, les cellules de la couche profonde ne pourraient atteindre que beaucoup plus tard le pôle inférieur de
la vésicule germinale. Le soi-disant stade diploblastique de la vésicule
germinale des Mammifères correspond au stade blastuléen des Amphibiens. Je nomme la couche superficielle *blastophore* (couche germinative,
formation germinative) ; elle est homologue à l'hémisphère supérieur segmenté des Amphibiens. Quant à la couche profonde, correspondant à l'hémisphère inférieur moins segmenté des Amphibiens, je l'appelle *lécithophore*. Cette interprétation s'applique aussi aux Sauropsidés... Les deux
couches primitives du Poulet, telles qu'elles sont connues depuis Pander et
von Baër, ne sont pas des unités morphologiques que l'on puisse comparer
à l'ectoderme et à l'entoderme de l'Amphioxus. La couche interne n'est
que l'entoblaste vitellin (lécithophore). La couche externe est l'ébauche
commune de l'épiblaste, de l'archentéron, de la corde, du mésoblaste et du
bouchon vitellin. »

Notre exposé s'inspire enfin de l'interprétation nouvelle fournie par van
Beneden de la gastrula des Amniotes en général et des Mammifères en particulier ; mais il profite en même temps des rectifications que Keibel a cru
devoir apporter à l'interprétation de van Beneden. De l'observation des
faits « on est autorisé, dit van Beneden, à conclure : 1° que la gouttière
primitive est l'homologue de la bouche primitive des Anamniotes ; 2° que
la cavité cordale correspond à l'archentéron ou canal intestinal ; 3° que
le prolongement céphalique est une ébauche d'invagination gastruléenne ».
Comme conséquence, dit ailleurs van Beneden, la cavité blastodermique des

Mammifères et la couche qui la délimite représentent morphologiquement le vitellus nutritif ; elle est de par son origine un espace intracellulaire et ne peut être comparée au tube digestif des Anamniotes. Elle n'entre que secondairement en communication avec l'archentéron (canal notocordal).

Keibel enfin a montré, par la comparaison des Amphibiens avec les Amniotes et en particulier avec les Mammifères, qu'il était impossible de voir avec van Beneden dans le seul canal cordal l'archentéron et l'homologue du tube digestif des Anamniotes, et que leur représentant devait être cherché aussi dans la cavité sous-germinale des Sauropsidés et dans une partie de la cavité blastodermique des Mammifères. Il a à ce propos émis l'hypothèse que la gastrulation se fait en deux temps et est dédoublée chez les Amniotes.

Dans notre exposé nous avons essayé d'utiliser le plus complètement possible ces données et d'autres encore telles que celles de Duval, et nous avons tenté de les réunir en un tout. Cet exposé n'a pas d'autre but cependant que d'indiquer la voie dans laquelle il semble que l'on doive chercher aujourd'hui la solution du problème de la signification des feuillets chez les Vertébrés. Il est loin de prétendre à donner cette solution.

Celui qui maintenant voudrait se rendre compte du chemin que les vues suggérées par les auteurs précités ont fait faire à l'embryologie des Vertébrés pourrait se reporter à un ouvrage d'ensemble tel que celui intitulé : *Origine des feuillets blastodermiques chez les Vertébrés*, Paris, 1886, par Assaky. Il y trouvera reproduites scrupuleusement et successivement les manières de voir les plus diverses sur la formation des feuillets chez les différents types de Vertébrés et sera en présence d'un véritable chaos scientifique. Il y verra le mésoderme produit chez un Vertébré donné, et suivant les auteurs, tantôt par l'invagination de l'ectoderme, ailleurs par l'entoderme, ailleurs encore par une différenciation sur place ; avec des Vertébrés différents apparaîtront de nouvelles divergences ; il en serait de même pour la corde dorsale, etc. L'histoire des feuillets est là faite avec le seul secours de l'anatomie embryonnaire, et les connexions entre feuillets ou entre formations embryonnaires quelconques décident de leur origine. Mais si la méthode comparative, s'autorisant de la doctrine de l'évolution, vient éclairer ce coin de l'embryologie, les divergences disparaissent en s'expliquant et ne sont plus que des modifications d'un type commun à tous les Vertébrés.

INDEX BIBLIOGRAPHIQUE (1)

Généralités et considérations théoriques sur le développement des feuillets. — REMAK. *Untersuchungen über die Entw. der Wirbelthiere.* Berlin, 1850-55. — KOELLIKER. *Traité d'embryologie.* — HUXLEY. On the classification of the animal

---

(1) Pour les travaux indiqués seulement par le nom de l'auteur, voir l'index du chapitre précédent.

Kingdom. *Quart. J. of micr. Sc.*, 1875. — ID. *The anatomy of invertebrated animals*, 1877. — RAY-LANKESTER. Notes on the embryology and classification of the animal Kingdom, etc. *Quart. J. of micr. Sc.*, 1877. — O. et R. HERTWIG. *Studien zur Blättertheorie*, H. 1-5, 1879-83. — ID. *Die Chaetognathen. Ihre Anatomie*, etc., Iena, 1880. — ID. *Die Coelomtheorie. Versuch einer Erklärung des mittleren Keimblattes.* Iena, 1881, et *Jenaische Zeitschrift*, Bd. XV, 1882. — ID. *Die Entwickelung des mittleren Keimblattes der Wirbelthiere.* Iena, 1883. — O. HERTWIG. *Lehrbuch der Entwickelungsgeschichte.* Iena, 1886. — BALFOUR. *Traité d'embryologie.* — HATSCHEK. *Lehrbuch der Zoologie*, L. 1. Iena, Fischer, 1888. — C. RABL. Ueber die Bildung des Mesoderms, et Ueber die Differenzierung des Mesoderms. *Anat. Anz.*, 1888, n° 23-25. — ID. Theorie des Mesoderms. *Morph. Jahrbuch*, Bd. XV, 1889. (Ce travail contient l'analyse des mémoires parus sur le mésoderme des Invertébrés, savoir ceux de KOWALEWSKY, SELENKA, HATSCHEK, BOBRETZKY, C. RABL, HALLEZ, etc.). — ROULE. Études sur le développement des Annélides, etc. *Annales des Sc. nat.*, t. VII, n° 3-6, 1889. — ZIEGLER. Der Ursprung der mesenchymatischen Gewebe bei den Selachiern. *Arch. f. mikr. Anat.*, Bd. XXXVI, 1888. — VAN WIJHE. Ueber die Mesodermsegmente des Rumpfes, etc. *Arch. f. mikr. Anat.* Bd. XXXI, H. 4, 1888. — HIS. Der Keimwall des Hühnereies und die Entstehung der parablastischen Zellen. *Zeitschr. f. Anat. und Entw.*, 1876. — ID. Die Lehre vom Bindesubstanzkeim (Parablast). *Arch. f. Anat. und Phys.*, *Anat. Abth.*, 1882. — RAUBER. Ueber den Ursprung des Blutes und der Bindesubstanzen. *Sitz. der naturf. Gesells. zu Leipzig*, 1877. — KUPFFER. Die gastrulation an den meroblastischen Eiern der Wirbelthiere, etc. *Arch. f. Anat. und Phys.*, *Anat. Abth.*, 1882 et 1884. — KOLLMANN. Der Randwulst und der Ursprung der Stützsubstanz. *Arch. f. Anat und Phys.*, *Anat. Abth.*, 1884. — AGASSIZ et WHITMAN. On the development of some pelagic Fischeggs. *Proc. of the Amer. Acad. of Arts and Sciences*, 1884. — SWAEN. Études sur le développement de la Torpille. *Arch. de Biologie*, t. VII, f. III, 1887. — E. VAN BENEDEN. Erste Entwickelungsstadien von Säugethieren. *Tageblatt der 59. Vers. deutscher Naturf. und Aerzte zu Berlin*, et *Anat. Anz.*, 1886. — ID. *Verhandl. der Anat. Gesells. zu Würzburg*, et *Anat. Anz.*, n°s 23-25, 1888. — KEIBEL. Zur Entw. der Chorda bei Säugern. *Arch. für Anat. und Phys.*, *Anat. Abth.*, 1889.

Exposé de faits.

Ectoderme et système nerveux. — KOWALEWSKY. — HATSCHEK. — CALBERLA. *Morph. Jahrb.*, 1877. — SCOTT. *Morph. Jahrb.*, 1882. — HENSEN. — RAUBER. Die erste Entw. des Kaninchens. *Sitz. d. Naturf. Gesells. zu Leipzig*, 1875. — LIEBERKUEHN. — KOELLIKER. Die Entw. der Keimblätter des Kaninchens. *Festschrift für Würzburg.* Leipzig, 1882. — KUPFFER. Das Ei von Arvicola arvalis, etc. *Sitz. d. K. bayr. Akad. der Wiss.*, 1882. — BALFOUR. *Traité d'embryologie.* — HENNEGUY. Recherches sur le développement des poissons osseux. *Journal de l'Anatomie*, 1888.

Entoderme, corde dorsale, mésoderme.

Amphibiens. — O. GŒTTE. — VAN BAMBEKE. — SCOTT et OSBORN. — A. JOHNSON. — O. HERTWIG. — BELLONCI. — O. SCHULTZE. Zur ersten Entw. des braunen Grasfrosches. *Gratulationsschrift f. v. Koelliker.* Leipzig, 1887. — ID. Die Entw. der Keimblätter und der Chorda dorsalis von Rana fusca. *Zeitsch. f. wiss. Zool.*, 1888 (analyse et critique par HOUSSAY, in Arch. de zool. expér., 1889, n° 2). — SCHWINK. *Ueber die Entw. des mittleren Keimblattes und der Chorda dorsalis der Amphibien.* Munich, 1889.

Sélaciens. — BALFOUR. — SWAEN. — RUECKERT. — KASTSCHENKO. — C. RABL. *Morph. Jahrb.*, 1889. — SCHWARZ. *Zeitschr. f. wiss. Zool.*, Bd. XLVIII, H. 2, 1889.

Reptiles. — STRAHL. — ID. Beiträge zur Entw. der Reptilien. *Arch. f. Anat. und Phys., Anat. Abth.*, 1883. — WELDON. — C. K. HOFFMANN. — KUPFFER. *Arch. f. Anat. und Phys., Anat. Abth.*, 1882. — MITSUKURI et ISHIKAWA.

Oiseaux. — Voir, outre les travaux signalés à l'index du chapitre III : GASSER. Der Primitivstreif bei Vogelembryonen. *Schr. d. Ges. z. Bef. d. ges. Naturw. in Marburg.* Bd. VI, 1878. — ID. *Arch. f. Anat. und Phys., Anat. Abth.* 1882. — LÉO GERLACH. Ueber die entodermale Entstehungsweise der Chorda dorsalis. *Biol. Centralblatt*, 1881. — M. BRAUN. Die Entw. der Wellenpapageis. *Arb. aus dem zool. Inst. Würzburg*, 1882. — C. K. HOFFMANN. Ueber die Entw. der Chorda dorsalis. *Beitr. zur Anat. und Embryol. Festgabe für Henle*, 1882. — ID. Die Bildung des Mesoderms, die Anlage der Chorda dorsalis, etc. *Verhandl. der Königl. Akad. d. Wiss.*, Amsterdam, 1883. — BALFOUR et DEIGHTON. A reneved Study of the germinal Layers of the Chick. *Quart. J. of micr. Sc.*, vol. XXII, 1882. — BELLONCI. *Atti della R. Accad. dei Lincei*, 1884. — C. RABL. *Morph. Jahrb.*, Bd. XV, 1889. — SCHWARZ. *Zeitschr. f. wiss. Zool.*, Bd. XLVIII, H. 2, 1889.

Mammifères. — HENSEN. — VAN BENEDEN. — ID. *Anat. Anz.*, 1886 et 1888. — LIEBERKUEHN. — ID. *Marbürg. Sitzungsber.*, 1882. — ID. Ueber die Chorda bei Säugethieren. *Arch. f. Anat. und Phys., Anat. Abth.*, 1882 et 1884. — HEAPE. — ID. The development of the Mole. *Quart. J. of micr. Sc.*, 1887. — KOELLIKER. Ueber die Chordahöhle und die Bildung der Chorda des Kaninchens. *Würzb. Sitzungsber.*, 1882. — BONNET. — ID. *Anat. Anz.*, 1888. — ID. *Arch. f. Anat. und Phys., Anat. Abth.*, 1889. — STRAHL. Zur Bildung der Cloake des Kaninchen-Embryo. *Arch. f. Anat. und Phys., Anat. Abth.*, 1886. — STRAHL et CARIUS. Untersuch. über den Kopffortsatz des Kaninchens. *Marbürger Sitzungsber.*, 1887. — ID. *Verhandl. der Anat. Gesells. zu Würzburg*, et *Anat. Anz.*, 1888. — CARIUS. Ueber die Entw. der Chorda, etc., *Dissert.*, Marbourg, 1888. — FLEISCHMANN. *Biol. Centralblatt*, 1887. — ID. *Embryol. Untersuch.*, H. 1 (Raubtiere). Wiesbaden, 1889. — GRAF SPEE. *Anat. Anz.*, 1888. — SELENKA. *Studien über Entw. der Thiere*, H. 4 : das Opossum Wiesbaden. — GIACOMINI. Sul canale neurenterico e sul canale anale nelle vesicole blastodermiche di coniglio, Torino, 1888, et *Arch. ital. de Biologie*. — C. RABL. *Morph. Jahrb.*, Bd. XV, 1889. — KEIBEL. Die Entwickelungsvorgänge am hinteren Ende des Meerschweinchenembryos. *Arch. f. Anat. und Phys., Anat. Abth.*, 1888. — ID. Zur Entw. der Chorda bei Säugern. *Arch. f. Anat. und Phys., Anat. Abth.*, 1889. — SCHWARZ. *Zeitschr. f. wiss. Zool.*, Bd. XLVIII, H. 2, 1889.

CHAPITRE V

Le Parablaste.

1. — Noyaux vitellins et parablaste

1° *Origine du parablaste*. — Dans les œufs méroblastiques des Poissons et des Sauropsidés, parmi les noyaux issus de la division du noyau de l'œuf, quelques-uns, les plus périphériques ne deviennent pas, on s'en souvient, le centre d'une sphère de segmentation, mais demeurent libres au sein d'une masse protoplasmique et vitelline indivise. Nous avons nommé *noyaux vitellins* ces noyaux nus. Nous avons appelé *parablaste* l'ensemble des noyaux vitellins. Les noyaux vitellins, excentriquement placés dans l'œuf, dans une masse vitelline pauvre en protoplasma, ne subiront que difficilement, on le conçoit, les processus caryocinétiques, puisque ceux-ci sont sous la dépendance de l'énergie du protoplasma ambiant qui les provoque et les active, et que la région où les noyaux vitellins sont situés est remarquablement pauvre en protoplasma. Il en résulte que la division des noyaux vitellins sera extrêmement lente, ne s'opérera que peu à peu et péniblement, pendant que les noyaux de segmentation centraux, plus favorisés, se diviseront rapidement, pour produire les feuillets blastodermiques que nous avons étudiés. Cette division, cette segmentation des noyaux vitellins pourra être appelée *secondaire*, son apogée survenant après que la segmentation des noyaux centraux, ou segmentation *primaire*, a atteint son maximum d'activité. La segmentation primaire avait divisé l'œuf, dès qu'il était capable de se segmenter, en un certain nombre de cellules qui sont mûres pour la formation des tissus et constituent les feuil-

lets primaires. Le vitellus, qui n'a pas encore pris la forme cellulaire, demeure de trop, et n'est employé que plus tard à la constitution du matériel de la segmentation secondaire.

Il faut bien se garder toutefois de voir entre la segmentation
primaire et la segmentation secondaire, entre l'hémisphère animal
de l'œuf et l'hémisphère végétatif ou vitellin, une ligne absolue de
démarcation. Il existe là les transitions que la nature, qui ne fait
pas de sauts, nous montre toujours entre les phénomènes et entre
les choses. La segmentation secondaire des noyaux vitellins et
du vitellus n'est que la continuation de la segmentation primaire,
et les produits de la première ne sont que le complément des pro-
ductions de la seconde. C'est ainsi, pour n'en donner qu'un exemple, que nous voyons chez les Sauropsidés la segmentation de la
couche superficielle du vitellus suivre de si près celle du disque
germinatif même qu'elle en paraît être contemporaine, et l'entoblaste vitellin issu de cette segmentation secondaire très précoce
s'accoler au disque germinatif segmenté, dont il suit désormais la
destinée.

2° *Situation du parablaste.* — Ayant rappelé l'existence dans
les œufs méroblastiques d'une segmentation secondaire et de
noyaux vitellins qui ont pour siège l'hémisphère végétatif, nous
devons chercher quelle situation auront les produits de la segmentation des noyaux vitellins. Un coup d'œil jeté sur la figure
schématique d'un œuf méroblastique (fig. 19, p. 59), nous montre que les noyaux vitellins se répartiront à la face profonde du
disque germinatif dans les prolongements germinatifs (*pg*) et tout
autour de lui, dans la zone de transition entre le disque et le protoplasma cortical (*pc*). C'est surtout dans cette dernière région, au
pourtour du blastodisque, que les noyaux vitellins seront abondants ; leur ensemble formera là un *périblaste* (Agassiz et Whitman).

Ainsi la sphère vitelline est tapissée sur toute l'étendue de sa
surface (libre et sous-germinale) par du protoplasma qui irradie
vers la profondeur de la masse vitelline. Ce protoplasma est semé
de noyaux vitellins en voie de multiplication. On peut subdiviser
cette enveloppe protoplasmique et nucléée du vitellus en trois

régions : une sous-germinale (couche intermédiaire de van Bambeke); une corticale ; et une troisième, intermédiaire aux précédentes, qui entoure le blastodisque et peut être appelée « zone périblastique » (rempart germinatif de His) (fig. 115). Nous aurons à étudier le développement de ces différentes régions.

C'est chez les Sélaciens et surtout chez les Téléostéens que ces dispositions sont le plus évidentes ; c'est là qu'elles ont été découvertes par Lereboullet qui trouva la région sous-germinale de l'enveloppe protoplasmique et nucléée du vitellus et la nomma « feuillet muqueux ». Nous ne discuterons pas la question de savoir si la zone périblastique existe primitive-

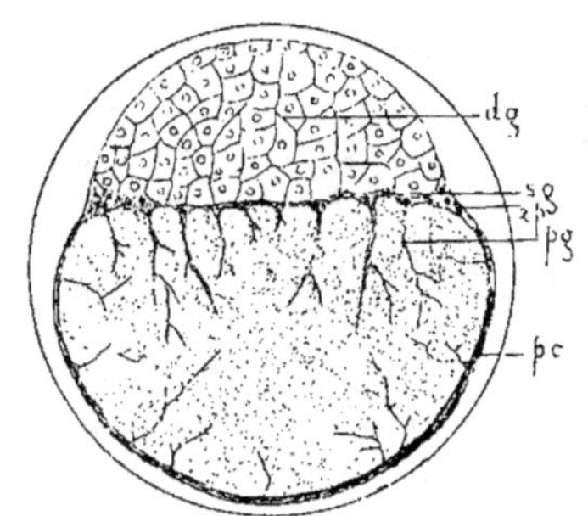

Fig. 115. — *Œuf méroblastique en voie de segmentation* (demi-schématique).

dg, disque germinatif ou blastodisque.   *sg*, région sous-germinale. — *pc*, région corticale.   *zp*, zone périblastique.   *pg*, prolongements germinatifs de la couche nucléo-protoplasmique qui enveloppe le vitellus.

ment seule et si elle est le point de départ de toute l'enveloppe nucléée du vitellus, si en un mot il existe d'abord seulement un périblaste. Il est certain que la prolifération nucléaire n'envahit que secondairement la région corticale, et qu'elle part du périblaste. Il est vraisemblable mais nullement prouvé qu'il en est de même pour la région sous-germinale.

3° *Signification et destinée générale du parablaste.* —On comprend que le produit de la segmentation secondaire, constitué bien après celui de la segmentation primaire, alors que déjà même sont ébauchés aux dépens de ce dernier les rudiments des principaux tissus et organes embryonnaires, ne pourra que compléter ces tissus et ces organes, soit en s'ajoutant à eux, soit en comblant les vides qui les séparent et remplissant vis-à-vis d'eux le rôle de substance unissante. Les expressions de *germe principal* ou *archiblaste* et de *germe accessoire* ou *parablaste* ont été employées d'une manière fort heureuse par His pour désigner respectivement le produit cellulaire de la segmentation primaire et les éléments fournis par la segmentation secondaire.

Il est important de se garder de voir dans le parablaste un organe ou un tissu embryonnaire doué d'un caractère définitif. Le parablaste ne saurait nous représenter que la somme des éléments non employés, à un moment quelconque du développement embryonnaire, à l'édification des tissus épithéliaux qui composent les organes essentiels. Aussi pourrait-on, distinguant des étapes successives dans l'évolution du parablaste, et qualifiant chacune de ces étapes d'un nom qui rappelât le phénomène principal dont l'œuf serait alors le siège, reconnaître un parablaste de la segmentation, un parablaste de la blastulation, un de la gastrulation, un autre enfin se rattachant à la période de la formation du cœlome. Toutes ces formations accessoires, parablastiques, qui se succèdent, conservent le caractère d'infériorité imprimé dès le début du développement aux noyaux vitellins dont le parablaste descend. Toutes sont en retard dans leur division caryocinétique et par suite dans leur différenciation. On conçoit alors que le parablaste, venant après les tissus archiblastiques, ne puisse s'avancer que moins qu'eux dans la différenciation histologique et n'aboutisse qu'à des tissus moins spécialisés que ceux qui dérivent de l'archiblaste, aux tissus conjonctifs par exemple. Les tissus conjonctifs, auxquels le parablaste donnera finalement naissance, ne seront pas eux-mêmes absolument définitifs, mais empreints encore d'un caractère provisoire et inachevé. Ce sont là des conséquences qui découlent nécessairement, ce semble, de l'infériorité première des noyaux vitellins vis-à-vis des noyaux de segmentation proprement dits.

Tel est le parablaste, que nous avons cherché à définir par son origine, sa situation, sa destinée. L'objet de ce chapitre est l'étude de l'évolution du parablaste, que nous allons dès maintenant esquisser dans ses grandes lignes, en même temps que nous donnerons au parablaste et à ses produits la place et la signification qui paraissent leur convenir.

La région sous-germinale du parablaste se différencie de bonne heure chez les Poissons osseux, et plus rapidement encore chez les Sauropsidés, pour devenir un mince feuillet de cellules plates que nous avons appelé *entoderme vitellin* ou *paraderme*, et qui forme essentiellement l'épithélium du tube digestif.

On a vu plus haut comment nous avons été amenés à reconnaître une telle origine au feuillet interne du blastoderme. L'origine vitelline, ou si l'on aime mieux, parablastique de ce feuillet n'a pas été, il est vrai, reconnue par tout le monde. Mais elle est le fruit d'observations très nombreuses : de Kupffer, Owsjannikow, Klein, van Bambeke, E. van Beneden, Agassiz et Whitman, Brook, Cunningham, List, etc., pour les Téléostéens ; de Balfour, Rückert, Swaen, Rabl pour les Sélaciens ; de C. K. Hoffmann, Kupffer, Rabl pour les Sauropsidés. On peut donc considérer comme établi que le soi-disant feuillet interne du blastoderme est une formation parablastique.

Une fois la région sous-germinale du parablaste différenciée en un feuillet entodermique vitellin, ce feuillet continue à s'accroître d'une façon intercalaire par l'adjonction d'éléments venus des parties plus profondes du parablaste, c'est-à-dire des prolongements germinatifs. Le fait est des plus évidents chez les Sélaciens où l'on voit des éléments sous-jacents à l'entoblaste vitellin déjà délimité s'insinuer entre les cellules de cet entoblaste et prendre rang

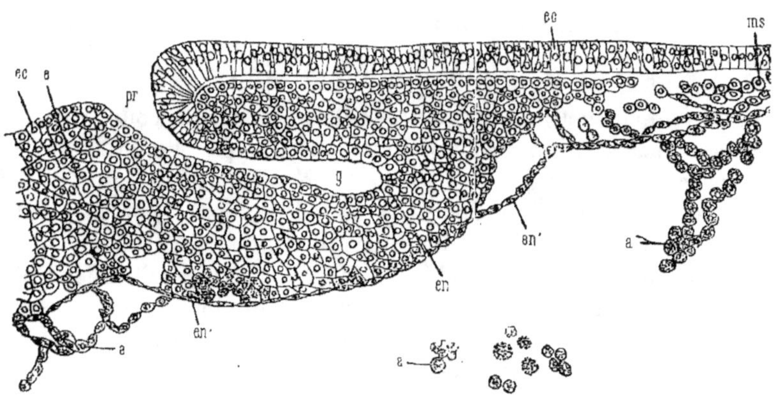

Fig. 116. — *Coupe longitudinale et médiane de la région postérieure d'un embryon de Couleuvre* (d'après Kupffer).

pr, prostoma ou bouche primitive. — *g*, invagination gastruléenne. — *en*, entoblaste gastruléen. — *en'*, entoblaste vitellin ou paraderme. — *a*, cellules parablastiques. — *ec*, ectoblaste. — *ms*, mésoblaste. — *e*, région du croissant.

parmi elles. Partout en effet où l'entoblaste vitellin une fois formé repose sur le vitellus, on peut constater qu'il n'est que la partie superficielle d'un système ramifié que constituent dans l'épaisseur du vitellus de grandes cellules plasmodiales anastomosées les unes avec les autres (fig. 116).

Au niveau de la zone périblastique, c'est-à-dire au pourtour du disque germinatif, dans cette région qui a reçu les noms de *rempart germinatif* (His), *bourrelet germinatif* (Kölliker), *bourrelet entodermo-vitellin* (Duval), *bourrelet marginal* (Götte et Kollmann), il ne se différencie pas superficiellement de feuillet vitellin entoblastique. Mais les éléments parablastiques, en voie de prolifération incessante, demeurent momentanément sans différenciation, le rempart germinatif représentant seulement le foyer qui alimente les formations parablastiques. Continu avec la couche sous-germinale du parablaste d'une part, avec la couche corticale d'autre part, il fournit à l'une et à l'autre des éléments cellulaires (1).

Quant à la couche corticale, sa différenciation se poursuit sur la surface du vitellus, à partir du rempart germinatif, et peut-être aussi avec l'appoint cellulaire que lui fournit ce dernier (Kölliker). Il résulte de là la formation d'une couche épithélioïde ou épithélium du sac vitellin, entourant le vitellus; cette couche a été étudiée surtout par H. Virchow chez le Poulet et par Strahl chez les Reptiles.

Le rempart germinatif d'autre part, du côté de la couche sous-germinale, se continue avec cette dernière par l'intermédiaire d'une zone de passage qu'Uskow a appelée chez le Poulet « région de passage de l'hypoblaste », la couche sous-germinale étant une « région centrale de l'hypoblaste », et le rempart germinatif une « région marginale de l'hypoblaste ». Si en effet on appelle le feuillet interne du blastoderme un hypoblaste vitellin, on ne peut refuser au rempart germinatif, avec lequel cet hypoblaste se continue, la même signification. Au niveau du rempart germinatif l'hypoblaste est seulement à peine différencié.

Nous arrivons ainsi à ce premier résultat fondamental que l'ensemble du parablaste doit être considéré comme un entoblaste plus ou moins avancé dans sa différenciation suivant les régions

---

(1) Il serait également en continuité avec le disque germinatif et en recevrait même des éléments, comme l'ont vu Agassiz et Whitman, von Kowalewski, Wenckebach, List chez les Poissons osseux.

que l'on considère ; cet entoblaste de par son origine mérite l'épithète de vitellin. Strahl a déjà fait observer qu'il était indifférent de traiter de paraplastiques ou d'entoblastiques les éléments qui résultent de la différenciation de l'hémisphère végétatif.

L'entoblaste vitellin, issu de l'hémisphère vitellin de l'œuf par une différenciation sur place qui représente une déformation régressive du processus typique de l'invagination, pourra donner naissance à des éléments cellulaires par un mode également régressif, celui de la délamination pure et simple. Ces éléments, par leur situation intermédiaire à l'ectoblaste et à l'entoblaste, feront partie du mésoblaste. Seulement ce mésoblaste, en raison de son origine et de son mode de formation, n'atteindra pas à la dignité du mésoblaste issu de l'hémisphère animal et deviendra essentiellement le tissu conjonctif.

Ce que nous venons de dire du parablaste s'applique exclusivement aux œufs méroblastiques. Il semble qu'à considérer maintenant des œufs holoblastiques tels que ceux des Amphibiens l'on fasse naître une contradiction entre les notions de l'origine et de la destinée du parablaste. L'origine du parablaste est en effet dans les noyaux vitellins ; or pas de vitellus, pas de noyaux vitellins, partant pas de parablaste. D'autre part, la destinée finale du parablaste est la production des tissus conjonctifs, qui ne font défaut à aucun Vertébré. Les animaux manquant de vitellus et par suite de noyaux vitellins n'auraient pas de parablaste, par conséquent pas de tissu conjonctif, ce qui évidemment est démenti par l'histologie. Force est donc d'admettre, ainsi que Waldeyer l'a fait, l'existence d'un parablaste ou tout au moins de son équivalent physiologique chez les animaux dont les œufs, dépourvus de vitellus ou n'en renfermant que très peu, se segmentent totalement. Rien toutefois au premier abord ne ressemble chez eux au parablaste ; rien ne paraît pouvoir fournir une formation analogue, puisque dans les œufs holoblastiques il n'y a pas de noyaux vitellins.

La difficulté sera levée si nous cherchons à préciser quelle doit être dans un germe issu d'un œuf méroblastique tel que celui de Sélacien, parvenu au stade de gastrula, la situation du parablaste, et qu'ensuite après avoir déterminé pour le Sélacien cette position, nous comparions à la région en question du Poisson telle partie de la gastrula d'un Amphibien qui doit de par sa situation lui être homologue.

Nous avons vu que le bord du blastoderme chez le Sélacien représente la lèvre du blastopore, que la région postérieure de ce bord correspond à une lèvre dorsale, la région antérieure à une lèvre ventrale. Dans la région postéro-latérale du bord du blastoderme existe une invagination gastruléenne profonde, un entoblaste gastruléen typique. Mais plus on s'avance le long des parties antéro-latérales vers le bord antérieur du disque germinatif, plus l'invagination devient rudimentaire et l'entoblaste imparfait. De la sorte, tout à fait en avant, on finit par avoir au lieu d'une invagination une simple différenciation des éléments vitellins, au lieu d'un entoblaste gastruléen un entoblaste vitellin.

Dans toute cette étendue antéro-latérale du bord du blastoderme, ce bord demeure soudé au vitellus et représente avec lui un bourrelet entodermo-vitellin ou rempart germinatif. En d'autres termes le blastoderme se continue à ce niveau avec une région parablastique (riche en éléments vitellins) du vitellus.

On comprend aussi que le mésoderme qui se forme à partir de la bouche primitive perde ses caractères en même temps que celle-ci se modifie et devient plus rudimentaire. Nous avons appelé mésoderme péristomal la masse mésodermique qui se forme tout autour du blastopore, par opposition au mésoderme gastral. On conçoit que le mésoderme péristomal devienne d'autant plus différent du mésoderme gastral qu'on s'éloigne davantage de la région où l'invagination gastruléenne se produit suivant le mode typique. Le mésoderme péristomal peut être identifié, nous l'avons vu, avec le mésenchyme ; cette identification est surtout valable pour le mésoderme des parties les plus antérieures du bord du blastoderme.

Si l'on recherche maintenant en quel point du germe des Sélaciens paraît l'ébauche du tissu conjonctif et du sang, on voit que celle-ci se montre au niveau des parties antéro-latérales du bord du blastoderme, c'est-à-dire là où l'invagination gastruléenne est rudimentaire, où il n'existe qu'un entoblaste vitellin, où le mésoderme est le plus modifié. Et l'on arrive à se convaincre que le mésoderme péristomal ou mésenchyme qui se forme sur les parties

antéro-latérales du bord du blastoderme n'est autre que l'ébauche
du tissu conjonctif et du sang. A cette ébauche Kollmann a donné
le nom d'*acroblaste*. Il l'a considérée comme un organe tout à fait
distinct, formé par les noyaux vitellins ou éléments parablastiques
de la région. Nous venons de voir toutefois comment on peut,
d'après Rückert, le rattacher à la gastrula.

Pour retrouver dans d'autres œufs méroblastiques que celui des
Sélaciens et dans des œufs holoblastiques comme celui des Amphibiens le parablaste et les formations qui en dérivent, il suffit de
reproduire les considérations qui ont été développées au chapitre
précédent, alors que nous recherchions chez les Vertébrés le représentant du mésenchyme des animaux Invertébrés, et que nous
le trouvions dans les produits des vitellins et du parablaste.

Rückert a émis l'idée que la bande mésodermique, qui chez les
Amphibiens unit sur la lèvre ventrale ou inférieure du blastopore
les deux diverticules mésoblastiques qui partent de la lèvre dorsale ou supérieure, est comparable au mésoderme qui chez les
Sélaciens est produit au bord antérieur du disque germinatif; tous
deux, en effet, émanent de la lèvre ventrale du blastopore. Or la destinée ultérieure de ce mésoderme chez le Sélacien est la production
du tissu conjonctif et du sang; il est donc probable qu'il en est de
même chez les Amphibiens. Götte admet bien que ce sont des cellules vitellines situées au-dessous du blastopore qui donnent les
premières cellules sanguines. Mais de nouvelles recherches devront
apprendre, suivant Rückert, si réellement chez les Amphibiens le
mésoderme ventral a à faire, comme chez les Sélaciens, avec la
formation du tissu conjonctif et du sang, Rückert observe également que c'est à la lèvre ventrale du blastopore de l'Amphioxus,
en un point correspondant par conséquent à celui où sont situées
les ébauches connectivo-sanguines des Sélaciens et des Amphibiens
que l'on trouve les deux cellules polaires connue depuis Hatschek,
qui ont rang parmi les cellules entoblastiques et représentent à
n'en pas douter des cellules de mésoderme. On se souvient que
nous avons fait de ces éléments les représentants chez l'Amphioxus
des initiales mésodermiques ou d'une façon plus précise des initiales de mésenchyme qu'on trouve chez les Invertébrés.

Rabl, à qui Rückert avait préparé la voie, développa une théorie

de la gastrula que nous avons rapportée plus haut (p. 122 et suiv.),
où il établit les homologies des diverses régions de l'œuf dans les
différents types de Vertébrés. A l'appui de cette théorie, Rabl fait
précisément valoir les faits d'observation qui ont trait au développement du mésoderme et du sang. Il remarque que le sang paraît
chez les Sélaciens dans la région antérieure du disque germinatif,
chez les Amphibiens au-devant et au côté ventral du blastopore, et chez les Amniotes derrière la ligne primitive, en des points
par conséquent qui, d'après ce qui a été dit plus haut, se correspondent. D'autre part, Rabl a établi que partout on pouvait distinguer dans le mésoderme deux parties : l'une gastrale, l'autre
péristomale (voy. p. 188). Cette dernière est représentée chez l'Amphioxus par les cellules polaires d'Hatschek, chez les Amphibiens
par le mésoderme ventral, chez les Sélaciens par celui des régions
antéro-latérales du bord du blastoderme, et chez les Amniotes
enfin par le mésoderme qui émane des flancs de la ligne primitive.
Le mésoderme péristomal ne doit pas être d'ailleurs considéré
comme distinct du mésoderme gastral ; mais il est continu avec
lui, et les caractères de l'un se modifient insensiblement en passant à l'autre. Là où les caractères du mésoderme péristomal sont
le plus éloignés de ceux du mésoderme gastral, ce mésoderme
péristomal fournit l'ébauche des tissus connectifs et du sang.

Il ne paraît donc pas anatomiquement légitime de reconnaître
qu'il existe une ébauche connectivo-sanguine indépendante et bien
distincte sous la forme d'un « germe connectivo-sanguin » d'un
« desmohaemoblaste » (Rauber), d'un « germe mésenchymateux »
(His). Il n'est pas davantage exact d'attribuer à ce soi-disant organe
une structure histologique caractéristique à laquelle serait attaché
le terme de mésenchyme. Nous avons vu en effet que si l'on entend
par mésenchyme un tissu lâche sans arrangement épithélial, le
mésoblaste vrai présente aussi cette disposition chez les Poissons
et les Amniotes. Si l'on veut conserver la notion de mésenchyme,
on pourra le faire pour désigner le mésoderme que produit un
entoderme vitellin formé lui-même par une portion de l'hémisphère
végétatif, le parablaste.

Pour résumer l'origine et la destination du parablaste, il faut
dire : le parablaste appartient à l'hémisphère végétatif dont il

dérive, et auquel même on peut dire qu'il correspond. Cela est vrai tant pour les œufs holoblastiques que pour les œufs méroblastiques. Dans le cas de ces derniers, le parablaste est produit dans le vitellus par segmentation secondaire des noyaux vitellins. Une fois formé, le parablaste, qui recouvre toute la sphère vitelline, peut être partagé en plusieurs régions ; une région sous-germinale, une corticale, et une intermédiaire aux deux précédentes, ou périblaste, qui occupe la périphérie du germe segmenté. Toutes trois ont le caractère d'un entoblaste vitellin ; mais ce caractère, elles le manifestent d'une façon différente. La région sous-germinale seule devient un entoblaste vitellin indépendant, différencié en feuillet, dont l'apparition est très précoce. La région corticale fournit l'entoblaste du sac vitellin, c'est-à-dire une enveloppe cellulaire plus ou moins parfaite de la sphère vitelline. Quant au périblaste ou bourrelet germinatif, il s'affirme comme entoderme en produisant un mésoderme, et comme entoderme vitellin, en donnant naissance à un mésoderme qui, sous le nom de mésenchyme, est considéré comme l'ébauche des tissus conjonctifs et du sang. Cet entoderme et ce mésoderme, situés dans le germe gastruléen au niveau de la lèvre ventrale du blastopore dont nous avons appris à déterminer la situation pour les divers Vertébrés, ne doivent pas être considérés comme absolument distincts de l'entoderme gastruléen et du mésoderme vrai produits au niveau de la lèvre dorsale du blastopore, mais ils ne sont que la déformation cœnogénétique de ceux-ci.

11. — ORGANES DÉRIVÉS DU PARABLASTE. — L'ENTOBLASTE VITELLIN ET L'ENTOBLASTE DU SAC VITELLIN. — L'ÉBAUCHE DU TISSU CONJONCTIF ET DU SANG.

Le parablaste, c'est-à-dire la partie différenciée de l'hémisphère végétatif ou vitellin fournit, nous venons de le voir, trois organes principaux : un feuillet entoblastique vitellin, qui s'ajoute aux feuillets issus de l'hémisphère animal, et qui forme le revêtement épithélial de l'intestin ; un revêtement cellulaire du vitellus ; l'ébauche du tissu conjonctif et du sang qui a la valeur d'un mésoderme mésenchymateux. Ces trois organes peuvent se réduire à deux ; car le revêtement cellulaire du vitellus n'est autre que la continuation de l'entoblaste vitellin.

§ 1. — **Entoblaste vitellin et entoblaste du sac vitellin.** — Nous avons vu au chapitre précédent comment prend naissance et comment est constitué l'entoblaste vitellin. Cette couche cellulaire, qui forme le feuillet profond du blastoderme, se relie insensiblement au rempart germinatif par une zone de transition, de telle sorte que chez le Poulet où les rapports de l'entoblaste vitellin ont été le mieux étudiés, on peut distinguer avec Uskow : 1° une région centrale, un entoblaste vitellin proprement dit, formée de cellules plates non encombrées de matériaux vitellins ; 2° une région de passage, formée de cellules cylindriques ; 3° une région marginale, où les cellules sont mal délimitées et encombrées de matériaux vitellins, cette dernière région étant située déjà dans le rempart germinatif.

Le revêtement cellulaire du vitellus, que nous pouvons appeler par anticipation *entoblaste du sac vitellin* (appellation qui sera justifiée plus tard), a été surtout étudié par Strahl chez les Reptiles, H. Virchow chez le Poulet, et Bonnet chez les Mammifères.

Nous retrouverons plus tard l'entoblaste du sac vitellin. Il forme au vitellus chez les Poissons et les Sauropsidés une enveloppe cellulaire plus ou moins parfaite, et tapisse la cavité blastodermique de Mammifères (qui remplace chez ceux-ci le vitellus absent), continuant directement l'entoblaste vitellin ou feuillet profond du blastoderme, mais présentant toutefois selon Bonnet des caractères qui permettent de l'en distinguer.

§ 2. — **Ébauche du tissu conjonctif et du sang.** — Il nous reste à parler de l'ébauche du tissu conjonctif et du sang, que nous considérons comme une formation parablastique, due en particulier à la différenciation de la région du parablaste que nous avons appelée bourrelet ou rempart germinatif. On peut, relativement à la question de l'origine parablastique du tissu conjonctif et du sang, soutenir trois opinions principales absolument différentes. Toutes trois ont été présentées et défendues.

La première consiste à soutenir que le parablaste ne peut donner naissance au tissu conjonctif et au sang, par la raison très simple qu'après avoir fourni ou non l'entoblaste vitellin, il se détruit. Chez les Téléostéens et les Sélaciens, où le sort du parablaste a été spécialement étudié, Hoffmann, v. Kowalewski, Wenckebach et Ziegler ont prétendu que le parablaste n'entrait pas directement dans la constitution des tissus de l'embryon, mais qu'il ne s'y employait que très indirectement et représentait une sorte d'aliment provisoire de l'embryon, un intermédiaire entre ce dernier et le vitellus, servant à la résorption des matériaux vitellins (1). Ces auteurs appuient essentiellement leur dire sur l'observation de figures dégénératives des éléments du parablaste. C'est à cette manière de voir que se range Henneguy, avec une importante restriction toutefois ; car Henneguy « considère le parablaste, lorsqu'il a cessé de fournir des éléments cellulaires au germe, comme un organe de nutrition », et par conséquent admet l'intervention précoce du parablaste dans l'édification des tissus embryonnaires.

On a nié en second lieu l'existence autonome du parablaste ou du moins son intervention directe dans la formation des tissus embryonnaires. Le tissu conjonctif et le sang doivent alors être formés dans et par le germe segmenté, et plus particulièrement le mésoblaste dont les tissus connectivo-sanguins ne seraient qu'une portion (Remak, Kölliker, H. Virchow). Le bourrelet germinatif ne serait pas autre chose que le bord épaissi du feuillet interne, et ne sert qu'à fournir au développement de l'entoblaste du sac vitellin.

La troisième opinion, qui servira de canevas à notre description, veut que le tissu conjonctif et le sang dérivent du parablaste, et particulièrement du rempart ou bourrelet germinatif. Remarquons tout de suite qu'en raison de la situation périphérique de ce dernier il faut admettre, l'ébauche du tissu conjonctif et du sang une fois formée, une migration des éléments connectivo-sanguins vers la région axiale du blastoderme où siège le rudiment de l'em-

____

(1) Hoffmann a toutefois admis chez les Reptiles la participation du parablaste à la formation de l'entoderme.

bryon. C'est là une difficulté, que nous ne faisons que soulever, nous réservant de montrer plus tard de quels faits l'on dispose à présent pour y parer.

La question du développement du tissu conjonctif et du sang est encore entourée de beaucoup d'obscurités ; pour certains Vertébrés même, les Batraciens par exemple, nous n'avons encore aucune donnée certaine (1). Nous nous en tiendrons donc aux groupes où le développement des tissus conjonctifs et du sang est le mieux connu (Téléostéens, Sélaciens, Oiseaux) ; encore nous faudra-t-il nous contenter de rapporter ici les descriptions d'ailleurs passablement divergentes, fournies par les auteurs. Dans cet exposé, où la confusion est à peu près inévitable, nous nous efforcerons cependant d'apporter quelque ordre, si artificiel que soit cet ordre, en décrivant successivement pour les divers groupes animaux auxquels cet aperçu est limité :

1° Le lieu de formation précis du tissu conjonctif et du sang ;

2° La structure de la région formatrice de la substance conjonctive et du sang ;

3° Les transformations ultérieures que cette région subit pour donner le tissu conjonctif et le sang.

1° *Lieu de formation du tissu conjonctif et du sang*. — Sur le premier point, nous pouvons être assez bref, le lieu de formation du tissu conjonctif et du sang n'ayant besoin que d'être rappelé et quelque peu précisé.

Pour ce qui est des Sélaciens et des Poissons osseux, on possède surtout les observations de Swaen et de Rückert et celle de Kupf-

---

(1) Davidoff, le seul qui ait étudié les Amphibiens à ce point de vue, a avancé des faits qui par leur singularité réclameraient une confirmation. Il a vu chez des embryons de Salamandre les matériaux deutoplasmiques ou plaquettes vitellines produire par une sorte de transformation protoplasmatique des corps parablastiques ; ceux-ci à leur tour donnent naissance aux corpuscules du sang et à d'autres éléments liés génétiquement au parablaste.

Götte, il est vrai, prétend avoir vu se former aux dépens des cellules vitellines de petits éléments qu'il considère comme l'origine des globules sanguins.

Chez les Cyclostomes, qui embryologiquement peuvent être comparés aux Batraciens, Scott a fait connaître que la couche la plus extérieure des cellules vitellines, au niveau des régions latéro-ventrales de l'œuf, se détache et représente alors un « mésoderme vitellin » qui s'ajoute au « mésoderme d'invagination ». Il ne dit pas toutefois si ce mésoderme vitellin prend part à la constitution du sang et des vaisseaux.

fer et de ses élèves. Pour Swaen, les premières traces du sang et des vaisseaux paraissent dans la partie périphérique du disque germinatif et sont fournies par l'hypoblaste, les ébauches vasculo-conjonctives s'unissent avec le mésoblaste, tandis qu'elles perdent leurs connexions originelles avec la matrice entoblastique qui les a fournies. Selon Rückert les ébauches du sang se montrent à une faible distance du bord du disque germinatif, et au début dans la région antérieure de ce bord, pour s'étendre ensuite sur le bord latéral et postérieur du blastoderme. Cette ébauche vasculaire coïncide, selon la remarque de Rückert, avec le mésoderme péri-phérique. Dans son ensemble, elle affecte de chaque côté la forme d'une faux, c'est-à-dire qu'elle est mince en avant, où elle est limitée au bord du blastoderme, beaucoup plus large sur les côtés et en arrière. De sa forme et de sa situation, il résulte qu'il existe en avant une région du disque germinatif qui, privée de vaisseaux et de sang, paraît claire (aire pellucide) ; la limite postérieure de cette région plus claire est formée par le bord antérieur concave de l'ébauche connectivo-vasculaire. Relativement à l'origine de l'ébauche vasculaire, on peut admettre, dit Rückert, que la région postérieure de cette formation est constituée dans le mésoderme même, par transformation de certains éléments de ce dernier. Mais, pour les régions latérale et antérieure, il n'en est plus de même ; là, en effet, le mésoderme, devenant de plus en plus rudi-mentaire, ne suffit plus à fournir les éléments sanguins, qui éma-nent directement de l'entoderme vitellin, on verra tout à l'heure de quelle façon.

Quant aux Poissons osseux, les anciens auteurs (Vogt, Aubert, Lereboullet), ont fait naître le tissu conjonctif et le sang dans une « couche hématogène » spéciale, qui s'étend sur le vitellus. Kupffer, cherchant l'origine de cette couche à son tour, l'attribua au méso-derme. Plus tard, Gensch et Kupffer lui-même assignèrent au sang une autre origine. Le mésoderme, en effet, s'arrête de chaque côté de l'ébauche embryonnaire, bien en deçà de l'endroit où paraissent les premières traces du sang. Là où elles se montrent, on ne trouve que deux feuillets : l'ectoderme et l'entoderme vitellin. C'est ce dernier qui est la matrice de l'ébauche sanguine.

L'examen de la surface d'un blastoderme de Poulet, vers la vingtième heure de l'incubation, permet de constater que les vaisseaux et le sang paraissent tout d'abord à la périphérie du blastoderme. Tous les auteurs sont d'accord sur ce point ; mais lorsqu'il s'agit de préciser le lieu de formation de l'ébauche sanguine, ils divergent.

Les uns, à la suite de Remak, affirment, ainsi que nous l'avons dit plus haut déjà, que c'est le mésoblaste qui est le siège de la formation vasculaire et sanguine ; tels sont Afanassiew, Klein, Balfour, Strahl (pour les Reptiles), W. Wolff, et surtout Kölliker et H. Virchow. Pour eux, le rempart ou bourrelet germinatif, c'est-à-dire le parablaste, ne joue aucun rôle dans la formation du sang.

Les autres pensent que le lieu de production du sang est précisément en dehors des feuillets, dans la région parablastique que l'on appelle le rempart germinatif. Ils étendent même au tissu conjonctif leur manière de voir, en lui reconnaissant également le parablaste pour origine. Ils admettent, soit que l'ébauche connectivo-sanguine n'a rien à faire avec le mésoderme, et qu'elle est un germe absolument autonome, soit qu'elle est seulement un mésoderme spécial, périphérique, distinct du mésoderme axial. Parmi ces auteurs il convient de citer His, Götte, Disse, Gasser, Kollmann, Waldeyer, Uskow, O. Hertwig, etc., dont les opinions ne peuvent être rapprochées les unes des autres que sur les points que nous avons mentionnés, et diffèrent encore beaucoup.

His, qui le premier soutint la formation indépendante du tissu conjonctif et du sang, et en même temps fonda la notion du parablaste, plaça dans le rempart germinatif la source du tissu conjonctif et du sang. C'est là que se forme aux dépens de la couche la plus superficielle du rempart germinatif, lequel est un mélange de vitellus blanc et d'éléments cellulaires, un « germe vasculaire » étalé en feuillet vasculaire. Ce germe vasculaire est de par son origine une portion parablastique du « mésoderme » ou plus expressivement un « mésoderme vitellin ».

L'opinion assez complexe de Götte consiste essentiellement en ceci. Il n'existe pas d'abord de rempart germinatif, en tant que région où sont mélangés des éléments cellulaires et des matériaux vitellins ; il n'y a que le bord ou « bourrelet marginal » du blastoderme et plus spécialement du feuillet interne de celui-ci, et le vitellus ou rempart germinatif. Le bourrelet marginal forme par végétation centripète le feuillet moyen. Celui-ci une fois constitué, l'entoderme se soude au rempart germinatif dans lequel viennent secondairement émigrer des éléments ou « cellules de segmentation » tombés dans la cavité de segmentation. Ce sont ces cellules qui sont les origines des vaisseaux et du sang.

Pour Disse, le rempart germinatif n'est autre que le bord du germe soudé au vitellus ; c'est donc un mélange de cellules et de matières vitellines. Par concentration de ces cellules se forme un mésoblaste périphérique qui a pour destination la production du sang et des vaisseaux, mais dont l'auteur toutefois ne veut pas faire un germe vasculaire spécial, au sens où His l'entend.

Gasser, comme His et Disse, fait dériver les cellules sanguines et les vaisseaux des cellules du rempart germinatif, qui prendraient également part à la formation du mésoderme.

Waldeyer reconnaît le bien-fondé de la notion du parablaste et admet que c'est lui qui donne naissance à un germe vasculo-connectif spécial.

La manière de voir de Kollmann diffère passablement de celles qui précèdent. De très bonne heure paraissent à la périphérie du germe, dans une région qui correspond au rempart germinatif (bien que l'auteur ne la désigne pas sous ce nom), au niveau du bord du disque germinatif, bord que Kollmann appelle bourrelet marginal, des éléments qui ne sont pas autre chose que le résidu des cellules de segmentation non employées à l'édification des feuillets primaires. L'ensemble de ces cellules est un mésoderme périphérique, situé entre l'ectoderme et l'entoderme, que Kollmann nomme « acroblaste ».

Suivant Uskow, le germe vasculaire provient de la région marginale (rempart germinatif) et de la région intermédiaire de l'hypoblaste. Mais la région marginale de l'hypoblaste fournit en outre la partie périphérique du mésoblaste, qui est parfaitement distincte du germe vasculaire. L'un et l'autre prennent naissance en même temps aux dépens de l'hypoblaste, et d'abord indépendants ne se confondent qu'ensuite.

Le germe vasculo-connectif ou germe mésenchymateux d'O. Hertwig est un produit des feuillets primaires, qui une fois formé se comporte d'une façon tout à fait indépendante. Dans les œufs méroblastiques des Poissons et des Sauropsidés, de même que dans ceux des Mammifères, le développement de la substance conjonctive et du sang est limité à une certaine zone du disque germinatif, la région de l'aire opaque ; d'une façon plus précise, il se fait au niveau du rempart germinatif, qui forme le bord externe très épaissi du feuillet profond du blastoderme. C'est là que chez le Poulet paraît le mésenchyme, future ébauche du tissu conjonctif et du sang.

2° *Constitution histologique de la région formatrice de la substance conjonctive et du sang.* — La région où sont accumulés chez les Sélaciens les éléments parablastiques, et qui est le point de départ du tissu conjonctif et du sang, a été de la part de Rückert l'objet d'une étude minutieuse. Les éléments vitellins, que Rückert a appelés mérocytes (nous avons vu jadis la signification de ce terme), sont de grandes cellules rhizopodiformes, munies d'un système richement ramifié de prolongements protoplasmiques, qui absorbent et assimilent les plaquettes vitellines ambiantes, après que celles-ci ont subi une fragmentation et se sont chimiquement modifiées. Abondamment nourris de la sorte, les éléments vitellins

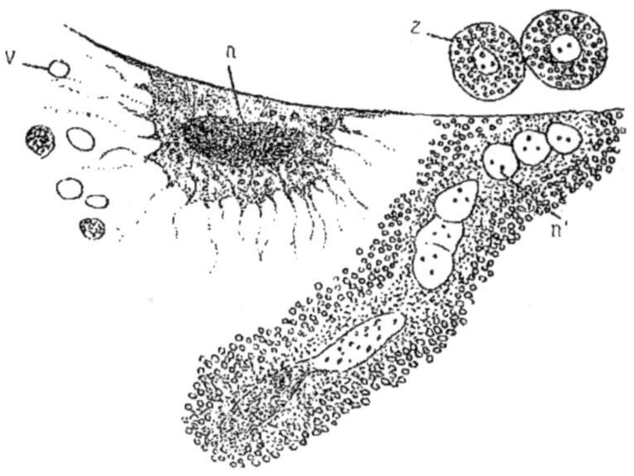

FIG. 117. — *Mérocytes de Pristiurus situés sous la cavité sous-germinale* (d'après RUECKERT).

z, cellules embryonnaires. *n*, grand noyau riche en chromatine, entouré d'une gaine protoplasmique à prolongements se ramifiant dans le vitellus, qui n'a pas été ici représenté et dont on n'a figuré que quelques particules *r*. — *n'*, noyaux clairs, issus de la multiplication des grands noyaux plus profonds.

s'accroissent, et leurs noyaux sont le siège de divisions répétées. En se rapprochant de la surface du vitellus, on trouve alors des amas de petits noyaux qui résultent de la division des grands noyaux situés plus profondément. Les petits éléments nucléaires, s'entourant ensuite d'un manchon de protoplasma, deviennent de véritables cellules.

Dans la région tout à fait antérieure du bord du blastoderme, les produits de segmentation des éléments vitellins prennent des caractères particuliers; ils se distinguent par leur taille et leur riche contenu vitellin, et représentent ce que depuis longtemps on connaît sous le nom de *mégasphères*. Ces mégasphères ou bien vont se partager en cellules filles d'égale importance, ou bien, ce qui est plus fréquent, elles vont subir un mode de segmentation

qui rappelle la segmentation inégale des œufs riches en deutoplasma. A la périphérie de la mégasphère se séparent des cellules
filles, pourvues d'un protoplasma abondant, tandis que le reste de
la cellule rempli de vitellus demeure non employé. Peu à peu, le
processus entame les parties profondes de la mégasphère, qui se
trouve ainsi finalement transformée en un amas de cellules filles.

Chez les Poissons osseux, l'entoderme vitellin ou paraderme,
que Kupffer et Gensch considèrent comme la source des tissus
connectivo-sanguins, s'é-
tend sur le vitellus, non
pas en formant une couche
continue, épithélioïde, de
cellules, mais en se mon-
trant constitué de grandes
cellules plasmodiales, munies d'un ou de plusieurs
noyaux et anastomosées les
unes avec les autres. De ces

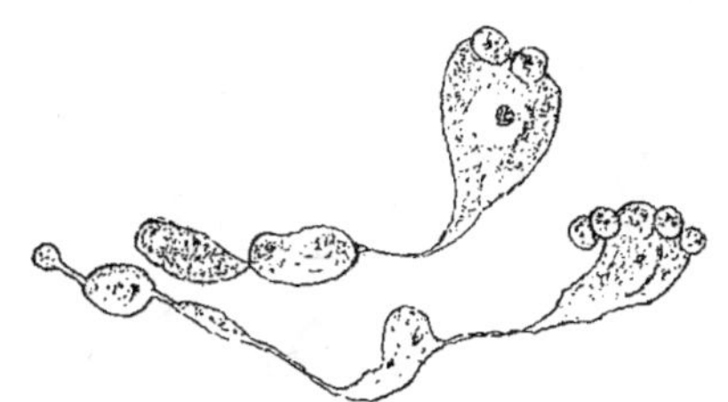

FIG. 118. — *Cellules sanguines primaires en voie de multiplication* (d'après GENSCH).

grandes cellules se détachent de petits éléments sans noyau, arrondis, que Gensch a nommés « cellules sanguines primaires »
(fig. 118). Celles-ci donneront naissance à des « cellules sanguines
secondaires », qui sont les rudiments des vaisseaux et du sang.

Chez les Sauropsidés, et en particulier le Poulet, la constitution
du rempart germinatif, où nous avons placé, d'après la plupart des
observateurs, le lieu de formation des tissus conjonctifs et du sang,
est représentée différemment par les auteurs. Pour His, la région
du rempart germinatif renferme à la fois des sphères vitellines et
un réseau protoplasmatique. Voici d'ailleurs quelles seraient, suivant His, l'origine et la destinée de ces deux sortes d'éléments qui
composent le rempart germinatif.

Le bord du disque germinatif, ou « bourrelet marginal » de Götte, repose
tout au début de l'incubation, sur une couche de vitellus blanc spéciale, le
« rempart germinatif ». Plus tard, la couche inférieure du bourrelet marginal envoie entre les éléments vitellins du rempart germinatif des prolongements, qui englobent ces éléments dans un réseau de protoplasma archiblastique. Le réseau protoplasmique en question ne tarde pas à se disposer
dans les régions profondes du rempart germinatif en une couche continue

(fig. 119, *p*), qui limite ce dernier par en dessous. Cette couche gagne en puissance, se partage en territoires cellulaires, et devient une sorte d'épithélium qui forme l'hypoblaste vitellin. Pendant ce temps les sphères vitellines subissent des transformations variables qui consistent essentiellement en ceci : dans toutes les sphères paraissent des formations nucléiformes en plus ou en moins grand nombre (fig. 119, II, *v'* et *v"*). Ces sortes de noyaux se désagrégeraient, suivant His, en un protoplasma grenu, dans lequel prendraient ensuite naissance par formation libre de véritables noyaux. De la sorte, on aurait bientôt à l'intérieur d'une sphère vitelline

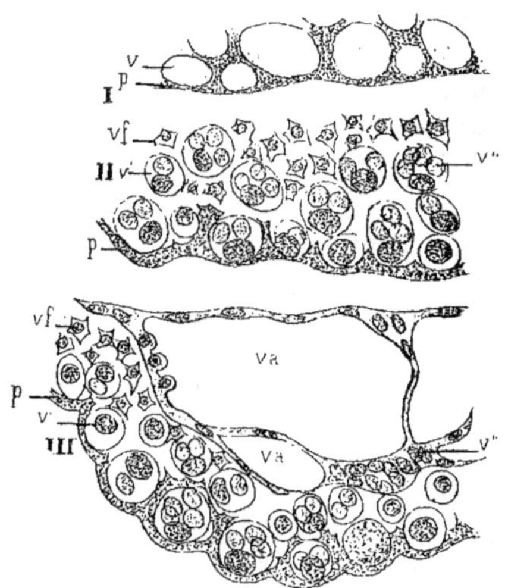

Fig. 119. — *Coupes pratiquées à travers le rempart germinatif du Poulet, montrant le développement des vaisseaux et du sang aux dépens des sphères vitellines (d'après His).*

I, premier stade. — *v*, sphères vitellines. — *p*, réseau protoplasmique formant à la face profonde du rempart germinatif une couche continue. — II, deuxième stade. — *v'*, *v"*, transformations des sphères vitellines en nids cellulaires. — *v*, cellules vaso-formatives. — III, troisième stade. — *va*, vaisseaux sanguins.

un certain nombre de noyaux, centres d'autant de nouvelles cellules. Les nids cellulaires ainsi constitués ne tardent pas à se désagréger, et les cellules mises en liberté deviennent la nourriture des cellules archiblastiques. D'autres conglomérats cellulaires se décomposent également, mais donnent naissance à des éléments persistants, ayant la figure de petites cellules étoilées (*vf*, en II), qui ne sont autre chose que des cellules vaso-formatives. D'autres enfin demeurent renfermés à l'intérieur de la sphère vitelline jouant le rôle de cellule mère; ce sont ces masses (*v"*, en III) qui nous intéressent particulièrement; car ce sont elles qui deviennent les ébauches du sang.

En somme, pour His, les sphères vitellines auraient la valeur d'éléments cellulaires, dans lesquels, par une formation endogène toute spéciale, se constitueraient des cellules filles ; celles-ci seraient les origines du sang. Une telle genèse cellulaire est un processus que pouvait invoquer His à l'époque où il le décrivait, mais qui n'est plus admissible aujourd'hui en présence des faits actuellement établis sur la formation des cellules, et n'a plus dès lors qu'un intérêt historique. D'ailleurs, H. Virchow a montré que les prétendus noyaux, contenus dans les sphères vitellines, n'en sont pas. Alors même que ces corps se coloreraient par les réactifs de la nucléine, cela ne prouverait rien en faveur de leur nature nucléaire ; car la nucléine n'est pas caractéristique du noyau, et se trouve ailleurs qu'en lui.

Aussi His a-t-il été le seul pour reconnaître aux sphères vitellines un rôle actif dans la formation des vaisseaux et une participation directe à leur ébauche. Si Disse et Götte diffèrent par exemple sur la manière dont ils entendent la formation du rempart germinatif,

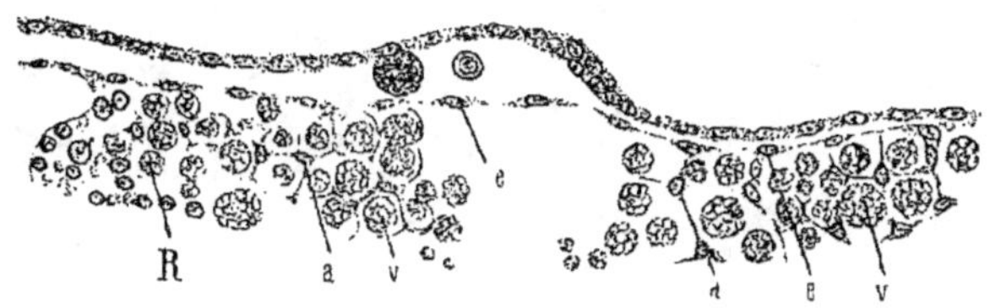

FIG. 120. — *Coupe d'un blastoderme de Poulet de la 10ᵉ heure*, pratiquée au niveau du rempart germinatif (d'après W. WOLFF).

R, rempart germinatif. — r, sphères vitellines. — a, cellules du rempart anastomosées en réseau. — e, entoblaste vitellin ou « membrane limite du vitellus blanc » de Wolff.

lieu d'origine des tissus connectivo-sanguins, constitué d'un mélange d'éléments cellulaires et de matériaux vitellins, si Disse admet que ce mélange est primitif, tandis que Götte le regarde comme secondaire, tenant à la migration des cellules de segmentation dans le vitellus du rempart germinatif, tous deux s'entendent sur les points essentiels, à savoir que le rempart germinatif est formé tout à la fois de cellules et de matériaux vitellins, et que les premières seules représentent, contrairement à ce que His avait avancé, les origines de la substance conjonctive et du sang. Le

rempart germinatif se montre constitué donc de cellules mal délimitées, qui affectent la forme d'un réseau, en s'anastomosant
maintes fois entre elles, et de sphérules vitellines comprises dans
les mailles du réseau ou bien englobées dans le corps protoplasmique des éléments cellulaires (fig. 120).

L'acroblaste de Kollmann, dans lequel cet auteur place l'ébauche du tissu conjonctif et du sang, est formé par des éléments qui
se distinguent de bonne heure par des propriétés migratrices très
développées ; aussi Kollmann les nomme-t-il « porcutes » (éléments
migrateurs) (fig. 121, m).

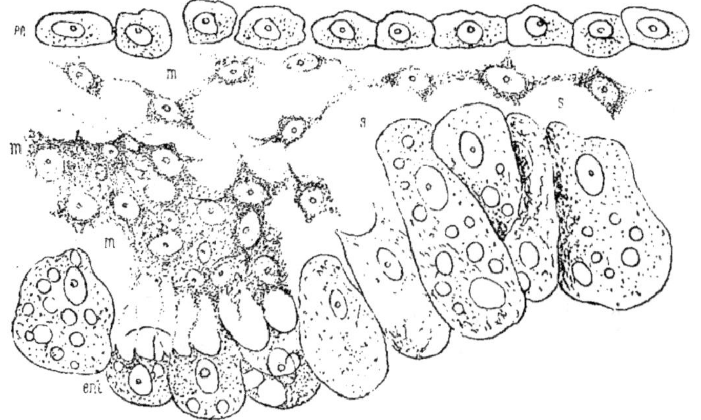

FIG. 121. — *Blastoderme de Lacerta ; acroblaste* (d'après KOLLMANN).

ec, ectoblaste. — ent, entoblaste, dont les cellules sont en des états différents de réplétion et de digestion vitellines. — s, fentes entre l'ectoblaste et l'entoblaste. — m, porcutes qui remplissent plus ou moins ces fentes, et dont l'ensemble constitue l'acroblaste.

3° *Transformation de l'ébauche connectivo-sanguine et constitution du tissu conjonctif et du sang.* — Nous avons traité les deux
premières parties de notre sujet. Nous avons vu d'abord que l'ébauche du tissu conjonctif et du sang est toujours périphérique,
et qu'elle réside dans une formation mésodermique périphérique
spéciale, le germe mésenchymateux, qui a pour origine cette région
du parablaste que nous avons appelée le rempart germinatif. En
second lieu, nous avons dit quelques mots de la structure de la
région où se trouvent le parablaste et le mésenchyme, structure

qui, bien que généralement lâche et remarquable par la présence d'éléments étoilés anastomosés en réseau, n'est nullement caractéristique du mésenchyme. Il nous reste à voir quelles transformations le germe mésenchymateux ou ébauche connectivo-sanguine, dont nous venons d'indiquer l'emplacement et la structure, doit subir pour devenir le tissu conjonctif et le sang.

La question peut se décomposer en deux chefs : A) Quelle forme prend la totalité de l'ébauche connectivo-sanguine, quels sont ses rapports avec les autres feuillets ? C'est là le côté anatomique de la question. — B) Au point de vue histologique, quelles transformations subissent les cellules du germe mésenchymateux dans leur constitution et leur agencement, pour devenir cellules conjonctives, globules sanguins et cellules endothéliales des vaisseaux ?

A. — Nous n'avons pas à revenir sur ce que nous avons dit de la valeur anatomique de l'ébauche connectivo-sanguine chez les Sélaciens et les Téléostéens, et nous nous limiterons aux Sauropsidés, et en particulier au Poulet.

On a vu plus haut que nombre d'auteurs, parmi lesquels Kölliker, avaient admis, à la suite de Remak, que l'ébauche vasculaire a pour siège le feuillet moyen proprement dit. L'observation de Remak et de Kölliker est exacte ; mais, portant sur des stades déjà avancés du développement, elle vise non pas l'origine même de l'ébauche connectivo-sanguine, mais seulement les rapports que cette ébauche affecte secondairement vis-à-vis du mésoblaste, ainsi qu'Uskow l'a fait justement observer. En examinant des blastodermes suffisamment jeunes, on peut se convaincre très bien de la naissance indépendante des deux formations. Quand au contraire on s'adresse à des périodes plus avancées du développement, on voit que le mésoblaste s'est étendu dans le sens centrifuge et a atteint la région du rempart germinatif où nous avons placé chez le Poulet le siège du germe connectivo-sanguin. Ces faits sont représentés schématiquement dans les deux coupes de la figure 122. Au stade II, nous trouvons sur les bords du disque germinatif, au niveau du rempart germinatif par conséquent, et en procédant de la surface vers la profondeur : l'ectoblaste, le feuillet pariétal du mésoblaste, la cavité du cœlome, le feuillet viscéral du mésoblaste, le germe connectivo-sanguin et l'entoblaste vitellin. Le germe connectivo-sanguin, le mésenchyme, en un mot, se montre soudé à la face profonde du feuillet viscéral moyen, qu'il pénètre même plus

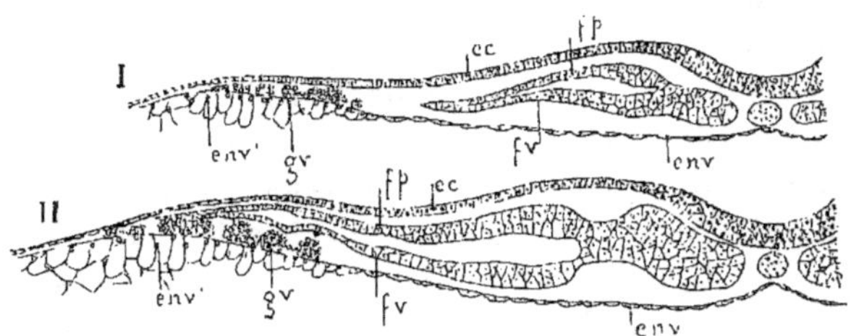

FIG. 122. — *Coupes schématiques du blastoderme du Poulet.*

On voit au stade I l'indépendance du mésoderme et de l'ébauche connectivo-sanguine. Au stade II, on observe que le mésoderme s'est étendu jusque dans la région occupée par le germe connectivo-sanguin auquel le feuillet viscéral du mésoderme se soude et se mélange plus ou moins intimement. — *ec*, ectoderme. — *fp, fv*, les feuillets pariétal et viscéral du mésoderme. — *env*, entoderme vitellin (région centrale). — *env'*, entoderme vitellin (région marginale ou du rempart germinatif). — *gr*, germe connectivo-sanguin.

ou moins. Le mélange du feuillet viscéral du mésoblaste et du mésenchyme a pu en imposer, on le conçoit, à celui qui n'examinait que des stades âgés, pour une origine des tissus conjonctifs et du sang dans le mésoblaste lui-même.

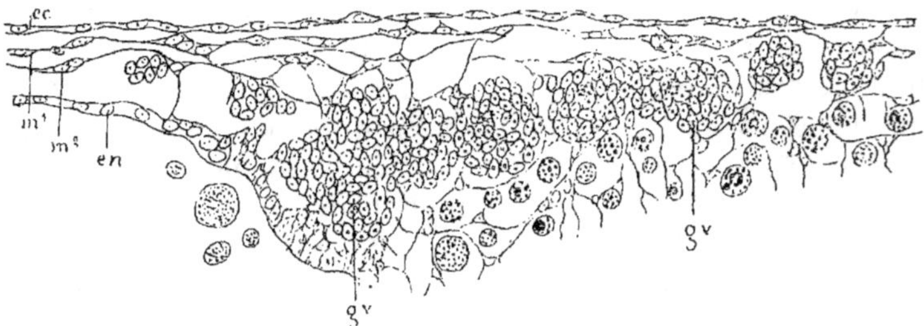

FIG. 123. — *Coupe de la région périphérique du blastoderme chez un embryon de Poulet de la 20e heure.*

ec, ectoderme. — en, entoderme. — m¹, m², feuillets pariétal et viscéral du mésoderme. — gr, germe connectivo-vasculaire.

La figure 123 est une représentation exacte de ce que la fig. 122 II montrait d'une façon diagrammatique.

Les relations du germe connectivo-sanguin avec le mésoderme se comprennent bien plus aisément, si l'on admet avec Uskow (ce qui est d'ailleurs en conformité avec les vues exposées plus haut) qu'il se forme en même temps que l'ébauche du tissu connectif et du sang un mésoderme périphérique. Les rapports de l'un et de l'autre existent ainsi primitivement et non plus secondairement. Les figures d'Uskow montrent d'une façon très nette la série des transformations qu'éprouve le rempart germinatif, pour donner à la fois naissance au mésoderme périphérique et au germe connectivo-sanguin. Peut-être ne faut-il pas cependant voir avec Uskow entre l'un et l'autre la différence de nature que l'auteur voudrait établir ; c'est du moins ce à quoi nous invitent les considérations théoriques développées plus haut.

A l'encontre des faits qui placent dans le rempart germinatif l'origine du tissu conjonctif et du sang, nous ne devons pas nous dispenser d'élever les observations de Strahl et de W. Wolff. Strahl a vu chez le Lézard que le mésoderme, fissuré sur toute son étendue, à une époque où il n'a pas encore atteint le rempart germinatif dans son mouvement centrifuge d'expansion, porte déjà des ébauches vasculaires. W. Wolff a fait chez le Poulet une constatation analogue. Tous d'eux s'accordent donc pour affirmer, contre Ilis, que le sang et les vaisseaux ne peuvent avoir pour lieu d'origine le rempart germinatif et se forment dans le mésoderme même, comme Remak et Kölliker l'ont soutenu.

Par les progrès du développement, le germe connectivo-sanguin ou mésenchymateux, placé entre le mésoblaste viscéral et l'entoblaste, constitue une véritable couche cellulaire, à peu près continue, intermédiaire aux deux feuillets précités. Cette couche, on l'a qualifiée improprement de feuillet ; car elle ne présente pas les caractères épithéliaux qui distinguent les feuillets ; de plus, elle manque de la parfaite continuité qui ne fait défaut à aucun feuillet embryonnaire vrai, vu qu'elle ne fait que renforcer, en de nombreux endroits il est vrai, le feuillet viscéral moyen, dont elle devient une simple doublure. Les épithètes « intermédiaire », « vasculaire » ont été ajoutées au terme de feuillet pour préciser la situation, la destinée de ce prétendu feuillet, et l'on a distingué un *feuillet intermédiaire* ou *feuillet vasculaire* (fig. 124, *fv*).

B. — Les processus qui conduisent à la formation des vaisseaux et du sang d'une part, de la substance conjonctive d'autre part, ont été étudiés depuis fort longtemps, et cependant on n'est pas parvenu à s'entendre absolument sur leur nature.

Pour les Poissons, les éléments du germe mésenchymateux se

disposent en amas ou îlots qui confluent en formant des bandes cellulaires ramifiées. Rückert et Swaen sont d'accord pour admettre que chez la Torpille ces îlots cellulaires fournissent à la fois les corpuscules sanguins et la paroi endothéliale des vaisseaux.

C'est surtout chez le Poulet que le développement des vaisseaux et du sang a été étudié.

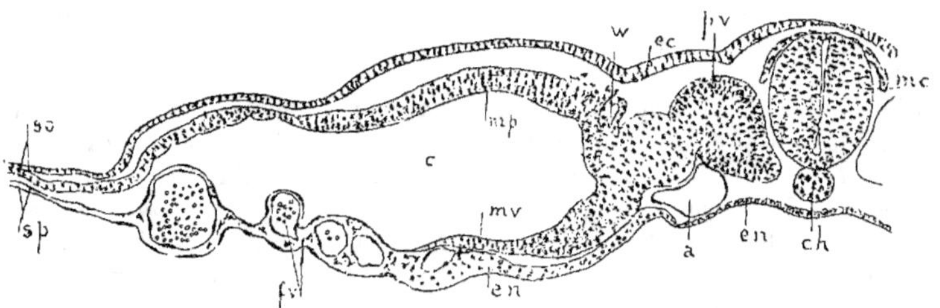

FIG. 124. — *Coupe transversale de la région dorsale d'un blastoderme de Poulet de la fin du 2e jour.*

ec, ectoderme. — *en*, entoderme. — *mp*, *mv* feuillets pariétal et viscéral du mésoderme. — *pv*, segment primitif. — *c*, cœlome. — *so*, somatopleure (ectoderme et feuillet pariétal moyen réunis). — *sp*, splanchnopleure (entoderme et feuillet viscéral moyen réunis). — *fv*, feuillet vasculaire, intermédiaire à l'hypoblaste et au feuillet viscéral moyen, et dans lequel sont compris les vaisseaux et la substance conjonctive. — *a*, aorte. — *ch*, corde dorsale. — *mc*, canal médullaire. — *w*, canal de Wolff.

Quand la masse mésenchymateuse s'est individualisée dans la région du rempart germinatif sous la forme d'une couche distincte, ce qui arrive chez le Poulet vers la fin du premier jour de l'incubation, les amas cellulaires qui la constituent se disposent en cordons cylindriques qui s'unissent en un réseau à mailles étroites ; ce sont là les premiers débuts de ces vaisseaux et du sang (fig. 125, *vs*). Dans les mailles du réseau sont compris des groupes de cellules, qui deviendront plus tard le tissu conjonctif (*ic*). La figure 126 montre ces mêmes rudiments vus en coupe.

Uskow a montré comment les rudiments vasculo-conjonctifs sont situés dans des sortes de gouttières de la face inférieure du mésoblaste viscéral, comment ensuite les éléments de ce dernier, en s'insinuant au-dessous de ces rudiments arrivent à les entourer d'une gaine complète, de telle sorte que les ébauches vasculo-connectives finissent par être complètement englobées dans le mésoblaste viscéral duquel elles semblent désormais faire partie.

Au début du deuxième jour de l'incubation, les ébauches vasculaires deviennent plus apparentes en se limitant par une paroi spéciale, tandis qu'elles se creusent d'une lumière. La paroi vasculaire prend naissance aux dépens de cellules superficielles des

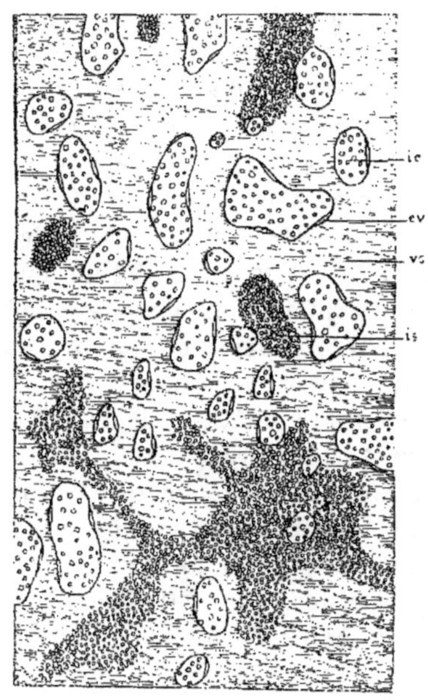

FIG. 125. — *Fragment de l'aire vasculaire du disque germinatif du Poulet*, vu de face (d'après DISSE).

vs, réseau des voies sanguines. — *is*, îles de sang situées dans ce réseau. — *ic*, plages plus claires, comprises dans les mailles du réseau, ou îles de substance. — *er*, endothélium vasculaire appliqué sur les îles de substance qu'il sépare des vaisseaux.

cordons, et se montre composée d'une couche d'éléments polygonaux très aplatis. La cavité des vaisseaux se constitue vraisembla-

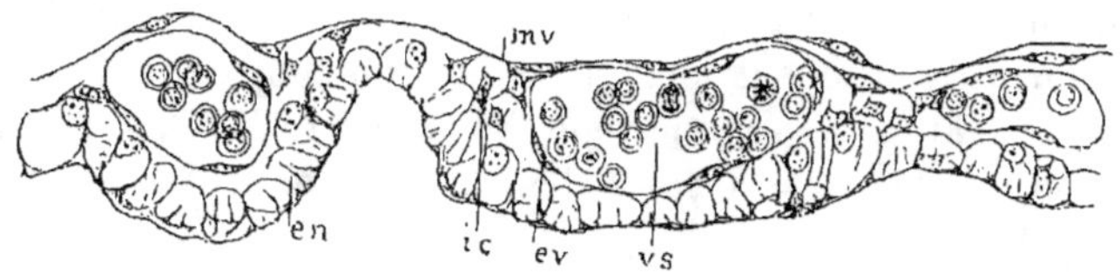

FIG. 126. — *Coupe de la partie périphérique (aire vasculaire) du blastoderme d'un embryon de Poulet, vers la 30e heure.*

en, entoderme vitellin. — *mv*, mésoderme viscéral. — *vs*, vaisseaux sanguins avec globules sanguins. — *ic*, îlots de cellules connectives. — *er*, endothélium vasculaire.

blement de la façon suivante : les cellules contenues dans le cordon d'abord plein sécrètent un liquide, le plasma sanguin, qui les écarte les unes des autres et les repousse excentriquement. Ces cellules représentent alors des épaississements de la paroi vasculaire qui pendent dans la cavité du vaisseau remplie de liquide sous la forme d'appendices, de figure variable, constitués de cellules sphériques lâchement unies entre elles. Ces sortes de nodosités cellulaires ne sont rien autre chose que les centres de formation des parties morphologiques qui constituent le sang. Leurs éléments, petits et sphériques, d'abord dépourvus de noyau et plus ou moins bourrés de granules vitellins opaques, se montrent plus tard nucléés et deviennent homogènes par la dissolution des granules vitellins ; d'abord incolores, ils prennent ensuite, grâce au développement dans leur propre substance d'une matière colorante spéciale, une teinte jaunâtre qui devient peu à peu intense et rend très apparents les agrégats cellulaires que forment ces éléments. Si, en effet, on examine à cette époque un blastoderme séparé du vitellus, et que l'on porte plus spécialement son attention sur la région où s'opère la formation du sang, on voit cette région munie de plages arrondies, allongées ou ramifiées (fig. 125, *is*), colorées plus ou moins vivement en rouge. Ce sont là des aspects que l'on connaît depuis fort longtemps ; on a nommé les plages colorées *îles de sang* ou encore « îles de Wolff », du nom de l'auteur qui les a découvertes. Wolff avait donné de ces îles de sang une interprétation erronée. Il appartient à Pander d'avoir montré leur rôle exact dans la production des vaisseaux et du sang. Plus tard, aux îles de sang, destinées à la constitution du sang, on opposa sous le nom d'*îles de substance* les plages cellulaires non colorées, ménagées entre les cordons vasculo-sanguins, et ayant pour attributions la formation du tissu conjonctif.

Devenus praticables par le rejet à leur périphérie des cellules qui composent les îles de sang, les futurs vaisseaux sont encore très irréguliers ; des parties larges alternent avec des endroits resserrés ; çà et là des îles de sang proéminant dans leur intérieur les rétrécissent et les obstruent ; ailleurs les vaisseaux, tout à fait creux et remplis de liquide, représentent des tubes endothéliaux parfaits. Ce dernier aspect ne tardera pas à devenir général ; car peu à peu, les îles de sang disparaissent, leurs cellules se déta-

chent une à une, pour tomber dans le liquide sanguin où elles
forment les corpuscules du sang. Ceux-ci se multiplient active-
ment par division indirecte, et remplissent les vaisseaux d'une
quantité de corpuscules figurés ; le sang, d'incolore qu'il était,
devient rouge.

Quant aux transformations qui s'opèrent dans les ébauches connectives, c'est-à-dire dans les îlots de substance, elles sont faciles
à saisir : leurs cellules', primitivement sphériques, deviennent
étoilées et s'écartent de plus en plus les unes des autres, en sécré-
tant une substance intermédiaire amorphe (fig. 126) ; les cellules
et la substance intercellulaire des tissus conjonctifs sont dès lors
constituées.

Depuis qu'au début de ce siècle, ils ont été observés par Wolff et
Pander, les aspects que nous venons de décrire ont été universellement reconnus exacts : les rudiments vasculaires ont bien la
figure d'un réseau irrégulier, çà et là épaissi par des nodosités,
dans les mailles duquel sont situées les ébauches du tissu conjonctif. Mais là où l'accord n'existe plus, c'est sur la question de savoir
comment les uns et les autres ont pris naissance, c'est, en un mot,
l'histogenèse des rudiments vasculo-conjonctifs qui est encore
obscure. Ce qui n'est encore nullement établi d'une façon définitive, c'est le trait d'union entre les éléments d'où naissent les
ébauches précédemment décrites et ces ébauches elles-mêmes.

La description que nous avons rapportée plus haut, en l'empruntant à Kölliker, est la reproduction de l'ancien schéma de Remak :
les vaisseaux paraissent sous la forme de cylindres cellulaires,
anastomosés en réseau, et deviennent des canaux bourrés d'abord
d'éléments cellulaires, puis de plus en plus vides ; les cellules
axiales de ces canaux sont les futurs globules sanguins ; les éléments périphériques deviendront l'endothélium des vaisseaux.
Dans cette manière de voir, globules sanguins et paroi vasculaire
sont donc formés en même temps, aux dépens d'une commune
ébauche. De plus, la lumière du vaisseau sanguin prenant naissance par écartement de cellules, le tube vasculaire a la signification d'un espace intercellulaire. Le schéma de Remak, repris par
Kölliker, a été adopté par le plus grand nombre des embryologistes (His, Götte, Disse, etc.).

Une autre manière de voir a eu pour point de départ les recherches de Schwann, et pour base l'idée que cet auteur s'était faite de la cellule animale. Schwann, considérant les cellules animales comme des vésicules, décrivit la formation de vaisseaux par la juxtaposition de cellules et la résorption des cloisons qui les séparent. De cette façon, la membrane cellulaire devient la paroi vasculaire, et la cavité de la cellule la lumière du vaisseau. Les noyaux constituent les noyaux endothéliaux du vaisseau ; le sang est le contenu cellulaire transformé. Dans cette opinion, les vaisseaux sont donc considérés comme formés d'abord ; le sang n'est constitué que secondairement. De plus, la lumière du vaisseau n'étant autre que la cavité cellulaire, le tube vasculaire a la signification d'un espace intra-cellulaire. Afanassieff, Klein et Balfour ont adopté les vues de Schwann et ne diffèrent entre eux que sur des points de détail.

Les vues modernes sur la nature de la cellule ayant fait renoncer à l'idée de cellules-vésicules et par suite fait abandonner le processus de formation vasculaire qui vient d'être exposé, on a substitué à la genèse intracellulaire des vaisseaux leur genèse intraprotoplasmique ; c'est là, si l'on veut, une troisième opinion, qui n'est cependant en réalité que celle de Schwann modifiée. C'est ainsi que Leboucq a considéré les vaisseaux comme naissant de cellules géantes à noyaux multiples, dont le protoplasma se sème çà et là de vacuoles, rudiments de la lumière du futur vaisseau.

Rôle du mésenchyme secondaire dans la formation de l'ébauche connectivo-sanguine. — Nous avons vu (p. 227) que le lieu de formation du tissu conjonctif et du sang est à la périphérie du blastoderme, dans le rempart ou bourrelet germinatif. De la sorte on a pu dire que l'embryon naît dépourvu de sang dans la partie axiale du blastoderme, tandis qu'à la périphérie il n'y a que du sang et point d'embryon. Si le germe mésenchymateux est la seule ébauche des tissus connectivo-sanguins, et si le rempart germinatif est le point de départ de ce germe, il faut admettre, pour pouvoir expliquer la présence du sang et des tissus connectifs dans le corps même de l'embryon, une migration centripète du germe mésenchymateux, grâce à laquelle celui-ci s'étend partout dans les espaces ménagés entre les feuillets et les organes embryonnaires qui dérivent de ceux-ci. Cet envahissement du blastoderme par le germe mésenchymateux est actuellement admis par nombre d'auteurs, His, Kollmann, O. Hertwig principalement. Le processus a été particulièrement suivi chez les Sélaciens. On a vu les feuillets épithéliaux s'écarter les uns des autres, laissant apercevoir entre eux un espace rempli d'un liquide ou d'une substance molle, dans lequel émigrent certaines cellules amœboïdes venues de la masse connectivo-sanguine périphérique. Les cellules migratrices limitent d'abord leur course à l'espace compris entre le feuillet viscéral moyen et l'entoblaste, où elles forment le soi-disant feuillet intermédiaire; puis elles pénètrent, en longeant la face supérieure du feuillet intestinal, dans le corps de l'embryon même. Là, la masse immigrante se sépare en plusieurs tractus ; une partie pénètre dans les espaces qui entourent la corde, une autre entoure le tube nerveux, une autre enfin s'étend entre l'ectoblaste et le feuillet pariétal du mésoblaste. Rappelons que ce sont les propriétés migratrices des éléments du germe connectivo-sanguin qui ont valu à ces éléments de la part de Kollmann le nom de poreutes.

Quoi qu'il en soit cependant, les preuves de cette migration n'ont pas été suffisamment données même par His, pour que l'on puisse en toute sécurité admettre la doctrine de l'envahissement centripète du blastoderme par le germe mésenchymateux.

Il vient alors tout naturellement à l'esprit de penser que les ébauches des vaisseaux et du tissu conjonctif, formées dans le rempart germinatif, dans une région extra-embryonnaire par conséquent, demeurent à peu près là où elles sont, c'est-à-dire en dehors de l'embryon, qu'elles ne forment pas les tissus connectivo-sanguins de ce dernier, mais contribuent à la constitution d'une annexe vasculaire extra-embryonnaire. Force est alors de chercher dans l'embryon lui-même la source du tissu conjonctif et du sang embryonnaires. Or les recherches récentes apprennent que chez l'Amphioxus, les Sélaciens et les Poissons osseux le tissu connectif et les vaisseaux ont pour origine le mésoblaste de l'embryon même. Chez les Poissons osseux, c'est une masse cellulaire particulière, la « masse intermédiaire », d'origine mésoblastique, qui est le point de départ de la formation connectivo-sanguine (Wenckebach, Ziegler, Henneguy). Chez l'Amphioxus et les Sélaciens, il se fait en une certaine région du mésoblaste un diverticule, une évagination, qui fournit une part du tissu connectif embryonnaire (Hatschek, Ziegler, Rabl); d'autre part, la surface du mésoblaste, tant pariétal que viscéral, produit par simple délamination cellulaire, des éléments conjonctifs (Ziegler, van Wyhe). Rabl, étudiant à ce point de vue des types de Vertébrés plus élevés (Oiseaux, Mammifères), pense avoir retrouvé, dans les modifications que subit la région du mésoblaste correspondante à celle qui, chez les Sélaciens, s'évagine pour donner naissance au tissu connectif, le processus typique des Sélaciens altéré dans sa pureté. Nous ne pouvons qu'indiquer brièvement ici ces faits sur lesquels nous reviendrons à propos des différenciations du mésoblaste.

Il semble donc se faire aux dépens du mésoblaste une production connectivo-sanguine qui représente un mésenchyme en quelque sorte secondaire (voy. p. 185). C'est là le tissu connectif dont Kölliker défendait l'origine mésoblastique, le mésenchyme axial dont Balfour connaissait l'existence chez les Sélaciens.

Dans quelle mesure ce mésenchyme secondaire doit-il être considéré comme distinct par sa nature du mésenchyme primaire, c'est une question qui a été examinée plus haut (voy. p. 185). Topographiquement les deux ébauches mésenchymateuses ou connectivo-sanguines (périphérique et axiale ou embryonnaire, primaire et secondaire) se confondent certainement et se rejoignent. Peut-être sont-elles reliées par la production mésodermique, vraisemblablement mésenchymateuse, qui se fait, ainsi que Gasser l'a montré chez le Poulet, aux dépens de la région de l'entoblaste vitellin qu'Uskow a appelée région intermédiaire.

Remarquons enfin que le mésenchyme secondaire, tel qu'on le décrit aujourd'hui, n'était pas connu des Hertwig, quand ces auteurs ont défini le mésenchyme, et que cependant il était prévu par leur définition, où le mésenchyme est considéré comme l'ensemble des cellules qui se dégagent d'un feuillet épithélial du germe, à quelque stade du développement que ce soit.

INDEX BIBLIOGRAPHIQUE

Origine, situation, signification et destinée générale du parablaste. —
HIS. — WALDEYER. Archiblast und Parablast. *Arch. f. mikr. Anat.*, Bd XXII,
1883. — HAECKEL. Ursprung und Entwicklung der thierischen Gewebe. *Jenaische
Zeitschrift*, Bd XVIII, 1884. — KOLLMANN. — ID. Ueber gemeinsame Entwick-
ungsbahnen der Wirbelthiere. *Zeitschr. f. wiss. Zool.*, Bd XLI. — ID. Gemeinsame Ent-
wicklungsbahnen der Wirbelthiere. *Arch. f. Anat. und Phys. Anat. Abth.*, 1885. —
KOELLIKER. Ueber die Nichtexistenz eines embryonalen Bindegewebskeims (Para-
blast). *Sitz. zu Würzburg*, 1884. — ID. Kollmann's Akroblast. *Zeitschr. f. wiss. Zool.*,
Bd XLI. — RAUBER. — RUECKERT. Zur Keimblattbildung bei Selachiern. *Dissert.*
Munich, 1885. — C. RABL. — LEREBOULLET. *Annales des sc. nat.*, 1854 et 1861. —
VAN BAMBEKE. Recherches sur l'embryologie des Poissons osseux. *Mém. cour.
et Mém. des sav. étrangers de l'Acad. roy. de Belgique*, 1875. — AGASSIZ et WHIT-
MAN. — LIST. Zur Herkunft des Periblastes bei Knochenfischen (Labriden). *Biolog.
Centralblatt*, VII, 1887.

**Organes formés par le parablaste. — Entoblaste vitellin et entoblaste
du sac vitellin.**— KUPFFER. — OWSJANNIKOW, KLEIN, E. VAN BENEDEN, BROOK,
CUNNINGHAM, LIST, etc., cités dans le travail d'HENNEGUY, in *Journal de l'Anat.
et de la Phys.*, 1889. — RUECKERT. — SWAEN. — C. RABL. — USKOW. *Mém. de
l'Acad. impér. des sc. de St-Pétersbourg*, t. XXXV, 1887. — H. VIRCHOW. Ueber das
Epithel des Dottersackes im Hühnerei. *Dissert.*, Berlin, 1875. — STRAHL. Die Dottersackwand und der Parablast der Eidechse. *Zeitschr. f. wiss. Zool.*, Bd XIV. —
BONNET.

Ébauche du tissu conjonctif et du sang. — AUBERT. *Zeitschr. f. wiss. Zool.*,
1856, Bd VII. — LEREBOULLET.. *Ann. des Sc. nat.*, 1854 et 1861. — KUPFFER.
Beobachtungen über die Entw. der Knochenfische. *Arch. f. mikr. Anat.*, Bd IV,
1868. — GENSCH. Das secundäre Entoderm und die Blutbildung beim Ei der Knochenfische. *Dissert.*, Königsberg, 1882. — C. K. HOFFMANN. Zur Ontogenie der Knochenfische. *Verh. d. K. Akad. der Wetensch.*, Amsterdam, 1881-83. — V. KOWALEWSKI.
Ueber die ersten Entwicklungsprocesse der Knochenfische. *Zeitschr. f. wiss. Zool.*,
Bd XLIII, 1886. — WENCKEBACH. The development of the blood corpuscules in the
embryo of Perca fluviatilis. *Journal of Anat. and Phys.*, XIX, 1885. — ID. Beiträge zur Entw. der Knochenfische. *Arch. f. mikr. Anat.*, Bd XXVIII, 1886. —
E. ZIEGLER. Die Entstehung des Blutes bei Knochenfischembryonen. *Arch. f. mikr.
Anat.*, Bd XXX, 1887. — RUECKERT. Ueber die Anlage des mittleren Keimblattes
und die erste Blutbildung bei Torpedo. *Anat. Anz.*, Bd II, nos 4 et 6, 1887. — SWAEN.
Étude sur le développement des feuillets et des premiers îlots sanguins dans le blas-
toderme de la Torpille. *Bull. de l'Acad. roy. de Belgique*, t. IX, 1885. — GÖTTE. —
DAVIDOFF. Ueber die Entstehung der rothen Blutkörperchen und den Parablast
von Salamandra maculosa. *Zool. Anz.*, n° 174, 1884. — SCOTT. Beiträge zur Entw
der Petromyzouten. *Morph. Jahrbuch*, Bd VII, 1882. — STRAHL. Die Anlage des
Blutgefässsystems in der Keimscheibe von Lacerta agilis. *Marb. Sitz.*, 1883. —
REMAK. — AFANASSIEFF. Ueber die Entw. der ersten Blutbahnen im Hühnerembryo.
Sitz. d. K. Acad. der Wiss. in Wien, 1866, Bd LIII. — KLEIN. Das mittlere Keim-
blatt in seinen Beziehungen zur Entw. der ersten Blutgefässe und Blutkörperchen

im Hühnerembryo. *Sitz. d. K. Akad. der Wiss. zu Wien*, Bd LXIII, 1871. — BAL-FOUR. The development of the bloodvessels in the chick. *Quart. J. of micr. Sc.*, 1873. — GOETTE. Beiträge zur Entw. der Wirbelthiere. *Arch. f. mikr. Anat.*, 1874. — LEBOUCQ. *Recherches sur le développement des vaisseaux et des globules sanguins.* Paris, 1876. — FOSTER et BALFOUR. *Éléments d'Embryologie*, trad. franc. Paris, 1877 — DISSE. Die Entstehung des Blutes und der ersten Gefässe im Hühnerei. *Arch. f. mikr. Anat.*, Bd XVI, 1879. — W. WOLFF. Ueber die Keimblätter des Huhnes. *Arch. f. mikr. Anat.*, Bd XXI, 1882. — GASSER. Der Parablast und der Keimwal der Vogelkeimscheibe. *Marb. Sitz.*, 1883. — KOELLIKER. Die embryonalen Keimblätter und die Gewebe. *Zeitschr. f. wiss. Zool.*, Bd XL, 1884. — USKOW. Die Blutgefäss-keime und deren Entw. bei einem Hühnerembryo. *Mém. de l'Acad. imp. des sc. de St-Pétersbourg*, t. XXXV, 1887. — ZUMSTEIN. Ueber das Mesoderm der Vogelkeim-scheibe. *Dissert.* Bern, 1887.

CHAPITRE VI

Constitution de l'embryon. Sa forme extérieure.

———

Après avoir étudié isolément la formation, aux dépens des feuillets primaires de la gastrula, des différentes ébauches qui concourent à constituer le corps de l'embryon, il nous faut voir plus complètement que nous ne l'avons fait jusqu'alors comment ces ébauches s'agencent dans le corps embryonnaire et quels sont leurs rapports, tandis que disparaissent les derniers vestiges de la gastrula d'où l'embryon est né.

D'autre part, il faudra rechercher, pour les germes des Poissons et des Amniotes, qui dérivent d'œufs méroblastiques, chez lesquels, par conséquent, la totalité du blastoderme n'est pas employée à l'édification de l'ébauche embryonnaire, comment l'embryon prend forme en se séparant du reste de l'œuf, et ce que devient ce reste.

Le sujet du présent chapitre se divise ainsi en deux parties. L'une est l'étude des rapports des organes embryonnaires, c'est-à-dire de l'anatomie topographique de l'embryon. Dans l'autre seront examinés : en premier lieu, les rapports du blastoderme avec le vitellus, en d'autres termes le mode d'enveloppement du jaune de l'œuf par le blastoderme ; ensuite, les processus par lesquels l'embryon prend forme, par lesquels autrement dit se distinguent dans le blastoderme une partie embryonnaire et une partie extra-embryonnaire (1).

———

(1) Dans ce but, nous nous éclairerons de l'étude, non plus seulement de coupes transversales du germe, comme nous l'avions fait presque exclusivement jusqu'alors, mais encore de coupes longitudinales, et aussi de l'examen extérieur.

I. — CONSTITUTION DE L'EMBRYON. — RAPPORTS DES ORGANES EMBRYONNAIRES ENTRE EUX ET AVEC LES VESTIGES DE LA GASTRULA

§ 1. — Amphioxus. — Par la soudure, sur une étendue de plus en plus grande, de la lèvre dorsale du blastopore, celui-ci devient de plus en plus étroit, et même arrive à se fermer presque complètement suivant une ligne qui règne sur la partie la plus reculée de la face dorsale de l'embryon ; il ne reste de perméable que la partie postérieure de la bouche primitive, formant une petite ouverture située à l'extrémité postérieure du dos.

Quand maintenant, le sillon médullaire étant constitué dans cette région, la transformation du sillon en un tube s'opère par le reploiement de l'ectoderme au-dessus du sillon (voir p. 135 et 136, fig. 69 et 70), la bouche primitive et par suite l'intestin arrivent à communiquer tout naturellement avec le tube médullaire (fig. 127). Il en résulte un canal en forme de siphon, dont la bran-

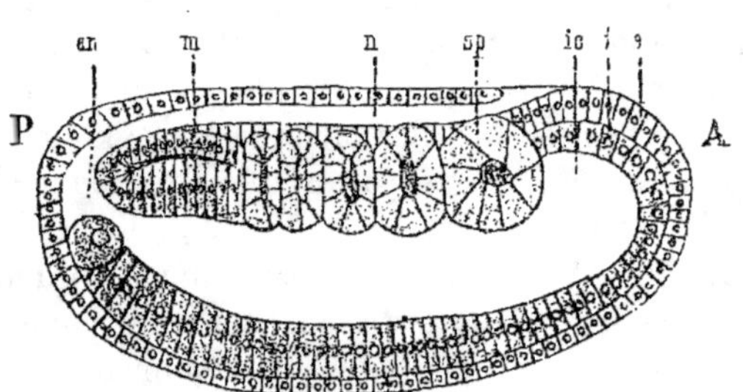

FIG. 127. — *Coupe longitudinale optique d'un embryon d'Amphioxus* (d'après HATSCHEK).

A, P, extrémités antérieure et postérieure. — *e*, ectoderme. — *i*, entoderme. — *ic*, canal intestinal. — *u*, canal neural. — *en*, canal neurentérique. — *m*, mésoderme. — *sp*, segment primitif.

che supérieure est représentée par le tube nerveux, la branche inférieure par le tube digestif. Cette communication, que nous retrouverons, déformée il est vrai, chez les autres Vertébrés, prend le nom de **canal neurentérique**. Elle ne disparaît qu'à la fin de la vie embryonnaire, en même temps que, la bouche primitive s'étant complètement fermée, se crée un nouvel orifice, l'anus, qui est l'ouverture de l'intestin larvaire, comme la bouche primitive était celle de l'intestin gastruléen.

Le processus par lequel les lames cutanées s'accroissent au-dessus de la gouttière neurale, de façon à transformer celle-ci en un canal, ne se fait pas à la partie antérieure de la gouttière, si bien que le tube nerveux à son extrémité antérieure demeure ouvert, et pour longtemps communique avec l'extérieur ; cette ouverture peut être dite « neuropore antérieur », par opposition au neuropore postérieur que représenterait le canal neurentérique (1).

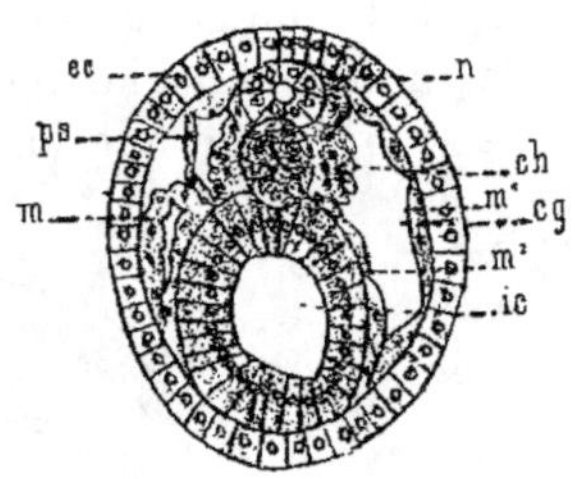

FIG. 128. — *Coupe transversale d'un embryon d'Amphioxus* (d'après HATSCHEK).

ec, ectoderme. — *n*, tube nerveux. — *ic*, cavité intestinale. — *ch*, corde dorsale. — *m*, mésoderme. — *m¹*, *m²*, feuillets pariétal et viscéral du mésoderme. — *cg*, cavité générale. — *ps*, segment primitif.

§ 2. — Amphibiens. — Chez les Amphibiens, les dispositions sont déjà plus compliquées à cause de la présence d'une quantité notable de vitellus. Cherchons d'abord à déterminer, sur une coupe longitudinale du germe d'un Batracien (fig. 129), la situation qu'occuperont les diverses ébauches constituées par les feuillets.

Sur la figure 129, on voit que le blastopore *b* conduit de l'extérieur dans la cavité *i* de l'intestin primitif. La lèvre dorso-postérieure *ld* du blastopore est occupée par une masse non différenciée de cellules, qui représente la soi-disant ligne primitive des Amphibiens. Si l'on suit cette masse d'arrière en avant, sur la face dorsale de l'embryon, on la voit se décomposer en plusieurs lames cellulaires ; l'extérieure n'est autre que le feuillet cutané ou épiderme (*ep*) ; la lame sous-jacente, qu'une fissure sépare bientôt en deux couches, représente la paroi du tube nerveux, la fissure étant la coupe d'un canal d'autant plus spacieux qu'on l'examine plus antérieurement, le canal neural (*cn*) ; au-dessous on trouve la

____

(1) Quant aux rapports si faciles à comprendre que présentent les divers organes embryonnaires chez l'Amphioxus en un stade déjà avancé du développement, la fig. 128 en rend suffisamment compte pour qu'il devienne superflu de les décrire.

coupe longitudinale de la corde dorsale (*ch*). En suivant celle-ci
d'arrière en avant, on voit que, sur une certaine étendue de son
trajet, elle forme la paroi dorsale et médiane de l'intestin primitif,
qu'elle limite immédiatement, mais que plus en avant elle s'en
trouve séparée par une lame cellulaire (*en*) qui n'est autre que

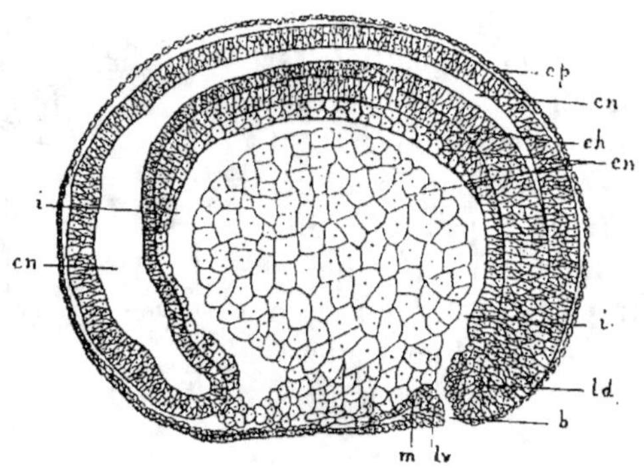

FIG. 129. — *Coupe antéro-postérieure et médiane de l'œuf d'un germe d'Axolotl* (d'après BELLONCI).

b, blastopore. — *ld*, lèvre dorsale, *lv*, lèvre ventrale du blastopore. — *i*, canal intestinal primitif. —
cp, épiderme. — *en*, entoblaste et cellules vitellines. — *cn*, canal neural. — *ch*, corde dorsale. — *m*, mésoblaste de la lèvre ventrale du blastopore.

l'entoblaste définitif (voy. p. 151, fig. 86). Lame entoblastique et
corde dorsale se continuent en avant par une couche non différenciée d'entoblaste, qui, se recourbant au-dessous de l'extrémité
antérieure de la cavité intestinale primitive, se confond avec les
cellules vitellines qui forment le plancher de cette cavité. La lèvre
antéro-ventrale du blastopore, fort peu développée, vue en coupe
longitudinale et médiane, ne présente à considérer que la continuité
entre l'ectoderme et les cellules vitellines, ainsi qu'une mince lame
de mésoderme (*m*), qui appartient à ce que nous avons appelé
mésoderme périphérique ou péristomal. Quant au mésoderme de
la lèvre dorsale du blastopore, le mésoderme axial ou gastral, il
ne saurait être visible sur une coupe longitudinale et médiane,
puisqu'il se développe des deux côtés du plan médian. A l'époque
où en est de son développement le germe que représente la figure
129, les cellules vitellines forment une forte proéminence qui fait

saillie dans la cavité de l'intestin primitif, dont elles constituent
la paroi inférieure. Quant à la forme générale du germe, elle est à
peu près sphérique.

Les deux coupes (fig. 130 et 131) montrent les principales transformations que subit ultérieurement la larve du Batracien.

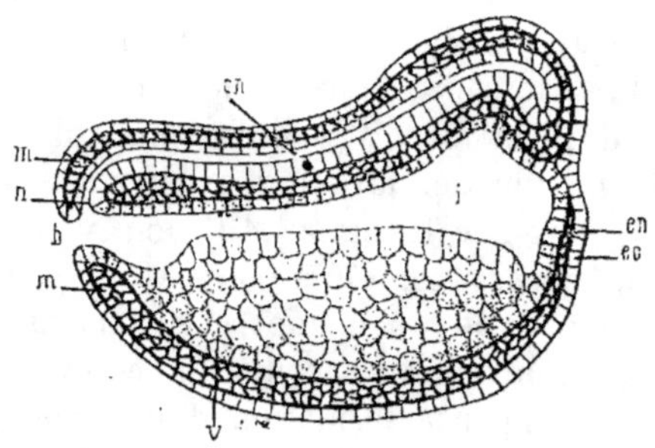

FIG. 130. — *Coupe longitudinale d'un embryon de Grenouille* (d'après GOETTE).

cn, canal neural. — *n*, canal neurentérique. — *i*, canal intestinal. — *b*, blastopore. — *m*, mésoderme —
r, cellules vitellines. — *en*, entoderme. — *ec*, ectoderme.

Dans la première (fig. 130), la forme de l'embryon est plus
allongée que dans la figure précédente ; aux deux pôles de l'œuf

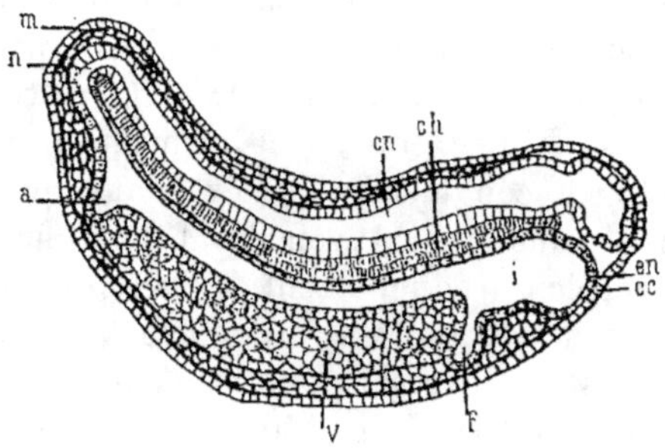

FIG. 131. — *Coupe longitudinale d'un embryon avancé de Bombinator* (d'après GOETTE).

Même signification des lettres que pour la figure précédente. De plus *ch*, corde dorsale. — *a*, diverticule de
l'intestin au niveau duquel se formera l'anus. — *f*, diverticule de l'intestin qui donnera naissance
au foie.

commencent à paraître de légères proéminences, les extrémités
céphalique et caudale. La partie intermédiaire, le futur tronc,

s'incurve en se déprimant un peu. La masse vitelline, bien qu'ayant moins d'importance que dans la figure 129, proémine encore fortement à la face ventrale de l'embryon. On nomme ce renflement ventral le *sac vitellin*; il subira de jour en jour une régression plus marquée et finira par disparaître. La cavité intestinale débouche toujours à l'extérieur par le blastopore. Comme chez l'Amphioxus, une libre communication est établie entre le canal neural (*cn*) et le tube intestinal (*i*) par le canal neurentérique (*n*).

Quel est le sort du blastopore? Quel est celui du canal neurentérique? C'est là une question fort controversée.

Si l'on jette les yeux sur la figure 131, on voit que le canal neurentérique fait encore communiquer le tube digestif et le canal médullaire, mais que le blastopore a disparu. Par contre il va se faire en *a* une ouverture secondaire de l'intestin à l'extérieur, qui s'annonce ici par la formation d'un diverticule intestinal ; cette ouverture sera l'anus. La figure 131 vient donc à l'appui de cette thèse que le blastopore disparaît et ne devient pas l'anus définitif, celui-ci étant de nouvelle formation. Cette opinion a été défendue par Balfour et Sidebotham. Voici ce que dit à ce propos Balfour : « A l'origine, le mésentéron (intestin primitif) communique librement avec l'extérieur par l'orifice du blastopore. Les lèvres du blastopore se rapprochent graduellement et forment un canal étroit, sur le côté dorsal duquel le tube neural s'ouvre comme il a été dit plus haut (voir fig. 130). L'orifice externe de ce canal finit par se fermer, et le canal lui-même persiste comme un diverticule étroit, conduisant de l'extrémité postérieure du mésentéron dans le canal neural (voir fig. 131). Il forme l'*intestin post-anal* qui se rétrécit graduellement et finit par s'atrophier. A son bord antérieur, sur le côté ventral, on peut voir un petit diverticule du tube digestif à direction ventrale, qui commence à se montrer à un stade antérieur (fig. 130) ».

« Ce diverticule s'allonge (fig. 131, *a*) et rencontre une invagination du tégument... Cette invagination épiblastique est le *proctodaeum*, et il finit par apparaître une perforation à son extrémité supérieure. » La figure 132 montre quel est le sort du blastopore, qu'un bouchon épiblastique vient obturer ; elle fait voir le canal neurentérique ; elle permet de comprendre le mode de formation de la perforation anale, déjà effectuée dans la figure; elle indique enfin la situation de l'intestin post-anal (de x à y), à la constitution duquel s'emploie en partie le canal neurentérique, tandis qu'au-devant de l'anus se trouve l'intestin pré-anal (de y à z). Avec les phénomènes ci-dessus décrits, qui se passent à l'extrémité postérieure de la larve du Batracien, disparaissent les dernières traces de l'organisation gastruléenne de la larve, en même temps qu'ils sont le prélude de la formation de l'ébauche embryonnaire.

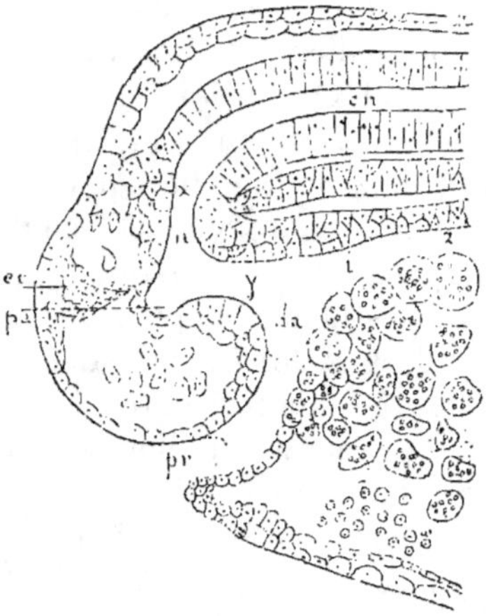

La manière de voir qui vient d'être exposée a été combattue par de nombreux auteurs (Gasser, Johnson, Johnson et Sheldon, Spencer, Durham). Pour ces derniers le blastopore se transformerait directement et totalement en anus définitif.

D'après Schanz, dont l'opinion est appuyée par O. Hertwig, la bouche primitive se partagerait en deux régions, dont l'une devient le canal neurentérique, tandis que l'autre est l'anus. C'est là une

Fig. 132. — *Coupe longitudinale de l'extrémité postérieure d'un embryon de Grenouille* (d'après SIDEBOTHAM, un peu modifiée).

Cn, canal neural. — *n*, canal neurentérique. — *i*, intestin. — *ec*, bouchon ectoblastique qui est la marque de l'oblitération du blastopore. — *pa*, diverticule post-anal qui jadis se continuait par le blastopore. — *da*, diverticule anal de l'intestin. — *pr*, diverticule anal de l'épiblaste, ou proctodaeum. Les lignes pointillées indiquent quelles étaient les limites de ces diverticules avant l'établissement de la perforation anale. De x à y, le futur intestin post-anal ou caudal. De y à z et au delà, l'intestin pré-anal.

manière de voir intermédiaire entre les deux précédentes, qu'elle concilie. Cette opinion est aussi celle qu'a adoptée à présent, ce semble, Goette dans un travail récent (Goette cité par Schwarz).

Il n'est pas sans intérêt de noter que chez bon nombre de formes d'Amphibiens le canal neurentérique n'est pas un conduit perméable, mais un cordon plein, résultant de la fusion de l'épiblaste et de l'hypoblaste (Gasser, Johnson et Sheldon, Schanz). Il en est de même chez la Lamproie (Shipley, Goette).

Quant aux rapports des organes embryonnaires sur les coupes

transversales ils nous sont suffisamment connus pour qu'il soit inutile d'y revenir (voy. fig. 85, 86, 87).

§ 3. — **Sélaciens et Téléostéens**. — Les rapports des organes chez un embryon de Sélacien en un stade assez jeune (stades D-E de Balfour) nous sont connus ; ils ont déjà été représentés (fig. 91). L'ébauche du système nerveux est encore à cette époque un sillon médullaire ; l'intestin n'est non plus sur la plus grande partie de son étendue qu'une gouttière ; ce n'est que dans la région antérieure que cette gouttière se complète par la formation d'un plancher entoblastique vitellin. Entre le plafond de la gouttière intestinale et le plancher du sillon médullaire est interposée la corde dorsale. Sur les parties latérales, c'est le mésoblaste qui se trouve intercalé entre l'ectoblaste et l'entoblaste ; ce mésoblaste se montre en dehors clivé en ses deux lames pariétale et viscérale.

Les coupes A et B, qui intéressent la région la plus reculée du disque germinatif, méritent d'attirer l'attention. En B, l'ectoblaste et l'entoblaste sont soudés sur la ligne médiane en une masse axiale qui forme tout à la fois la voûte et le plancher de la gouttière intestinale très superficielle à ce niveau et du sillon médullaire. En A, cette masse axiale a disparu ; la gouttière intestinale et le sillon médullaire se continuent alors l'un par l'autre ; en d'autres termes nous nous trouvons en présence d'une gouttière neurentérique. Celle-ci n'est pas autre chose que la partie antérieure de l'échancrure qui, sur une vue de face du disque germinatif, sépare les deux lobes caudaux ; elle est autrement dit la portion antérieure de la bouche primitive.

Quand plus tard la gouttière médullaire devient tubuleuse dans toute sa longueur, même à son extrémité postérieure, et que la gouttière intestinale se ferme également en un tube, la gouttière neurentérique devient un canal neurentérique. C'est ce que fait voir la série des coupes (fig. 133) appartenant à un embryon du stade G de Balfour. On voit sur ces coupes que le système nerveux est représenté presque partout par une ébauche tubulaire (*m*). Le tube digestif (*i*) se présente encore dans les coupes B-D à l'état de gouttière, plus ou moins largement ouverte inférieure-

ment ; mais en avant (A) et en arrière (E-F) il est fermé par en
dessous. Un cordon cellulaire règne entre le tube médullaire et le
tube digestif ; c'est la corde, d'un diamètre très considérable en
certains points. La corde est réunie en arrière (F) à l'entoderme.
Au-dessous de la corde, entre elle et le tube digestif, on voit un

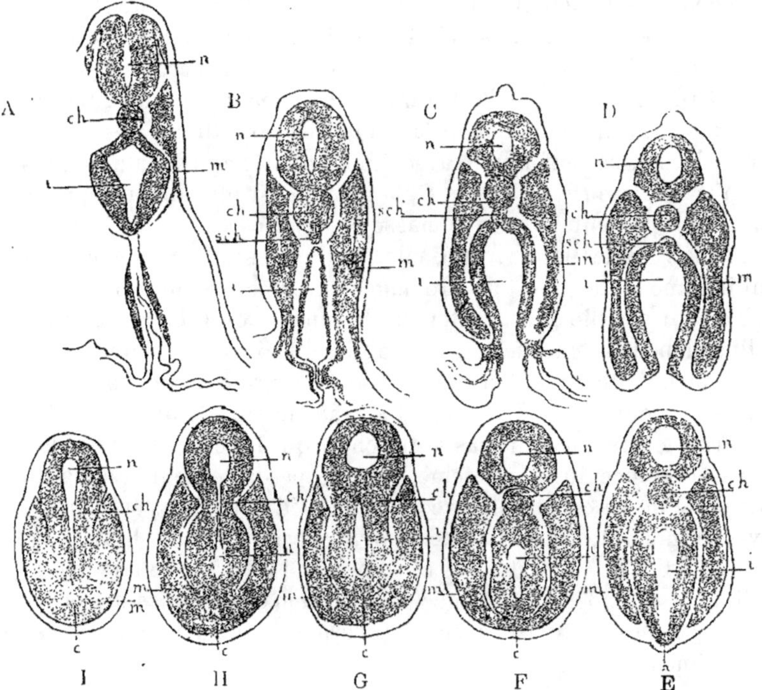

FIG. 133. — *Série de coupes transversales menées à travers un embryon de Torpedo ocellata (stade G de*
BALFOUR).

A est la coupe la plus antérieure, I la plus reculée. — *n*, tube nerveux. — *i*, tube intestinal ou gouttière intestinale. — *ch*, corde. — *sch*, tige subnotocordale. — *m*, mésoderme. — *a*. région du futur anus.
— *c*, ébauche caudale.

petit organe (*sch*), qui naît comme une proéminence de la paroi
dorsale du tube intestinal (D, C), se rend indépendante, et plus en
avant s'accole à la corde (B) ; c'est la « tige subnotocordale ».

Dans les coupes A, B, l'ébauche embryonnaire n'est pas distincte du reste du blastoderme ; elle s'en isole déjà en C et en est
tout à fait indépendante en D. On voit alors l'ectoderme se réunir

aux bords de la gouttière intestinale. Plus en arrière (E), celle-ci s'est fermée inférieurement, et les bords de l'ectoderme qui lui étaient auparavant soudés se sont rejoints au-dessous du tube intestinal, de manière à former désormais à l'ébauche embryonnaire une enveloppe ectodermique complète. A la face inférieure de l'ébauche de l'embryon et sur la ligne médiane, l'entoderme et l'ectoderme sont contigus ; c'est à ce niveau que se fera la perforation anale. Sur la coupe suivante (F), outre que la corde est soudée à la paroi supérieure de l'intestin, les deux masses mésodermiques latérales se sont réunies à la face inférieure du tube digestif avec l'entoderme, se confondant avec lui en une masse axiale de plus en plus épaisse (F, G, H). En G, la corde n'est plus distincte, mais elle est représentée par une masse de cellules qui réunit la paroi médullaire à la paroi intestinale. Cette masse présente en son milieu une fente qui est un prolongement supérieur du tube digestif, et qui semble devoir atteindre la lumière du tube médullaire. Elle y débouche en effet en H, établissant ainsi une communication entre l'intestin et le canal neural ; cette communication est le canal neurentérique. La paroi du canal neurentérique peut être regardée comme n'étant pas autre chose que la corde rendue bifide par la présence du canal même, et qui a perdu toute individualité par suite de sa continuité avec le tube médullaire du côté dorsal, avec le tube intestinal du côté ventral (Perenyi). En I, la lumière du tube digestif n'existe plus et se perd à l'intérieur d'une masse cellulaire considérable, formée par la fusion des plaques mésodermiques (lobes caudaux), avec l'entoderme ; cette masse axiale est le rudiment de la queue.

Toute l'étendue du tube digestif comprise entre la coupe E où se fera la perforation anale (*a*) et l'extrémité postérieure du blastoderme est un intestin post-anal ; celui-ci se continue donc en arrière avec le canal neurentérique. L'intestin post-anal n'a, au stade que nous considérons, qu'un diamètre très réduit ; mais à une période un peu plus avancée du développement, on le trouverait à peu près au niveau de la coupe G, c'est-à-dire juste au-devant du canal neurentérique, dilaté en une vésicule, l' « ampoule terminale » de Balfour. Plus tard encore, tout l'intestin post-anal disparaît en perdant sa lumière, et le canal neurentérique subit le même sort, tandis que la masse qui résulte de la fusion des lobes caudaux, c'est-à-dire l'ébauche caudale, s'accroît de plus en plus (Balfour).

Nous ne pouvons passer ici entièrement sous silence une disposition très remarquable que présente l'extrémité postérieure de l'ébauche embryonnaire des Téléostéens. Sur une coupe d'un embryon de Poisson osseux, dont le plan correspondrait à celui de la coupe G (fig. 133), c'est-à-dire à l'endroit où la corde cesse d'être distincte en se soudant à la paroi médullaire et à la paroi intestinale, existe une cavité, entrevue par Coste et décrite pour la première fois par Kupffer, d'où le nom de *vésicule de Kupffer* qui lui a été donné. Cette vésicule, sur la nature de laquelle on a beaucoup discuté, est placée à l'extrémité antérieure du « bourgeon caudal » d'Oellacher, que nous savons être représenté chez les Sélaciens par la masse cellulaire résultant de la fusion axiale des lobes caudaux, et qui a comme cette dernière la valeur d'une ligne primitive rudimentaire. En cette situation, elle correspond, ainsi que Balfour l'a avancé, à la « vésicule terminale » des Sélaciens dont il a été question plus haut, c'est-à-dire qu'elle est placée juste au-devant du canal neurentérique. Elle représente, semble-t-il, la partie inférieure ou antérieure du canal neurentérique, comme Henneguy l'a soutenu, ou ce qui revient au même, une partie de l'intestin post-anal (Balfour). Quant à établir une communication entre l'extérieur et la surface du vitellus, il est possible que la vésicule de Kupffer le fasse, et que, ainsi que Kupffer le prétend, elle naisse chez certains Poissons sous forme d'une invagination ectodermique représentant ainsi une invagination gastruléenne (Cunningham, v. Kovalewski, Ziegler). En tout cas, elle ne peut faire communiquer en un stade ultérieur le canal médullaire avec l'intestin ; un canal neurentérique ne peut se former chez les Téléostéens où l'ébauche de l'axe nerveux est pleine ; il ne peut y avoir qu'un cordon et non un conduit neurentérique.

§ 4. — **Amniotes**. — La complexité du sujet nécessite des divisions ; nous étudierons les rapports des organes embryonnaires successivement dans la région postérieure, dans la région moyenne et dans la région antérieure de l'ébauche de l'embryon.

A. — *Région postérieure de l'ébauche embryonnaire.*

a) *Reptiles.* — L'étude de coupes transversales du blastoderme
chez les Reptiles nous a montré l'existence, à une certaine période
de développement, d'une invagination partie de la surface du disque germinatif et s'enfonçant dans une masse cellulaire qui n'est
autre que l'extrémité antérieure de la ligne primitive (fig. 134, A).
L'ensemble des parois de cette invagination forme un prolongement de la ligne primitive obliquement dirigé en avant et en dessous, le prolongement céphalique. L'invagination ne tarde pas à
se faire jour à la face profonde du disque germinatif ; elle représente alors un canal dont la paroi antérieure et supérieure est formée par la corde dorsale et par la continuation de celle-ci avec
l'épiblaste du sillon médullaire, la paroi postérieure et inférieure étant constituée par une masse cellulaire indifférente qui
n'est autre que l'extrémité antérieure de la ligne primitive même
(fig. 134, B). Le canal, dirigé de haut en bas et d'arrière en avant a
deux orifices, l'un supérieur, l'autre inférieur ; l'orifice supérieur
nous est connu, c'est l'ouverture du cæcum qui a été le début du
canal ; l'orifice inférieur donne accès sur la face inférieure ou vitelline du blastoderme, et se montre taillé en biseau de telle sorte
que le canal s'ouvre à la manière d'un cornet par une gouttière de
moins en moins profonde d'arrière en avant, la gouttière cordale.
Nous avons fait de ce canal le représentant chez les Reptiles de
l'invagination gastruléenne des Vertébrés inférieurs. Remarquons
que ce canal mène du sillon médullaire au-dessous de l'entoderme,
c'est-à-dire dans la cavité intestinale ; il réalise par conséquent
une communication neurentérique. Cette communication est de
tous points comparable à la gouttière neurentérique que l'on
trouve chez les Sélaciens quand le sillon médullaire et l'intestin
ne sont pas encore formés en un tube, et que les lobes caudaux
qui représentent la ligne primitive sont déjà soudés en arrière de
la communication. Quand les replis médullaires se seront réunis
au-dessus du sillon médullaire, le transformant en un tube,
celui-ci débouchera tout naturellement au-dessous du disque
germinatif par la communication neurentérique, que l'on a l'ha-

bitude de qualifier dès ce moment de canal neurentérique (fig. 134, C).

Les phénomènes ne sont pas aussi simples qu'ils viennent d'être esquissés ; car les transformations qui les caractérisent ne se font pas sur place, mais suivent le mouvement d'accroissement de l'embryon en arrière, auquel elles sont intimement liées. Le système nerveux et la corde dorsale s'accroissent simultanément en arrière, aux dépens de la région la plus antérieure de la ligne primitive, ou, ce qui revient au même, de la partie la plus reculée du prolongement céphalique. L'allongement du tube médullaire ne se fait pas, comme on pourrait le croire, par la prolongation sur la face supérieure de la ligne primitive du sillon médullaire déjà formé, c'est-à-dire que le tube médullaire surajouté ne passe pas par une phase où il se présente à l'état de gouttière ; mais ce tube se forme dans un cordon plein au sein duquel se prolonge la lumière du canal médullaire déjà constitué (Strahl. Kupffer, Hoffmann).

La corde dorsale fait de même ; elle s'allonge en empruntant le matériel de son accroissement à la partie antérieure de la ligne primitive. Le mécanisme de cet allongement est le suivant. Si dans la figure 135, on examine la coupe B, qui passe par le canal

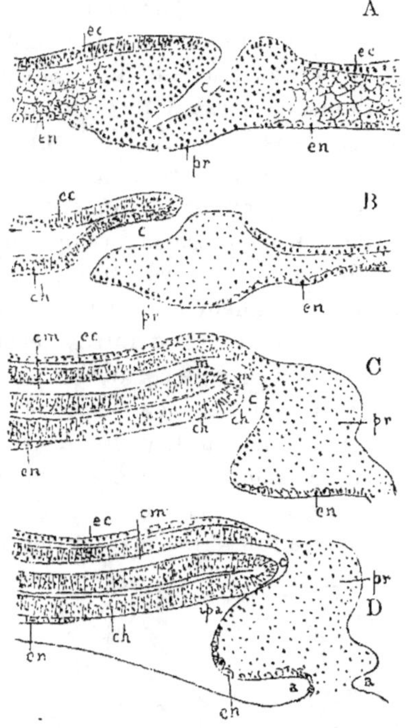

Fig. 134. — *Quatre coupes schématiques longitudinales et médianes de la partie postérieure de l'ébauche embryonnaire et de la ligne primitive chez des embryons de Lézard d'âge différent.* (Les coupes A et B imitées de Strahl.).

A est le stade le plus jeune. *c,* invagination et canal neurentérique. — *ipa,* intestin post-anal ou caudal. — *pr,* ligne primitive. *ec,* ectoderme. — *en,* entoderme. — *ch,* corde dorsale. — *cm,* canal médullaire · En C, de *m* à *m',* de *ch* à *ch',* portions surajoutées du tube médullaire et de la corde. — En D, *a, a,* les dépressions ectodermique et entodermique desquelles l'anus prend naissance.

neurentérique, on voit que celui-ci a pour parois latérales un épithélium (*ch*) qui se continue supérieurement avec celui du tube nerveux (*n*) et inférieurement avec l'entoderme (*en*). Sur la coupe la plus antérieure (D) se montre l'ébauche cordale sous forme d'un cordon arrondi renfermant une petite lumière, qui d'ailleurs manque souvent chez les Reptiles. Sur une section (C) postérieure à la précédente et passant juste au-devant du canal neurentérique, nous trouvons la figure bien connue de la gouttière cordale, produite par la déhiscence du cordon creux de la coupe D. Le dessin C comparé au dessin B montre que de toute évidence l'épithélium des parois latérales du canal neurentérique n'est autre que la partie initiale de la corde, et que les parois droite et gauche de ce canal se continuent bien par les moitiés correspondantes de la gouttière cordale. En d'autres termes l'ébauche de la corde est double en arrière ; la corde naît par deux racines (*crura*) qui embrassent le canal neurentérique, au-devant duquel elles se rejoignent. L'examen de la coupe A, menée en arrière du canal neurentérique, montre que ces racines se confondent derrière ce canal dans une masse qui leur est commune avec le système nerveux dont la lumière s'est considérablement réduite. Cela étant,

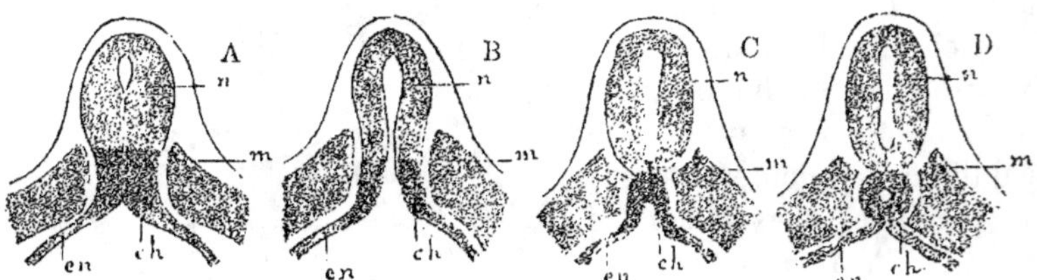

Fig. 135. — *Série de coupes transversales schématiques menées à travers l'extrémité postérieure d'un embryon de Reptile* (la série va d'arrière en avant).

A, coupe passant en arrière du canal neurentérique. — B, section intéressant le canal neurentérique. — C, coupe passant par la gouttière cordale. — D, coupe au niveau de la corde elle-même. — *n*, tube nerveux. — *ch*, corde dorsale . — *m*, mésoderme. — *en*, entoderme.

il suffit, pour se représenter le mode d'accroissement de la corde dorsale en arrière, de supposer une série de coupes faites sur un embryon plus âgé que celui qu'a fourni la figure 135, cette série étant représentée par les coupes B, C, D de la figure, qui auraient pris respectivement la place que A, B, C y occupent. En d'autres termes il se fait un mouvement général de recul de tous les organes, qui envahissent de plus en plus la ligne primitive. La lumière du tube médullaire s'y enfonce toujours davantage, tandis que ses parois s'individualisent sur une étendue de plus en plus grande. Le canal neurentérique recule d'une façon parallèle. Les racines de la corde continuent à se souder au-devant du canal pour allonger l'ébauche cordale, tandis que derrière lui elles se reconstituent incessamment. En même temps se fait sur une longueur toujours plus considérable la délimitation des organes : tube médullaire, corde et entoderme sur la ligne médiane ; mésoderme latéralement.

Les parois du canal neurentérique s'employant à la fois, par leur région dorsale à l'accroissement du tube nerveux (de *m* à *m'*, fig. 134), par leur région ventrale à l'allongement de la corde (de *ch* à *ch'*, fig. 134) et par suite du tube digestif que la corde surmonte, le canal, dont la forme était d'abord celle d'un ⊐ à branche dorsale plus courte que la branche ventrale, se réduit, tout en reculant, à la portion en anse qu'affecte une direction verticale ; aussi peut-on concevoir qu'à ce stade le canal neurentérique puisse être compris dans une seule coupe verticale et transversale. La cause en est que les pertes que subissent les parois du canal neurentérique en se différenciant en tube médullaire et corde dorsale cessent à un moment donné d'être compensées par l'appoint cellulaire de la ligne primitive.

Le canal neurentérique parfait que nous venons de décrire persiste assez longtemps chez les Reptiles, d'après les recherches de Hoffmann.

Plus tard, au lieu que, ainsi que c'était le cas pour les Vertébrés plus inférieurs, l'orifice supérieur du passage neurentérique s'oblitérant et la communication avec le tube médullaire se trouvant rompue, le canal neurentérique demeurait ouvert inférieurement dans l'intestin et représentait un diverticule de celui-ci, l'intestin caudal ou post-anal, ici, d'après les recherches de Strahl, c'est à partir du tube digestif que se fait la régression du conduit neurentérique devenu intestin caudal, c'est avec le tube digestif qu'il cesse d'être en rapport, tandis qu'il continue à s'ouvrir dans le tube médullaire ; il représente ainsi un diverticule non pas de l'intestin, mais du tube nerveux, et à ce titre n'est pas un intestin caudal au sens anatomique du mot, quoiqu'il en ait embryologiquement la signification.

b) *Oiseaux*. — Aux dispositions typiques que nous avons trouvées chez les Reptiles, nous devons rattacher celles que présentent les Oiseaux et les Mammifères.

Rappelons que plusieurs auteurs ont signalé dans le blastoderme de l'Oiseau la présence d'un trou, qui est l'entrée d'un cæcum, ou même l'orifice supérieur d'un canal. Ce canal est creusé dans l'épaisseur du prolongement céphalique, et s'ouvre ou non du côté vitellin du blastoderme.

Nous rapporterons d'abord les principales descriptions des auteurs.

Koller a décrit une gouttière, nommée par lui gouttière du croissant, dont nous avons déjà parlé, et que nous avons considérée jadis comme le représentant d'une invagination gastruléenne rudimentaire.

Avant Koller, Gasser avait indiqué l'existence, à la partie antérieure de la ligne primitive, au-devant du point qu'occuperait la gouttière du croissant de Koller, d'une fente qui s'enfonce en avant toujours davantage dans le blastoderme, sans le traverser chez le Poulet, tandis qu'elle le perfore chez l'Oie.

Braun décrivit chez divers Oiseaux trois ordres de communications entre la surface extérieure et la face vitelline du blastoderme, ou entre le canal médullaire et la cavité intestinale. Ces communications sont séparées dans le temps et dans l'espace. La première apparue, qui est aussi la plus antérieure, est attribuée par Braun à la partie antérieure de la gouttière primitive ; elle correspondrait ainsi à la fente observée par Gasser. La deuxième communication, dont l'époque et le lieu d'apparition sont postérieurs à ceux du premier passage, unit dans les cas typiques (Canard, Perroquet) le tube médullaire et la cavité sous-germinale ; elle est d'ailleurs simple ou double. Cette communication peut manquer (Pigeon, Poulet) ou bien n'être représentée qu'en partie, par exemple par une gouttière entodermique qui n'arrive pas à se réunir au canal médullaire. Quand elle paraît manquer, on peut cependant retrouver son homologue dans un cordon cellulaire qui unit l'ectoderme à l'entoderme.

Kupffer chez un embryon de Poulet du 3e jour trouva un canal situé dans la région postérieure de la ligne primitive, qui s'ouvrait d'une part dans le tube médullaire, d'autre part sur la face vitelline du blastoderme ; Kupffer identifie ce passage avec celui qu'il a d'autre part décrit chez les Reptiles, et dont il a été question plus haut.

Rauber a signalé sur la ligne primitive des perforations qui peuvent s'observer en n'importe quel point de sa longueur ; ce sont ce que Rauber appelle des « portes germinatives ». Ces perforations sont produites par des défauts de soudure des lèvres de la gouttière primitive. Duval a observé des faits semblables. Nous verrons plus tard quelle signification Rauber leur a attribuée.

Hoffmann a décrit chez de nombreux Oiseaux un véritable canal neurentérique, consistant en une communication du tube médullaire avec la face vitelline du disque germinatif (Grallatores et Natatores). Il a indiqué d'autre part, comment chez d'autres Oiseaux (Oscines ou Gallinacés) la lumière du tube médullaire ne débouche plus à la face inférieure du blastoderme, mais se continue dans l'épaisseur de la corde en formant un canal cordal.

Il existe en somme une fente située à la partie antérieure de la gouttière primitive, faisant communiquer le sac entéro-vitellin avec l'extérieur. Cette fente, découverte par Gasser, est aussi le premier en date et le plus antérieur des trois passages que Braun a décrits chez le Canard. Elle est homologue au canal que représente chez les Reptiles la figure 134, B.

Plus tard, quand par un processus que nous avons décrit déjà chez les Reptiles, la gouttière médullaire devient un tube, quand de plus ce tube s'est allongé en arrière par un mécanisme identique à celui que présentent les Reptiles (Gasser, Kaczander), quand la corde s'est accrue en arrière dans la même proportion, la communication neuro-intestinale a reculé aussi, en même temps que, s'ouvrant à présent dans un tube médullaire, elle a pris d'autres caractères, ceux d'un véritable canal neurentérique. Elle correspond alors au deuxième passage observé par Braun, et doit être comparée chez les Reptiles à la communication que présente la figure 134, C. Balfour, Hoffmann, outre Braun, ont vu ce canal neurentérique. Les coupes (fig. 136) montreront qu'il n'est pas autrement constitué chez les Oiseaux que chez les Reptiles.

Les deux modalités de la communication neurentérique représentées (fig. 136, A et B) s'observaient aussi chez les Reptiles. Dans les deux cas, le canal neurentérique (*cn*, en A, 3 et B, 3) s'ouvre inférieurement par une gouttière, la gouttière cordale (*chg*, en A, 2 et B, 2). Mais tandis qu'en B cette gouttière se reploie en un tube, dont la lumière est un canal cordal (*chc*), elle se ferme en A en un cordon plein (*ch*). Chez le Poulet (fig. 136, C), la disposition

est encore dérivée de la précédente. Il n'y a plus en réalité de
canal neurentérique, c'est-à-dire de communication libre entre le
canal médullaire et le tube intestinal ; mais, pour des raisons
qu'Hoffmann pense avoir trouvées et dans le détail desquelles
nous n'entrerons pas, la cavité du tube neural n'a inférieurement

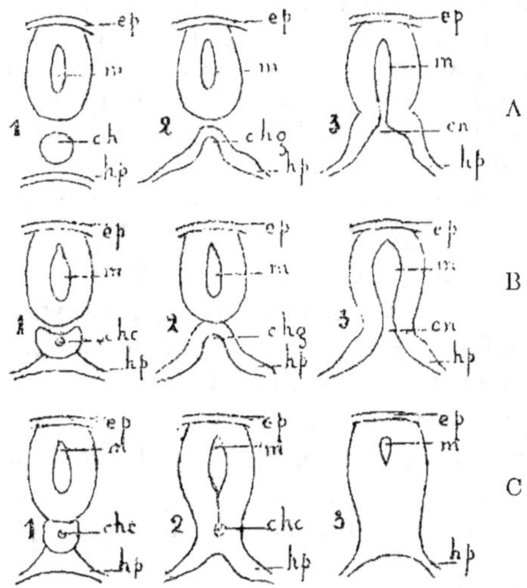

FIG. 136. — *Coupes du canal neurentérique chez divers Oiseaux* (d'après HOFFMANN).

A, chez l'Huitrier (*Haematopus ostralegus*). — B, Chez l'Hirondelle de mer (*Sterna paradisea*). — C, chez
le Poulet. Les coupes sont numérotées d'avant en arrière. — *cn*, canal neurentérique. — *chg*, gouttière
cordale. — *chc*, canal cordal. — *ch*, corde. — *m*, tube médullaire. — *hp*, hypoblaste. — *ep*, épiblaste.

d'autre débouché que le canal cordal ; il n'existe pas de gouttière
cordale, partant pas de communication neuro-entérique effective.

Quant au troisième passage neurentérique que Braun a décrit,
et qui fait communiquer le canal médullaire avec l'intestin post-
anal, il n'est qu'un degré plus avancé du passage dont il vient
d'être question. Il correspond à la communication que nous avons
signalée à une époque du développement et en un endroit correspondants chez les Reptiles et les Ichthyopsidés. Ce troisième canal
est d'ailleurs beaucoup plus fugace chez les Oiseaux que chez les
Reptiles et peut même ne pas se produire. C'est qu'en effet au
point où est parvenue l'ébauche médullaire dans son mouvement

d'accroissement en arrière, elle n'a plus de lumière. On conçoit
alors qu'il ne puisse se faire à cette époque et à cet endroit de communication neuro-intestinale, puisque le tube médullaire y est,
dépourvu de lumière ; c'est ce qui explique la rareté et la fugacité
du troisième passage que nous avons signalé comme conduisant
dans l'intestin post-anal, son absence même dans la plupart des
cas. Séparé du tube médullaire, le canal neurentérique ne figure
plus qu'un appendice de l'intestin, l'intestin post-anal, qu'il contribue essentiellement à constituer.

En résumé, il est évident que les conduits qui traversent successivement le blastoderme de l'Oiseau sont un seul et même canal,
dont les connexions varient à mesure qu'il recule vers l'extrémité
postérieure du disque germinatif.

Il faut encore faire mention d'une disposition importante que
présente l'extrémité postérieure de la ligne primitive, et qui a été
découverte par Gasser. On voit dans la figure 137 cinq coupes de

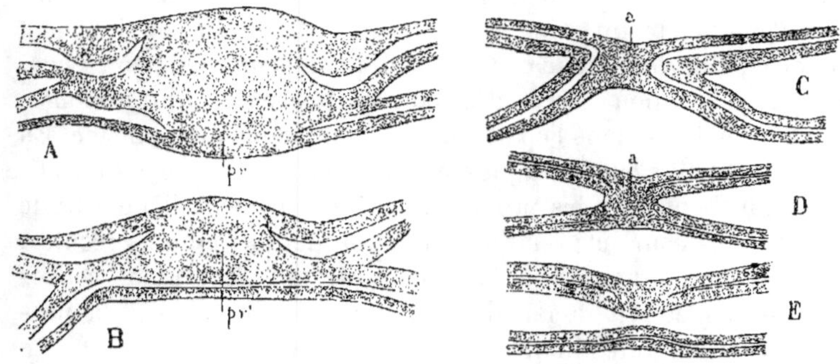

FIG. 137. — *Coupes de la région postérieure de la ligne primitive et du blastoderme d'un embryon de Canard*
(d'après SCHWARZ).

A est la coupe la plus antérieure.   *pr*, ligne primitive.   *pr'*, prolongement postérieur de la ligne
primitive.   *a*, membrane anale.

la région la plus reculée de la ligne primitive et du blastoderme.
En A, la coupe a passé par la partie postérieure de la ligne primitive ou plaque axiale, au niveau de laquelle les trois feuillets sont
fusionnés. La coupe B intéresse le prolongement de la ligne primitive en arrière, au niveau duquel nous savons que le feuillet
interne est devenu indépendant, le mésoderme étant d'autre part

scudé sur la ligne médiane avec l'ectoderme. En C, le mésoderme s'est retiré de la ligne médiane, de telle sorte que les feuillets externe et interne ont pu s'accoler et même se souder en une plaque cellulaire assez mince. Gasser, qui a signalé une pareille disposition chez le Poulet, a montré que la plaque en question est en rapport avec la formation de l'anus ; aussi l'appelle-t-on *membrane anale*. A la fin du 4ᵉ jour de l'incubation chez le Poulet, il apparaît dans cette plaque des lacunes ; elles sont le début d'une perforation qui ne s'effectuera que beaucoup plus tard. Dans la coupe D de la figure on voit encore la membrane anale qui a disparu en E, l'ectoderme et l'entoderme étant devenus indépendants. La membrane anale est située à la terminaison de la ligne primitive.

c) *Mammifères*. — Nous avons vu plus haut (voy. p. 170) que dans l'axe du prolongement céphalique prend naissance un canal que Lieberkühn a découvert. Ce conduit s'ouvre dans la cavité blastodermique par plusieurs orifices, en confondant ses parois avec l'entoblaste intestinal ; la paroi supérieure du canal devient la corde, d'où le nom de canal cordal qu'on peut donner à ce conduit. La formation du canal se poursuit en arrière du prolongement céphalique dans l'épaisseur de la ligne primitive même. En même temps il s'ouvre de plus en plus tôt sur la face entoblastique, si bien qu'avec les progrès du développement il devient de plus en plus court et prend une situation de plus en plus reculée. Le canal ne s'ouvre pas à l'extérieur ; de plus, et comme conséquence, il n'établit jamais de communication entre le tube nerveux et le tube intestinal.

Essayant une comparaison du canal cordal des Mammifères avec le canal neurentérique des Reptiles, Lieberkühn, malgré certaines ressemblances, trouve entre ces deux formations des différences qui ne permettent pas de les homologuer. Chez les Mammifères, le canal prend naissance dans l'intérieur du prolongement céphalique et ne s'ouvre pas du côté ectoblastique ; chez le Lézard le canal neurentérique est une invagination de l'ectoblaste, ouverte dès le début par conséquent à la surface de celui-ci. Le canal possède chez les Mammifères plusieurs ouvertures du côté entoblastique ; chez le Lézard, il n'y en a qu'une. L'extrémité postérieure

du canal ne s'accroît chez les Mammifères que dans la partie cordale de la ligne primitive ; chez les Reptiles, le canal unit à une
époque tardive le tube médullaire et l'intestin.

L'orifice externe du canal cordal fut trouvé par Heape, Strahl
et Bonnet chez des types différents de Mammifères (Taupe, Lapin
et Brebis). Van Beneden confirma le fait chez la Chauve-Souris et
la Souris. D'après Strahl, la naissance de l'orifice externe, sous la
forme d'une courte invagination de la surface du blastoderme
située au niveau du nœud de Hensen, précéderait même l'apparition du canal cordal. Du reste, Graf Spec a montré que si le canal
cordal ne se continue pas effectivement jusqu'à la surface du disque germinatif sous la forme d'un conduit perméable, on peut du
moins suivre sa trace jusqu'à ce niveau. En effet, la cavité cordale
n'est nette que dans les parties antérieures du prolongement céphalique (que Graf Spee nomme cordon neurentérique). En se
rapprochant de l'extérieur, le canal devient une fente allongée, et
même finit par n'être plus qu'une simple ligne de séparation, perpendiculairement à laquelle les cellules sont dirigées, de même
qu'en avant elles sont disposées radiairement autour d'une lumière
réelle.

Graf Spee a d'autre part décrit au contraire un cas où le canal
neurentérique était aussi typiquement exprimé que chez les Reptiles. Cette description se rapporte à un disque germinatif humain,
ce qui en augmente encore l'intérêt. Au niveau d'une saillie annulaire répondant au nœud de Hensen, le disque germinatif présente
un trou en forme de cœur de carte, le canal neurentérique (fig. 138,
A, *n*). Derrière ce trou règne la gouttière primitive (*pr*), dont l'extrémité antérieure est entourée par la fossette peu profonde qui
termine postérieurement la gouttière médullaire. A travers le canal neurentérique (B, C, *n*) l'ectoderme et l'entoderme se continuent l'un par l'autre. Aucun embryon n'a offert à Graf Spee des
dispositions aussi démonstratives à cet égard que l'embryon
humain en question. Le canal traverse le disque germinatif en
direction verticale, si bien que l'amnios (B, *am*), et le sac vitellin
sont largement en communication. On voit l'ectoblaste (C, *e*), tout
en conservant son épaisseur, s'infléchir du côté ventral, former la
paroi du canal neurentérique, puis s'amincir tout à coup en se

continuant avec l'entoderme (*en*); le mésoderme n'a aucune connexion ni avec l'ectoderme ni avec l'entoderme. Plus en avant, on observe que la plaque d'entoblaste cordal située au-devant du

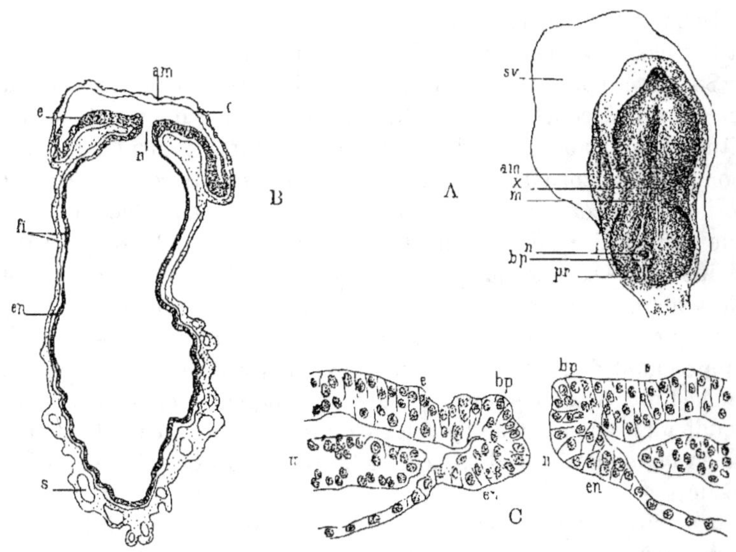

FIG. 138. — *Le canal neurentérique chez un embryon humain de 2 millim.* (d'après GRAF SPEE).

A. — Vue dorsale du disque germinatif, montrant l'orifice du canal neurentérique, *n*. — *bp*, bourrelet annulaire autour de l'ouverture du canal. · *pr*, gouttière primitive. — *m*, sillon médullaire. — *sv*, sac vitellin. — *am*, membrane amniotique. — *x*, ligne de réflexion de la membrane amniotique sur le disque germinatif.

B. — Coupe totale de l'œuf passant par le canal neurentérique, l'amnios et le sac vitellin, et montrant le trajet des feuillets. — *n*, canal neurentérique. — *am*, membrane amniotique. — *e*, ectoblaste. — *en*, entoblaste. — *fi*, feuillet fibro-intestinal. — *s*, ébauches vasculaires dans la paroi du sac vitellin.

C. — Milieu de la coupe dessinée en B, vu à un plus fort grossissement. — *n*, canal neurentérique. — *bp*, bourrelet annulaire entourant le canal. — *e*, ectoblaste. — *en*, entoblaste. — *m*, mésoblaste.

canal neurentérique est le prolongement antérieur direct de la paroi du canal.

La présence d'un orifice externe, réel ou virtuel, du canal cordal des Mammifères, lève l'obstacle qui s'opposait à l'homologie de ce canal avec le conduit neurentérique des Reptiles. Cette homologie fut affirmée par Heape et Bonnet, qui n'hésitèrent pas à déclarer qu'ils avaient sous les yeux une formation tout à fait comparable au canal neurentérique des Sauropsidés, unissant à l'entoblaste

l'extrémité antérieure de la gouttière primitive, c'est-à-dire une
région qui, plus tard, fera partie des parois du canal médullaire.

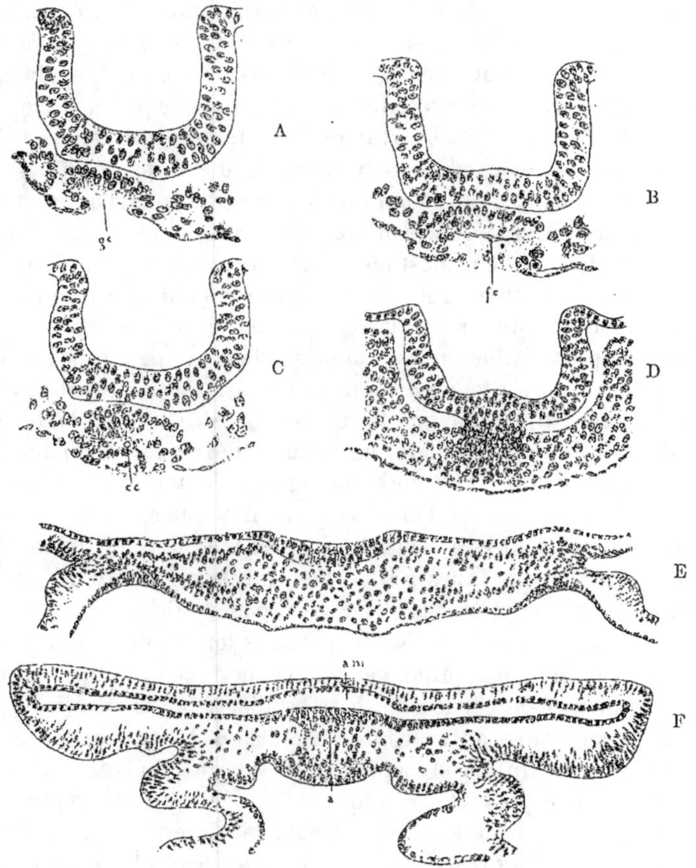

FIG. 139. — *Série de coupes transversales de la partie postérieure de l'ébauche embryonnaire et de la ligne
primitive chez un Lapin de 8 jours et demi.*

A est la coupe la plus antérieure, F la plus reculée. En A, *gc* gouttière cordale. — En B, *fc* fente cordale
— En C, *cc* canal cordal. — La coupe D passe par l'extrémité antérieure de la ligne primitive ou nœud
de Hensen. — La coupe E intéresse la partie moyenne de la ligne primitive. — En F, partie postérieure de la ligne primitive, avec la membrane anale *a*. — *am*, cavité amniotique.

En effet, si, au lieu de s'en tenir à une époque où le sillon médullaire n'a pas encore atteint en s'accroissant en arrière le nœud de

Hensen, on s'adresse à un stade plus âgé, où la gouttière neurale
s'est étendue sur la portion antérieure de la ligne primitive, on
voit, ainsi que le montrent les coupes sériées de la figure 102, empruntée à Heape, que le canal cordal (*nc*, en II et III), qui s'ouvre
inférieurement par une gouttière cordale (*nchc*, en IV), est bien la
continuation du sillon médullaire (*mg*), dans lequel il débouche
en I. Il existe donc chez les Mammifères un canal, le canal cordal,
fort semblable au conduit neurentérique des Reptiles et des Oiseaux ; cependant, cette communication ne sera jamais un véritable
canal neurentérique, unissant les deux tubes intestinal et nerveux. Car le canal en question disparaît, avant que la région de
la gouttière primitive où il s'ouvre, devenue gouttière médullaire,
se ferme en un tube médullaire. Il diminue de longueur, si bien
qu'il n'est plus visible que sur une ou deux coupes transversales
(fig. 139, C, *cc*), s'allonge en une étroite fissure (B, *fc*), et s'ouvre
immédiatement par une gouttière cordale (A, *gc*). Celle-ci devient
de plus en plus superficielle, en même temps que l'ébauche cordale qui la surmonte s'aplatit toujours davantage, en se plaçant
sur le même niveau que l'entoblaste, dont elle paraît issue.

Quant aux rapports de la corde avec le mésoderme, ils sont les
suivants. Dans les coupes qui portent sur la région antérieure de
la ligne primitive, le mésoderme n'est pas distinct de l'ébauche
cordale, qui n'existe à ce niveau que sous forme d'une voûte épithéliale du canal du prolongement céphalique ou canal cordal.
Les rapports de la corde avec le mésoblaste ont été précisés par
van Beneden : la corde se continue à droite et à gauche avec le
feuillet pariétal du mésoblaste ; la lumière du canal cordal ou de
la fente qui le représente se continue avec la ligne de séparation
du mésoblaste pariétal et du mésoblaste viscéral (fait confirmé
par Graf Spee) ; le plancher du canal cordal peut être suivi en dehors dans le mésoblaste viscéral.

Le prolongement céphalique et la corde qui en dérive, ainsi que le canal
cordal, peuvent présenter des dispositions très intéressantes. Graf Spee
a vu que le prolongement céphalique (cordon neurentérique de l'auteur)
peut être moniliforme, alternativement resserré et élargi. D'autre part on
a montré que l'ébauche cordale peut être bilobée ou même dédoublée,
et se présenter alors sous la forme de deux cordons symétriquement pla-

cés de chaque côté de la ligne médiane. Il va de soi que dans ce cas la cavité cordale est également double. Ce dédoublement de la corde et de son canal a été observé par Kölliker chez le Lapin, par Bonnet chez la Brebis, par Carius chez le Cobaye, par Graf Spee chez le Lapin et le Cobaye ; Zumstein l'a vu chez le Poulet, Hoffmann l'a figuré incomplètement chez Sterna hirundo, et Schwarz l'a constaté nettement chez le Canard. Le mécanisme de ce dédoublement est des plus faciles à comprendre si l'on se rappelle ce que nous avons dit de l'origine de la corde par deux racines ; il suffit alors que ces racines ne se réunissent pas pour que la bifidité de la corde soit réalisée.

Il nous reste à mentionner les dispositions que l'on trouve au niveau de la ligne primitive et dans la partie la plus reculée de celle-ci. Elles sont les mêmes que celles que présentent les régions correspondantes chez les Oiseaux (voy. fig. 137, D, E, F). La coupe (fig. 139, F) mérite spécialement d'attirer l'attention. On voit que le mésoderme, qui dans la coupe précédente régnait sur la ligne médiane, où il se confondait avec l'ectoderme et l'entoderme, s'en est retiré, de sorte que l'ectoderme et l'entoderme ont pu se mettre en contact et former dans l'axe du blastoderme une plaque verticalement dirigée, formée par la fusion de ces deux feuillets (*ma*). Cette plaque est en rapport avec la formation de l'anus ; aussi l'a-t-on appelée, comme chez les Oiseaux, membrane anale. Elle a été décrite par Kölliker, par Strahl et par Giacomini chez le Lapin, par Strahl chez le Chien, par Bonnet chez la Brebis, par Keibel chez le Cobaye ; Mihalkovics, Rabl l'ont également figurée. Sa situation précise est seule l'objet de contestations. Bonnet et Strahl chez la Brebis et le Chien, Mihalkovics, Rabl, Giacomini chez le Lapin, la placent à l'extrémité la plus reculée de la ligne primitive, qui se terminerait en arrière par cette formation. D'après Strahl (Lapin) et Keibel (Cobaye), il y aurait au contraire, encore derrière la membrane anale, une certaine étendue de la ligne primitive.

Dans ce cordon épithélial qui unit l'ectoblaste de l'extrémité caudale de la ligne primitive à l'entoblaste, paraît à un certain moment une lumière verticale. La présence de cette lumière indique que nous sommes en présence d'une formation canaliculée rudimentaire qui établit un passage de l'intestin postérieur à l'extrémité la plus reculée de la gouttière primitive. Bonnet donne à cette lumière le nom de *canal anal*, et à son orifice extérieur celui de *blastopore anal*. Nous verrons plus loin quelle valeur ont dans la pensée de l'auteur ces expressions.

d) *Comparaison des Amniotes avec les autres Vertébrés. — Signification générale du canal neurentérique et de l'anus.* — L'étude des rapports des organes embryonnaires dans la partie postérieure du blastoderme nous a conduits à la constatation de deux formations particulièrement intéressantes, le canal neurentérique et l'anus ou la membrane anale. Quelle est leur signification ? Nous le saurons par l'étude comparative des phénomènes de l'occlusion du blastopore chez différents types de Vertébrés. La figure 140 représente à cet égard des coupes schématiques de Batracien, de Sélacien et d'Amniote, destinées à illustrer les rapports que présente la formation du canal neurentérique et de l'anus avec le phénomène de la fermeture de la bouche primitive. En A, B, C, *bp* est le blastopore dont l'étendue est marquée par une flèche. Chez l'Amphibien (A), ce blastopore est déjà obturé par une masse cellulaire, la « suture blastoporique », qui ne laisse de perméable que la partie tout à fait antérieure ou dorsale, et la partie la plus postérieure ou ventrale de la bouche primitive ; la première est le canal ou plutôt la gouttière neurentérique (*n*) ; la seconde est l'anus (*a*). D'après ce schéma, répondant aux faits qui semblent aujourd'hui les mieux établis relativement au développement des Batraciens, le canal neurentérique serait simplement la portion antéro-dorsale, demeurée libre, du blastopore, et l'anus la portion postéro-ventrale ; la suture blastoporique correspond à l'ébauche caudale (*c*). En A', qui est un stade plus avancé, la gouttière neurentérique est devenue un canal (*n*), qui fait suite à l'intestin caudal ou post-anal (*ic*). Chez les Sélaciens où le blastopore est très étendu, les lobes caudaux représentent dans la figure 140 B la suture blastoporique, un orifice (*n*) ménagé au-devant et au-dessus de cette suture est le canal neurentérique. La suture marche ensuite d'arrière en avant dans le sens de la flèche, jusqu'à l'endroit où l'embryon devient adhérent au disque germinatif. L'anus se forme en *a* dans un point correspondant à la situation qu'il occupe chez le Batracien. Seulement, d'après Schwarz, tandis que l'anus persiste chez les Amphibiens comme une lacune dans la suture du blastopore, chez les Sélaciens il est une néoformation de cette suture même, une perforation se faisant secondairement au niveau du point a, où l'ectoderme et l'entoderme sont directement en contact et forment une plaque anale. En un stade ultérieur (B), toute la partie d'intestin comprise entre l'anus (a) et le canal neurentérique (n) constitue l'intestin caudal ou post-anal (ic), très long

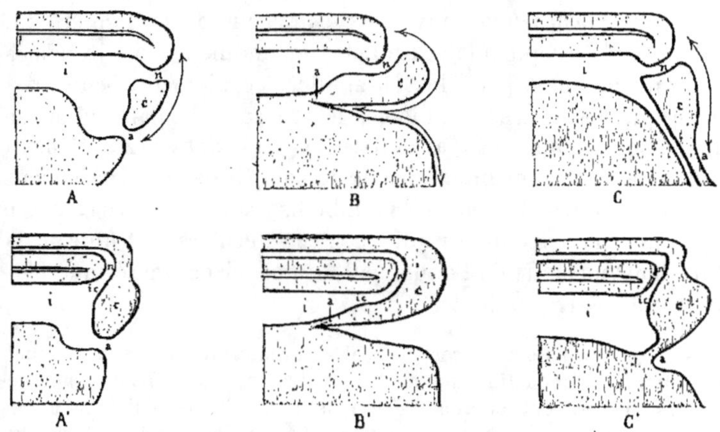

Fig. 140. — *Coupes longitudinales schématiques de l'extrémité postérieure de l'ébauche embryonnaire chez différents Vertébrés.*

A, Amphibien. — B, Sélacien. — C, Amniote. — A', B', C' sont des stades plus avancés de l'Amphibien du Sélacien et de l'Amniote. — *i*, intestin. — *n*, gouttière et canal neurentérique. — *a*, membrane anale et anus. — *c*, ébauche caudale. — *ic*, intestin caudal ou post-anal. — Les flèches correspondent dans les dessins A, B, C au blastopore, dont elles marquent l'étendue.

dans ce groupe. Chez les Amniotes (fig. 140, C), la ligne et la gouttière primitives représentent la suture blastoporique, qui s'effectue de très bonne heure (si même elle ne préexiste pas au développement ontogénétique). La partie antérieure du blastopore seule persiste, constituant le rudiment de l'invagination gastruléenne et réalisant une communication neurentérique (n). Le passage n n'est en effet pas autre chose, comme van Beneden l'a montré, que la continuation de la gouttière primitive en avant. En arrière, la suture blastoporique se termine par une plaque anale (a), qui, en se perforant ultérieurement, donne lieu à l'anus. Plus tard, l'anus est reporté à la face ventrale de l'embryon par suite de l'incurvation de la ligne primitive (C', *a*). La ligne primitive est le rudiment de la queue (*c*). Il existe aussi ici un court intestin caudal ou post-anal (C', *ic*).

En somme, le canal neurentérique et la membrane anale, c'est-à-dire le futur anus, ne sont pas autre chose que des régions du blastopore. Aussi Bonnet appliquant chez les Mammifères le nom de *blastopore cordal* à l'orifice externe du canal neurentérique, a-t-il appelé *blastopore anal* l'ouverture extérieure de la lumière qui paraît dans la plaque anale. Keibel, Giacomini se sont exprimés dans le même sens, pour les Mammifères également. Schwarz a montré que les autres Amniotes, les Oiseaux en particulier, se comportaient comme les Mammifères. C'est à Schwarz également que nous avons emprunté l'idée de la comparaison des Sélaciens avec les Amniotes et avec les Amphibiens. Nous avons vu combien sont nombreux les auteurs qui chez ces derniers ont affirmé la nature blastoporique de l'anus, celle du canal neurentérique n'étant plus à mettre en doute.

Ainsi nous devons considérer le canal neurentérique et l'anus comme représentant ontogénétiquement des restes de la bouche primitive. Plusieurs auteurs ont cherché à reconstituer phylogénétiquement les processus ontogénétiques que nous venons de voir. Balfour, Sedwick, van Wijhe, Kupffer (van Wijhe principalement) ont montré qu'il devait avoir existé des prédécesseurs marins des Vertébrés actuels, chez lesquels l'eau cheminait dans le tube nerveux grâce à l'action de cils vibratiles, y entrant par un neuropore antérieur (encore présent chez l'Amphioxus), en sortant par un neuropore postérieur. Derrière le neuropore postérieur était situé le blastopore, lequel jouait le rôle d'un anus primitif. Plus tard le neuropore postérieur et le blastopore se sont confondus en un orifice unique, le blastoneuropore ; celui-ci servait aussi bien au rejet de l'eau qui avait baigné le tube nerveux qu'à l'excrétion fécale. Après cela s'est formé l'anus définitif. L'intestin caudal, devenu post-anal, n'a plus dès lors été utilisé pour le rejet des matières fécales, mais pour l'expulsion de l'eau qui par le canal neurentérique coulait du tube neural dans l'intestin caudal, et finalement était éliminée au dehors aussi bien que les excréments par l'anus définitif. S'il en est ainsi, le canal neurentérique n'a plus, comme Balfour et Kupffer l'ont exprimé, que la signification d'un rudiment. L'intestin caudal ou post-anal (intestin anal primitif) s'est conservé par hérédité, tout en perdant ses fonctions, et se montre encore dans les premiers temps de l'ontogénèse. Ontogénétiquement, il existe en quelque

sorte dans l'évolution du blastopore trois phases successives. Cette formation se présente tour à tour comme blastopore, comme canal neurentérique,
comme diverticule intestinal enfin, ces états correspondant à trois périodes
de l'évolution du germe : le stade du blastopore correspond à la période gastruléenne ; celui du canal neurentérique marque une période de transition,
et pour ainsi dire l'envahissement de la gastrula par l'embryon ; le stade
enfin de l'intestin post-anal indique que la gastrula a cessé d'être et que
l'embryon s'est constitué à ses dépens.

Nous avons dit plus haut que chez les Amniotes il n'existe normalement
qu'une seule communication neurentérique, située à l'extrémité antérieure du
blastopore, c'est-à-dire de la ligne primitive, mais que cette communication,
en se déplaçant en arrière, prend successivement des connexions différentes,
ce qui a fait croire à l'existence de canaux neurentériques développés successivement (dans le temps et dans l'espace). On comprend toutefois que si
la ligne primitive représente la suture blastoporique, et le canal neurentétique une lacune constante dans cette suture, il puisse se faire accidentellement tout le long de la ligne primitive des trous, accessoires et fortuits, qui
seront autant de passages neurentériques. Duval a décrit de ces trous, et
Rauber a émis l'idée que nombre de passages neurentériques recevaient à
l'aide des considérations qui précèdent une interprétation satisfaisante,
c'est-à-dire devaient être considérés comme le résultat d'un défaut de
réunion des lèvres du blastopore.

B. — *Région antérieure de l'ébauche embryonnaire* (1).

Elle est beaucoup moins intéressante à étudier que la région postérieure. La gouttière médullaire s'est fermée à ce niveau en un
tube fort spacieux, qui est le rudiment de l'encéphale. C'est vers
le milieu de la dilatation cérébrale que débute la soudure des
lèvres de la gouttière médullaire, qui de ce point se propage en
avant comme en arrière. La corde dorsale ne parvient antérieurement qu'au niveau environ du milieu de la dilatation cérébrale ;
dans cette région antérieure, elle n'est pas encore recouverte inférieurement par l'entoderme.

Dans la partie du blastoderme qui confine à l'extrémité céphalique de l'ébauche embryonnaire existe une disposition remarquable, signalée par Strahl et Hoffmann chez le Lézard et le Lapin,

---

(1) De la région moyenne nous ne dirons rien, n'ayant à signaler aucune disposition
importante qui ne soit déjà connue.

que van Beneden et Julin ont les premiers décrite d'une façon suivie chez les Mammifères, que Selenka a retrouvée chez ces animaux, et qui a été étudiée également chez les Reptiles et les Oiseaux par Strahl et par Ravn.

Sur la ligne médiane, le mésoderme fait défaut au blastoderme dans une certaine étendue antéro-postérieure, ainsi que l'on peut s'en convaincre par l'examen d'une coupe longitudinale et médiane (pl. III, fig. 3, *zp*). Une coupe transversale de la région préembryonnaire du blastoderme montre jusqu'où s'étend latéralement cette zone sans mésoderme, et où s'arrête le mésoderme (fig. 141).

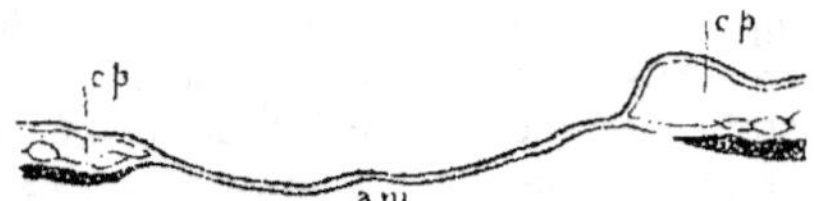

Fig. 141. — *Coupe transversale du disque germinatif, au-devant de la tête de l'embryon, chez un Poulet de 42 heures* (d'après RAVN).

cp, cavité pleuro-péritonéale (cœlome). — *am*, zone amésodermique.

L'examen que nous ferons plus tard, sur des vues de face du blastoderme, du mode d'accroissement du mésoderme nous expliquera la formation de la zone mésodermique au-devant de l'ébauche embryonnaire.

Au stade où en est de son développement cette région du blastoderme où l'ectoderme et l'entoderme sont en contact, tandis que le mésoderme fait défaut, elle peut être nommée avec Ravn *zone amésodermique*.

II. — RAPPORTS DU BLASTODERME AVEC LE VITELLUS. — CONSTITUTION DE L'EMBRYON AUX DÉPENS DU BLASTODERME (1).

§ 1. — **Sélaciens.** — Étudions, tant sur des vues de face que par des coupes du germe, la façon dont se comporte le blastoderme à l'égard du vitellus, la manière dont ensuite l'embryon s'individualise dans le blastoderme.

____

(1) Il ne sera ici question que des germes des Poissons et des Amniotes, pourvus d'un vitellus distinct. Nous avons déjà indiqué chez les Amphibiens quels sont les rapports de l'amas des cellules vitellines avec l'embryon et nous avons dit qu'il formait un appendice de ce dernier, nommé sac vitellin.

a) Le blastoderme d'un Sélacien forme tout d'abord une plaque peu étendue et presque circulaire, sur laquelle se trouve l'ébauche embryonnaire, de forme oblongue au début, et qui prend ensuite la figure d'une spatule (voy. fig. 90). L'ébauche embryonnaire occupe le bord postérieur du blastoderme ; elle est séparée du blastoderme en avant et sur les côtés par des replis ou sillons. L'un délimite la partie antérieure de l'embryon ; c'est le **repli céphalique**. Les autres bornent de chaque côté le corps de l'embryon ; ce sont les **replis latéraux**. Tandis que le corps de l'embryon prend peu à peu sa forme, en s'isolant du blastoderme, celui-ci tend à envelopper de plus en plus complètement le vitellus.

Nous avons vu déjà qu'il y a diverses façons de se représenter le *modus faciendi* de cet enveloppement (voy. fig. 43). Quoi qu'il en soit, l'extension du blastoderme n'est pas uniforme, mais plus rapide pour la région antérieure du blastoderme, celle qui ne renferme pas l'ébauche embryonnaire. Il en résulte que la partie du blastoderme, à laquelle est fixé l'embryon, forme une échancrure dans le contour de l'aire blastodermique (fig. 142, A). Puis l'échancrure se forme par le rapprochement et la soudure de ses bords qui ne sont autre chose à ce niveau que les bourrelets et lobes caudaux dont il a été souvent question déjà. L'embryon cesse alors d'occuper le bord du blastoderme ; mais il persiste une bande linéaire, formée par les bords soudés de l'échancrure blastodermique, qui l'y rattache (fig. 142, B ; voy. aussi fig. 67, B) ; cette bande est la soi-disant ligne primitive du Sélacien. En 142 B, une petite étendue de la surface vitelline, située à quelque distance en arrière de l'embryon, demeure encore à nu, non recouverte par le blastoderme ; elle est comparable au bouchon d'Ecker des Batraciens, et le trou qu'elle figure dans le blastoderme représente un blastopore véritable, qui est la réduction du blastopore primitif des Sélaciens. Bientôt le vitellus sera complètement entouré par le blastoderme (fig. 142, C).

Pendant que le blastoderme enveloppait le vitellus, des vaisseaux se différenciaient dans une grande étendue de sa surface, par un processus que nous avons antérieurement fait connaître. Ces vaisseaux, sur la disposition anatomique desquels nous reviendrons, s'étant mis en rapport avec l'embryon, sont chargés d'apporter à ce dernier les matériaux nutritifs contenus dans le vitellus à la surface duquel ils rampent ; grâce à eux, le vitellus devient ainsi une annexe nourricière de l'embryon. L'apparition de vaisseaux dans une portion du blastoderme extra-embryonnaire permet de

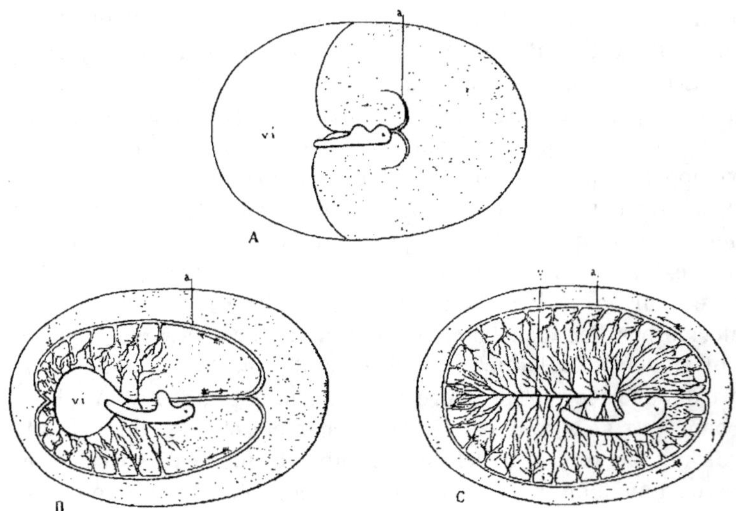

Fig. 142. — *Trois vues du vitellus d'un Sélacien, montrant l'embryon, le blastoderme et les vaisseaux du sac vitellin* (d'après Balfour).

A, jeune stade où l'embryon est encore attaché au bord du blastoderme. — B, stade plus avancé ; le vitellus n'est pas encore complètement enveloppé par le blastoderme. - - C, stade où le vitellus est tout à fait entouré par le blastoderme. — *vi*, vitellus. — *a*, troncs artériels et sinus terminal artériel du blastoderme. — *v*, veines. Le blastoderme est figuré par une teinte foncée ; le vitellus l'est par une teinte claire.

partager ce dernier (du moins aux stades figurés en 142 B et C, qui nous occupent) en deux régions : l'une, pourvue de vaisseaux, est appelée **aire vasculaire** ; l'autre, qui en est dépourvue, et se borne à tapisser le vitellus, peut être nommée **aire vitelline**. Nous retrouverons ces termes quand nous étudierons le vitellus en tant qu'annexe embryonnaire.

b) Il nous faut à présent préciser la façon dont l'embryon s'isole du vitellus et du blastoderme extra-embryonnaire qui recouvre ce dernier, fixer d'autre part la constitution anatomique de ce blastoderme extra-embryonnaire.

Pour ce qui est de la première question, nous avons vu déjà qu'à l'examen extérieur de l'œuf on constatait l'existence, entre l'embryon et le blastoderme, de sillons ou plis, que nous avons distingués en céphalique et latéraux. Ces rainures devenant de plus en plus profondes, on voit l'ébauche embryonnaire s'isoler de plus en plus du vitellus et du blastoderme qui le tapisse, en même temps qu'elle devient de plus en plus importante par rapport à la masse du vitellus. De la sorte, au bout d'un certain temps il arrive que le vitellus, enfermé à présent dans le blastoderme d'une manière complète, pend à la manière d'un sac herniaire, le *sac vitellin*, à la face ventrale de l'embryon (fig. 143), et semble

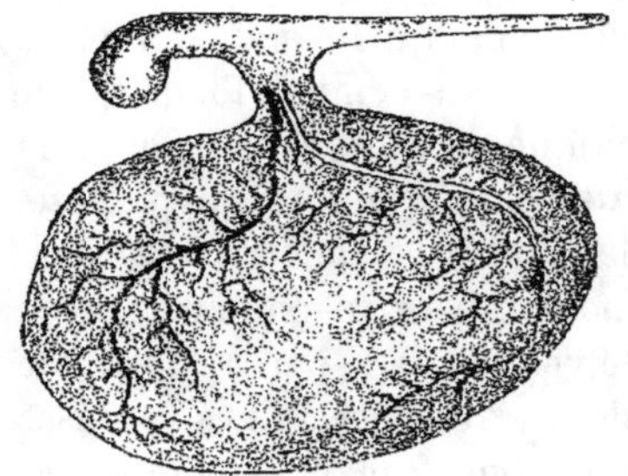

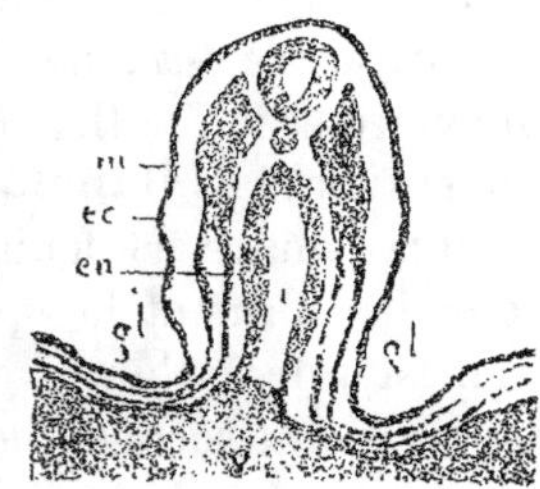

FIG. 143. — *Embryon âgé de Pristiurus* (d'après BALFOUR), montrant, suspendu à sa face ventrale par un pédicule grêle, le sac vitellin, sur lequel s'étalent l'artère et la veine vitellines.

FIG. 144. — *Coupe transversale demi-schématique d'un germe de Sélacien*, pour montrer la constitution des gouttières limitantes latérales.

gl, gouttière limitante. — *m*, mésoblaste. *ec*, ectoblaste. — *en*, entoblaste. *i*, intestin.— *r*, vitellus représenté en partie seulement.

un simple appendice de l'embryon, alors que primitivement c'était l'inverse, l'embryon de très faibles dimensions paraissant une annexe du volumineux vitellus qui le supportait.

L'examen extérieur de l'œuf ne suffit pas pour donner une idée exacte des phénomènes par lesquels l'embryon s'individualise dans l'œuf; mais il faut en outre interroger à cet égard des coupes longitudinales et des coupes transversales, c'est-à-dire les unes parallèles, les autres perpendiculaires à l'axe de l'embryon (fig. 5, pl. II et fig. 144). Ces coupes montrent que les sillons, que les vues de face nous ont révélés, intéressent à la fois tous les feuillets du blastoderme, et qu'au fond de ces sillons on retrouve, déprimés

vers le centre de l'œuf, l'épiblaste, les deux feuillets du mésoblaste avec le cœlome, l'hypoblaste enfin. Les gouttières limitantes de l'embryon séparent donc les divers feuillets du blastoderme
en deux régions, l'une embryonnaire, l'autre extra-embryonnaire,
cette dernière étant la seule qui doive nous occuper encore. De
même que l'épiblaste embryonnaire avec le feuillet somatique du
mésoblaste embryonnaire forment ensemble la **somatopleure**
embryonnaire, de même l'épiblaste extra-embryonnaire joint au
feuillet somatique du mésoblaste extra-embryonnaire constitue la
somatopleure extra-embryonnaire ; celle-ci présente une sorte de
dilatation ventrale de la paroi du corps de l'embryon, produite par
l'accumulation du vitellus qu'elle enveloppe ; elle est, si l'on veut,
la peau qui recouvre le vitellus, d'où le nom qui lui a été donné de
sac vitellin cutané (*svc*, fig. 5, pl. II). Tout comme l'hypoblaste
embryonnaire et le feuillet splanchnique du mésoblaste embryonnaire constituent la **splanchnopleure** embryonnaire, l'hypoblaste
extra-embryonnaire et le feuillet splanchnique du mésoblaste extra-
embryonnaire forment la splanchnopleure extra-embryonnaire ;
celle-ci n'est autre qu'un diverticule ventral de la paroi intestinale
de l'embryon, une sorte de hernie de cette dernière due à la masse
considérable de vitellus qu'elle doit contenir ; de là le nom de *sac
vitellin intestinal* qui lui a été donné (*svi*, fig. 5, pl. II). Il va de soi
que le cœlome compris entre la somatopleure et la splanchnopleure peut être lui aussi partagé en une région embryonnaire et
une autre extra-embryonnaire (fig. 5, pl. II, *cg*[1] et *cg*[2]).

La séparation des feuillets en deux régions, l'une embryonnaire,
l'autre vitelline ou extra-embryonnaire, par laquelle l'embryon
acquiert son indépendance, se prononce de plus en plus, à mesure
que les gouttières limitantes deviennent plus profondes. Par les
progrès de ces gouttières, il arrive bientôt que la région de transition entre l'embryon et le reste de l'œuf devient de plus en plus
étroite et se réduit aux dimensions d'un pédicule reliant le sac
vitellin à l'embryon ; c'est ce que montre la coupe longitudinale
(fig. 5, pl. II). De même que nous avons distingué un sac vitellin
cutané et un sac vitellin intestinal, de même nous pouvons dire
que le pédicule se compose d'un pédicule cutané (dont la coupe
est figurée par le cercle extérieur, rouge et noir, de la figure) et

d'un pédicule intestinal (représenté en section par le petit cercle intérieur, bleu et noir) ; le pédicule intestinal est souvent appelé *conduit vitellin*, parce qu'il mène en effet du sac vitellin dans l'intestin, de *v* en *i*.

§ 2. — **Sauropsidés**. — *a*) Pour étudier les rapports du blastoderme avec le vitellus, il est nécessaire que nous remontions assez haut dans le développement de l'œuf des Oiseaux, auxquels nous limiterons le présent aperçu. On se souvient que la surface blastodermique des œufs tout à fait jeunes pouvait être distinguée, d'après les caractères optiques différents qu'elle présente à la périphérie et au centre, en deux régions : l'une centrale, claire, l'aire pellucide ou transparente, dans laquelle se trouve comprise l'ébauche embryonnaire, l'autre périphérique, foncée, l'aire opaque (fig. 145, *ap, ao*). L'aire transparente, examinée à l'aide d'un grossissement suffisant, montre aux flancs de la ligne primitive, qui la parcourt à ce stade très jeune, presque totalement d'avant en arrière, une opacité plus grande ; cette région plus sombre (fig. 146) correspond à l'emplacement occupé actuellement par le mésoderme (*m*). Au stade de la figure 145, on peut distinguer déjà, en dehors des limites de l'aire opaque, une zone blastodermique annulaire, résultant de l'agrandissement de la surface du blastoderme ; cette zone répond à ce que nous avons appelé ailleurs déjà *aire vitelline* (fig. 145, *av*). Plus tard, la constitution du blastoderme au niveau de l'aire vitelline permet de distinguer dans celle-ci une « aire vitelline interne » (fig. 147, *avi*) et une « aire vitelline externe » (*ave*). Si l'on recherche ce qu'est devenue la plage mésodermique, qui dans la figure 146 obscurcissait la région postérieure de l'aire transparente, on voit, par l'inspection des dessins schématiques de la figure 149, que, dépassant en arrière les limites de l'aire transparente, elle s'est étendue sur l'aire opaque (I), qu'elle envahit de plus en plus (II) ; puis, tandis que dans l'intérieur de l'aire transparente, le mésoderme ne fait que peu de progrès, il se prolonge en avant dans l'aire opaque en deux cornes qui font presque le tour de l'aire transparente (fig. 148, fig. 149, III). Elles ne vont cependant pas, au moins temporairement, jusqu'à s'étendre dans la portion antérieure et médiane de

l'aire pellucide ; mais elles s'arrêtent de chaque côté de la ligne
médiane, circonscrivant un espace où le blastoderme n'est formé

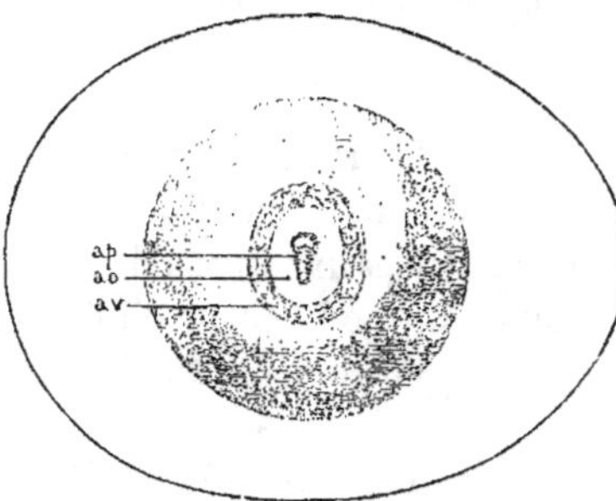

FIG. 145. — *Œuf de la 15e heure de l'incubation*
(d'après DUVAL).

ap, aire pellucide. — **ao**, aire opaque. — **av**, aire
vitelline.

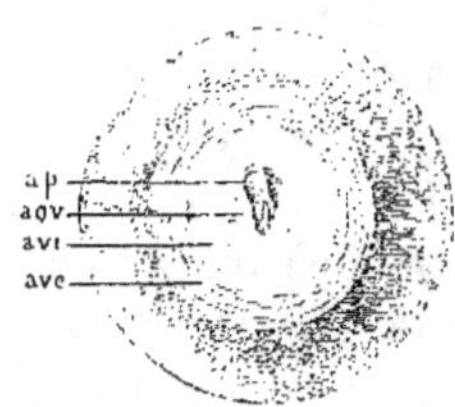

FIG. 147. — *Surface blastodermique de la 24e heure*
d'incubation (d'après DUVAL).

ap, aire transparente. — *ao*, aire opaque devenue
vasculaire. — *avi*, aire vitelline interne. — *ave*
aire vitelline externe.

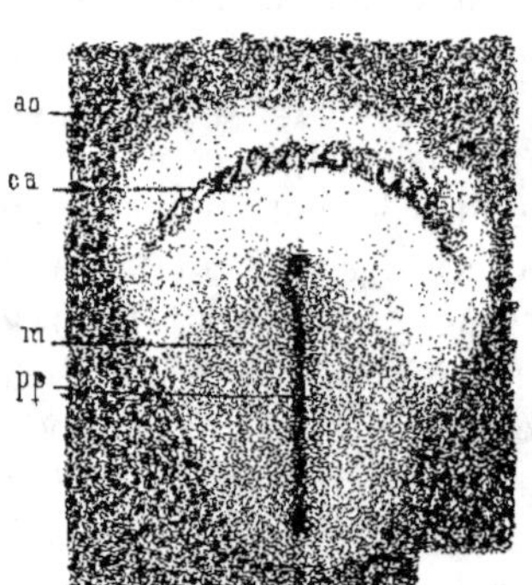

FIG. 146. — *Aire transparente de ce même œuf, avec les*
parties adjacentes de l'aire opaque (d'après DUVAL).

ao, aire opaque. — *ca*, croissant antérieur, formé par
une disposition particulière du bourrelet entodermo-vitellin à ce niveau. — *pp*, ligne primitive. —
m, région de l'aire transparente où le mésoderme
obscurcit le champ qu'il occupe.

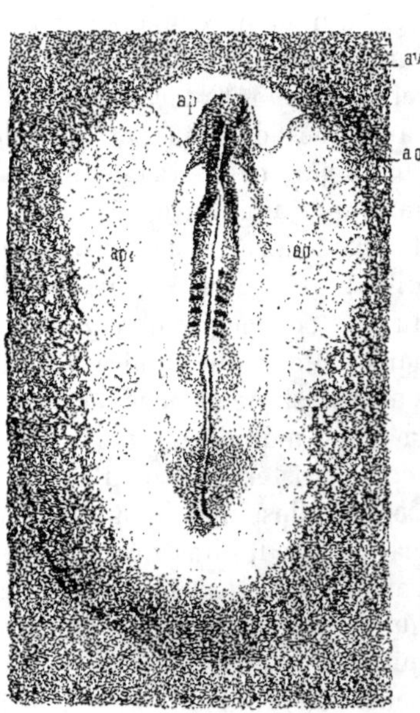

FIG. 148. — *Aire transparente et vasculaire du*
blastoderme précédent (d'après DUVAL). Même
signification des lettres que dans la fig. 147.

que de deux feuillets, une région didermique, ou en d'autres termes, une zone amésodermique (fig. 148 et 149, III, *ap'*) dont les coupes nous ont déjà fait connaître l'existence (voy. p. 280).

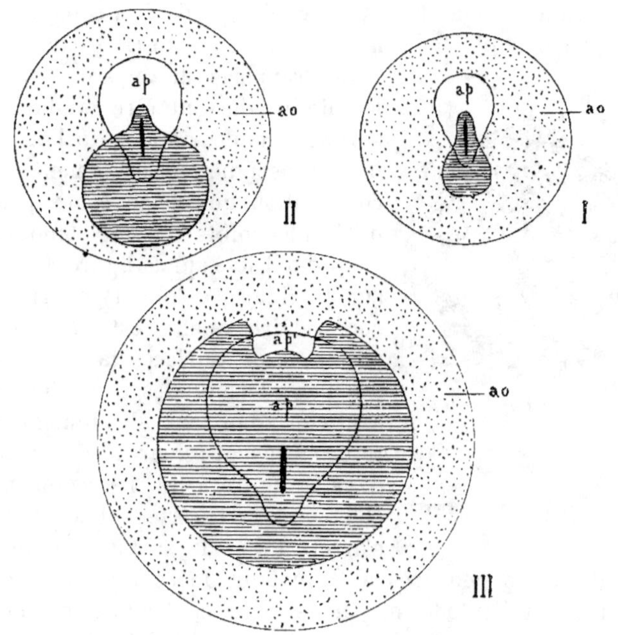

FIG. 149. — *Trois dessins schématiques représentant le mode d'extension du mésoderme dans le blastoderme du Poulet (d'après* DUVAL).

I, II, III, trois stades successifs. — *ao*, aire opaque. — *ap*, aire pellucide. — *ap'*, partie de l'aire pellucide qui est demeurée privée de mésoderme, zone amésodermique.

Quand ensuite les vaisseaux paraissent dans le blastoderme (vers la fin du 1er jour de l'incubation chez le Poulet), on donne à la région qu'ils occupent le nom d'**aire vasculaire**. Ces vaisseaux se montrent au niveau de la plage mésodermique qui occupe d'abord, avons-nous dit, les régions postéro-latérales de l'aire transparente et les parties adjacentes de l'aire opaque ; c'est à cette étendue qu'est limitée l'aire vasculaire à son début ; puis elle s'étend, en même temps que la zone mésodermique, à l'aire opaque tout entière; l'aire opaque et l'aire vasculaire coïncident dès lors. L'aire vasculaire s'agrandit de plus en plus, à mesure que le blastoderme s'étend lui-même davantage. Bientôt le blastoderme ne laisse plus à découvert, au pôle inférieur de l'œuf, qu'une minime étendue de la surface du vitellus, qui n'est complètement enveloppé par le blastoderme que vers le 7e jour (Balfour).

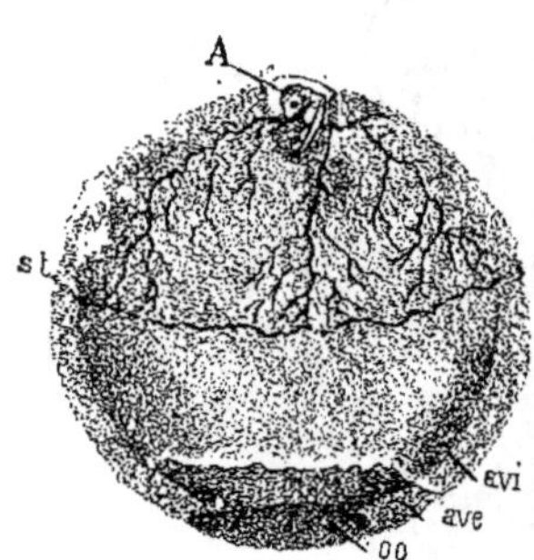

FIG. 150. — *Œuf de Poulet du 4e jour* (d'après DUVAL).

A, l'embryon. — *st*, sinus terminal, limite de l'aire vasculaire. — *avi, ave*, zones interne et externe de l'aire vitelline. — *oo*, vitellus non encore recouvert.

Les rapports du blastoderme avec le vitellus doivent être étudiés aussi sur des coupes totales de l'œuf, qui nous renseigneront également sur la constitution du blastoderme dans les différents points de son étendue. Un coup d'œil jeté sur la figure 151, I, et sur la figure 4 (pl. II) pourra faire comprendre quelle est, aux divers points de sa surface, la constitution du blastoderme. Les deux figures ne sont cependant pas absolument identiques. On peut remarquer en effet que dans la figure 4 (pl. II), empruntée à Hertwig, l'ectoderme et l'entoderme s'arrêtent sur la surface vitelline au même niveau, à peu près à l'équateur de l'œuf; en ce point, l'ectoderme et l'entoderme demeurent confondus, comme ils l'étaient primitivement, en un bourrelet blastodermique. Dans la figure 151, I au contraire, l'ectoderme devance l'entoderme dans l'enveloppement du vitellus (Duval).

On se souvient, en effet, que pour Duval le bourrelet blastodermique ne persiste pas chez le Poulet, mais que « l'ectoderme se sépare de l'entoderme primitif sur les bords du blastoderme, et, tandis que l'ectoderme s'étend très loin sur le vitellus, le bord de l'entoderme se soude avec le rempart vitellin, de sorte qu'en partant de ce bord de l'entoderme, et en allant vers la périphérie, on trouve successivement : d'abord, le bourrelet entodermo-vitellin, correspondant à cette soudure, et formé de vitellus se divisant, autour de chaque noyau, en grosses cellules destinées par leurs divisions successives à servir à l'extension en surface de l'ento-

derme ; puis une large couche de vitellus à noyaux libres (entoderme vitellin) (1) ; puis enfin une couche de vitellus sans noyaux »
(Duval).

Dans la figure 151, II, l'extension du blastoderme a fait des progrès. La membrane vitelline a disparu par résorption dans la
région embryonnaire de la sphère vitelline ; cette résorption s'arrête quand elle a dépassé l'équateur de la sphère, et alors il reste
une calotte de membrane vitelline, laquelle se rétracte et se plisse

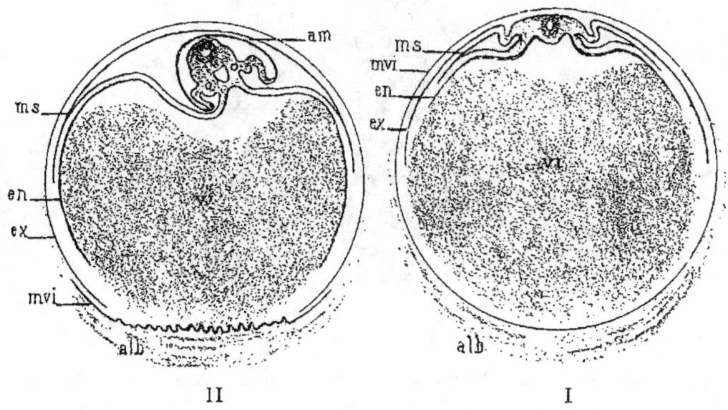

Fig. 151. — *Deux coupes totales de l'œuf de la Poule,* dont l'un I, est au début, tandis que l'autre II est
à la fin du 3ᵉ jour de l'incubation ; les coupes sont perpendiculaires à l'axe de l'embryon (d'après
DUVAL).

vi, vitellus. — *mvi*, membrane vitelline. — *alb*, albumine représentée en partie seulement. — *ex*, ectoderme. — *en*, entoderme. — *ms*, mésoderme. — *am*, amnios. (La coquille n'a pas été figurée.)

sur le pôle inférieur de la sphère vitelline. En cette figure, l'ectoderme (*ex*) est presque parvenu au pôle inférieur de la sphère
vitelline, laissant derrière lui l'entoderme (*en*), qui lui-même
devance le mésoderme (*ms*). Les dessins A, B, C (fig. 152), représentant des coupes pratiquées en différentes régions du blastoderme, montrent que celui-ci est différemment constitué en ces
diverses régions (voir l'explication de la figure). Ces différences
caractérisent les zones que nous avons distinguées, à l'examen

____

(1) Nous avons vu que ce n'est pas seulement cette région de l'entoderme, mais bien
l'entoderme tout entier qu'il convient de qualifier de vitellin.

extérieur du germe, dans la surface blastodermique : savoir, l'aire opaque (A), l'aire vitelline interne (B), l'aire vitelline externe (C).

b) Après avoir examiné quels sont les rapports du blastoderme à l'égard du vitellus, il faut voir comment l'embryon se comporte vis-à-vis du blastoderme. Les processus qui se déroulent ici sont sensiblement les mêmes que chez les Poissons ; nous les examine-

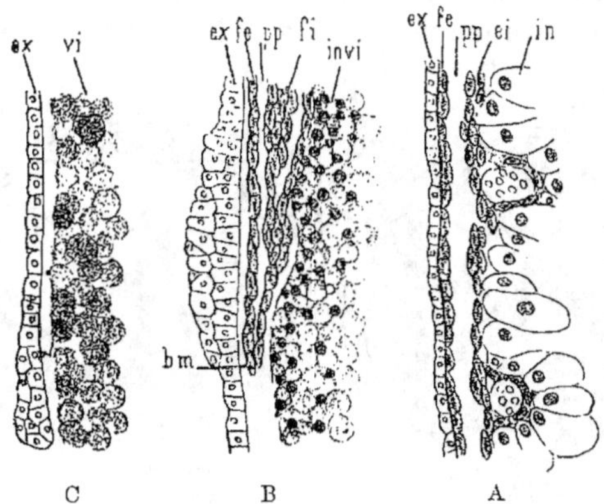

FIG. 152. — *Trois coupes pratiquées sur le blastoderme de l'œuf de la fig. 151, II, en trois régions différentes*
(d'après DUVAL).

A, région blastodermique la plus voisine de l'embryon, où tous les feuillets ont une constitution parfaite. — B, région située en dehors de la précédente, où le mésoderme se termine en un bourrelet, le bourrelet mésodermique, et où l'entoderme n'est qu'imparfaitement constitué. — C, région périphérique du blastoderme, où n'existe que de l'ectoderme, qui se termine par un bourrelet, le bourrelet ectodermique, et au niveau de laquelle l'entoderme fait défaut.

ex, ectoderme. — *fe*, feuillet externe ou somatique du mésoderme. — *pp*, cavité pleuro-péritonéale ou cœlome. — *fi*, feuillet interne ou splanchnique du mésoderme. — *in*, entoderme parfait, — *invi*, entoderme imparfait. — *vi*, vitellus. — *bm*, bourrelet mésodermique. (L'explication des lettres *in*, *invi* est ici autre qu'elle est donnée dans la légende de l'auteur.)

rons à nouveau cependant, et nous emprunterons à Hertwig la description de ces phénomènes chez le Poulet.

A l'examen extérieur du disque germinatif, on voit que l'ébauche embryonnaire se distingue, ici comme chez les Poissons, du reste du blastoderme par des sillons, les gouttières limitantes de His. La partie antérieure du corps de l'embryon se délimite la première par une gouttière semi-lunaire à concavité tournée en arrière, conformément à cette loi générale du développement de l'embryon, d'après laquelle l'extrémité antérieure du corps se forme plus vite

que l'extrémité postérieure. La gouttière limitante antérieure est
déjà accusée chez le Poulet au premier jour de l'incubation ; elle
est située immédiatement au-devant des replis médullaires. A un
stade ultérieur, le corps de l'embryon est également délimité de
chaque côté par des gouttières latérales, dont la netteté diminue
d'avant en arrière. Ce n'est que plus tard qu'une gouttière postérieure, à concavité tournée en avant, isole du reste du blastoderme l'extrémité caudale de l'embryon. De la sorte, une faible
partie des feuillets, seule employée à la formation du corps embryonnaire, est séparée, par une fossette limitante qui l'entoure
complètement, d'une région extra-embryonnaire beaucoup plus
étendue.

Pour se rendre un compte exact de la façon dont se produisent
les gouttières limitantes, il est indispensable d'examiner des coupes du blastoderme intéressant ces gouttières, telles que celle que
représente la figure 153. On y voit que le feuillet externe et le feuil-

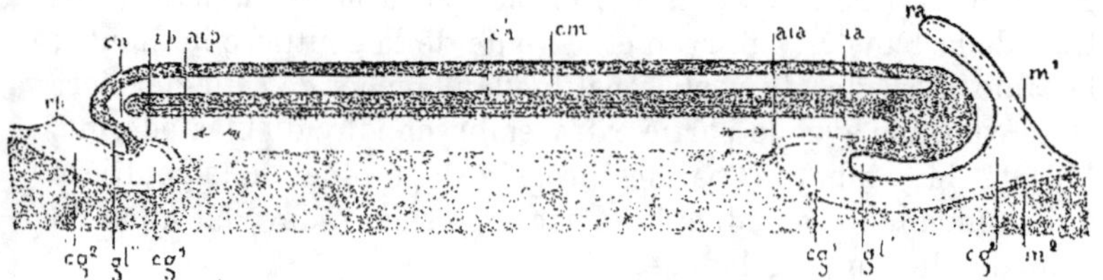

FIG. 153. — *Coupe longitudinale schématique d'un embryon de Poulet* (d'après O. HERTWIG).

cm, canal médullaire. — *ch*, corde dorsale. — *ia, ip*, intestins antérieur et postérieur. — *aia, aip*, aditu
intestinalis anterior, aditus intestinalis posterior. — *gl', gl"*, gouttières limitantes antérieure et postérieure. — *cn*, canal neurentérique. — *cg', cg²*, parties embryonnaire et extra-embryonnaire de la
cavité générale. — *m', m²*, feuillets somatique et splanchnique du mésoderme. — *ra, rp*, replis antérieur et postérieur de l'amnios. — Le feuillet moyen est indiqué par les traits --------- ; le feuillet
interne l'est par le trait xxxxxxx ; le feuillet externe est marqué par un trait simple et continu.

let somatique du mésoderme, formant ensemble la somatopleure,
se sont enfoncés en se plissant vers le centre de l'œuf, constituant
un pli dont le sommet est dirigé en dessous, vers le vitellus. L'espace que les deux feuillets ainsi plissés circonscrivent a la forme
d'une gouttière ; c'est la gouttière limitante (*gl', gl"*). Les gouttières limitantes n'étant autres que des replis des feuillets superficiels du blastoderme, nous pouvons distinguer des replis céphalique, latéraux et caudal.

Le repli céphalique paraît le premier ; grâce à lui se trouve formée l'extrémité céphalique de l'embryon, dès lors séparée de la partie extra-embryonnaire des feuillets. Ce repli, d'abord tourné directement en bas, du côté du vitellus, dirige son sommet à mesure qu'il grandit, de plus en plus en arrière, vers l'extrémité caudale de l'embryon. Les conséquences de ce processus sont la formation d'abord, l'agrandissement ensuite de l'extrémité céphalique de l'embryon. En effet, si dans la figure 153, on néglige le repli (*ra*) (dont il sera question plus tard), on voit que, par la production et l'enfoncement au-dessous de l'embryon du repli céphalique (*gl'*), une petite saillie du corps de l'embryon a pris naissance ; cette saillie, qui contient l'extrémité antérieure du tube nerveux, de la corde et du tube intestinal, proémine au-dessus des feuillets germinatifs (le repli *ra* étant, nous le répétons, provisoirement négligé) ; cette proéminence est le début de la **tête** de l'embryon. La lame supérieure du repli céphalique, en se dirigeant en arrière et en dessous, forme tout à la fois la paroi ventrale de la tête de l'embryon et la voûte de la gouttière limitante ; la lame inférieure du repli constitue le plancher de cette dernière et se continue avec la partie extra-embryonnaire du blastoderme. La tête de l'embryon, par les progrès du repli et de la gouttière qui augmentent l'étendue de sa face inférieure, deviendra par la suite de plus en plus longue.

L'extrémité caudale de l'embryon se développe de la même façon que l'extrémité céphalique, mais seulement un peu plus tard, par un repli caudal (*gl"*), dont le sommet est tourné en avant, opposé par conséquent à celui du repli céphalique.

C'est également de la même manière que les **parois latérales** du tronc de l'embryon prennent naissance, c'est-à-dire au moyen de replis, les replis latéraux, dirigés d'abord directement en bas. Plus tard, le sommet de ces replis s'incline vers le plan médian de l'embryon ; les replis latéraux se rapprochent donc l'un de l'autre, progressant au-dessous de l'embryon, qu'ils délimitent inférieurement, en constituant sa **paroi ventrale**.

Nous venons de voir que par le plissement des feuillets superficiels du blastoderme, de la somatopleure en un mot, se constituent les parois du corps de l'embryon, en se distinguant par de nettes

limites de la région extra-embryonnaire des mêmes feuillets. Le
même processus de plissement atteint les feuillets blastodermiques
profonds, la splanchnopleure, qui suit la somatopleure dans son
mouvement d'invagination. Il en résulte nécessairement que la
portion d'intestin, que renferme la proéminence céphalique, s'in-
dividualisera sous la forme d'un tube, l'**intestin céphalique**.
Un peu plus tard il en sera de même de la portion d'intestin située
dans la proéminence caudale ; devenue plus ou moins indépendante, elle formera l'**intestin caudal**. Ces deux parties du tube
intestinal sont fermées du côté de l'extérieur, et ne s'y ouvriront
que plus tard, l'une par la bouche, l'autre par l'anus ; mais elles
sont ouvertes en dedans ; car si l'on soulève l'aire transparente
avec l'embryon au-dessus du vitellus, et qu'on l'examine par sa
face inférieure, on voit que l'intestin céphalique et l'intestin caudal
présentent chacun une ouverture, par laquelle on peut pénétrer de
la face vitelline dans chacune de ces cavités ; l'orifice de l'intestin
céphalique a reçu le nom d'**aditus intestinalis anterior**
(porte antérieure de l'intestin) (fig. 153, *aia*) ; celui de l'intestin
caudal a été nommé **aditus intestinalis posterior** (porte postérieure de l'intestin) (fig. 153, *aip*). La portion moyenne du canal
intestinal, comprise entre les deux portes de l'intestin céphalique
et de l'intestin caudal, n'est encore nullement distincte de la cavité
vitelline. Mais bientôt, ainsi qu'on peut le constater sur des coupes transversales de l'embryon (fig. 6 et 7 de la pl. II), l'entoblaste
se déprime sur la ligne médiane en une gouttière d'abord très superficielle (fig. 6), mais qui, devenant de plus en plus profonde
(fig. 7, *i*), finit par se rendre presque indépendante de la cavité
vitelline, et par se transformer en un tube presque complet.

On conçoit sans peine que tous les replis, antérieur, postérieur
et latéraux, tant de la somatopleure que de la splanchnopleure,
convergeant en dedans, au-dessous de l'embryon, ont pour effet
de pédiculiser celui-ci, en l'isolant de plus en plus du reste du
blastoderme et de l'œuf. C'est ce dont on peut se rendre bien
compte à la vue des figures et de la planche. On y voit le blastoderme, étranglé au-dessous de l'embryon à la suite des processus
que nous venons de décrire, former un véritable pédicule creux
ayant la figure d'un tube très court, par lequel la portion embryon-

naire du blastoderme se rattache à la partie extra-embryonnaire. Ce pédicule doit être décomposé en deux tubes emboîtés l'un dans l'autre. Par l'un de ces tubes, le *pédicule cutané*, la portion embryonnaire de la somatopleure se relie à la région extra-embryonnaire de la somatopleure ; l'autre, le *pédicule intestinal*, nommé plus souvent *conduit vitello-intestinal*, ou brièvement *conduit vitellin*, rattache la splanchnopleure embryonnaire à la splanchnopleure extra-embryonnaire. La somatopleure de même que la splanchnopleure extra-embryonnaires limitent chacune un sac, dont l'un contient l'autre. Le premier, circonscrit par la somatopleure, peut être nommé *sac vitellin cutané ;* le second, formé par la splanchnopleure, est le *sac vitellin intestinal*, ou brièvement *sac vitellin*, et renferme le vitellus. Chacun de ces sacs se rattache à l'embryon par un pédicule dont l'un entoure l'autre. Le point d'attache du pédicule extérieur, le pédicule cutané, à la face ventrale de l'embryon se nomme l'*ombilic cutané* (marqué sur les fig. 2 et 3 de la planche par deux traits, l'un noir, l'autre rouge) ; le point d'insertion correspondant du pédicule intestinal sur l'intestin se nomme l'*ombilic intestinal* (indiqué sur les figures par deux traits curvilignes, l'un noir, l'autre bleu). L'embryon lui-même peut être considéré comme composé de deux tubes emboîtés l'un dans l'autre ; l'un externe est limité par la paroi du corps, par la somatopleure embryonnaire et peut être appelé « tube somatique »; l'autre est circonscrit par la paroi intestinale, par la splanchnopleure embryonnaire ; c'est le « tube intestinal ». Les deux tubes, dont est essentiellement constitué l'embryon, sont d'ailleurs séparés par la cavité générale. Celle-ci se continue entre les deux pédicules cutané et intestinal de l'embryon, dans la partie extra-embryonnaire du blastoderme, où elle s'étend entre le sac vitellin intestinal (cg^2, fig. 1 et 2 de la pl. II) ; cet espace, qui correspond à ce que Kölliker a nommé « cavité du blastoderme » doit être appelé *cœlome extra-embryonnaire* ou *cœlome externe*.

La description qu'on vient de lire, calquée sur celle d'O. Hertwig, nous montre qu'ici, comme chez les Sélaciens, l'embryon s'isole par des gouttières limitantes de plus en plus profondes du reste du blastoderme ; la portion non embryonnaire du blastoderme, enveloppant le vitellus, forme un sac vitellin, appendu à la face inférieure de l'embryon dont il figure une annexe nourricière. Nous nous occuperons plus tard de cet appendice.

Le corps de l'embryon de Poulet, une fois constitué par le processus que nous venons de voir, subit des flexions particulières, que l'on peut désigner sous les noms de *flexion sur l'axe transverse* et *torsion sur l'axe longitudinal* (Kölliker). La flexion sur l'axe transverse consiste en ce que le corps s'incurve à ses deux extrémités sur la face ventrale, et se recourbe bientôt si fort que la tête et la queue arrivent à se toucher. C'est l'extrémité céphalique qui s'infléchit la première, ce qu'elle fait dès le second jour. Au troisième jour la flexion céphalique est très nette; comme elle porte sur la partie antérieure de la tête, on peut lui donner le nom de flexion céphalique antérieure; le sommet de la courbure ainsi produite est le vertex.

A cette première flexion s'en ajoute une autre dans la seconde moitié du troisième jour et durant le quatrième; elle frappe la région postérieure de la tête, et dès lors peut s'appeler flexion céphalique postérieure; le point culminant de la courbure qu'elle détermine est la *nuque*. Les mêmes phénomènes se retrouvent chez les autres Amniotes et aussi chez les Sélaciens; mais chez les Téléostéens la flexion crânienne est très peu accusée, et paraît même faire défaut.

En ce qui touche les phénomènes de torsion sur l'axe longitudinal, il survient chez le Poulet, au troisième jour, une torsion très remarquable, consistant en ce que, le tronc restant appliqué par sa face ventrale sur le vitellus, la tête se contourne pour venir appliquer sa face gauche sur le même plan, c'est-à-dire du même côté que la face ventrale de l'embryon. Plus tard, l'extrémité postérieure du corps, elle aussi, se contourne et se trouve couchée par son côté gauche sur le vitellus. Puis la tête redevient droite, mais pour se contourner bientôt en sens inverse, de façon qu'alors le corps, dans sa totalité, figure une spirale tournant de gauche à droite. Chez le Lapin il existe de même une torsion spiroïde de l'embryon, surtout marquée pour l'extrémité postérieure du corps, qui à elle seule peut être complètement recourbée en hameçon. Cette disposition est plus accentuée encore chez les embryons de Reptiles et surtout ceux de Serpents dont la queue décrit un grand nombre de tours de spire. Les Poissons osseux et les Sélaciens par contre n'offrent qu'une inflexion spiroïde très peu prononcée de l'embryon.

Les deux catégories de flexions, aussi bien la torsion sur l'axe longitudinal que l'incurvation sur l'axe transverse, atteignent leur degré le plus marqué au quatrième et au cinquième jour chez le Poulet. A partir de là, l'embryon de Poulet redevient de plus en plus droit, et se déroule si bien qu'à partir du sixième jour l'axe longitudinal est redevenu rectiligne, et que la face ventrale augmente sans cesse d'étendue.

Quant aux causes de ces courbures, elles sont incontestablement la conséquence de ce que le dos et surtout le système nerveux central croissent plus vite que la région ventrale, ce qui détermine nécessairement la convexité dorsale de l'embryon (1).

§ 3. — **Mammifères**. — Il nous faut examiner les relations du blastoderme avec ce qui est l'homologue du vitellus chez les Mammifères, c'est-à-dire avec la vésicule germinale ou blastodermique. On a vu plus haut, en effet, que les Mammifères descendent certainement d'ancêtres dont les embryons étaient pourvus d'un grand sac vitellin, mais que chez eux le vitellus a énormément diminué de quantité, suppléé physiologiquement par les matériaux nutritifs qu'un organe nouveau, le placenta, prend à l'organisme maternel, en se mettant en connexion intime avec l'utérus. La cavité germinale devient ainsi vide de vitellus, et forme un sac vitellin sans autre contenu qu'un liquide coagulable. On comprend dès lors facilement que la cavité d'un œuf, dont le vitellus a disparu, soit chez les Mammifères de diamètre beaucoup moindre que chez les Oiseaux où l'œuf est distendu par une énorme masse de vitellus. Il s'ensuit que l'enveloppement de la cavité de l'œuf par le blastoderme sera plus rapide ici qu'ailleurs, et que de très bonne heure l'épiblaste et l'hypoblaste entoureront complètement ou à peu près la cavité de l'œuf, que la zone radiée limitait seule jusqu'alors. Dès ce moment, la cavité germinale, entourée par le

____

(1) La description des phénomènes de flexion qu'on vient de lire est à peu près complètement empruntée au traité d'embryologie de Kölliker.

blastoderme, prendra le nom de vésicule blastodermique, expression que l'on peut, grâce aux considérations qui viennent d'être exposées relativement au développement phylogénétique de l'œuf des Mammifères, remplacer par celle de sac vitellin.

A l'examen extérieur du blastoderme, on constate tout d'abord la présence d'une tache claire que nous avons appelée (voir p. 112, fig. 55, *ae*) tache ou aire embryonnaire, et aussi tache ou aire germinative.

La surface blastodermique qui entoure la tache embryonnaire n'est d'abord didermique que dans sa moitié supérieure seulement ; elle le devient ensuite sur toute son étendue (1).

Le mésoderme fait son apparition dans l'aire embryonnaire, aux flancs de la ligne primitive d'une part, et d'autre part à l'extrémité antérieure de cette ligne. La surface blastodermique devient ainsi tridermique dans une certaine étendue. Tandis que la seconde des deux ébauches mésodermiques s'accroît en avant et se limite à la région embryonnaire du blastoderme, la première s'étend en arrière au delà des limites de l'aire embryonnaire (fig. 154) ; puis s'avançant sur les parties antéro-latérales de l'aire embryonnaire et les régions adjacentes de l'aire vitelline, elle forme une vaste plage mésodermique terminée en avant par deux prolongements en forme de cornes (fig. 154, A).

L'extension du mésoderme est donc comparable à ce que nous avons observé déjà chez l'Oiseau. Comme l'ébauche partie du nœud de Hensen s'étend dans l'aire embryonnaire jusqu'au bord antérieur de cette aire, mais sans le dépasser, et comme d'autre part le bord interne, concave, des cornes de l'autre ébauche demeure quelque peu éloigné de l'aire embryonnaire, il s'ensuit que la région du blastoderme qui confine à la partie antérieure de l'aire embryonnaire est dépourvue de mésoderme (voir la fig. 153, C, qui

---

(1) D'après les recherches de Kölliker, une zone comparable à l'aire transparente des Oiseaux, c'est-à-dire dans laquelle l'aire embryonnaire est inscrite, n'apparaît que tardivement, chez un embryon de Lapin de 9 jours, sous la forme d'une bordure claire de l'ébauche de l'embryon plus étroite en avant qu'en arrière, entourée elle-même par l'aire opaque. Il n'est pas certain que l'aire transparente signalée par Kölliker chez les Mammifères corresponde à l'aire transparente des Oiseaux. Duval figure l'aire transparente du Lapin déjà à 7 j. 1/2. Quant à la surface blastodermique située en dehors de l'aire embryonnaire, elle représente à la fois l'aire opaque et l'aire vitelline des Oiseaux.

est applicable aux Mammifères). Quand les deux cornes mésodermiques, en s'accroissant de plus en plus vers la ligne médiane, arriveront à s'y rencontrer et à s'y réunir, cette région prendra la forme d'une bande demi-circulaire bordant l'extrémité anté-

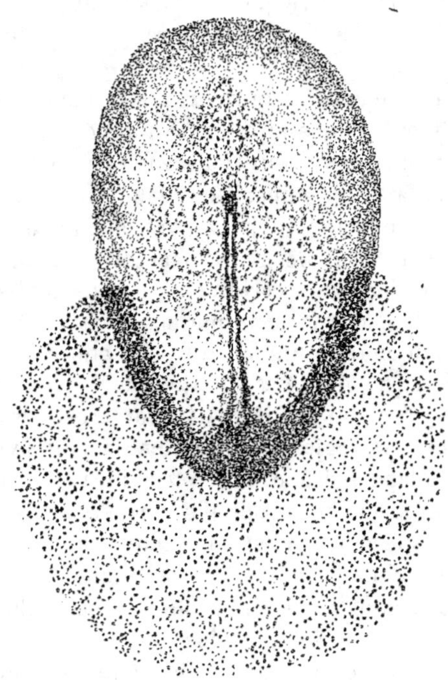

FIG. 154. — *Tache embryonnaire d'un Lapin de 7 jours et 3 heures* (d'après VAN BENEDEN).

Autour de l'extrémité postérieure de la ligne primitive se voit l'ébauche de cette partie du mésoblaste qui procède de la moitié postérieure de cette ligne, terminée en avant par un bord concave. Autour de la moitié antérieure de la ligne primitive s'étale cette partie du mésoblaste qui va envahir la portion antérieure de la tache embryonnaire.

rieure de l'ébauche embryonnaire. Nous retrouvons ici la zone amésodermique des Sauropsidés.

Étudiés sur des coupes totales de l'œuf, les rapports du blastoderme avec la sphère ovulaire ne présentent pas d'autre particularité que la précocité très grande de l'extension du blastoderme, fait qu'explique le faible volume de l'œuf à envelopper.

Après ce que nous avons dit des phénomènes par lesquels l'ébauche embryonnaire se rend indépendante du reste du blastoderme dans le cas du Poulet, nous n'avons plus à y revenir pour les Mammifères où ces phénomènes sont absolument les mêmes.

L'embryon de Mammifère se sépare, au moyen de replis, du sac vitellin, auquel il est relié par un pédicule de la même façon que chez les Oiseaux ; le sac et le pédicule doivent être décomposés en un sac et un pédicule externes ou cutanés, un sac et un pédicule internes ou intestinaux.

INDEX BIBLIOGRAPHIQUE

Constitution de l'embryon. Rapports des organes embryonnaires entre eux et avec les vestiges de la gastrula. Canal neurentérique. Anus.

Amphioxus. Amphibiens. — HATSCHEK. — GASSER. Zur Entw. von Alytes obstetricans. *Sitz. der Marburger nat. Ges.*, 1882. — A. JOHNSON. On the changes and ultimate fate of the blastopore in the newt. *Proc. of the roy. Soc. of London*, Vol. XXXVII. — ID. On the fate of the blastopore and the presence of a primitiv Streak in the Newt. *Quart. J. of micr. Sc.*, 1884. — SPENCER. On the fate of the blastopore in Rana temporaria. *Zool. Anz.*, n° 188. — ID. Some notes on the early development of the Rana temporaria. *Quart. J. of micr. Sc., Suppl.*, 1885. — A. JOHNSON et L. SHELDON. Notes on the development of the Newt (Triton cristatus). *Quart. J. of micr. Sc.*, Vol. XXVI. — DURHAM. Note of the presence of a neurenteric canal in Rana. *Quart. J. of micr. Sc.*, Vol. XXVI. — SIDEBOTHAM. Note on the fate of the blastopore in Rana temporaria. *Quart. J. of micr. Sc.*, Vol. XXIX. — SCHANZ. Das Schicksal des Blastoporus bei den Amphibien. *Jenaische Zeitschrift*, Bd. XXI.

Poissons. — KUPFFER. *Archiv f. mikr. Anat.*, 1868, Bd IV. — ID. Die Entstehung der Allantois und der Gastrula der Wirbelthiere. *Zool. Anz.*, II, 1879. — CUNNINGHAM. The significance of Kupffer's vesicle, etc. *Quart. J. of micr. Sc.*, 1885. — VON KOWALEWSKI. Die Gastrulation und die sogenannte Allantois bei den Teleostiern. *Sitz. d. phys. med. Soc. zu Erlangen*, 1886. — ID. *Zeitschr. f. wiss. Zoologie*, Bd XLIII, 1886. — HENNEGUY. — BALFOUR. — PERENYI. Beiträge zur Embryol. von Torpedo marmorata. *Zool. Anz.*, n° 227, 1886. — ID. Beiträge zur Entw. der Chorda dorsalis und der perichordalen Gebilde bei Torpedo marmorata. *Math. und naturw. Berichte aus Ungarn*, Bd V, 1886/87. — ID. Entw. der Chorda dorsalis bei Torpedo marmorata. *Berichte der Akad. d. W. zu Budapest*, Bd IV et V, 1889. — SCHWARZ. — SHIPLEY. On some points in the development of Petromyzon fluviatilis. *Quart. J. of micr. Sc.*, 1887. — ID. On the formation of the mesoblast and the persistance of the blastopore in the lamprey. *Proc. of the roy. Soc..*, n° 241, 1887. — GOETTE. Ueber die Entw. von Petromyzon fluviatilis. *Zool. Anz.*, n° 275, 1888.

Reptiles. — STRAHL. Ueber den canalis myelo-entericus der Eidechse. — Ueber die Entw. der Allantois der Eidechse. — Zur Entw. des Canalis myeloentericus der

Eidechse. *Marburger Sitz.*, nᵒˢ 1, 3, 4, 5, 1880. — ID. Ueber die Entw. des Canalis myelo-entericus und der Allantois bei der Eidechse. *Arch. f. Anat. und Phys., Anat. Abth.*, 1881. — ID. Beiträge zur Entw. der Reptilien. *Habilitationsschrift*, Marburg, 1882. — ID. Beiträge zur Entw. von Lacerta agilis. *Arch. f. Anat. und Phys., Anat. Abth.*, 1882. — ID. Ueber Canalis neurentericus und Allantois bei Lacerta viridis. *Arch. f. Anat. und Phys., Anat. Abth.*, 1883. — ID. Beiträge zur Entw. der Reptilien. *Arch. f. Anat. und Phys., Anat. Abth.*, 1883. — ID. Ueber Entwicklungsvorgänge am Kopf und Schwanz von Reptilien — und Säugethierembryonen. *Zool. Anz.*, nᵒ 171. — ID. Ueber Wachsthumsvorgänge an Embryonen von Lacerta agilis. *Abh. der Senckenberg. naturf. Ges.*, 1884. — KUPFFER. — WELDON. — C. K. HOFFMANN. Contribution à l'histoire du dévelop. des Reptiles. *Arch. néerlandaises*, t. XVII, 1882. — ID. Weitere Untersuchungen zur Entw. der Reptilien. *Morph. Jahrbuch*, Bd XI, 1885. — MITSUKURI et ISHIKAWA. — PÉRENYI. Entw. des Amnion, Wolffs'chen Ganges und der Allantois bei Reptilien. *Zool. Anz.*, nᵒ 274, 1888. — RAVN. Bemerkungen über die mesodermfreie Zone in der Keimscheibe der Eidechse. *Anat. Anz.*, Bd IV, 1889. — OSTROUMOFF. Ueber den Blastoporus und den Schwanzdarm bei Eidechsen. *Zool. Anz.*, nᵒ 311, 1889.

Oiseaux. — GASSER. Beiträge zur Entw. der Allantois, des Müllers'chen Ganges und des Afters, 1874. — ID. Die Entstehung der Kloakenöffnung bei Hühnerembryonen. *Marburger Sitz.* et *Arch. f. Anat. und Phys., Anat. Abth.*, 1880. — ID. — RAUBER. Die Lage der Keimpforte. *Zool. Anz.*, nᵒ 38, 1879. — ID. Noch ein Blastoporus. *Zool. Anz.*, nᵒ 134 et 135, 1883. — C. K. HOFFMANN. — ID. — KACZANDER. Ueber die Beziehungen des Medullar-Primitivstreifen. *Wiener med. Jahrb.*, 1886, II. — M. BRAUN. — RAVN. Ueber die mesodermfreie Stelle in der Keimscheibe des Hühnerembryos. *Arch. f. Anat. und Phys., Anat. Abth.*, 1886. — ZUMSTEIN. Ueber das Mesoderm der Vogelkeimscheibe. *Dissert.*, Bern, 1887. — SCHWARZ.

Mammifères. — LIEBERKUEHN. — M. BRAUN. Entwicklungsvorgänge am Schwanz-ende bei einigen Säugethieren, etc... *Arch. f. Anat. und Phys., Anat. Abth.*, 1882. — HEAPE. — E. VAN BENEDEN. — SELENKA. — BONNET. — FLEISCHMANN. — GRAF SPEE. Ueber die Entwicklungsvorgänge vom Knoten aus in Säugethierkeim-scheiben, *Anat. Anz.*, nᵒ 11 et 12, 1888. — ID. Beobachtungen an einer menschlichen Keimscheibe mit offener Medullarrinne und Canalis neurentericus. *Mitth. f. d. Verein Schleswig-Holstein Aerzte*, 1888, et *Arch. f. Anat. und Phys., Anat. Abth.* 1889. — KEIBEL. Die Entwicklungsvorgänge am hinteren Ende des Meerschwein-chensembryo. *Arch. f. Anat. und Phys., Anat. Abth.*, 1888. — CARIUS. — GIACOMINI.

Généralités sur le canal neurentérique et l'anus. — BALFOUR. *Traité d'embryologie.* — VAN WIJHE. Ueber den vorderen Neuroporus und die phylogenetische Function des Canalis neurentericus der Wirbelthieren. *Zool. Anz.*, nᵒ 183, 1884. — KUPFFER. Ueber den Canalis neurentericus der Wirbelthiere. *Münchener med. Wochenschr.*, nᵒ 9, 1887, et *Sitz. d. G. f. Morph. und Phys. zu München*, 11 janv. 1887.

Rapports du blastoderme avec le vitellus. Constitution de la forme extérieure de l'embryon. — Consulter, outre les classiques (BALFOUR, KOELLIKER, O. HERTWIG) : DUVAL. *Atlas d'embryologie*, Paris, 1889. — ID. Études histologiques et morphologiques sur les annexes des embryons d'oiseaux. *Journal de l'Anat. et de la Phys.*, 1884. — VAN BENEDEN. Recherches sur la formation des annexes fœtales chez les Mammifères. *Arch. de Biol.*, Bd V, 1884.

EXPLICATION DES PLANCHES

PLANCHE I

A.O. — *Dessins schématiques destinés à montrer les homologies et les rapports des formations entodermiques chez les Amphibiens, les Sélaciens et les Amniotes.*

Ces dessins représentent des coupes transversales totales ou partielles du germe, passant les unes par la région de la bouche primitive (*b*), les autres par celle de l'ébauche embryonnaire (*a*). (Les formations d'origine blastophorale (provenant de l'hémisphère animal) sont teintées en rouge ; celles de provenance lécithophorale (fournies par l'hémisphère végétatif) sont en gris ; l'entoblaste vitellin se distingue du vitellus par une teinte plus foncée.)

b, bouche primitive. — *bcg*, région de la bouche primitive fermée en une cavité digestive sous-germinale. — *cg*, cavité digestive ou sous-germinale.

(Pour l'explication complète des dessins de la planche, voir le texte.)

PLANCHE II (1)

Fig. 1, 2, 3. — *Coupes longitudinales de l'œuf de Poulet : fig. 1, au troisième jour de l'incubation ; fig. 2, au quatrième jour ; fig. 3, au septième jour* (d'après O. Hertwig).

Ces coupes, toutes schématiques, sont destinées à faire comprendre d'abord comment se développe et prend forme le corps de l'embryon, ensuite comment aux dépens de la région extra-embryonnaire du blastoderme se constituent les enveloppes de l'œuf (sac vitellin, amnios, vésicule séreuse et allantoïde). Dans toutes ces figures, l'embryon a été représenté, dans le seul but de rendre le dessin plus clair, trop grand par rapport au vitellus. L'arc à double trait rouge et noir indique les limites du pédicule cutané ; l'arc plus petit à double trait bleu et noir correspond à celles du pédicule intestinal.

i, intestin. — *al*, allantoïde. — *am*, cavité amniotique. — *ra*, *rp*, replis antérieur et postérieur de l'amnios. — *cg²*, partie extra-embryonnaire de la cavité générale. — *v*, vitellus.

Fig. 4. — *Coupe transversale correspondant à celle de la figure 1* (d'après O. Hertwig).

Mêmes lettres que pour les figures précédentes ; de plus, *r*, *r*, replis latéraux de l'amnios. — *cg¹*, partie embryonnaire de la cavité générale.

Fig. 5. — *Coupe longitudinale schématique d'un germe de Sélacien* (d'après O. Hertwig)

Le sac vitellin s'est en partie séparé du corps de l'embryon à la face ventrale duquel il pend, et auquel il est rattaché par un pédicule constitué de deux tubes emboîtés l'un

---

(1) Dans toutes les figures de cette planche, l'ectoderme est représenté par une teinte rouge ; l'entoderme est en bleu ; le mésoderme est en noir ; le vitellus est indiqué par un pointillé noir.

dans l'autre, le pédicule cutané et le pédicule intestinal (dont les arcs rouge et noir, bleu et noir indiquent respectivement les limites). Par le pédicule intestinal, ou conduit vitellin, le sac vitellin communique avec l'intestin, qui débouche d'autre part au dehors par la bouche et par l'anus. La cavité générale de l'embryon se continue avec la cavité générale extra-embryonnaire, entre le sac vitellin cutané ou somatopleure extra-embryonnaire et le sac vitellin intestinal ou splanchnopleure extra-embryonnaire.

i, intestin. — a, anus. — b, bouche. — scc, sac vitellin cutané. — sci, sac vitellin intestinal. — cg^1, cg^2, parties embryonnaire et extra-embryonnaire de la cavité générale. — v, vitellus.

Fig. 6 et 7. — *Coupes transversales d'embryons de Poulet du deuxième jour et du début du troisième jour* (d'après Koelliker, empruntées à O. Hertwig).

gl, gouttière limitante. — n, tube nerveux. — pv, protovertèbre. — ch, corde dorsale. — a, a, aortes. — i, intestin. — un, rein primitif. — r, repli latéral de l'amnios. — cg^1, cg^2, parties embryonnaire et extra-embryonnaire de la cavité générale. — m^1, m^2, feuillets pariétal et viscéral du mésoderme.

PLANCHE III

Fig. 1. — *Coupes transversales schématiques du germe de divers Vertébrés, destinées à montrer les homologies de la cavité intestinale et de ses dépendances chez les différents types de Vertébrés* (imitées de Keibel).

A, Amphioxus. — B, Amphibien. — C, Sélacien. — D, Sauropsidé. — E, Mammifère. — cg, cavité digestive ou sous-germinale (blastodermique) des Mammifères. — ch, cavité cordale. — c, cavité du cœlome. — en, régions de l'entoblaste qui se correspondent dans les diverses figures.

Les espaces d'origine vitelline, creusés dans l'hémisphère végétatif de l'œuf et bordés par un épithélium de provenance végétative, sont teintés en bleu; ceux qui sont le résultat d'une invagination de l'hémisphère animal, et qui sont limités par des cellules épithéliales provenant de cet hémisphère, sont représentés en rouge.

Fig. 2. — *Vues de face de l'aire vasculaire, pour montrer la disposition différente qu'offrent, suivant* Bischoff *et* van Beneden, *les vaisseaux.* (Les vaisseaux veineux sont bleus, les artères rouges ; les figures ont été un peu simplifiées et rapetissées.)

A. — *Aire vasculaire et embryon de Lapin, vus par le côté ventral* (d'après Bischoff). On y voit deux réseaux superposés : le réseau superficiel, à mailles plus ténues, est artériel ; le réseau profond, à mailles plus fortes, est veineux. Toutes les veines se rassemblent dans une veine périphérique ou sinus veineux terminal, et, d'autre part, par deux branches antérieures et deux branches postérieures, aboutissent à deux troncs transversaux, les veines omphalo-mésentériques, qui se jettent dans le cœur de l'embryon. Le réseau artériel est fourni par un assez grand nombre de petites artères omphalo-mésentériques qui proviennent elles-mêmes de deux aortes primitives, ou artères vertébrales postérieures, parallèles.

B. — *Aire vasculaire et embryon de Lapin au douzième jour, vus par la face ventrale* (d'après van Beneden). Une artère omphalo-mésentérique unique débouche dans le sinus terminal qui est artériel au lieu d'être veineux, comme dans le schéma de Bischoff. Des deux veines omphalo-mésentériques, une seule est bien développée ; elle se divise en deux branches, qui décrivent ensemble un trajet semi-circulaire. Il n'existe pas un double réseau, artériel et veineux, de vaisseaux superposés.

Fig. 3, 4, 5. — *Schémas représentant la formation des annexes fœtales chez les Mammifères et particulièrement le Lapin* (selon VAN BENEDEN). *L'ectoderme est rouge, le mésoderme noir, l'entoderme bleu.*)

Dans la figure 3 est représentée la coupe antéro-postérieure et médiane d'un blastocyste (vésicule blastodermique). En ce stade, les deux cornes antérieures du mésoderme se sont rejointes en avant de l'embryon, de façon à donner naissance à la portion médiane antérieure du mésoblaste *ma*. — *cp*, cavité pariétale. — *cc*, cavité cœlomique. — *ecp*, épaississements épiblastiques de la zone placentaire. — *zp*, zone proamniotique, au niveau de laquelle le mésoderme fait défaut.

La figure 4 représente un stade plus âgé. — *z'p'*, portion restée horizontale de la membrane proamniotique. — *pr*, capuchon proamniotique. — *a*, masse de mésoderme au-devant de laquelle se trouve le cul-de-sac entoblastique qui formera l'allantoïde.

En 5, blastocyste plus développé. Le mésoderme s'est dédoublé dans toute l'étendue de l'aire vasculaire, c'est-à-dire périphériquement jusqu'en *st*, le sinus terminal, au delà duquel cependant le mésoblaste s'étend un peu. — *O a*, orifice amniotique. — *ca*, cavité de l'allantoïde. L'allantoïde, considérablement développée, et en partie confondue avec la gaine caudale de l'amnios *gc*, est déjà soudée avec la vésicule séreuse qui montre l'épaississement épiblastique *ecp* dans la totalité de l'étendue de la zone placentaire. En *pf*, placenta fœtal, formé par un épaississement du mésoblaste de l'allantoïde. Toute la membrane proamniotique, y compris la portion demeurée jusqu'alors horizontale de cette membrane, a été employée à la formation du proamnios *pr*.

Fig. 6. — *Dessins diagrammatiques de la structure intime du placenta* (d'après TURNER)

(Dans ces figures les vaisseaux maternels sont coloriés en bleu, les vaisseaux fœtaux sont teintés en rouge.)

A, placenta schématique. — B, structure du placenta du Cochon. — C, structure du placenta de la Vache. — D, structure du placenta du Chat. — E, placenta humain.

Dans toutes les figures, *f* désigne la portion fœtale, *m* la portion maternelle du placenta, *e* est l'épithélium du chorion, *e'* celui du placenta maternel. De plus, en E, *au* représente une artère flexueuse utéro-placentaire, *vu* est une veine utéro-placentaire.

Dans le placenta schématique A, les portions fœtale et maternelle du placenta sont simplement juxtaposées. — En B (placenta du Cochon), le placenta fœtal forme de villosités papilliformes qui s'enfoncent dans des dépressions ou cryptes du placenta maternel. Les villosités sont formées d'un cône de tissu conjonctif parcouru par des capillaires et sont recouvertes par une couche d'épithélium très plat; les cryptes maternelles sont tapissées par l'épithélium utérin, immédiatement au-dessous duquel est un plexus capillaire; les vaisseaux maternels et fœtaux sont donc séparés ici par une double couche épithéliale. — En C (placenta diffus ou polycotylédonaire des Ruminants), la disposition est la même, sauf que les villosités fœtales prennent un développement considérable et deviennent arborescentes; les vaisseaux maternels conservent la forme de capillaires. — Dans les placentas zonaires, comme celui du Chat (D), la disposition est beaucoup plus compliquée; les portions fœtale et maternelle du placenta se pénètrent réciproquement de la façon la plus intime. Le tissu maternel est une trame trabéculaire, l'intérieur des trabécules étant parcouru par des capillaires dilatés; les trabécules sont recouvertes par l'épithélium utérin, et sont en contact de chaque côté avec les villosités fœtales. Les capillaires des villosités fœtales conservent leurs dimensions normales, et les villosités sont revêtues d'une couche épithéliale plate. — Dans le placenta humain, la modification la plus considérable est due à ce que les capillaires maternels se dilatent en vastes sinus communiquant entre eux. Dans ces sinus plongent les villosités fœtales, baignées par le sang maternel sur la plus grande étendue de leur surface, mais çà et là attachées aux parois des sinus, c'est-à-dire au tissu de la sérotine, caractérisé par ses grandes cellules, au moyen de trabécules. Les villosités fœtales, où les vaisseaux conservent leur forme capillaire, sont recouvertes d'une couche épithéliale *e'*, que Turner considère comme n'étant pas l'épithélium chorial, mais une assise cellulaire dérivée de la sérotine, c'est-à-dire du placenta maternel. En dehors de cet épithélium, entre lui et le sang maternel, on voit un mince liséré blanc qui pour Turner est aussi un prolongement du tissu maternel, et représente ou l'endothélium du vaisseau maternel, ou un tissu conjonctif modifié fourni par la sérotine, ou l'un et l'autre.

PLANCHE IV

FIG. 1. — *Coupe du placenta du Cochon, et plus spécialement de la partie respiratoire de ce placenta* (d'après TAFANI).

a, chorion. — *b*, réseau capillaire des villosités choriales. — *c*, réseau capillaire maternel placé dans toutes les cryptes où s'enfoncent les villosités choriales. — *d*, tissu conjonctif de l'utérus. — *e*, glandes utriculaires. — *f, f'*, tissu musculaire. (Les vaisseaux choriaux sont en rouge, les vaisseaux utérins en bleu.)

FIG. 2. — *Coupe du placenta de la Femme, au septième mois de la grossesse* (d'après TAFANI).

a, chorion. — *b*, dilatations vasculaires des capillaires maternels. — *c*, villosités choriales, coupées de diverses manières et contenant de nombreux capillaires. — *d*, septum parti de la sérotine. — *e*, sinus vasculaires de l'utérus. — *f*, tissu de la sérotine. (Vaisseaux choriaux en rouge, vaisseaux maternels en bleu.)

FIG. 3. — *Coupe transversale schématique du placenta humain, vers le milieu du troisième mois* (d'après LÉOPOLD).

A droite de la figure on lit successivement, et de haut en bas, les couches suivantes : *a*, amnios. — *ch*, chorion. — *r*, caduque réfléchie, réduite à l'état de vestige. — *sm*, sinus marginal. — *cc*, couche compacte. — *sp*, couche spongieuse avec ses glandes, *gl*. — *mu*, couche musculaire. Les couches *sm*, *cc*, *sp* avec *gl*, constituent toutes ensemble la caduque sérotine. Le trait L indique la ligne suivant laquelle, dans l'épaisseur même de la couche spongieuse de la sérotine, le placenta se détachera du reste de l'utérus. Les couches compacte et spongieuse de la sérotine ont été réunies par Winkler en ce qu'il a appelé la plaque basale B P, par opposition avec ce que le même auteur a nommé plaque terminale P T, c'est-à-dire le tissu sérotinien compris entre les vaisseaux maternels d'une part, la caduque réfléchie ou à son défaut le chorion d'autre part. En *c*, les espaces sanguins caverneux dans lesquels les villosités fœtales s'enfoncent; ces espaces sont alimentés par des artères afférentes sinueuses, qui pour s'y jeter traversent les couches spongieuse et compacte de la sérotine. Le placenta fœtal pénètre par ses villosités *v*, moins développées sur les bords qu'au centre du placenta, dans le tissu maternel; il consiste en : la membrane choriale *m*, les villosités *v* que fournit celle-ci, villosités extrêmement ramifiées, à prolongements dirigés en tous sens ; on peut distinguer deux sortes de prolongements ; les uns sont libres et plongent directement dans les vaisseaux maternels caverneux ; les autres, que l'on peut désigner du nom de racines adhésives ou crampons attachent les villosités au tissu de la sérotine. Les prolongements des deux catégories, principalement les prolongements libres, sont pourvus de capillaires sanguins.

CHAPITRE VII

Enveloppes de l'œuf. — Annexes embryonnaires.

« Quand l'embryon d'Amphioxus, dit O. Hertwig, a parcouru
les premières phases du développement, il s'allonge, s'effile à ses
deux extrémités, et possède déjà grossièrement l'aspect vermi-
forme ou pisciforme de l'adulte. Plus on s'élève dans la série des
Vertébrés, plus les embryons, parvenus en un stade du développement comparable à celui de l'embryon d'Amphioxus, diffèrent de
l'animal parfait, et plus ils prennent des formes particulières et
étranges, en s'entourant d'enveloppes spéciales, et se montrant
pourvus de divers appendices destinés à disparaître plus tard.

Cette différence peut être attribuée en premier lieu à l'accumulation de vitellus nutritif, qui est plus ou moins grande. Le rôle
de ce vitellus vis-à-vis du futur organisme est double. Au point
de vue physiologique, le vitellus nutritif constitue une abondante
réserve, où les processus embryonnaires puisent la force qui leur
permet de se dérouler d'une façon ininterrompue, jusqu'à ce
qu'enfin l'être futur, d'une organisation déjà relativement élevée,
commence une vie autonome. Au point de vue morphologique au
contraire, le vitellus joue le rôle d'un lest, qui agit sur le développement direct et libre des organes destinés à l'absorber et à le
digérer, en ralentissant et transformant ce développement...

En deuxième lieu, les différences profondes que nous présentent les embryons sont produites par le milieu dans lequel les
œufs se développent. Des œufs qui, comme cela arrive pour les
animaux aquatiques, sont évacués dans l'eau, se développent
d'une façon plus simple et plus directe que les œufs qui, pour-

vus d'enveloppes solides, sont pondus sur la terre, ou que les œufs qui restent enfermés dans les oviductes jusqu'à complète maturité de l'embryon. »

Les annexes embryonnaires, dont nous allons dès à présent entreprendre l'étude, peuvent être partagées en deux groupes. Dans l'un de ces groupes figure la partie extra-embryonnaire du blastoderme, avec le vitellus qui y est contenu, le sac vitellin en un mot. Une telle annexe est tout simplement la portion de l'œuf non employée immédiatement et directement à la constitution du corps embryonnaire, transformée et adaptée à la nutrition de l'embryon. Cette annexe embryonnaire ne fait nulle part défaut dans la série des Vertébrés, puisqu'elle n'est autre qu'une partie de l'œuf, bien que dans certains cas son existence soit très passagère et son fonctionnement très limité.

Dans l'autre groupe d'annexes embryonnaires nous pouvons placer des formations nouvelles, des créations de l'œuf ou de l'embryon, que réclamaient des besoins nouveaux, répondant à un nouveau genre de vie embryonnaire ; tels l'amnios et l'allantoïde. Ces annexes sont l'apanage exclusif des Sauropsidés et des Mammifères, chez lesquels l'embryon, se développant dans des conditions spéciales de milieu, avait besoin d'enveloppes protectrices et de moyen de nutrition plus parfaits. Elles ne sont pas indispensables aux Vertébrés les plus inférieurs, les Ichthyopsidés, animaux essentiellement aquatiques, qui manquent par conséquent d'amnios et d'allantoïde, ou n'en possèdent que des rudiments incapables de fonctionner.

Ces différences ont permis de partager les Vertébrés en deux grands groupes : les *Amniotes*, comprenant les Reptiles, les Oiseaux et les Mammifères, et les *Anamniotes* (Poissons et Amphibiens). Cette division des Vertébrés coïncide à peu près avec celle qui les distingue en *Allantoïdiens* et *Anallantoïdiens*.

Nous procéderons dans l'étude des annexes embryonnaires de la façon suivante. Nous indiquerons d'abord l'origine, le mode de formation et les caractères généraux de chacune des annexes ; c'est ce qui fera l'objet du présent chapitre. Nous examinerons ensuite, successivement chez l'Oiseau, chez les Mammifères et chez l'Homme, les particularités de développement et les caractères spéciaux que les appendices embryonnaires présentent dans chacun de ces types.

§ 1. **Sac vitellin**. — a) *Le sac vitellin en général*. — Nous
avons déjà vu que le sac vitellin n'est autre que la portion extra-
embryonnaire du blastoderme, avec le vitellus qui s'y trouve le
plus souvent contenu. Nous avons vu que le sac vitellin est, de
par son origine, une annexe constante, et pour ainsi dire nécessaire, de l'œuf. Nous avons dit enfin que son existence est souvent
très passagère, et que le sac vitellin finit toujours par disparaître,
une fois le vitellus qu'il contenait résorbé. Chez les Amphibiens,
le sac vitellin n'est à proprement parler qu'un épaississement de la
paroi ventrale du corps et de l'intestin de la larve (voy. fig. 130
et 131) ; il ne figure nullement comme appendice larvaire et devient très rapidement partie constituante du corps et de l'intestin
de l'embryon.

Chez les Poissons osseux, il en est souvent de même ; mais
d'autres fois le sac vitellin dépasse, à la façon d'un véritable appendice, les limites du corps de l'embryon. Ces deux états ont
été caractérisés par V. Baër des noms de « sac vitellin intérieur »
et de « sac vitellin extérieur ». Il n'y a d'ailleurs entre ces deux
états qu'une différence de degré sans importance. Dans le premier
cas, le vitellus est logé à l'intérieur du corps, où il est rapidement
résorbé, le sac vitellin devenant par suite de très bonne heure
partie constituante du tube intestinal et de la paroi du corps de
l'embryon ; dans le deuxième cas, le sac vitellin est extérieur à
l'embryon, dans la constitution duquel il n'entre que tardivement.

Ce dernier cas est aussi réalisé chez les Sélaciens (voy. fig. 143).
Le sac vitellin y représente un volumineux appendice de l'embryon,
auquel il se relie par un pédicule. La composition du sac vitellin
nous est connue (voy. pl. II, fig. 5) ; il est constitué de deux sacs dont
l'un entoure l'autre, celui-ci enveloppant à son tour le vitellus ;
nous les avons appelés sac vitellin cutané et sac vitellin intestinal
(*svc, svi*). Le pédicule se constitue également de deux tubes emboîtés
l'un dans l'autre, le pédicule cutané et le pédicule intestinal ou
conduit vitellin. Par le conduit vitellin, les matériaux nutritifs du
vitellus sont portés directement dans le tube intestinal de l'em-

bryon, où ils sont digérés et absorbés. Mais cette voie d'alimentation est loin d'être suffisante, et une autre s'y ajoute de très bonne heure : la voie vasculaire. A cet effet, des vaisseaux se développent dans une partie de la surface du sac vitellin, de l'aire vitelline en un mot, que nous avons appelée l'aire vasculaire ; et dans ces vaisseaux il s'établit, entre l'embryon et le vitellus, une circulation active qui amène à l'embryon les matériaux nutritifs du vitellus ; c'est la **circulation vitelline**.

La figure 142 A représente le premier stade de la circulation vitelline ; à ce stade on voit partir de l'embryon un tronc artériel unique qui se dirige en avant et se divise en deux branches. En B, la constitution de l'appareil circulatoire a fait d'importants progrès. Les deux branches artérielles se recourbent en arrière et forment autour de l'embryon un cercle complet, que l'on appelle *sinus terminal*. Le sang revient à présent à l'embryon par un système veineux complètement développé. Il y a dans le bord épaissi du blastoderme un cercle veineux principal qui est rattaché à l'embryon par un tronc unique qui suit la ligne de coalescence des bords du blastoderme. En C, le cercle artériel s'est considérablement étendu et embrasse maintenant la moitié du vitellus. Comme le blastoderme à présent a complètement entouré le vitellus, le cercle veineux qui occupait son bord se trouve réduit à un point ; le tronc impair, qui reliait le cercle veineux au corps embryonnaire, s'est allongé. A un stade plus avancé encore, on verrait le cercle artériel embrasser le vitellus tout entier, et par conséquent disparaître à son tour comme le cercle veineux ; il n'y a plus alors qu'un tronc artériel et un tronc veineux (Balfour).

Les recherches de Ziegler chez les Poissons osseux, dont la circulation vitelline est analogue à celle des Sélaciens, ont montré, relativement à l'origine des vaisseaux, que ceux-ci ne sont au début que de simples courants qui se font à la surface du vitellus, entre celui-ci et la splanchnopleure, où ils creusent des gouttières et se forment un lit ; ces gouttières ne gagnent une paroi propre et ne deviennent des vaisseaux que dans la suite du développement.

Il convient de signaler une disposition très remarquable présentée par des Sélaciens chez qui le développement de l'embryon s'effectue dans l'intérieur de l'utérus. Chez ces espèces (*Mustelus lævis, Carcharias*), la surface vasculaire du sac vitellin se soulève en une série de replis qui s'enfoncent dans des dépressions correspondantes des parois vasculaires de l'utérus. Le sac vitellin s'attache ainsi solidement aux parois utérines, et les deux réunis constituent une sorte de placenta, grâce auquel l'embryon peut s'alimenter aux dépens de l'organisme maternel. En raison de l'origine de la partie fœtale de cet appareil placentaire, on peut donner au placenta des Sélaciens le nom de *placenta vitellin ou ombilical*. Chez certains Poissons osseux, on trouve une disposition analogue ; ainsi chez *Anableps* le sac vitellin très riche en vaisseaux forme des villosités qui résorbent le liquide nutritif épanché dans les chambres ovariques.

La constitution du sac vitellin n'est pas différente chez les Reptiles et les Oiseaux de celle que nous venons de voir, et le rôle de ce sac est le même que chez les Sélaciens. Il s'y établit pareillement une circulation vitelline, grâce à laquelle l'embryon puise dans le vitellus les matériaux à l'aide desquels il se nourrit. Puis, quand le vitellus qu'il contient a été complètement utilisé, le sac vitellin s'atrophie. Du temps que par suite de la disparition du vitellus le sac vitellin subit une régression toujours de plus en plus marquée, il ne demeure toutefois pas absolument étranger aux phénomènes vitaux dont l'œuf est le siège ; car il s'emploie à la constitution d'une partie de l'organe placentaire remarquable dont les recherches de Duval ont montré l'existence chez les Oiseaux. La portion du placenta de l'Oiseau, que constitue le sac vitellin, est un placenta vitellin ou ombilical, comparable à celui des Sélaciens (1). Chez certains Sauriens (*Trachydosaurus, Cyclodus*) il paraît exister des relations nutritives entre le sac vitellin et la muqueuse de l'oviducte.

Dans les premiers temps de leur développement, les membranes ovulaires des Mammifères et en particulier le sac vitellin montrent une ressemblance extraordinaire avec celles des Reptiles et des Oiseaux. Cette ressemblance, qui existe malgré l'absence de vitellus chez les Mammifères, est une preuve convaincante en faveur de cette idée que les Mammifères descendent d'animaux ovipares. Les œufs des Mammifères ont perdu leur vitellus, dès l'instant qu'ils n'ont plus été pondus, mais qu'ils se

---

(1) Nous contentant ici de mettre en évidence les caractères morphologiques essentiels et les attributions principales des annexes embryonnaires, nous remettons à plus tard, à l'époque où nous nous occuperons spécialement des annexes de l'embryon d'Oiseau, la description de la circulation vitelline et de la destinée du sac vitellin.

sont développés dans la matrice. Trouvant alors dans les substances sécrétées par les parois utérines et tirées du sang maternel une source nouvelle, inépuisable, de matériaux nutritifs, l'embryon n'eut plus besoin de l'appoint vitellin. Toutefois les enveloppes, qui avaient pris naissance sous l'influence du contenu vitellin primitif, se sont conservées en s'adaptant à la nutrition utérine et subissant en conséquence certaines modifications.

A l'appui de cette idée sur le développement phylogénétique de l'œuf des Mammifères on peut, avec O. Hertwig, faire valoir les trois faits suivants. Tout d'abord, chez les Mammifères les plus inférieurs, les Monotrèmes et les Marsupiaux, les œufs renferment, chez l'Ornithorynque par exemple, une quantité de vitellus considérable, et forment à ce point de vue une transition entre les œufs des autres Mammifères et ceux des Reptiles et des Oiseaux. En second lieu, Haacke et Caldwell ont observé que les Monotrèmes, comme l'Échidné et l'Ornithorynque, au lieu de mettre au monde des petits vivants, ainsi qu'on le croyait jusqu'alors, pondent des œufs d'un diamètre de deux centimètres environ, enveloppés d'une membrane parcheminée, et se rapprochant à cet égard des Reptiles et des Oiseaux. Enfin, d'après les recherches d'Owen, d'Osborn et surtout de Selenka sur les enveloppes ovulaires des Marsupiaux, celles-ci différeraient beaucoup dans leur développement de celles des autres Mammifères, et présenteraient plus de ressemblance avec les annexes des Sauropsidés.

Ainsi l'origine sauropsidienne de l'œuf des Mammifères nous explique qu'il y existe un sac vitellin, et que malgré l'absence de vitellus, remplacé ici par un liquide coagulable, ce sac vitellin se comporte tout comme chez les Oiseaux. Le sac vitellin est ici aussi le support d'une circulation vitelline, qui, si son rôle physiologique n'est pas, en l'absence de vitellus, exactement le même que celui de la circulation vitelline chez les Oiseaux, lui est du moins morphologiquement comparable; nous l'étudierons plus tard avec quelques détails. Le sac vitellin subit ensuite, comme chez les Oiseaux, une régression.

b) *La vésicule ombilicale et la vésicule séreuse.* — Dans la nomenclature embryologique habituelle, ce que l'on désigne sous le nom de sac vitellin n'est qu'une partie du sac vitellin dont nous venons de parler. Nous avons vu en effet qu'il y a lieu de distinguer dans le sac vitellin, puisqu'il n'est autre que la partie extra-embryonnaire du blastoderme, un sac vitellin cutané et un sac vitellin intestinal, dont le premier entoure l'autre. Ces deux sacs, constitués, le premier par la somatopleure, le second par la splanchnopleure embryonnaires, sont d'abord accolés l'un à l'autre, ou même ne sont pas distincts l'un de l'autre, puisque le feuillet moyen ne s'est pas encore délaminé en une assise externe qui fera partie de l'un et une assise interne qui entrera dans la constitution de l'autre, mais qu'il leur est commun à tous deux. Ce n'est que quand la délamination du mésoderme s'étendra à la portion extra-embryonnaire de ce dernier que le sac vitellin cutané et le sac intestinal pourront être distingués l'un de l'autre, séparés par la cavité générale extra-embryonnaire (1). On comprend que l'écartement des deux sacs deviendra de plus en plus grand, par les progrès de la cavité générale d'abord, et ensuite par la diminution de la masse vitelline, qui entraînera nécessairement le retrait du sac vitellin intestinal et l'éloignera du sac cutané. C'est plus spécialement au sac vitellin intestinal que l'on donne habituellement les noms de **sac vitellin** et de **vésicule ombilicale**. Pour les mêmes raisons, les termes de conduit vitellin et de canal ombilical sont appliqués plus particulièrement au tube intérieur du pédicule vitellin, c'est-à-dire à celui qui unit le sac vitellin interne, ou sac vitellin proprement dit, ou vésicule ombilicale, à l'intestin embryonnaire. Le sac vitellin a pour parois une couche épithéliale plus ou moins parfaite, que nous avons appelée l'entoblaste du sac vitellin, doublée d'un feuillet mésoblastique.

Quant au sac vitellin externe, désormais séparé du sac vitellin interne, il formera la membrane que l'on appelle **vésicule** ou **enveloppe séreuse** (v. Baër), ou encore *membrane subzonale* (Turner), parce qu'elle s'applique à la face interne de la zone pellucide pour s'y souder plus tard. Nous ne pouvons dès à présent nous faire une idée complète de la vésicule séreuse, dont la production est liée à la formation d'une autre enveloppe ovulaire,

---

(1) Le schéma que nous décrivons ici présente, ainsi que nous le verrons plus loin, d'intéressantes exceptions.

l'amnios. Les schémas de la figure 155 font comprendre ce que
sont la vésicule séreuse et la vésicule ombilicale ; on pourra aussi
se reporter aux figures 1-4 de la planche II.

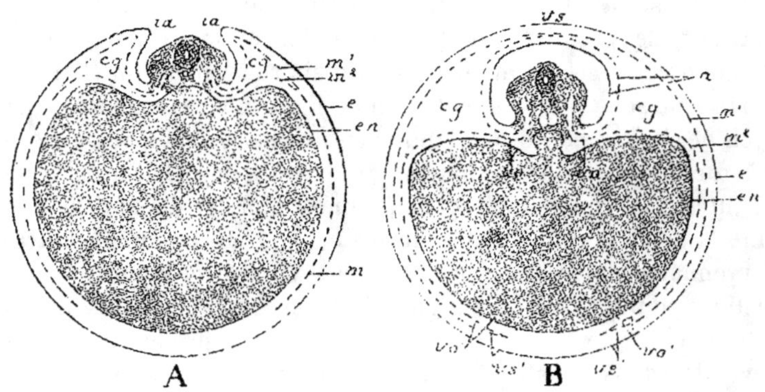

Fig. 155. — *Schémas montrant la formation de la vésicule séreuse et de la vésicule ombilicale chez les Amniotes
en deux stades successifs A et B.*

e, ectoderme. — en, entoderme. — m, feuillet moyen non encore délaminé. — m¹ et m², feuillets somatopleurique et splanchnopleurique du mésoderme.   cg, cavité générale. — vs, vs', limites de la vésicule
séreuse. — vo, vo', limites de la vésicule ombilicale.   ra, ra, replis amniotiques. — a, amnios.

c) *Le chorion.* — Tandis que chez l'Oiseau la membrane séreuse
demeure mince pendant tout le cours de l'évolution embryonnaire
et conserve une surface parfaitement lisse, elle ne reste que peu
de temps en cet état chez les Mammifères. En effet chez ces derniers l'épiblaste s'épaissit en une certaine région de la vésicule.
D'autre part de nombreuses petites villosités prennent de bonne
heure naissance par végétation ectoblastique sur toute la surface
externe de l'enveloppe séreuse, qui devient ainsi une **membrane
villeuse** ou **chorion** (voy. pl. III, fig. 5, où une partie de l'épiblaste de la vésicule séreuse est représentée, munie de ses villosités *be*) (1).

Les Monotrèmes et les Marsupiaux se distinguent au point de
vue de l'état de leur vésicule séreuse et de leur vésicule ombilicale,
et d'une manière générale de leurs annexes embryonnaires, par

-----

(1) Nous verrons plus loin que le chorion n'offre pas dans toute son étendue la même
constitution, mais présente à considérer deux régions dont l'aspect, les rapports et la
destinée sont très différents.

des dispositions spéciales qu'il est intéressant de connaître; car elles établissent entre les annexes des Oiseaux et celles des Mammifères une transition naturelle, en relation avec la place que l'on assigne à ces animaux dans la série des Vertébrés. Les Monotrèmes et les Marsupiaux en effet, d'après ce que l'on sait de leurs enveloppes ovulaires, se rattachent aux Oiseaux et s'éloignent des Mammifères en ce que leur vésicule séreuse ne forme pas de villosités et ne devient par conséquent pas un chorion ; elle est appliquée exactement contre les parois utérines, sans cependant leur être étroitement unie. L'embryon des Marsupiaux est en un mot, comme le dit O. Hertwig, situé avec ses enveloppes dans la cavité de la matrice de la même façon que l'embryon d'Oiseau avec ses enveloppes dans la coquille de l'œuf.

Ces caractères ont autorisé Kölliker à distinguer dans les Mammifères deux groupes : les *Choriata*, chez lesquels la vésicule séreuse développe des villosités et forme un chorion ; les *Achoria* (Monotrèmes et Marsupiaux), où ces villosités font défaut et où par conséquent il n'y a pas de chorion.

Toutefois il est bon d'ajouter que les données, dues à Owen, que l'on vient de voir, ont été un peu modifiées par des recherches plus récentes d'Osborn et de Selenka. Ces auteurs ont montré en effet que si l'enveloppe séreuse ne se hérisse pas de villosités sur toute l'étendue de sa surface, ainsi que c'est le cas pour les autres Mammifères, elle devient néanmoins villeuse dans une région que double profondément un sac vitellin richement vascularisé. Il se forme un contact intime entre les parois de la matrice et les vaisseaux vitellins, avec la membrane séreuse pour intermédiaire ; en d'autres termes, il existe ici un organe placentaire vitellin, que l'on peut rapprocher de celui des Oiseaux.

§ 2. **Amnios**. — L'amnios, que les Vertébrés supérieurs seuls possèdent, est une membrane ovulaire créée aux dépens d'une partie du sac vitellin, c'est-à-dire de la portion extra-embryonnaire du blastoderme.

Tandis que chez les Poissons et les Batraciens le blastoderme extra-embryonnaire devenait tout entier le sac vitellin, ici, chez les Mammifères et les Sauropsidés, l'évolution du blastoderme extra-embryonnaire se complique ; par plissement de cette région blastodermique il se fait une membrane, l'**amnios**, qui prend la forme d'un sac entourant l'embryon.

L'embryon des Vertébrés supérieurs, placé dans un œuf à coquille résistante et inextensible, ou soumis aux contractions d'un muscle utérin, avait besoin, on le comprend, en raison de la mollesse et de la délicatesse de ses tissus, d'être séparé des parois de sa loge, pour ne pas subir de leur part une compression fâcheuse, par une sorte de coussinet, interposé entre elles et lui, évitant des contacts trop rudes, amortissant les chocs ; ce coussinet, réalisé par un sac plein de liquide, est l'amnios.

Telle est, au point de vue physiologique, la raison d'être vraisemblable de l'amnios. Si l'on cherche en dehors de toute idée de finalité la cause de la formation de l'amnios, si l'on se demande quels sont anatomiquement le pourquoi et le comment de la production de cette membrane, on ne peut donner à une telle question, il faut l'avouer, aucune réponse pleinement satisfaisante (1).

Supposons, pour le moment, que pour une raison quelconque l'embryon tende à s'enfoncer vers le centre de la cavité de l'œuf. Il est évident que dans son mouvement il entraînera avec lui les parties adjacentes du blastoderme, dont il s'est déjà rendu distinct par la production des gouttières limitantes et des plis blastodermiques correspondants. Il se fera ainsi, comme le font comprendre les schémas de la figure 156, une sorte de diverticule cylindroïde de la surface du blastoderme, un cul-de-sac de plus en plus profond, au fond duquel l'embryon sera situé. Si l'on ne part pas de cette idée que ce phénomène doit s'expliquer par un mouvement de descente de l'embryon, on pourra croire que le processus a été tout autre, et que les replis (a) qui surmontent à présent l'embryon, ont un mode de formation tout différent. On peut croire que ces replis sont un véritable soulèvement du blastoderme, alors qu'ils sont dus tout simplement à ce que la région du blastoderme qui les constitue est restée en place, et n'a pas suivi l'embryon et la zone blastodermique qui lui est contiguë dans leur mouvement de

---

(1) On trouvera plus loin quelques indications sur les causes possibles et sur le mécanisme de la formation de l'amnios, ainsi qu'une courte discussion des quelques hypothèses émises à ce sujet.

descente vers le centre de l'œuf. Quant à savoir pourquoi la région
a de la figure demeure immobile et devient par suite le sommet
d'un repli, et pourquoi elle n'est pas
elle aussi entraînée avec l'embryon,
pourquoi en d'autres termes ce n'est
pas une région blastodermique plus
périphérique que *a*, la région *x* par
exemple, qui devient le bord de l'entonnoir au fond duquel est situé l'embryon, on ne peut donner de ce fait une
explication valable pour la totalité des
cas. Chez les Mammifères cependant
on a généralement montré l'adhérence
du blastoderme à l'utérus qui l'entoure,
dans une zone dont le bord interne
serait en *a* ; il est évident que c'est alors
à partir du point *a* seulement que le
blastoderme pourra s'enfoncer vers le
centre de l'œuf.

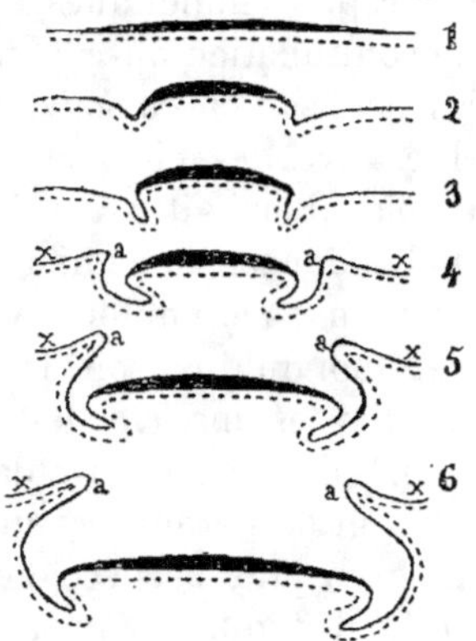

FIG. 156. — *Coupes très schématiques
destinées à faire comprendre le mode de
formation de l'amnios.* Pour la signification des lettres, voir le texte.

Les replis surplombant l'embryon, que nous venons de voir se
produire (fig. 156 *a*), ne sont pas autre chose que le début de l'amnios ; on les appelle par conséquent **replis amniotiques** ; on
peut les distinguer en **céphalique** ou **antérieur, caudal** ou
postérieur et **latéraux**, se continuant d'ailleurs les uns par les
autres, et n'étant que des régions d'un pli annulaire unique, qui
environne de toutes parts l'embryon. Les replis amniotiques ont
une direction opposée à celle des plis qui séparent l'embryon du
blastoderme, et des gouttières limitantes correspondantes. En
effet, tandis que ces derniers tournent leur sommet du côté du
vitellus, les replis amniotiques s'élèvent du côté de l'extérieur
au-dessus du niveau du blastoderme, par-dessus l'embryon.
Ainsi le repli antérieur de l'amnios s'accroît, dirigeant son sommet en arrière, au-dessus de la tête de l'embryon, qu'il recouvre
d'une sorte de gaine que l'on nomme le **capuchon céphalique**.
De la même façon le repli amniotique postérieur s'étend au-dessus de la queue de l'embryon en un **capuchon caudal**. De la
même manière enfin, les replis latéraux se dressent au-dessus

des flancs de l'embryon, qu'ils recouvrent de **capuchons latéraux**.

Les replis amniotiques continuent à s'accroître, soit par suite de la continuation pure et simple du mécanisme qui leur a donné naissance, soit en raison d'une propre expansion, due à l'activité proliférative des éléments qui les constituent. Il ne semble pas toutefois qu'on ait montré à l'extrémité des replis amniotiques une abondance particulière de divisions cellulaires, qui serait la seule preuve péremptoire à fournir en faveur de la deuxième hypothèse. Quoi qu'il en soit, les gaines ou capuchons amniotiques, en continuité les uns avec les autres et formant autour de l'embryon une sorte de rempart circulaire, s'accroissent au-dessus du dos de l'embryon en se rapprochant les uns des autres et resserrent ainsi de plus en plus l'espèce d'orifice que leurs bords circonscrivent, et au fond duquel on aperçoit l'embryon. Grâce à leur accroissement incessant, les replis ou capuchons amniotiques finissent par se rencontrer par leurs bords au-dessus et dans le plan médian de l'embryon et par s'y souder suivant une ligne longitudinale de suture, la **suture amniotique**.

Cependant en une petite région, cette soudure manque à se faire pendant longtemps encore, et il persiste un petit orifice, que l'on appelle **l'ombilic amniotique**. Quand cet orifice sera oblitéré, on aura formation dans l'œuf d'une nouvelle cavité, la **cavité amniotique**, contenant l'embryon qui en occupe le fond (fig. 157). Telle est, d'une façon très schématique, la marche du développement de l'amnios.

Puisque l'amnios n'est pas autre chose que le résultat d'un plissement du blastoderme, il est évident que sa constitution dépend de celle du blastoderme à l'époque où l'amnios est produit, avons-nous pensé, par un mouvement de descente de l'embryon vers le centre de l'œuf.

Si à ce moment le blastoderme est encore didermique, constitué par les deux feuillets primaires, l'ectoblaste et l'entoblaste, l'amnios sera constitué de ces mêmes feuillets. C'est ce que l'on a supposé être la réalité dans les figures 156 et 157, où le trait plein représente l'ectoblaste, le trait interrompu l'entoblaste au contraire. Pour que l'amnios offre une telle constitution, il est clair que sa formation doit se faire de très bonne heure, alors que le mésoblaste n'a pas encore fait son apparition dans la région blastodermique qui fournira au développement de l'amnios. On peut donner à un pareil amnios, constitué par les deux feuillets primaires, le nom de **proamnios** (van Beneden et Julin), que lui valent tant sa constitution essentiellement primitive que son apparition précoce. Étant la forme la plus simple de l'amnios, paraissant de très bonne heure dans le développement ontogénétique, il semble permis d'émettre l'hypothèse que le proamnios fut aussi la première formation amniotique que possédèrent les Vertébrés supérieurs.

Un proamnios complet, c'est-à-dire un sac formé par les deux feuillets primaires, et entourant à lui seul l'embryon de toutes parts, existe-t-il réellement, et n'est-il pas une simple vue de l'esprit ? Devant cette question il faut bien avouer que

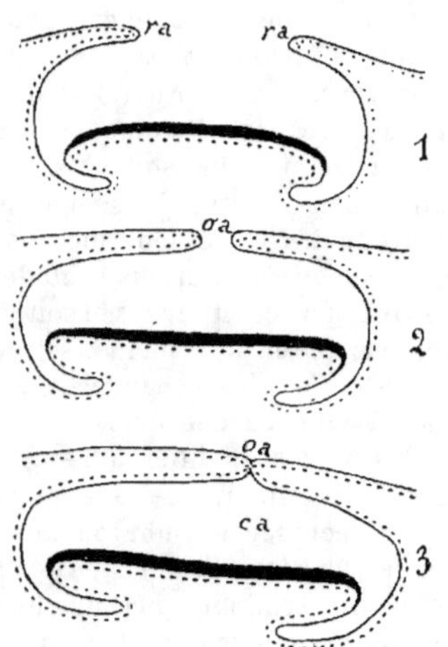

Fig. 157. — *Coupes très schématiques montrant la soudure des replis amniotiques et la formation de la cavité de l'amnios.*

ra, replis amniotiques.— *oa*, ombilic amniotique. - *oa'*, trace de l'ombilic amniotique. - *ca*, cavité de l'amnios.

l'amnios primitif, le proamnios, tel que nous venons de le décrire, ne se présente nulle part, et n'a pas encore été observé. Cependant, si le proamnios complet, tel que le représentent les figures 156 et 157, n'est pas un fait d'observation, il est du moins l'expression d'une hypothèse nécessaire à la compréhension de certaines dispositions réalisées chez quelques Mammifères.

Chez nombre de Rongeurs en effet se présentent des rapports remarquables des feuillets du blastoderme ; ceux-ci se montrent invertis. L'inversion des feuillets, que Bischoff a découverte, et qui depuis lors a occupé Kupffer, Ryder, Biehringer et surtout Selenka, existe chez *Mus decumanus, M. sylvaticus, M. musculus, Arvicola arvalis, A. amphibius, Cavia Cobaya*, et peut-être chez *Dasyprocta Aguti*. Voici quels sont les caractères essentiels du développement des feuillets chez ces animaux (1). L'assise la plus externe

---

(1) Le résumé descriptif qui va suivre est la combinaison schématique des phénomènes observés chez les divers Rongeurs étudiés.

de l'ectoderme, que nous avons appelée antérieurement couche de Rauber, se soude sur une plus ou moins grande étendue à la paroi utérine. De plus, au niveau de la tache embryonnaire, les cellules de cette assise, au lieu de s'intercaler purement et simplement aux éléments de l'ectoderme embryonnaire, ainsi que c'est le cas pour les autres Mammifères, le Lapin par exemple, végètent et par leur prolifération forment une masse cellulaire épaisse, le *suspenseur* (fig. 163, B, 1). Le suspenseur se fixe à la paroi utérine. Mais d'autre part il s'enfonce vers le centre de l'œuf, soit sous la forme d'un bourgeon plein, soit en s'invaginant. Il est évident que, dans un cas comme dans l'autre, le suspenseur, repoussant devant lui l'ectoderme embryonnaire et l'entoderme, les invertira de telle sorte que maintenant l'entoderme sera extérieur, l'ectoderme intérieur (B, 2). En même temps a pris naissance une cavité creusée soit dans le suspenseur, si celui-ci était primitivement une masse pleine, soit entre le suspenseur invaginé et la paroi utérine, si le suspenseur avait la forme d'un bourgeon creux. Selenka a donné à cet espace le nom de *fausse cavité amniotique* (B, 2, *f*). Ensuite, par des processus différents suivant les types examinés, se constitue une disposition telle que celle représentée en 163, B, 3. La cavité *f* est parvenue jusqu'à l'ectoderme embryonnaire, qui à présent en forme le fond. L'inversion des feuillets est devenue de plus en plus marquée, en même temps que la vésicule germinale a pris une forme cylindrique. L'ébauche embryonnaire, indiquée ici schématiquement par un sillon de l'ectoderme épaissi destiné à figurer le sillon médullaire et par une gouttière de l'entoderme représentant la gouttière intestinale, est logée au fond de la fausse cavité amniotique. Cette cavité (B, 3) ne tarde pas à se diviser en deux espaces secondaires, grâce au développement de replis de l'ectoderme qui partent des confins de l'ébauche embryonnaire et sont désignés par les lettres *x, x*. Des deux espaces ainsi délimités, l'un, supérieur, demeure la fausse cavité amniotique ; l'autre, inférieur, dans lequel s'ouvre la gouttière médullaire de l'embryon, est la *cavité amniotique vraie* ou *cavité amnio-médullaire* (*a*). Les deux espaces communiquent par un détroit plus ou moins haut, de plus en plus rétréci (*oa*). Le dessin (B, 4) représente seulement un état de développement plus avancé.

On peut considérer l'ensemble des parois des cavités amniotiques (*f, oa, a*) de la figure 163 (avant que les replis *x, x* aient pris un développement considérable) comme un proamnios, qui ne diffère de celui des figures précédentes 156 et 157 que par son étendue et la profondeur de la cavité qu'il limite. C'est un proamnios, puisque cet infundibulum, au fond duquel est situé l'embryon, n'a d'autre paroi que l'ectoderme et l'entoderme (1) ; et ce proamnios est complet, puisqu'il entoure complètement l'ébauche embryonnaire. Plus tard le mésoderme envahit ces parois et s'insinue également dans les replis *x, x*, qui se transforment ainsi en replis amniotiques véritables.

____

(1) Cela n'est pas absolument exact, pour ce qui est de la constitution des replis amniotiques *x, x*, à laquelle l'entoderme ne s'emploie pas, parce qu'il demeure éloigné de ces replis.

Ailleurs, le proamnios, s'il n'existe pas sous la forme complète d'une gaine entourant l'embryon de tous côtés, existe partiellement, ainsi que nous allons dès à présent le voir.

La description que nous avons donnée de la formation de l'amnios offrait ceci de schématique, que les différents replis, céphalique, caudal et latéraux, dont l'ensemble constitue l'amnios, y étaient supposés contemporains, produits simultanément tout autour du corps de l'embryon ; et comme à ce moment le blastoderme était didermique, il en résultait la formation d'un amnios à deux feuillets, d'un proamnios. Cette contemporanéité n'est pas l'expression de la réalité. En effet, l'apparition du repli amniotique céphalique précède de beaucoup celle des autres replis de l'amnios, chez les Reptiles et certains Mammifères notamment. C'est l'ébauche du repli amniotique antérieur qui se manifeste chez l'embryon de Poulet de la 18° heure sous l'aspect de cette ligne courbe bien connue, située au-devant de la ligne qui marque la gouttière limitante et le pli par lequel s'isole l'extrémité céphalique de l'embryon. Or à cette époque, la région blastodermique, située au-devant de l'embryon, qui doit fournir en se plissant le repli céphalique de l'amnios, est encore didermique ; nous avons appelé cette région, que le mésoderme n'envahit que tardivement, la zone amésodermique (voy. fig. 141, p. 280). Il en résulte que deux feuillets seulement constitueront le repli céphalique de l'amnios, savoir l'ectoblaste et l'entoblaste ; ce repli, de par la précocité de son apparition et sa constitution didermique qui en est la conséquence, sera de nature proamniotique. Limité au repli céphalique de l'amnios, le proamnios sera partiel, et pourra être désigné en raison de sa situation du nom d'*amnios céphalique* (Selenka) ; on pourrait aussi, pour rappeler en même temps tous les caractères de cette formation, l'appeler « proamnios céphalique ».

Kölliker avait déjà reconnu qu'autour de l'extrémité céphalique de l'embryon de Poulet ou de Lapin le mésoderme fait défaut. Mais il ne faisait pas dériver l'amnios céphalique de cette zone de blastoderme formée par l'ectoderme et l'entoderme seulement, tandis que Strahl plus tard signala, chez les Lézards, le fait que la tête de l'embryon est entourée d'une membrane, faisant partie de l'amnios, que l'ectoderme et l'entoderme seuls constituent. E. van Beneden et Julin firent ensuite la même constatation pour les Mammifères ; C. K. Hoffmann confirma l'existence d'une pareille formation, dont E. van Beneden et Julin firent une étude suivie (1). Les figures 4 et 5 de la planche III représentent, d'après ces derniers auteurs, des coupes longitudinales de l'œuf du Lapin, où l'on voit le proamnios (*pr*) former autour de l'extrémité céphalique de l'embryon une cupule, que nous étudierons plus tard avec plus de détails. Les coupes transversales et la section longitudinale de la figure 158 montrent les mêmes dispositions sous une forme moins schématique. On voit sur la coupe longitudinale A que l'extrémité antérieure de la tête de l'embryon repose sur une zone blastodermique sans mésoderme, qui est l'ébauche du proamnios (*pr*), tandis qu'en avant de cette zone le mésoderme est intercalé aux deux feuillets ecto- et entodermique, et qu'en arrière d'elle ces deux feuillets sont séparés par une cavité (*cp*), que nous étudierons plus tard et qui n'est qu'une partie du cœlome. Les coupes transversales 1-7 de la série B, pratiquées sur un embryon du même âge que celui qui a fourni la coupe longitudinale A, seraient menées à peu près par les régions correspondant aux flèches 1-7 de la coupe A. Ces coupes se comprennent d'elles-mêmes, du moins pour ce qui concerne les rapports du proamnios.

Dans la suite du développement, l'extrémité céphalique s'infléchit, repoussant au-dessous d'elle le proamnios, dont elle se coiffe, et qui de la sorte arrive à lui former une sorte de cupule où elle se trouve logée (voy. fig. 5, pl. III).

L'existence du proamnios paraît être un fait général dans la série des Amniotes. Mais l'importance et la durée de cette formation sont des plus variables. Les cas extrêmes nous sont présentés à cet égard par les Sauropsidés et en particulier les Reptiles d'une part, chez lesquels le proamnios, formé de très bonne heure, disparaît bientôt en perdant sa constitution didermique primitive, et par les Mar-

____

(1) Dans une note plus récente que le travail auquel il est fait allusion, et qui avait pour objets le Lapin et les Chéiroptères, E. van Beneden retire pour le Murin ce qu'il avait avancé : le Murin n'a pas de proamnios ; le repli céphalique est chez cet animal constitué comme le repli caudal.

supiaux d'autre part, où d'après Selenka le proamnios acquiert
une importance considérable et persiste toute la vie.

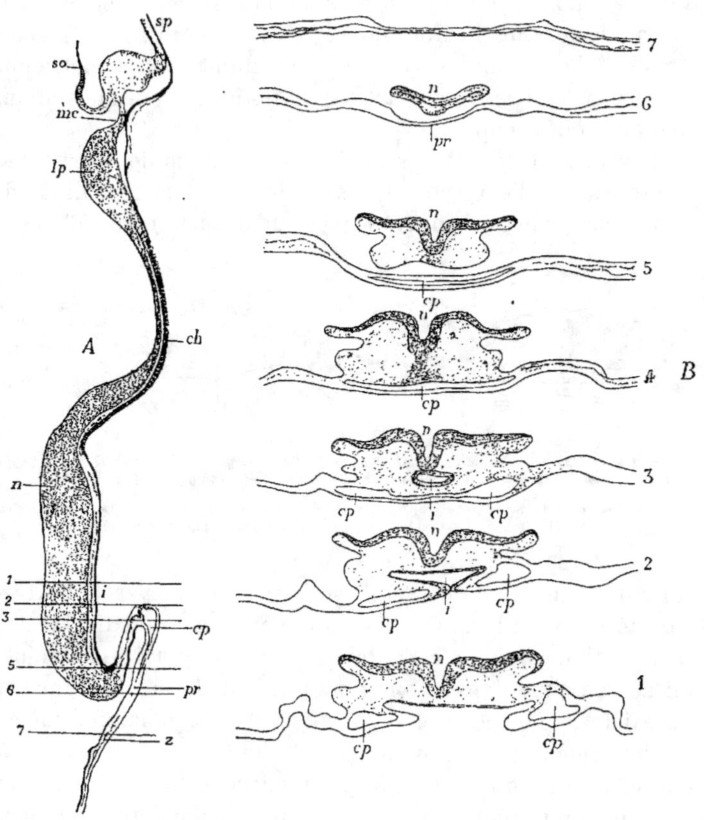

Fig. 158. — *Coupe longitudinale et médiane et coupes transversales d'un embryon de Lapin du 38° jour.*

A. Coupe longitudinale et médiane. · *lp*, ligne primitive. — *ch*, corde dorsale. — *i*, intestin. — *cp*, cavité pariétale (faisant partie du cœlome). - *pr*, proamnios (zone amésodermique du blastoderme). — *z*, zone mésodermique antérieure du blastoderme. *mc*, membrane cloacale ou anale. — *so*, somatopleure. — *sp*, splanchnopleure. — *n*, système nerveux. Les flèches 1-7 indiquent à peu près les régions par lesquelles seraient menées les coupes transversales de la série B.

B. Coupes transversales. — 1 est la coupe la plus antérieure. Les lettres ont la même signification qu'en A.

Dans l'immense majorité des cas, le proamnios ne tarde pas à
être envahi par le mésoderme, qui s'y délamine comme ailleurs en

feuillets somatique et splanchnique séparés par un prolongement de
la cavité générale. A cette époque il représente le *capuchon céphalique* de l'amnios, qui recouvre plus ou moins complètement l'extrémité antérieure de l'embryon (voy. fig. 160 et fig. 159 B). Dans
d'autres cas, le proamnios s'efface purement et simplement, pour
faire place à une autre formation amniotique, dont nous allons
maintenant nous occuper.

Le plus souvent, longtemps après que le proamnios s'est constitué au-devant de l'embryon, après que le capuchon céphalique de
l'amnios, dont le proamnios est le point de départ, a paru et même

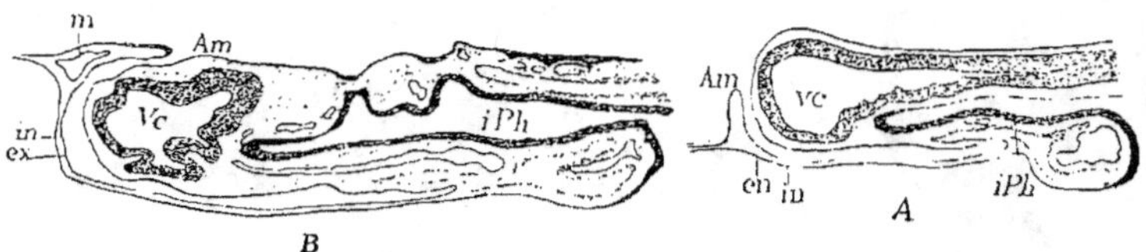

FIG. 159. — *Coupes longitudinales de l'extrémité antérieure d'un embryon de Poulet de 33 heures (A) et
d'un embryon de 43 heures (B) (d'après* DUVAL, *figures réduites et un peu schématisées).*

Am, capuchon céphalique de l'amnios. - *ex*, ectoderme. — *in*, entoderme. - *i Ph*, intestin pharyngien.
— *Vc*, vésicules cérébrales. - *m*, mésoderme dans le capuchon céphalique de l'amnios.

grandi autour de la tête de l'embryon, on voit s'élever, à l'extrémité postérieure de l'ébauche embryonnaire un repli du blastoderme (fig. 153, *rp*), qui n'est autre que le repli caudal de l'amnios.
Ce pli se constitue dans une région du blastoderme où le mésoderme existe depuis longtemps déjà, où il s'est délaminé même
en feuillets somatique et splanchnique, dont l'un se juxtapose à
l'ectoderme, tandis que l'autre suit l'entoderme. Le plissement du
blastoderme, qui donne naissance au repli caudal de l'amnios,
porte uniquement sur la somatopleure (ectoderme et mésoderme
somatique réunis), tandis que la splanchnopleure (entoderme et mésoderme splanchnique) demeure plane et ne prend aucune part à la
formation du repli amniotique. Le repli caudal de l'amnios, s'accroissant de plus en plus, recouvre d'un *capuchon caudal* une région
de plus en plus étendue de l'extrémité postérieure de l'embryon.

Le mésoderme se comporte au niveau du capuchon céphalique
de la même façon que dans le capuchon caudal, c'est-à-dire que

là aussi le feuillet somatique seul s'accole à l'ectoblaste, dont il suit le reploiement, tandis que l'entoblaste avec le feuillet splanchnique s'éloignent du repli. L'entoblaste doit donc s'éloigner de la somatopleure amniotique, suivi par le mésoblaste splanchnique. C'est du moins ainsi que pour la majorité des cas on se représente le schéma du développement de l'amnios. Pour certains types étudiés, il n'est pas besoin de faire intervenir ce processus par lequel la splanchnopleure se détache de la somatopleure du capuchon céphalique. C'est le cas pour le Lapin. Il en est de même pour le Poulet. En effet, selon l'observation de Duval, si l'entoblaste entre dans la constitution de la membrane proamniotique, il n'est pas compris dans le repli céphalique (fig. 159, A, *Am*) qui prolonge cette membrane, mais demeure au-dessous du repli qu'il ne contribue pas à former. On n'a dès lors pas besoin d'invoquer une séparation secondaire (assez peu satisfaisante en somme) de l'ectoblaste d'avec l'entoblaste, puisque cette séparation existait dès les débuts du repli céphalique.

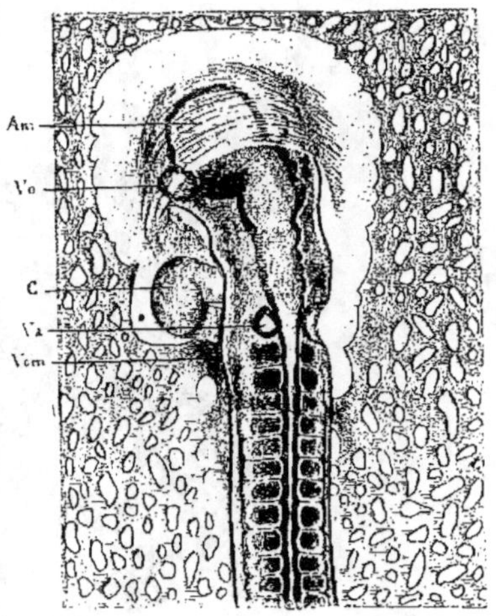

FIG. 160. - *Embryon de Poulet de la* 41me *heure* (d'après DUVAL).

La figure originale a été modifiée en ce que l'extrémité antérieure de l'embryon a été seule représentée. L'embryon est vu par la face dorsale. On voit que l'extrémité antérieure de la tête est recouverte par le capuchon céphalique de l'amnios ; le capuchon caudal n'a pas encore paru à cette époque à l'extrémité postérieure de l'embryon.

Am, capuchon céphalique de l'amnios.   *C*, cœur. — *Vo*, vésicules optiques. — *Va*, vésicules auditives. *Vom*, veines omphalo-mésentériques.

Désormais éloignée des replis amniotiques, on voit la splanchnopleure s'en écarter de plus en plus par l'accroissement de la cavité générale extra-embryonnaire (*cg*², fig. 1 et 2, pl. II), et devenir indépendante en formant le revêtement du sac vitellin interne ou vésicule ombilicale.

C'est ici le lieu de ne pas laisser ignorer la valeur de termes qui s'appliquent précisément à la partie de la splanchnopleure sous-jacente à la somatopleure amniotique, et qui en devient absolu-

ment éloignée par l'accroissement de la cavité générale. Avant
que l'écartement de la somatopleure et de la splanchnopleure se
soit produit, alors que les deux lames blastodermiques sont encore juxtaposées, l'examen du blastoderme dans ses rapports avec
l'embryon, fait soit sur des coupes, soit sur des vues extérieures
dorsale ou ventrale de l'embryon, conduit à la constatation de dispositions particulières de la splanchnopleure extra-embryonnaire.
Sur des coupes, on trouve que l'embryon est situé dans une sorte de
fossette du blastoderme. Si l'on isole un blastoderme et son embryon

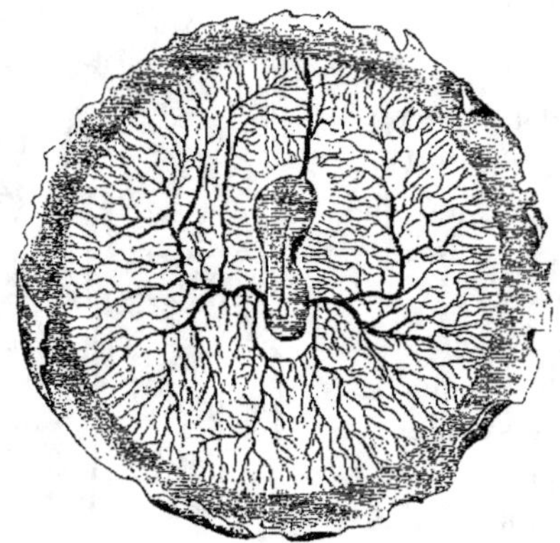

Fig. 161. — *Aire vasculaire d'un embryon de Poulet du 3ᵉ jour (faux amnios), vue du côté ventral* (d'après
Koelliker).

L'embryon étant vu de ce côté est recouvert tout entier par les feuillets profonds du blastoderme,
savoir l'entoblaste et le feuillet splanchnique du mésoblaste, qui se relèvent sur lui (se reploient au-
dessous de lui, l'embryon étant en place) pour constituer le velum général du corps ou faux amnios ;
seule la gouttière intestinale de l'embryon n'est pas masquée par les nombreux vaisseaux qui serpen-
tent dans la splanchnopleure.

avec lui, et qu'on les examine par la face ventrale, on n'apercevra
plus de l'embryon que la gouttière intestinale. La tête, les flancs et
la partie caudale de l'embryon paraissent couverts d'une membrane
vasculaire, qui n'est autre que la splanchnopleure avec ses vaisseaux, c'est-à-dire une portion déjà vasculaire du sac vitellin interne, une partie de l'aire vasculaire en un mot (fig. 161). V. Baër
a donné à cette membrane le nom de *velum général*, et a distingué
un velum céphalique, un velum caudal et des velums latéraux ;
C. F. Wolff l'a appelée *faux amnios*. Si l'on examine l'embryon

par la face dorsale, on voit que le velum général entoure celui-ci
jusqu'à la hauteur du dos, puisque l'embryon est enfoncé dans
une dépression du blastoderme, et que les flancs de l'embryon se
trouvent ainsi cachés. Plus tard, quand le velum ou faux amnios, formé par la splanchnopleure, abandonne, par suite de l'extension du cœlome, le véritable amnios, de nature somatopleurique, alors le velum retombe sur le vitellus qu'il ne cessera
désormais pas de tapisser exactement.

Conformément au schéma du développement de l'amnios que
nous avons donné plus haut, il nous reste, ayant vu la formation
des replis céphalique et caudal, à parler des replis latéraux. On
pensait autrefois que, l'amnios étant un pli annulaire du blastoderme, et entourant l'embryon de tous côtés, il y avait lieu de
distinguer tout aussi bien des replis latéraux que des replis céphalique et caudal. Les replis latéraux se constituaient, pensait-on,
d'après le même mode que le repli caudal, c'est-à-dire aux dépens
de la somatopleure tout entière (1). La plupart des auteurs sont
aujourd'hui disposés à ne pas reconnaître l'existence de replis
latéraux indépendants, mais à les considérer comme étant simplement soit le prolongement des bords du proamnios en arrière,
soit la continuation des bords du capuchon caudal en avant ;
dans le premier cas ils ne sont constitués que par l'ectoderme
et l'entoderme ; dans le second cas ils sont formés par l'ectoderme et le feuillet pariétal mésodermique. Il n'existerait en
somme, suivant la majorité des embryologistes, que deux formations amniotiques, qui sont peut-être, ainsi que nous le verrons
plus loin, de nature bien différente. L'une est l'amnios céphalique
(Selenka) ou proamnios (van Beneden et Julin). L'autre est l'amnios
somatique (Selenka) ou gaîne caudale (van Beneden et Julin). Les
replis latéraux n'existent pas.

Si nous considérons maintenant dans son ensemble la formation
de l'amnios, nous voyons qu'elle est constituée par deux replis de
nature différente, l'un le proamnios composé de l'ectoderme et de
l'entoderme, l'autre la gaîne caudale formée par la somatopleure.

____

(1) Ce schéma a été conservé par Bonnet, qui, chez les Ruminants, nie l'existence
d'un proamnios didermique, en même temps qu'il affirme avoir vu l'amnios prendre
naissance sous la forme d'un pli annulaire autour de l'embryon.

Ces deux replis vont au-devant l'un de l'autre, tendant à enfermer l'embryon dans une cavité amniotique. Cette cavité communique avec l'extérieur par un orifice, qui se rétrécit de plus en plus, l'ombilic amniotique, laissant à découvert une étendue du dos de l'embryon de moins en moins considérable (fig. 162, A). En un stade ultérieur (B) (au 3ᵉ jour de l'incubation chez le Poulet), cet orifice s'est fermé par une suture amniotique (sa) et la cavité amniotique est dès lors complètement close. Cette cavité se compose de deux espaces d'origine différente : l'un (gc') est l'espace que limite la

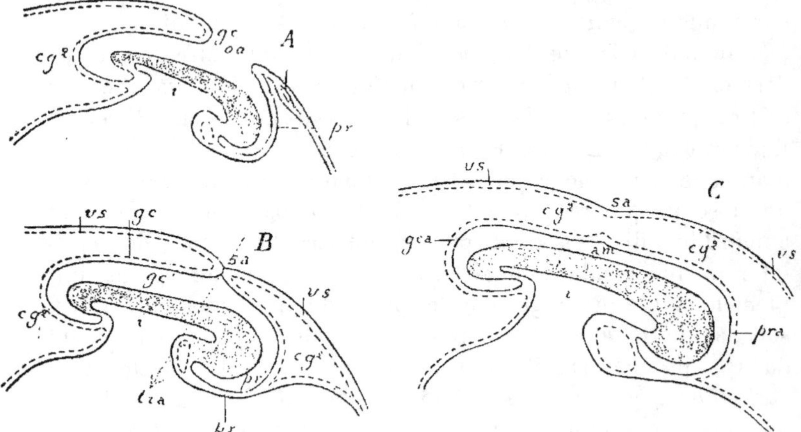

FIG. 162. — *Coupes longitudinales schématiques de l'amnios*, montrant la formation de cette membrane ainsi que celle de la vésicule séreuse.

A représente le stade le moins avancé. — *gc*, gaîne caudale. — *pr*, proamnios. — *Oa*, ombilic amniotique. — *sa*, suture amniotique. — *gc'*, cavité de la gaîne caudale. — *pr'*, cavité du proamnios. — *tia*, trou interamniotique. — *agc*, partie de l'amnios formée par la gaîne caudale. — *apr*, partie d'origine proamniotique. — *am*, cavité de l'amnios. — *i*, intestin. — *vs*, vésicule séreuse. — *cg²*, cavité générale extraembryonnaire. Le mésoderme est indiqué par des hachures et un trait discontinu ; l'entoderme est figuré par un trait continu, mince ; l'ectoderme l'est par un trait continu, épais.

gaîne caudale de l'amnios ; l'autre (pr') est l'espace circonscrit par le proamnios ; on peut appeler avec van Beneden « trou interamniotique » la région de passage qui fait communiquer ces deux espaces (indiquée dans la figure par la flèche tia). Remarquons maintenant que l'envahissement du proamnios par le mésoderme faisant des progrès incessants, le proamnios tend à disparaître, l'entoderme qui contribue à le former tend à être remplacé sur une étendue de plus en plus considérable par le mésoderme et plus particulièrement par le mésoderme pariétal, qui décolle l'entoderme et le sépare d'avec l'ectoderme. Ce processus s'est en partie effectué dans la figure B. Quand l'entoderme a été complètement décollé de l'ectoderme, et s'est définitivement éloigné de l'amnios, celui-ci offre dans toute son étendue une constitution identique (fig. 162, C). Partout, aussi bien dans la région du proamnios (*apr*) qu'au niveau de la gaîne caudale (*agc*), il se montre formé par l'ectoderme doublé du mésoderme pariétal.

Nous arrivons en somme au même résultat que si les choses s'étaient passées ainsi que le font voir les figures 1 et 2 de la planche II, où le processus eût été le suivant, que l'on croyait autrefois correspondre à la réalité. Sur les coupes longitudinales schématiques que ces figures représentent, l'amnios est constitué par deux replis, céphalique et caudal (*ra, rp*), de la somatopleure. Chacun de ces replis est formé de deux lames, l'une externe, l'autre interne, qui au sommet du repli se continuent l'une par l'autre. Ces deux lames sont séparées par un espace qui n'est autre qu'un prolongement de la cavité générale extra-embryonnaire (*cg²*). On comprend que, lors de la formation de la suture amniotique, les feuillets correspondants des replis se souderont, et que peu à peu il arrivera que les lames externes fusionnées se sépareront des lames internes confondues. Il en résultera dès à présent la formation de deux enveloppes concentriques (fig. 2, pl. II, et fig. 162, C); l'intérieure limite une cavité, la cavité amniotique (*am*), où est enfermé l'embryon, et n'est autre que l'amnios : la membrane extérieure (*vs*) complète l'enveloppe somatopleurique de l'œuf qui depuis la formation du plissement amniotique était devenue incomplète, et rétablit la continuité de cette enveloppe momentanément interrompue. L'enveloppe somatopleurique de l'œuf ou sac vitellin cutané, avec laquelle se continue la membrane *vs* figurée en 162, C, n'est autre que la vésicule séreuse devenue indépendante de la vésicule ombilicale ou sac vitellin intestinal. La membrane *vs* de la figure 162, C fait donc partie de la vésicule séreuse; cette membrane, qui complète secondairement la vésicule séreuse, a reçu de Balfour le nom de « faux amnios ».

Il convient, à propos de l'amnios et de la vésicule séreuse, de présenter une remarque que l'on a sans doute déjà faite. Comme l'amnios est formé aux dépens de la région extra-embryonnaire du blastoderme la plus voisine de l'embryon, il en résulte que c'est en lui que se trouve le passage des feuillets extra-embryonnaires (ectoblaste et mésoblaste somatique) qui le constituent aux feuillets correspondants de l'embryon. Le lieu où se fait ce passage est, par définition, un ombilic cutané.

L'ombilic cutané est par conséquent la zone annulaire en laquelle les feuillets somatopleuriques de l'embryon se continuent avec la région extra-embryonnaire des mêmes feuillets appartenant à l'amnios. L'ombilic cutané ne coïncide donc pas avec l'ombilic amniotique, qui est situé en plein blastoderme extra-embryonnaire, mais il répond à l'insertion de l'amnios sur l'embryon. C'est en cet ombilic cutané que s'insère l'amnios, représentant une sorte de pédicule cutané qui rattache l'embryon au sac vitellin cutané ou vésicule séreuse. Mais quand l'amnios s'est détaché de la vésicule séreuse, il n'y a plus lieu de considérer cet ombilic comme le lieu d'insertion d'un pédicule qui n'existe plus, et en cela l'ombilic cutané arrive à différer un peu chez les Amniotes de ce qu'il est chez les Poissons.

En somme, à la suite des processus que nous venons de décrire, deux enveloppes, toutes deux formées par la somatopleure, ont pris naissance : la vésicule séreuse et l'amnios. L'une subira des transformations qui feront d'elle une membrane villeuse, et que nous retrouverons plus tard. L'autre, l'amnios, entoure l'embryon d'un sac protecteur. Ce sac est rempli d'un liquide spécial, le *liquide amniotique,* dans lequel nage l'embryon. Le liquide amniotique, appelé encore « eau de l'amnios », est un liquide alcalin, albumineux, salé, ayant à peu près la composition chimique du sérum du sang. L'eau de l'amnios devient de plus en plus abondante et distend toujours davantage le sac amniotique, si bien que la membrane amniotique, qui d'abord était presque immédiatement appliquée contre l'embryon, s'en éloigne de plus en plus. Les dimensions générales de l'œuf restant les mêmes, l'augmentation de la cavité amniotique ne peut se faire que si l'espace qui sépare la vésicule séreuse de l'amnios, et qui n'est autre que le cœlome, diminue proportionnellement. C'est ce qui a lieu en réalité, grâce à la disparition du liquide albumineux que contient l'espace en question. L'amnios alors, distendu par l'accroissement du liquide amniotique, vient s'appliquer à la face interne de la membrane séreuse.

L'amnios, chez les Oiseaux et les Mammifères, devient contractile, par le développement dans son feuillet mésodermique de fibres lisses qui, dès le cinquième jour de l'incubation chez le Poulet, produisent dans la membrane amniotique des mouvements rythmiques. Les contractions de l'amnios sont environ de dix par minute ; elles commencent par une extrémité de l'amnios pour se terminer à l'autre ; ce sont donc des contractions vermiculaires. De la sorte, le liquide amniotique est comme brassé autour de l'embryon, et celui-ci bercé par les ondulations de l'eau de l'amnios.

Causes de la formation de l'amnios. — Les causes qui président à la production de l'amnios sont encore, malgré les tentatives d'explication proposées, incomplètement connues. Ces causes sont d'ordre mécanique. Mais le mécanisme invoqué a été simplement appliqué par les uns au développement de l'amnios dans l'ontogénèse, tandis que d'autres l'ont fait intervenir dans le développement phylogénétique même de cette formation.

Balfour considérait l'amnios comme un pli de la somatopleure lié au développement d'une formation, l'allantoïde, que nous étudierons tout à l'heure. L'allantoïde, en s'accroissant, soulèverait la somatopleure au-dessus et tout autour de l'embryon en un repli amniotique de forme annulaire. Malheureusement (et Balfour ne se dissimulait pas cette difficulté que son hypothèse rencontrait), l'allantoïde prend naissance à l'extrémité postérieure du corps de l'embryon, et c'est à l'extrémité antérieure, contrairement à ce que l'on pourrait attendre, que paraît tout d'abord l'amnios.

Van Beneden et Julin ont montré les premiers nettement qu'il y avait lieu de ne plus considérer l'amnios comme une formation univoque, mais d'y distinguer un amnios antérieur ou proamnios et un amnios postérieur ou gaîne caudale. La cause qui détermine la formation de l'un et de l'autre est purement mécanique.

Hoffmann a développé des considérations analogues. Par le mouvement de descente de l'embryon et du blastoderme adjacent, il se formerait tout autour du corps embryonnaire un amnios sans mésoderme, un proamnios, au sens de van Beneden et Julin, si le phénomène s'effectuait avant l'apparition du feuillet moyen.

Les recherches que van Beneden et Julin ont instituées sur la formation de l'amnios chez les Mammifères leur ont permis de préciser pour ce groupe le mécanisme du développement de l'amnios. Pour le comprendre, il faut que nous fassions connaître par anticipation que l'épiblaste se soude à la muqueuse utérine dans une certaine région qui entoure à distance à la manière d'un fer à cheval les côtés et l'extrémité postérieure de l'embryon, et que le feuillet somatique du mésoderme, quand le clivage de celui-ci s'est effectué, s'accole à l'épiblaste soudé à la paroi de la matrice. La région préembryonnaire du blastoderme, constituée par l'ectoderme et l'entoderme, n'est pas fixée à la muqueuse de l'utérus, et s'enfonce avec la tête de l'embryon. De ce que la région latéro-postérieure du blastoderme est fixée à la muqueuse utérine tandis que la région antérieure s'en éloigne, résulte la formation, entre l'embryon et la paroi de la matrice, d'une cavité qui n'est autre que la cavité amniotique future. Cette cavité a pour paroi immédiate l'épiblaste ; mais la doublure de celui-ci est différente pour la région fixée et pour la région libre du blastoderme ; dans la première c'est la couche somatique du mésoderme , dans la seconde c'est l'entoderme. De là deux régions à distinguer dans la paroi amniotique ; l'une est l'amnios proprement dit, l'autre est le proamnios. La première est une gaîne qui surmonte la queue et le corps de l'embryon : la seconde est une cupule qui reçoit la tête dans sa concavité (voir fig. 5, pl. III). Si l'on suppose que le mouvement de descente de l'embryon débute à une époque plus reculée du développement, au moment où la tache embryonnaire est encore didermique dans toute son étendue, et si le blastoderme est fixé tout autour de l'embryon, la cavité amniotique se formera de très bonne heure, tout autour de celui-ci, avec la constitution d'un proamnios. Il en résultera que l'embryon se développera dans une partie invaginée du blastocyste, constituée par l'épiblaste en dedans, l'hypoblaste en dehors, et où les feuillets seront apparemment invertis. C'est ce qui existe en partie chez le Lapin, dont le proamnios offre une telle constitution. Et c'est aussi ce que l'on trouve chez les Rongeurs à feuillets invertis, qui nous ont occupé plus haut. Le renversement des feuillets chez ces derniers a vraisemblablement sa cause dans la précocité du mouvement de descente de l'embryon dans la cavité blastodermique, ou, ce qui revient au même, dans la formation et la fermeture prématurées de la cavité amniotique primitivement délimitée de toutes parts par un proamnios (van Beneden et Julin).

« A notre avis, disent van Beneden et Julin, le suspenseur... est homologue au fer à cheval épiblastique par lequel se fait chez le Lapin la fixation du blastocyste à la muqueuse de l'utérus. »

« Si l'on suppose en effet, qu'après la descente de l'embryon, et la supposition n'est pas gratuite, elle se vérifie à certains égards chez le Lapin, si l'on suppose que l'épaississement de l'épiblaste formé d'abord dans les limites du fer à cheval placentaire gagne progressivement de dehors en dedans et bourgeonne dans une direction centripète, de façon à constituer, la descente de l'embryon ayant déjà eu lieu, la voûte de la cavité amniotique, on aura réalisé un suspenseur fort étendu en surface, mais au fond identique à celui des mammifères à feuillets renversés ». Si inversement nous partons des Rongeurs à feuillets invertis, et que nous détachions le suspenseur du reste de l'épiblaste pour le laisser adhérent à la portion de l'épiblaste qui confine à l'extrémité postérieure de l'embryon, nous obtiendrons les dispositions qui sont réalisées chez le Lapin. La fixation de l'épi-

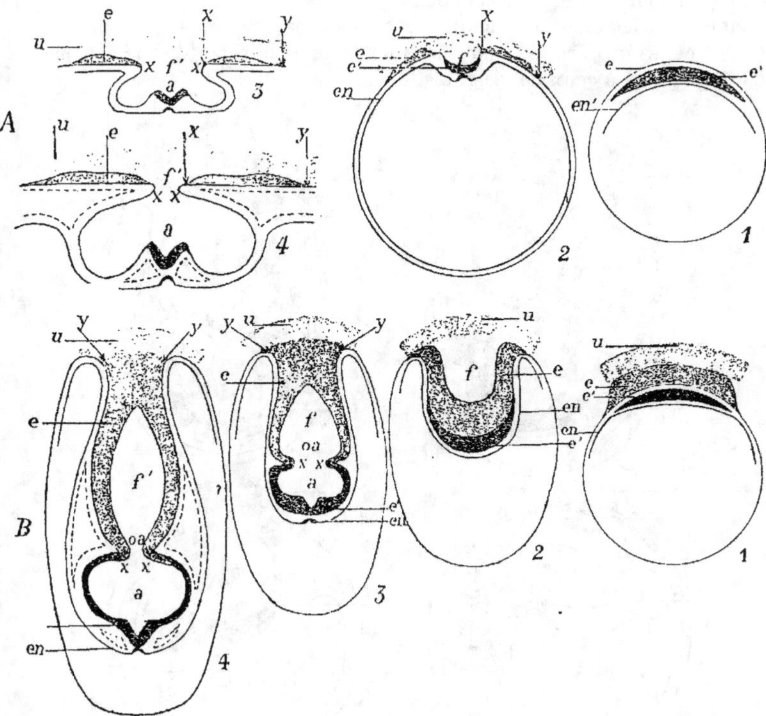

FIG. 163. — *Coupes transversales schématiques de l'œuf du Lapin et de la Souris, pour montrer comparativement le mode de formation de l'amnios chez l'un et chez l'autre (imitées de SELENKA).*

A. — Série des coupes du Lapin. — B. Série des coupes chez la Souris. — 1, 2, 3, 4, quatre stades successifs du développement. — *e*, couche superficielle de l'épiblaste et plus spécialement assise de Rauber. — *e'*, couche profonde de l'épiblaste et plus particulièrement épiblaste embryonnaire. — *en*, entoblaste. — *f*, fausse cavité amniotique ou cavité amniotique provisoire. — *a*, cavité amniotique vraie ou cavité amnio-médullaire. — *f*, partie de la cavité amniotique provisoire non employée à la formation de la cavité amniotique vraie. — *x x*, replis amniotiques. — *o a*, ombilic amniotique. — de *x* à *y*, région de l'épiblaste extra-embryonnaire soudée à la muqueuse utérine. — *u*, muqueuse utérine. — La couche profonde de l'ectoderme (spécialement l'ectoderme embryonnaire) est représentée par une teinte gris foncé ; la couche superficielle de l'ectoderme (particulièrement l'assise de Rauber avec le suspenseur) est figurée par un gris plus clair ; la muqueuse utérine est représentée par une teinte moins foncée encore. Le mésoderme est figuré par un trait discontinu.

blaste, de centrale qu'elle était chez le Rongeur à feuillet inversé, sera devenue marginale, elle se fera plus particulièrement en arrière et sur les côtés de l'ébauche embryonnaire. La région du blastoderme circumembryonnaire la moins soutenue et la plus mobile par conséquent sera la région antérieure ; aussi la verra-t-on s'enfoncer de bonne heure avec la tête de l'embryon pour former le proamnios.

Comparant les dispositions que présentent les Rongeurs à feuillets invertis à celles qu'offre le Lapin, nous pouvons nous reporter aux schémas de la fig. 163 et à ceux de la fig. 164.

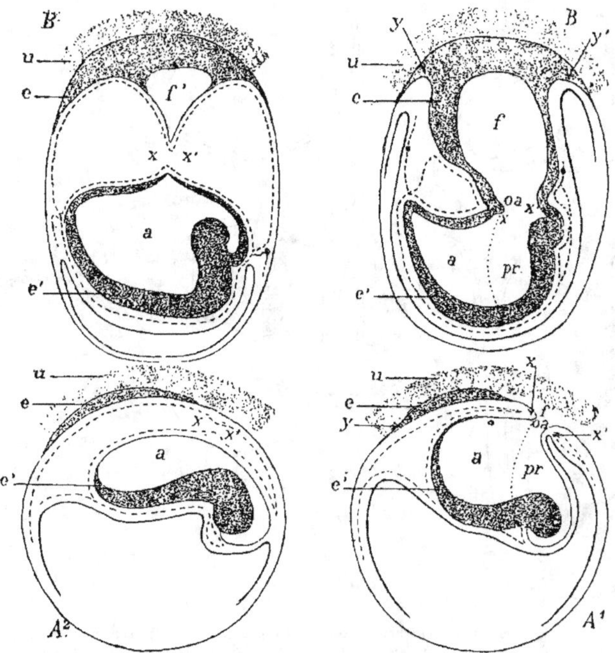

FIG. 164. — *Coupes longitudinales schématiques de l'œuf du Lapin et de la Souris, pour montrer comparativement le mode de formation de l'amnios chez l'un et chez l'autre* (imitées de SELENKA).

Les lettres ont la même signification que dans la figure précédente. — *pr*, cavité proamniotique. — *x, x'*, replis amniotiques postérieur et antérieur. Les teintes ont la même valeur conventionnelle que dans la figure ; le mésoderme est également représenté par un trait interrompu.

Les premiers sont des coupes transversales et verticales de l'œuf du Lapin et de la Souris. En 1, on voit dans les deux séries A et B la couche de Rauber se comporter différemment ; en A, elle demeure mince et se confondra avec l'ectoblaste de la tache embryonnaire ; en B, elle s'épaissit beaucoup et forme le suspenseur, qui se fixe de bonne heure à la muqueuse utérine. En 2 A, l'épiblaste s'est épaissi tout autour de la tache embryonnaire, et fixé à la muqueuse de l'utérus, tandis qu'il s'est déprimé au ni-

veau de cette tache même, laissant entre la paroi utérine et lui une cavité que l'on peut appeler avec Selenka « fausse cavité amniotique » ou
encore nommer « cavité amniotique provisoire ». En 2 B, cette cavité *f*
prend naissance par l'invagination du suspenseur, qui, repoussant devant
lui l'ectoderme et l'entoderme embryonnaires, les invertit de telle sorte que
ce dernier devient extérieur et le premier intérieur. La coupe 3 A montre
l'épiblaste extra-embryonnaire soudé de x à y à la muqueuse utérine. Les
bords libres de cette partie soudée forment deux replis, replis amniotiques, qui convergent l'un vers l'autre et tendent à se rapprocher de plus
en plus, séparant ainsi la cavité amniotique provisoire (*f*, en 2 A) en
deux espaces, dont l'un supérieur (*f'*) n'existe pour ainsi dire que virtuellement et n'est que l'ouverture ménagée entre les replis et l'intervalle minime qui sépare l'épiblaste de la paroi de l'utérus, tandis que l'autre (*a*)
est la véritable cavité amniotique ou cavité amnio-médullaire. En 3 B, la
cavité amniotique provisoire est subdivisée par deux replis ($x\,x$) qui s'élèvent
de ses parois latérales, en deux espaces, dont l'un considérable (*f'*) a pour
paroi une partie du suspenseur ($x\,y$), l'autre (*a*) étant la cavité amniotique
vraie. Dans les figures précédentes il n'était tenu aucun compte du mésoderme, que l'on voit apparaître en 4 A et 4 B. On voit comment la somatopleure entre dans la constitution des replis amniotiques ($x\,x$). D'autre part
ces replis se sont rapprochés en entourant une ouverture de plus en plus
étroite, l'ombilic amniotique (*o a*), qui ne diffère en B de ce qu'il est en A
que parce qu'il se prolonge quelque peu en un court pédicule, mais qui dans
un cas comme dans l'autre unit pour un temps encore la cavité amniotique
vraie (*a*) à la fausse cavité amniotique (*f'*).

Les schémas A et B de la figure 164 représentent des coupes longitudinales de l'œuf du Lapin et de celui d'un Rongeur à feuillet inverti tel que
la Souris, en deux stades différents 1 et 2. Nous retrouvons ici les cavités
amniotiques vraie et fausse (*a* et *f'*). Dans la cavité amniotique vraie, il y a
lieu de distinguer la cavité de la gaîne caudale et la cavité proamniotique
(*pr*) séparées l'une de l'autre sur la figure par la ligne pointillée qui répond
au trou interamniotique. L'espace proamniotique communique avec la cavité amniotique fausse par l'ombilic. Et si l'on suppose la coupe pratiquée
en un stade plus jeune que celui des dessins A et B, à une époque où le
mésoderme n'a pas paru dans l'épaisseur du repli amniotique (*x'*), où par
conséquent la paroi proamniotique est exclusivement ecto- et entodermique,
où même le repli (*x'*) n'est pas encore indiqué, il deviendra évident que
la cavité du proamnios (*pr*) est bien une dépendance de la cavité amniotique fausse ou provisoire (*f'*) chez la Souris et qu'elle la représente à elle
seule à peu près entièrement chez le Lapin. Pour rendre le Lapin (A¹) plus
complètement comparable à la Souris (B¹), il suffira de rendre déhiscente
la cavité (*f*) au niveau du point y. On peut, il est vrai, faire valoir contre la
légitimité de la comparaison esquissée ici, que chez le Lapin (A¹) il n'existe
pas en x de repli amniotique véritable tel que celui qu'on trouve chez la

Souris (B⁴) au point correspondant (x'). Toutefois le repli mésodermique (x en B') est représenté en A⁴ par le mésoderme de la région antérieure du blastoderme du Lapin. Ce qui le prouve, c'est que, quand les replis xx' se sont soudés (A² et B²), les dispositions deviennent exactement les mêmes dans les deux cas.

« Le proamnios complet, tel qu'il existe chez les Rongeurs à feuillets renversés, constitue-t-il, se sont demandé E. van Beneden et Julin, le type primitif des formations amniotiques chez les Vertébrés supérieurs et le proamnios céphalique du Lapin est-il un reste du proamnios complet tel qu'on le trouve chez les Rongeurs à feuillets renversés ? La simplicité de la genèse et de la constitution du proamnios semblent plaider en faveur de cette hypothèse. Mais il ne faut pas oublier que chez les Sauropsidés il ne se forme pas de proamnios complet. Or, il est probable que par leur développement ces vertébrés se rapprochent davantage des formes dont sont issus les mammifères actuels.... et il est rationnel de rechercher dans le développement des Mammifères actuels le prototype des annexes fœtales. »

« Dans notre opinion, la cause déterminante de la formation de l'enveloppe amniotique réside dans la descente de l'embryon, déterminée elle-même par le poids du corps. C'est par une accélération du développement que la cavité amniotique en est venue à se former quand l'embryon ne possède encore qu'un poids insignifiant, quand il est encore une simple lamelle didermique, avant que le mésoblaste se soit constitué. La précocité de la descente de l'embryon a fini par affecter l'apparence d'une simple invagination du blastocyste. Le renversement complet des feuillets tel qu'il se présente chez plusieurs rongeurs et la formation concomitante d'un proamnios complet sont donc le résultat d'une falsification du développement primitif. »

« Mais l'hypothèse que nous venons d'émettre ne rend pas compte de la présence d'un proamnios partiel, limité à la tête de l'embryon, tel qu'il se rencontre chez le lapin, le chien, les chauves-souris et probablement même chez tous les mammifères chez lesquels il n'existe pas à proprement parler de renversement des feuillets. »

« Nous pensons devoir invoquer pour expliquer l'existence de ce proamnios céphalique les considérations suivantes. Chez tous les vertébrés supérieurs il s'accomplit à une époque reculée du développement des inflexions de la tête de l'embryon qui pour se produire doivent nécessairement entraîner vers l'intérieur de l'œuf les parties avoisinantes du blastoderme. D'autre part la partie antérieure du corps de l'embryon et surtout les organes de la tête se développent rapidement et atteignent déjà un volume et un poids considérables, alors que l'extrémité postérieure du corps de l'embryon n'est encore qu'une simple lamelle. Enfin c'est de l'extrémité postérieure de l'embryon que procède cette partie du mésoblaste qui envahit le blastoderme en dehors de l'embryon. Ces diverses circonstances permettent de concevoir la précocité relative de la cavité amniotique autour de la tête de l'embryon ; si les inflexions céphaliques et la formation du cul-de-sac antérieur du tube digestif s'effectuent avant que le mésoblaste ait envahi la région précmbryonnaire du blastocyste, il doit nécessairement se former un proamnios, et l'on conçoit facilement que, celui-ci une fois formé, le mésoderme se soit étendu tout autour de la portion déprimée du blastoderme, sans envahir cette dernière qui devient le proamnios céphalique. »

Contre cette remarquable théorie de van Beneden et Julin, qui fait du proamnios une formation amniotique primitive et typique, et de l'amnios une production secondaire, théorie que nous avons reproduite en essayant d'y ajouter quelques schémas explicatifs, on a élevé un certain nombre d'objections.

Selenka a fait observer que : 1° le proamnios n'est pas une formation amniotique primitive nécessaire ; car chez la Souris et le Rat les plis amniotiques possèdent, dès le début de leur apparition, de l'ectoderme et du mésoderme, mais pas d'entoderme. Mais nous avons vu que l'on peut défendre à ce sujet la théorie de van Beneden et Julin en disant que ces plis amniotiques (x, x'), dans nos figures schématiques, sont des formations secondaires et non le proamnios, comparables, au moins pour ce qui est du repli postérieur (x), à la gaîne caudale de l'amnios du Lapin.

2° Chez le Cobaye les plis amniotiques sont formés au début par l'ectoderme seul, l'entoderme ne participant nullement à leur constitution.

3° Chez le Marsupial le proamnios, au lieu d'être, comme le veulent van Beneden et Julin, une formation transitoire, persiste seul, tandis que la gaîne caudale ou amnios somatique se retire devant lui, contrairement à ce qui se passe chez le Lapin.

Dans tous ces cas et chez tous les Amniotes, l'ectoderme paraît être le seul facteur constant qui entre dans la constitution de l'amnios. La différence de nature du feuillet qui le double extérieurement n'est qu'un fait accessoire. Aussi doit-on considérer l'amnios comme une formation univoque.

Fleischmann a par contre adopté l'opposition établie par van Beneden et Julin entre le proamnios et l'amnios proprement dit ou gaîne caudale. Mais il a élevé, contre la théorie mécanique de la formation du proamnios par descente de l'embryon ou seulement de sa tête vers le centre de l'œuf, un certain nombre d'objections. Il est difficile de comprendre, dit-il, comment un corps aussi peu pesant et aussi mou que l'est l'embryon peut déprimer le vitellus très compact des Sauropsidés ou la vésicule blastodermique très tendue des Mammifères.

Ce mouvement de descente devrait déterminer un repli annulaire du blastoderme autour de l'embryon, plus haut, il est vrai, en avant, à cause de la pesanteur prépondérante de la tête ; il devrait y avoir des plis latéraux (qui n'existent en réalité pas), au même titre qu'il y a des plis antérieur et postérieur. Il est vrai que par la fixation de l'épiblaste dans les régions latéro-postérieures du blastoderme, l'enfoncement de la tête de l'embryon est seul rendu possible. Mais cette explication n'est pas applicable aux Sauropsidés. Enfin chez nombre de Mammifères l'embryon se trouve situé sur la face antimésométriale, libre et par conséquent pendante de l'utérus, dans la position normale de la mère ; son poids tend donc à l'écarter du centre de l'œuf, au lieu de l'en rapprocher. Strahl a fait à propos de la Taupe une remarque semblable.

En présence de ces difficultés, Fleischmann tente une explication phylogénétique du processus amniogénétique. Si l'on compare, dit-il, le développement des Poissons osseux à celui des Amniotes, on reste frappé de ce fait que chez les premiers l'embryon s'allonge tout autour de la sphère vitelline, au plus grand diamètre de laquelle il finit par correspondre, au lieu que chez les autres il demeure limité à une région peu étendue de la surface de l'œuf. D'autre part il ne se développe pas chez les Poissons osseux de flexion crânienne, tandis que celle-ci apparaît chez les Amniotes. On est alors conduit à penser que la flexion crânienne est une modification cœnogénétique en rapport avec l'augmentation du vitellus chez les Amniotes, du processus d'allongement de l'embryon des Poissons osseux. La flexion crânienne détermine dans ces conditions une dépression du blastoderme qui est le proamnios (1).

§ 3. **Allantoïde**. — Si la vésicule ombilicale n'est que le plus interne des deux sacs vitellins, si la vésicule séreuse et l'amnios ne sont que des manières d'être nouvelles du sac vitellin externe, si par conséquent toutes les membranes que nous avons étudiées jusqu'ici ne sont que le résultat de la transformation chez les

---

(1) Fleischmann a eu pour précurseurs, dans l'explication phylogénétique de la genèse de l'amnios, Ryder et van Beneden et Julin. L'influence possible de la flexion crânienne chez les Vertébrés supérieurs comme cause déterminante de la formation de l'amnios n'a pas échappé à van Beneden et Julin, qui ont émis cette idée, sans la développer il est vrai, avant Fleischmann. Ryder d'autre part, trouvant dans les œufs de Poissons à coquille résistante des rudiments de plis amniotiques et un léger enfoncement de l'ébauche embryonnaire, qui disparaissent de bonne heure, pense que, quand l'œuf a acquis un vitellus considérable (comme chez les Sauropsidés), la durée du développement intra-ovulaire a dû se prolonger et les plis amniotiques se conserver et s'accroître ; en même temps l'embryon s'est enfoncé de plus en plus vers le centre de l'œuf sous la poussée de la tête de plus en plus fléchie.

Quant à l'explication que fournit Fleischmann de la formation de la gaîne caudale, en la mettant en rapport avec le développement de l'allantoïde, elle nous paraît, du moins sous la forme où elle a été donnée, trop hasardée pour que nous la reproduisions ici. Toutefois l'idée déjà exprimée par Balfour, que le développement de la gaîne caudale et celui de l'allantoïde vont de pair, repose sur des faits bien connus pour le Poulet, constatés par Strahl chez les Reptiles, et que nous retrouverons chez certains Mammifères ; dans tous ces cas la genèse de l'amnios caudal paraît suscitée par le développement de l'allantoïde auquel elle succède immédiatement.

Vertébrés supérieurs d'un organe préexistant, le sac vitellin, seul représentant des annexes embryonnaires chez les Vertébrés inférieurs, il n'en est plus de même de l'allantoïde, à ce qu'il semble du moins au premier abord. En effet, l'allantoïde étant essentiellement constituée par un diverticule entoblastique de l'intestin de l'embryon, il paraît conforme à la vérité de dire que l'allantoïde est une création de l'embryon. Toutefois, ainsi que Duval l'a fait observer, comme l'intestin postérieur, d'où émane l'allantoïde, n'est encore chez le Poulet, à l'époque de la formation allantoïdienne, qu'une gouttière largement ouverte dans le sac vitellin interne ou vésicule ombilicale, comme il ne représente qu'une dépression de cette dernière et n'atteint pas encore à la dignité d'organe indépendant, il est plus juste de dire que l'allantoïde est un diverticule poussé par l'entoblaste et plus spécialement par cette partie de l'entoblaste qui constituera l'intestin postérieur. His, Perenyi, Keibel ont fait, à propos de l'allantoïde de l'Homme, des Reptiles, du Cochon d'Inde, des remarques analogues. « Le conduit allantoïdien, a dit His, a pris naissance par étranglement aux dépens du sac entodermique général et sa face ventrale s'est fermée par une suture médiane ». Perenyi d'autre part dit que la formation de l'allantoïde se fait simplement par l'isolement de l'entoderme terminal (entoderme allantoïdien) qui fait partie du croissant, de la même façon que se constitue le tube intestinal.

S'il en est ainsi, en disant que l'allantoïde est une portion isolée du sac entoblastique général, c'est-à-dire du sac vitellin interne, au même titre que l'intestin de l'embryon lui-même, nous enlevons à cette annexe le caractère singulier que lui imprimerait une origine embryonnaire, et nous pouvons dès lors la ranger à côté des autres membranes de l'œuf ou annexes de l'embryon, qui toutes sont d'origine ovulaire, et à la formation desquelles l'embryon même ne prend pas part.

On a pensé longtemps que les Reptiles, Oiseaux et Mammifères possédaient seuls une allantoïde, qui ferait par conséquent défaut chez les Amphibiens et les Poissons. De là le nom d'*Allantoïdiens* donné par Milne-Edwards aux premiers, par opposition aux seconds désignés sous le nom d'*Anallantoïdiens*. Ce groupement des Vertébrés paraît coïncider avec celui qui les distingue en Am-

niotes et Anamniotes ; il n'en a toutefois pas la valeur. Tandis que
l'amnios caractérise bien les Vertébrés supérieurs, l'allantoïde
n'est pas leur exclusif apanage. Il ne faut pas dire que les Vertébrés
supérieurs seuls possèdent une allantoïde, mais bien que seuls ils
sont pourvus d'une allantoïde développée et en état de fonctionner. Les Poissons et les Batraciens peuvent présenter un rudiment
d'allantoïde, ce qui revient à dire qu'au point de vue strict de la
morphologie les soi-disant Anallantoïdiens n'existent pas.

Nous avons signalé plus haut l'existence, à l'extrémité postérieure de
l'embryon des Poissons osseux, d'un espace, appelé vésicule de Kupffer,
du nom de l'auteur qui l'a découvert. Nous avons été conduit à voir dans
la vésicule de Kupffer le représentant de l'intestin post-anal et du canal
neurentérique des autres Vertébrés. Kupffer l'avait considéré comme l'homologue de l'allantoïde des Amniotes. Cette première interprétation peut
encore se soutenir, dit à ce propos Henneguy, « en ne considérant, ainsi
que je fais, cet organe que comme la première apparition de la cavité du
tube digestif, en relation avec le canal neurentérique... Je crois donc que
la manière de voir de Kupffer peut être acceptée et qu'on peut regarder la
cavité primordiale de l'intestin, située en avant du bourgeon caudal, comme
représentant une allantoïde rudimentaire ».
D'autre part on trouve chez les Amphibiens un diverticule bifide de l'extrémité la plus reculée de l'intestin préanal, présent déjà alors que la délimitation de l'intestin postérieur d'avec le vitellus n'est pas encore complète.
Seulement cet organe n'assume que l'une des fonctions dont est chargé
l'allantoïde des Vertébrés supérieurs, et devient en totalité une vessie urinaire.

Tels sont les caractères morphologiques les plus généraux de
l'allantoïde. Au point de vue physiologique, cette annexe que l'on
nomme encore sac urinaire, a deux rôles à jouer. Elle sert d'abord,
comme son nom de sac urinaire l'indique, à recevoir les produits
d'excrétion que fournissent les reins pendant la vie embryonnaire.
En second lieu, elle devient, à cause de sa richesse vasculaire et de
la situation superficielle qu'elle acquiert ultérieurement, le plus
important organe respiratoire de l'embryon.

L'allantoïde, ainsi que nous l'avons laissé entendre plus haut,
est une formation essentiellement entoblastique. Établie par von
Baër, l'origine entoblastique de l'allantoïde a été confirmée par
Rathke, Bischoff, Coste et tous les embryologistes qui ont suivi,

et formulée ainsi par Bischoff : « l'allantoïde est une exsertion creuse de la portion terminale, en voie de développement, du tube intestinal ».

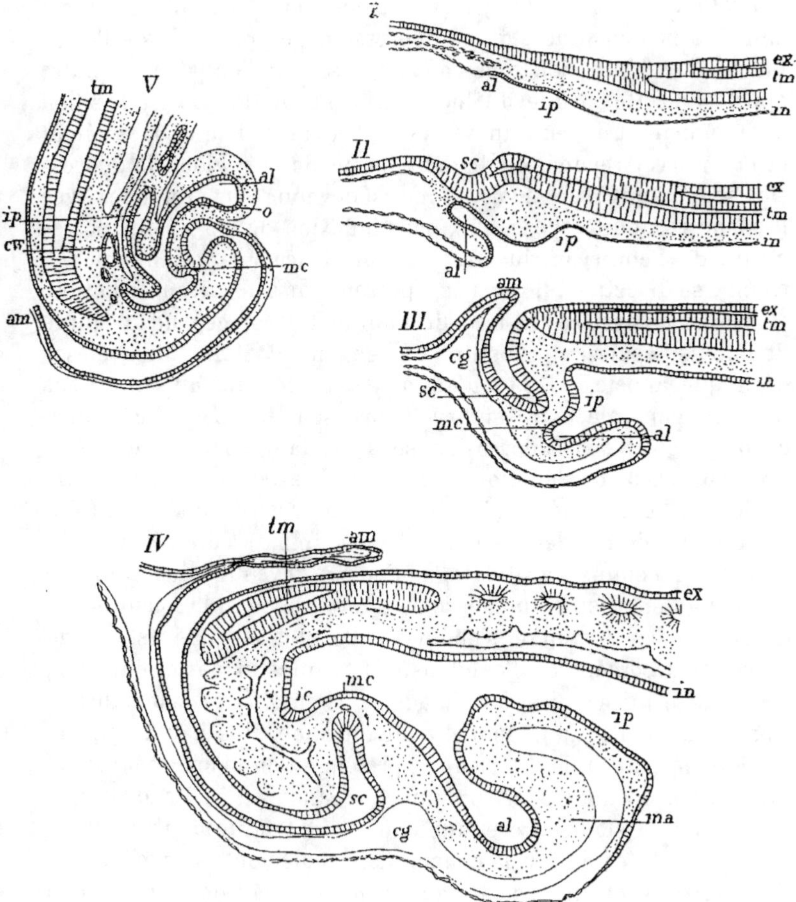

FIG. 165. – *Développement de l'allantoïde, observé sur des coupes longitudinales de l'extrémité postérieure d'embryons de Poulet de 46 h., de 48 h., de 52 h., de 72 h., et de 5 jours 1 2 (d'après DUVAL, un peu simplifiées).*

in, entoderme. — *ex*, extoderme. — *ip*, intestin postérieur. — *ic*, intestin caudal. — *mc*, membrane cloacale ou anale. – *sc*, dépression sous-caudale. — *am*, amnios. · · *ma*, épaississement mésodermique de l'allantoïde. — *cg*, cavité générale. — *tm*, tube médullaire. — *o*, ouraque. — *cw*. canal de Wolff.

La série des dessins A-E (fig. 165) représente, d'après Duval, le développement de l'allantoïde chez le Poulet. En A, l'entoderme commence à dessiner un léger enfoncement, qui est la première indication de l'allantoïde (*al*) ; cet enfoncement entoblastique est situé un peu en arrière d'une dépression peu profonde de l'ectoblaste, la « dépression sous-caudale » (*sc*) que l'on pourrait plutôt appeler, à cette époque du moins, rétro-caudale. En B, le sillon allantoïdien est devenu un véritable cœcum, qui se dirige en haut et en arrière, repoussant le mésoderme de la région ; la dépression sous-caudale en même temps est devenue plus profonde. Avec le stade C, nous voyons que, par l'inflexion de l'extrémité postérieure de l'embryon du côté ventral, le cœcum allantoïdien a changé sa direction ; il regarde à présent par son extrémité borgne en bas et en arrière ; le mésoderme qui lui correspond et qui le double est épaissi et constitue un renflement allantoïdien mésodermique, appelé *éminence allantoïdienne* (*ma*), qui fait saillie dans la cavité générale extra-embryonnaire sous la forme d'un bourgeon vésiculeux ; la dépression sous-caudale, surmontée par le repli postérieur de l'amnios, s'est accentuée davantage. En D, l'inflexion de l'extrémité postérieure de l'embryon ayant encore fait des progrès, le cul-de-sac allantoïdien se montre dirigé en bas et en avant ; l'éminence allantoïdienne est devenue plus saillante par l'augmentation de la masse de mésoderme qui la constitue ; la dépression sous-caudale s'enfonçant de plus en plus est venue presque au contact de l'entoblaste de l'intestin postérieur (*ip*) ; l'ectoblaste qui la tapisse forme, adossé à l'entoblaste, la membrane cloacale ou anale (*mc*), dont il a été question plus haut ; enfin la lumière de l'intestin postérieur se prolonge dans l'épaisseur de la protubérance caudale en un intestin caudal (*ic*). Le dessin E représente un stade encore plus avancé. La totalité de l'allantoïde n'est pas intéressée par la coupe, mais seulement sa partie initiale, rétrécie en un *pédicule allantoïdien* ou *ouraque* (*o*) et une portion de son renflement terminal ou *vésicule allantoïdienne* (*al*). L'allantoïde prend naissance sur l'intestin postérieur par l'intermédiaire d'une sorte de carrefour dans lequel ils débouchent tous deux, le cloaque (*cl*), que la membrane anale ou cloacale (*mc*) sépare de l'extérieur.

Il résulte de l'exposé qui précède que : 1° l'allantoïde a pour
ébauche première une dépression puis un cul-de-sac de l'intestin
postérieur, ou plus exactement (puisqu'à cette époque l'intestin
postérieur n'est pas complètement délimité) du sac entodermique
général ; 2° que cette ébauche est simple ; 3° que le mésoderme
n'entre que secondairement et à titre accessoire dans la constitution du rudiment de l'allantoïde.

Plusieurs embryologistes ont été conduits à d'autres résultats.

1° Si l'on en croit Kupffer, il faut chercher à une époque très reculée du
développement, alors que l'intestin postérieur n'est même pas ébauché, et
dans un organe très primitif de l'embryon ou plutôt du germe, l'origine première de l'allantoïde. D'après Kupffer, en effet, l'allantoïde naît chez les

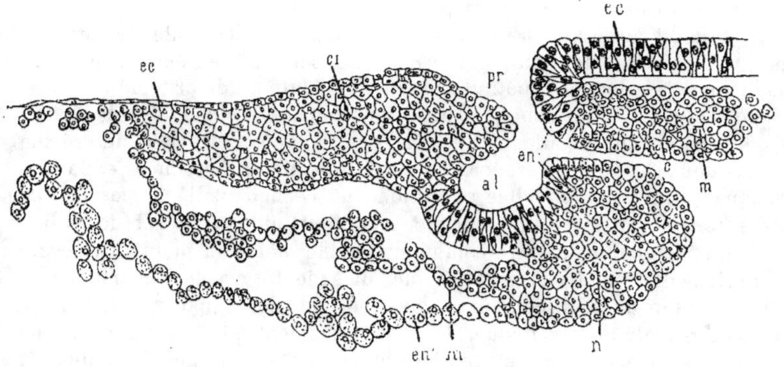

FIG. 166. — *Coupe longitudinale de l'extrémité postérieure d'un embryon de Lézard* (d'après KUPFFER).

ec, ectoblaste. — *m*, mésoblaste. — *en*, entoblaste gastruléen. — *en*, entoblaste secondaire ou paraderme
de Kupffer. — *pr*, prostoma. — *c*, canal neurentérique. — *al*, diverticule allantoïdien du canal neurentérique. — *cr*, croissant (ligne primitive).

Reptiles de l'invagination gastruléenne du blastoderme, que nous avons
appelée prostoma. Le cæcum gastruléen devient en grande partie l'allantoïde, en se soulevant en un diverticule (*al*, fig. 166).

Quand plus tard le cæcum en question, s'ouvrant à la fois dans le canal
neural et dans l'intestin, est devenu un canal neurentérique, l'allantoïde
paraît une dépression de la partie postérieure de ce canal. Chez le Poulet,
d'après Kupffer, l'origine de l'allantoïde ne serait pas autre que chez les
Reptiles.

La manière de voir de Kupffer était intéressante à signaler parce qu'elle
vient à l'appui de la thèse exposée ci-dessus, d'après laquelle l'allantoïde

serait un produit, non de l'intestin même, qu'elle précéderait dans son apparition, ou dont elle serait tout au moins contemporaine, mais de l'entoblaste primitif. Cependant nous devons ajouter aussitôt que la plupart des auteurs qui se sont occupés de la formation de l'allantoïde chez les Reptiles, tels Strahl, Weldon, Hoffmann, Perenyi, ont nié qu'il en soit comme Kupffer l'a avancé, et que l'ébauche de l'allantoïde se trouve dans la paroi du canal neurentérique.

2° Si l'on est à peu près d'accord aujourd'hui pour admettre que l'allantoïde se forme aux dépens d'une ébauche entoblastique unique, les anciens embryologistes (Remak, Reichert, Bischoff), et plus récemment Gasser se sont exprimés en faveur de la dualité primitive de cette ébauche. Les recherches de Dobrynin et de Duval ont montré au contraire que le rudiment allantoïdien est dès le début simple et médian. Et si l'on a cru à la dualité de l'ébauche allantoïdienne, c'est qu'on s'en est laissé imposer par l'aspect extérieur bilobé que prend dans certains cas l'allantoïde, en un stade déjà avancé de son développement.

3° On a dit aussi que la première indication de l'allantoïde était donnée par un épaississement du mésoderme, représentant une éminence allantoïdienne, dans lequel pénétrait seulement ensuite un diverticule entoblastique. Telle était l'opinion de Remak, dont voici un résumé, d'après Dastre. Quoique le rudiment allantoïdien, dit Remak, apparaisse dans une région où les deux lames du mésoderme sont encore bien rapprochées et dans le voisinage du point où elles se confondent, cependant il est possible de s'assurer que c'est la lame cutanée (somatique) qui fournit à la formation nouvelle. Celle-ci se montre comme un double mamelon plein, dirigé vers l'intérieur de la cavité blastodermique. Mais bientôt ces deux mamelons se confondent en un bourgeon unique, qui contracte des rapports avec la lame fibro-intestinale (splanchnique). C'est à ce moment que le feuillet interne pousse un diverticulum, un repli aveugle, dans le bourgeon allantoïdien encore solide et plein. La néoformation organique a pris dès lors la forme vésiculeuse et se trouve en communication avec l'intestin ; l'allantoïde est définitivement constituée.

Strahl chez les Reptiles admet aussi que l'ébauche de l'allantoïde est primitivement une masse mésodermique pleine ; celle-ci se creuse ultérieurement d'une cavité qui n'entre qu'ensuite en communication avec l'intestin terminal. Ordös a émis une opinion analogue.

Chez le Cobaye, Keibel affirme également que l'allantoïde débute par un bourgeon mésodermique plein. Cependant, contrairement à ce qu'ont cru Bischoff, Heusen et Selenka, tel n'est pas, selon Keibel, l'état définitif de l'allantoïde ; car bientôt le bourgeon se creuse d'une cavité allantoïdienne d'origine entoblastique, dont l'existence est d'ailleurs passagère.

L'allantoïde, malgré les observations contraires qui viennent d'être rapportées, paraît avoir son origine dans un diverticule entoblastique, et la participation du mésoderme à sa constitution semble bien n'être que secondaire. Remak, Strahl, Keibel, en effet, peuvent avoir conclu à tort à l'absence du cæcum entodermique de l'allantoïde, soit en raison de la fugacité de ce cul-de-sac, ainsi qu'il arrive chez le Cobaye d'après Keibel même, soit à cause qu'il est de dimensions très minimes, ainsi que c'est le cas chez les Serpents par exemple, où, d'après Hoffmann, l'allantoïde est un prolongement de l'intestin terminal en forme de fente très étroite.

La genèse de l'allantoïde étant connue, il nous faut à présent examiner rapidement les rapports que cette formation présente à son début avec les organes voisins.

Nous avons dit déjà que le cæcum entoblastique de l'allantoïde fait suite à l'intestin postérieur, en arrière duquel il est d'abord situé (fig. 165, A et B), puis au-dessous duquel il se placera (C et D) quand l'incurvation de l'extrémité postérieure de l'embryon se sera opérée. L'allantoïde figure alors un diverticule de l'intestin

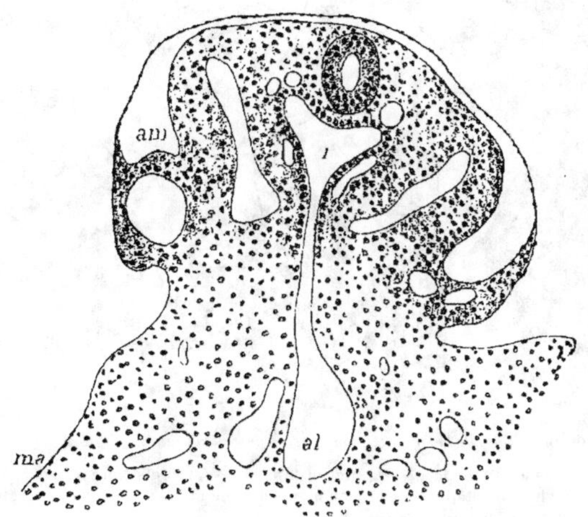

FIG. 167. — *Coupe transversale un peu oblique de l'extrémité postérieure d'un embryon de Lapin de 10 jours et 15 heures.*

ip, intestin postérieur. — *al*, allantoïde. — *ma*, épaississement mésodermique qui entoure le cul-de-sac entoblastique.

postérieur et lui est appendue (fig. 167). En arrière et au-dessus du diverticule allantoïdien l'intestin postérieur se prolonge en un intestin caudal. L'endroit où se fera plus tard la perforation cloacale ou anale marque tout à la fois la limite de l'intestin postérieur, de l'allantoïde et de l'intestin caudal, et sépare plus

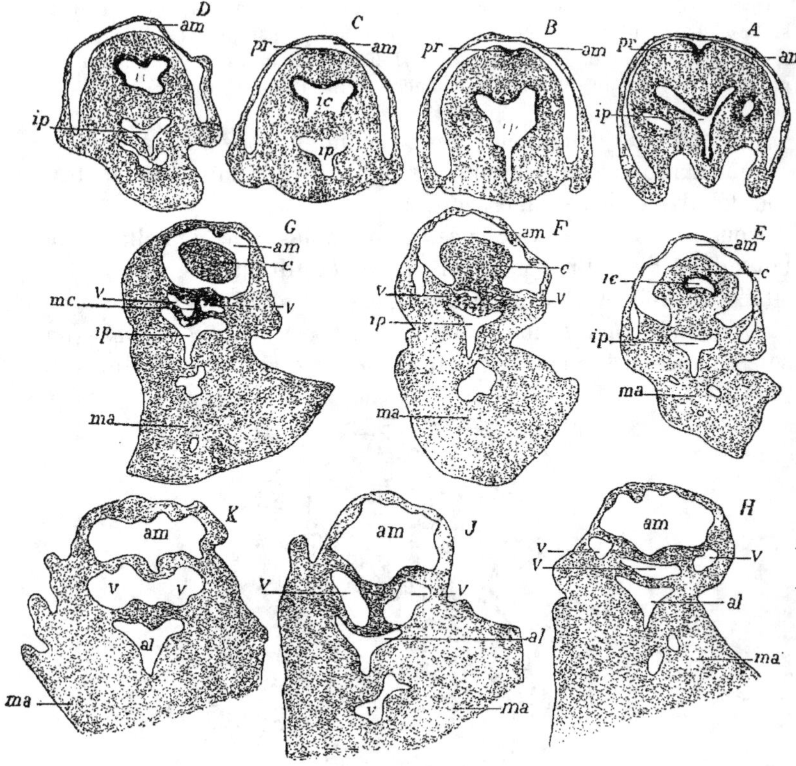

FIG. 168. — *Coupes transversales de l'extrémité postérieure d'un embryon de Lapin de 9 jours moins 3 heures.*

ip, intestin postérieur. — *al,* allantoïde. — *ic,* intestin caudal. — *c,* protubérance caudale. — *pr,* gouttière primitive. — *am,* cavité amniotique. — *mc,* membrane cloacale ou anale. — *ma,* masse mésodermique ou proéminence allantoïdienne. — *v,* vaisseaux.

A est la coupe antérieure, K la plus reculée.

En A, B, C, la gouttière primitive règne sur la ligne médiane dorsale de l'embryon. En C, l'intestin caudal *ic* se sépare de l'intestin postérieur. En D cette séparation est complète. La partie dorsale de l'embryon se montre délimitée en E. et la protubérance caudale creusée d'une lumière qui est l'intestin caudal. Le mésoderme est très épaissi au-dessous de l'intestin postérieur ; il forme la proéminence allantoïdienne. La queue est de mieux en mieux délimitée en F. Dans la coupe G, elle est libre dans l'intérieur de la cavité amniotique. L'ectoderme qui tapisse la face dorsale de l'extrémité postérieure de l'embryon et l'entoderme qui revêt l'allantoïde, prolongement de l'intestin postérieur, sont soudés en une plaque verticalement dirigée, la membrane anale ou cloacale. Dans les coupes suivantes le tissu mésodermique allantoïdien devient de plus en plus abondant : la cavité amniotique diminue de capacité. Dans les coupes postérieures à K, et non représentées ici, elle a disparu, son feuillet mésodermique s'étant confondu avec le tissu mésodermique à structure muqueuse de la proéminence allantoïdienne.

spécialement l'intestin de l'allantoïde, à l'entrée de laquelle elle correspond. Ces relations sont indiquées dans les coupes schématiques A, B, C de la figure 169.

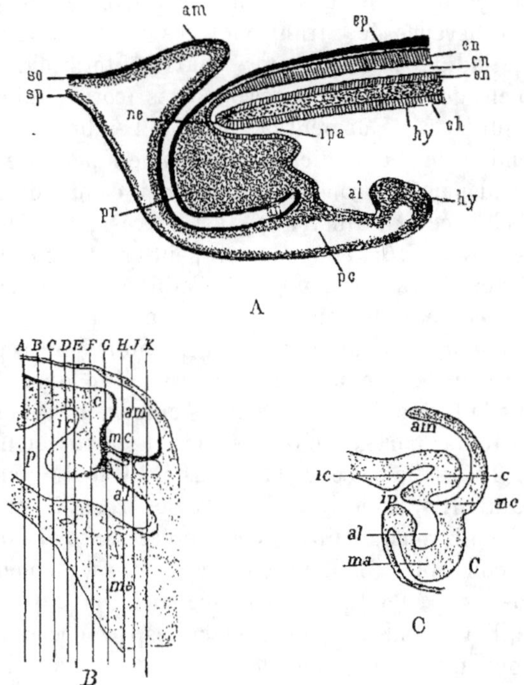

FIG. 169. — *Coupes diagrammatiques montrant les relations de l'allantoïde avec les organes voisins.*

A. *Coupe longitudinale schématique de l'extrémité postérieure d'un embryon d'Oiseau* (d'après BALFOUR). ep, épiblaste. — cn, canal neural. en, épiblaste neural. — ch, corde dorsale. — hy, hypoblaste. — so, somatopleure. — sp, splanchnopleure. — am, repli caudal de l'amnios. — pc, cavité générale. — pr, restes de la ligne primitive. ipa, intestin post-anal ou caudal. ne, canal neurentérique. an, dépression ectodermique au fond de laquelle se fera la perforation cloacale ou anale. — al, allantoïde.

B. *Coupe antéro-postérieure d'un embryon de Lapin de 9 jours moins trois heures.* Ce dessin est la reproduction en section longitudinale des coupes transversales A-K de la fig. 168. ip, intestin postérieur. — ic, intestin caudal ou post-anal. c, protubérance caudale. — am, cavité amniotique du repli caudal. — me, membrane cloacale ou anale. — al, allantoïde. — ma, masse mésodermique ou proéminence allantoïdienne. Les traits A-K correspondent aux plans des coupes de la figure 168.

C. *Coupe longitudinale très schématique* résumant les rapports de l'intestin postérieur et de l'intestin caudal avec l'allantoïde, de la membrane anale, de la protubérance caudale avec l'amnios et la proéminence allantoïdienne. Les lettres comme en B.

Elles résultent aussi de l'examen suivi des coupes transversa-

les A-K de la figure 168, que la légende explique suffisamment.

Quant à la masse du mésoderme allantoïdien, elle est empruntée
à l'extrémité postérieure de la ligne primitive, ainsi que l'ont
montré les recherches de Strahl chez les Reptiles. L'extrémité
antérieure de la ligne primitive, ou « bourrelet terminal » fournit
à l'allongement des organes embryonnaires (corde, tube médullaire), et ce qui en reste devient la queue de l'embryon. Le mésoderme de l'éminence allantoïdienne se prolonge supérieurement par
celui qui prend part à la constitution du repli caudal de l'amnios,
et se confond avec lui, ainsi que c'est le cas pour les coupes
postérieures à K en 168, et comme on peut le voir sur la figure
schématique 169 C. Dans certains cas, l'adhérence du mésoderme
allantoïdien avec celui de l'amnios est très grande et très intime,
si bien que l'éminence allantoïdienne n'est nullement isolée de ce
dernier, et qu'au lieu de faire librement saillie dans la cavité
générale sous la forme d'un bourgeon vésiculeux, à base nettement
délimitée de toutes parts, elle représente un simple bourrelet du
mésoderme. Tel est le cas chez le Hérisson (Keibel) et chez l'embryon humain (His, Janosik). Nous reviendrons à propos des
annexes de l'embryon humain sur cette intéressante disposition.

Une fois constituée, l'allantoïde s'accroît rapidement. Ainsi
qu'un rapide coup d'œil jeté sur les figures 1 et 2 (pl. II) le fait
comprendre, l'allantoïde ne peut trouver l'espace nécessaire à son
libre développement que dans la cavité qui sépare les lames
pariétale et viscérale du mésoblaste, c'est-à-dire dans la cavité
générale (cg^2), dans laquelle, nous l'avons vu, l'éminence allantoïdienne fait de bonne heure saillie. C'est donc dans le cœlome
extra-embryonnaire que s'étend l'allantoïde sous forme d'une
vésicule qui est rattachée à l'intestin postérieur par un pédicule,
le conduit allantoïdien ou ouraque, tandis que son extrémité libre
se dilate de plus en plus et remplit toute la cavité du cœlome, en
s'insinuant entre l'amnios et la vésicule ombilicale (fig. 3, pl. II).
Tel est le cas habituel ; mais ce schéma ne répond pas toujours à
la réalité. Chez les Rongeurs à feuillets invertis en général, chez
l'Homme, la cavité de l'allantoïde ou bien n'existe pas, ou bien
est réduite à sa portion initiale ou pédicule, très minime elle-même.

L'allantoïde est alors, pour sa partie de beaucoup la plus considérable, une masse de mésoderme absolument pleine.

Dans certains cas (Ruminants, Porc) le schéma que nous avons donné plus haut est encore altéré par le fait qu'il n'existe pas de cœlome extra-embryonnaire, et que les diverses annexes, l'amnios, la vésicule séreuse, la vésicule ombilicale et l'allantoïde se montrent réunies par un tissu que Dastre a appelé « tissu muqueux interannexiel » ; celui-ci n'est autre que la lame axiale d'un feuillet moyen extra-embryonnaire qui n'a pas éprouvé la fissuration en feuillets pariétal et viscéral ; il tient ainsi la place du cœlome extra-embryonnaire auquel il correspond morphologiquement.

L'épaississement mésodermique qui constitue l'éminence allantoïdienne est destiné à fournir à l'expansion du mésoderme autour du cul-de-sac entodermique dilaté en une vésicule spacieuse. De même qu'en effet, lors de l'agrandissement de l'allantoïde, l'épithélium cylindrique qui tapissait le diverticule entoblastique à son début, devient en se distendant à l'extrême un endothélium absolument plat, de même l'épaississement du mésoblaste, s'étendant en s'amincissant à mesure que la cavité de la vésicule allantoïdienne devient plus considérable, formera autour de l'épithélium allantoïdien une lame que l'on appelle le *feuillet connectif* ou *vasculaire de l'allantoïde*. La présence de vaisseaux dans l'intérieur de cette couche en fait toute l'importance. Le système vasculaire développé dans l'épaisseur de la couche connective de l'allantoïde est alimenté par deux *artères allantoïdiennes* fournies par les aortes primitives de l'embryon, tandis que le sang qui a circulé dans ce système est emmené par deux *veines allantoïdiennes*. Les artères et veines allantoïdiennes ont été nommées aussi *ombilicales* : terme impropre et qui a le tort de prêter à confusion, en faisant croire que les vaisseaux dits ombilicaux appartiennent à la vésicule ombilicale, alors qu'ils se ramifient sur l'allantoïde. Telle est la *circulation ombilicale* ou *allantoïdienne*.

Ainsi constituée, l'allantoïde s'adosse par sa face externe ou connective à la face interne de la vésicule séreuse, qui le plus souvent, comme nous l'avons vu, se hérissant de villosités, est devenue un chorion. En se soudant à la vésicule séreuse ou chorion, l'allantoïde acquiert une situation toute superficielle, qui permet entre le sang qui circule dans ses vaisseaux et l'extérieur un échange actif de liquides et de gaz, et assure à la vésicule allantoïdienne un rôle considérable dans les phénomènes respiratoires et nutritifs de la vie de l'embryon.

Pour préciser un peu le processus dont il vient d'être question, nous distinguerons quatre cas :

1° Celui des Oiseaux, que nous envisagerons avec quelques détails au chapitre suivant :

2° Celui des Marsupiaux où l'allantoïde, qui demeure petite, n'entre jamais en relation avec le chorion, et ne devient par conséquent pas superficielle, mais refoule le sac vitellin qui se déprime pour la loger. Dans ces conditions l'allantoïde ne joue qu'un rôle respiratoire très restreint, et ses vaisseaux subissent de bonne heure une complète régression.

3° Le cas de bon nombre de Mammifères où les choses se passent de la façon suivante. Après que l'allantoïde est venue s'appliquer à la face interne de la vésicule séreuse, confondant sa couche connectivo-vasculaire avec la membrane connective de cette dernière, l'enveloppe séreuse se trouve vascularisée. Alors commence de la part de la membrane épithéliale de la vésicule séreuse la production de villosités, qui ne sont autres que des replis de la surface de la membrane destinés à augmenter la superficie absorbante ; dans ces replis pénètrent bientôt des prolongements vasculaires de la couche vasculo-conjonctive. Puis la muqueuse utérine et le chorion s'unissent de plus en plus intimement, la première augmentant le champ de sa surface par la production de fossettes dans lesquelles pénètrent les prolongements du second. On conçoit que toutes ces transformations aient pour résultat de faciliter l'échange nutritif entre les tissus maternels et embryonnaires et de le rendre plus productif.

4° Le cas réalisé chez la plupart des Mammifères, qui est dû à la localisation en même temps qu'au perfectionnement de la disposition précédente. Voici, très brièvement, ce qu'il est. Tandis que sur la plus grande étendue de la membrane choriale les villosités se ratatinent ou même disparaissent, de telle sorte que le chorion y devient lisse au toucher, *chorion lisse (chorion laeve)*, sur le reste de la surface choriale les villosités prennent un

développement exagéré et donnent au chorion un aspect arbores-
cent, *chorion touffu* (*chorion frondosum*). C'est plus particulièrement à cette région du chorion que vient s'adosser l'allantoïde.
L'allantoïde lui fournit de fortes branches vasculaires, qui se
ramifient dans les villosités elles-mêmes rameuses du chorion.
Le chorion touffu entre dans des relations absolument étroites
avec la muqueuse utérine. Celle-ci, partout où elle touche la
région choriale, est très épaisse, très riche en vaisseaux, et présente des cavités anfractueuses dans lesquelles s'engagent les
villosités choriales. L'ensemble forme un *placenta* , que l'on peut
distinguer en *placenta fœtal*, constitué par le chorion avec ses
villosités renfermant les vaisseaux de l'allantoïde, et en *placenta
maternel*, formé par la partie de la muqueuse utérine qui est unie
et adaptée à ce chorion.

On a souvent étendu la dénomination de placenta à la disposition qui est réalisée dans notre troisième cas, et l'on a qualifié
de *placenta diffus* une telle disposition, dans laquelle la surface
entière du chorion entre en relation avec la paroi utérine. Il convient peut-être toutefois, a-t-on dit, de n'employer le terme de
placenta que dans son acception la plus restreinte, le réservant à
notre quatrième cas où les rapports des tissus maternels avec le
chorion ne s'établissent que dans une région privilégiée de ce
dernier.

Et cependant, à un point de vue général, on peut désigner toutes les dispositions où l'allantoïde doublant la vésicule séreuse
entre en relations d'échange avec le monde extérieur sous la dénomination générale de *placenta allantoïdien* ou placenta proprement dit, par opposition au *placenta vitellin* ou *ombilical*, dans
lequel c'est le sac vitellin ou vésicule ombilicale qui, accolé à la
vésicule séreuse, lui prête ses vaisseaux pour recevoir les matériaux nutritifs apportés du dehors et rejeter les déchets à l'extérieur.

CHAPITRE VIII

Annexes embryonnaires des Oiseaux, des Mammifères et de l'Homme considérées en particulier.

L'évolution ultérieure du sac vitellin et de l'allantoïde chez l'Oiseau présente seule des particularités intéressantes à étudier.

Le sac vitellin, constitué, comme nous l'avons vu déjà, par la portion extra-embryonnaire du blastoderme ou aire vitelline qui entoure le vitellus de plus en plus complètement, présente de bonne heure autour de l'embryon une région richement vascularisée que nous avons appelée l'aire vasculaire, qui finit par occuper toute l'étendue de l'aire vitelline. Les figures 170 et 171 montrent les rapports généraux de l'aire vasculaire, de l'aire vitelline proprement dite et du vitellus ; ce dernier dans ces figures ne se montre plus à nu que dans une petite région circulaire du pôle inférieur de l'œuf, région que l'on peut appeler *ombilic ombilical*.

La figure 172 offre les détails de la circulation dans l'aire vasculaire, au troisième jour de l'incubation chez le Poulet. Le sang, sortant du corps de l'embryon par les deux artères vitellines droite et gauche (*avd, avg*), qui sont des branches des aortes dorsales, se rend aux capillaires de l'aire vasculaire. De l'aire vasculaire, une partie du sang retourne directement par les troncs principaux latéraux des veines vitellines (*vvd, vvg*) au sinus veineux (*sv*) et au cœur (C) de l'embryon. Le reste du sang apporté par les artères vitellines se rend dans les parties latérales d'un tronc veineux limitant l'aire vasculaire qui est appelé le *sinus terminal* (*st*).

De là le sang est ramené aux veines vitellines, en arrière par un tronc qui se jette dans la veine vitelline gauche, en avant par une ou deux veines qui partent d'une échancrure du sinus terminal et vont se jeter dans les veines vitellines. Après le troisième

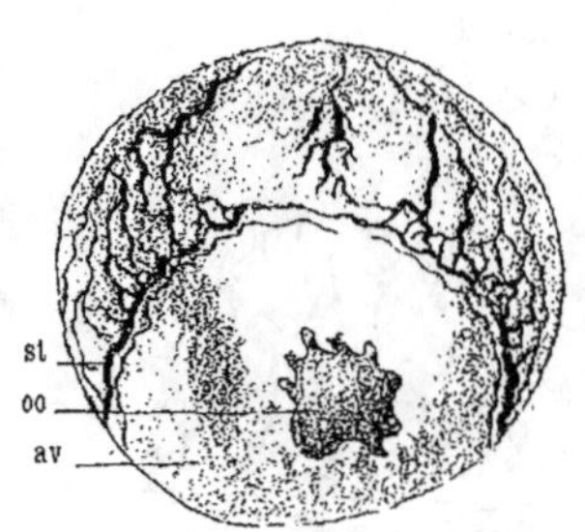

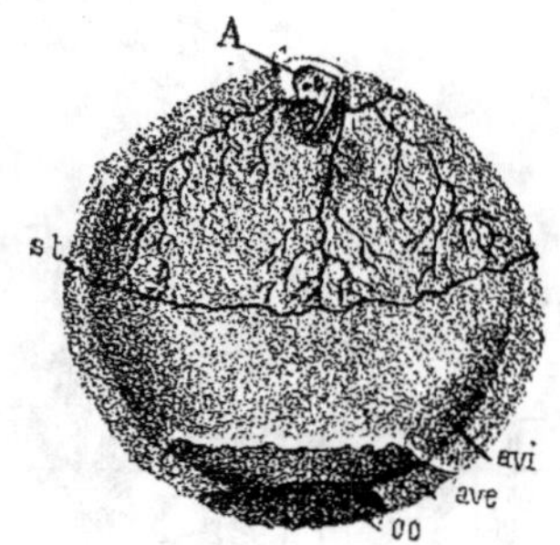

FIG. 170. — *Vue de l'hémisphère inférieur de la sphère vitelline (ou ombilicale) du Poulet, du 4ᵉ au 5ᵉ jour de l'incubation* (d'après DUVAL).

st, sinus terminal. — *ar*, aire vitelline. — *oo*, région où le vitellus est encore à nu (ombilic ombilical).

FIG. 171. · *Œuf de Poulet au 4ᵉ jour* (d'après DUVAL).

A, l'embryon. - - *st*, sinus terminal, ou limite de l'aire vasculaire. — *ari*, *ave*, zones interne et externe de l'aire vitelline. — *oo*, région de la sphère vitelline non recouverte par le blastoderme (ombilic ombilical).

jour, quoique l'aire vasculaire augmente d'étendue, le sinus terminal est de moins en moins visible. La circulation vitelline devient de jour en jour moins importante, tandis que la circulation embryonnaire prend la prépondérance. Au lieu qu'au début les vaisseaux embryonnaires ne paraissaient être que des branches des vaisseaux vitellins, ce sont ceux-ci à présent qui paraissent dépendre de ceux-là.

Outre la circulation vasculaire sanguine, il convient de signaler dans l'aire vitelline une circulation lymphatique, qui se relie au système lymphatique de l'embryon. C'est à Budge que l'on doit la description de cette circulation lymphatique.

Le système lymphatique, que Budge a pu injecter, se compose d'espaces lymphatiques centraux qui ne sont autres que des parties du cœlome (la cavité pariétale, la cavité pleuro-péritonéale et le cœlome extra-embryonnaire), et de lymphatiques périphériques qui suivent le trajet des vaisseaux de l'aire vasculaire.

Dans un premier stade décrit par l'auteur, il existe de chaque côté de l'embryon une vésicule, que nous retrouverons plus tard sous le nom de cavité pariétale ; par son côté interne elle communique avec sa congénère au moyen d'une branche anastomotique transversale. Les deux cavités pariéta-

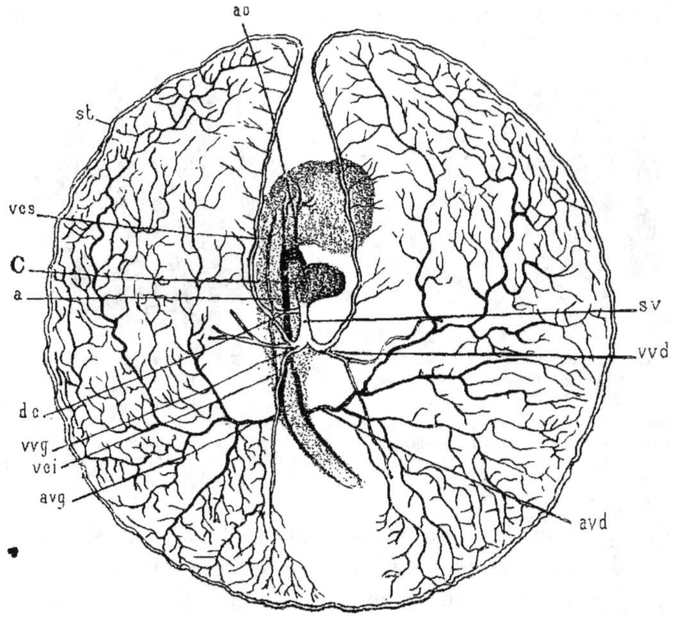

FIG. 172. — *Diagramme de la circulation du sac vitellin à la fin du 3ᵉ jour de l'incubation* (d'après BALFOUR).

C, cœur. — *ao*, arcs aortiques. — *a*, artère dorsale. — *avd*, *avg*, artères vitellines droite et gauche. — *st*, sinus terminal. — *vvd*, *vvg*, veines vitellines droite et gauche. — *sv*, sinus veineux. — *vcs*, veine cardinale supérieure. — *vci*, veine cardinale inférieure. — *dc*, conduit de Cuvier. (Les veines sont indiquées par deux traits parallèles correspondant à leur contour ; les artères sont en noir. Le blastoderme tout entier a été détaché de l'œuf et est vu par sa face inférieure.)

les avec leur anastomose transversale figurent ainsi une H (fig. 173, A). Par leur périphérie les cavités pariétales émettent bientôt de nombreux rameaux qui divergent, mais sans atteindre le pourtour de l'aire vasculaire. Ce pourtour est occupé par un lacis étroit de canalicules qui plus tard en se fusionnant formeront un sinus annulaire lymphatique placé en dedans du sinus annulaire sanguin ; le sinus annulaire lymphatique émet par son bord interne des branches qui tendent à converger vers les

branches émanées des cavités pariétales, mais qui ne les rejoignent pas
encore, sauf en avant où l'anneau du lacis lymphatique est interrompu et
fournit des branches qui, de chaque côté de la ligne médiane, se dirigent
en arrière et se jettent dans les cavités pariétales correspondantes.

En un deuxième stade se forment les cavités pleuro-péritonéales de
l'embryon (déjà visibles au 1er stade, en A sur la figure 173), qui, injectées,

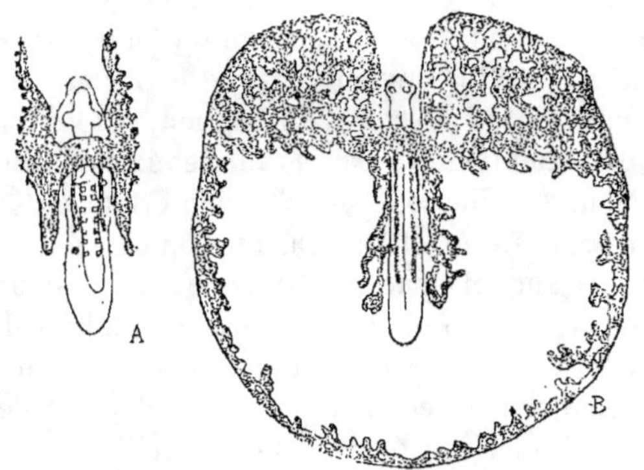

FIG. 173. · *Système lymphatique de l'embryon et de l'aire vasculaire du Poulet* (d'après BUDGE).

A. Premier stade : cavités pariétales injectées avec les cavités pleuro-péritonéales. — B. Deuxième stade :
circulation lymphatique de l'aire vasculaire du sac vitellin.

se montrent sous la forme de deux tubes terminés en cul-de-sac à leur
extrémité postérieure et ouverts en avant dans le bord postérieur de la
branche transversale de l'H. De l'extrémité postérieure des cavités pariétales partent des lymphatiques latéraux qui se dirigent en arrière, en
dehors du corps de l'embryon et parallèlement à lui. Au niveau de l'ombilic, ils communiquent avec les cavités pleuro-péritonéales.

Au troisième stade, les lymphatiques latéraux atteignent en arrière
l'extrémité caudale de l'embryon derrière laquelle ils se recourbent en
dedans et se rejoignent. Comme d'autre part, en avant, les extrémités des
deux cavités pariétales se sont rapprochées et fusionnées, l'embryon est
totalement encadré par une lacune lymphatique péri-embryonnaire. L'anastomose transversale des deux cavités pariétales est entrée en connexion
avec le cœur, qu'elle entoure ; elle n'est autre que le sac péricardique.
Les cavités pleuro-péritonéales ont atteint en arrière l'extrémité postérieure de la lacune péri-embryonnaire avec laquelle elles communiquent.

Au quatrième stade, on peut résumer comme il suit la circulation lymphatique vitelline et ses rapports avec la circulation de la lymphe dans
l'embryon : un sinus lymphatique terminal et une lacune péri-embryonnaire ;
celle-ci n'est autre que la portion extra-embryonnaire du cœlome ; le sinus

et la lacune communiquent ensemble ; dans l'embryon, les deux cavités
pleuro-péritonéales sont anastomosées en avant avec la branche transversale ou péricardique, en arrière et au niveau de l'ombilic par la lacune péri-
embryonnaire.

Le sac vitellin, dont nous venons d'apprendre la constitution à
l'époque de son plein développement, ne tarde pas à entrer dans
une phase de régression ; le vitellus se fluidifiant, et sa quantité
diminuant, le sac vitellin devient flasque et forme une série de
replis qui augmentent la surface d'absorption, et font que le vitellus est plus rapidement enlevé par les vaisseaux sanguins.

Pendant ce temps, le mésoderme s'étendait tout autour du sac
vitellin, et subissait au fur et à mesure de son extension le clivage
bien connu, grâce auquel le sac vitellin externe ou vésicule séreuse
se détachait du sac vitellin interne ou vésicule ombilicale. Depuis
longtemps déjà ces deux organes annexes étaient complètement
délimités, le premier par l'ectoblaste, le deuxième par l'entoblaste
parvenus au pôle inférieur de la sphère vitelline. Ce n'est par
contre que vers le 16° jour de l'incubation que le mésoblaste est
délaminé en deux feuillets au niveau du pôle végétatif de l'œuf,
et que son clivage est ainsi complet, l'un de ses feuillets, non vasculaire, s'accolant à l'ectoderme de la vésicule séreuse, l'autre,
pourvu de vaisseaux, à l'entoderme de la vésicule ombilicale dont
il agrandit l'aire vasculaire. Au 19° jour, le sac vitellin, de
dimensions très réduites, mais encore considérable, est rétracté,
en passant par le pédoncule somatique ou cutané, dans la cavité
abdominale de l'embryon, qu'il distend largement, et où finalement il disparaît.

L'allantoïde, que nous avons vue faire saillie dans le cœlome
externe ou extra-embryonnaire, s'y accroît librement dès le
4° jour et s'étend au-dessus du corps du Poulet. Dès lors aussi la
vésicule allantoïdienne se pédiculise ; son extrémité libre se renfle
et devient sphérique, tandis que sa partie initiale, attachée à l'intestin postérieur, s'étire en un pédicule. L'allantoïde s'accroît du
côté droit de l'embryon, sur lequel elle repose (fig. 175). A ce moment, ses vaisseaux deviennent très importants ; elle reçoit deux
artères allantoïdiennes et émet deux veines allantoïdiennes qui se
réunissent en une seule débouchant dans la veine vitelline.

L'allantoïde, en s'étalant sur le flanc droit de l'embryon, prend
une forme aplatie. Bientôt elle déborde l'embryon de tous côtés et
s'étend sur la plus grande partie du sac vitellin, et au-dessous de
la coquille, dont elle n'est séparée que par la vésicule séreuse et

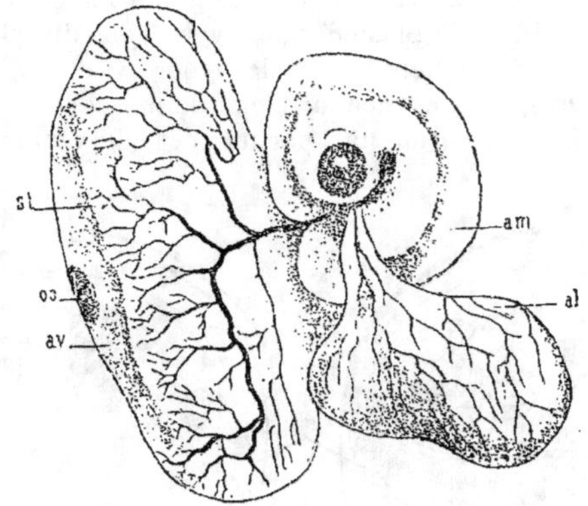

FIG. 174. — *Embryon de Poulet et ses annexes au 7ᵉ jour de l'incubation* (d'après DUVAL).

am, amnios, renfermant l'embryon. — *sl*, limite de l'aire vasculaire (le sinus terminal est tout à fait
effacé). — *av*, aire vitelline (partie non vascularisée de la vésicule ombilicale). — *oo*, ombilic ombilical.

les restes de la membrane vitelline. L'allantoïde se fusionne plus
ou moins avec elles, de telle sorte qu'en ouvrant un œuf à la fin
de l'incubation on risque de déchirer l'allantoïde en enlevant la
membrane coquillière.

Par sa situation superficielle au-dessous de la coquille et par sa
riche vascularisation, l'allantoïde est bien disposée pour être le
principal organe de la respiration. Elle remplit cette fonction jusqu'à l'éclosion du Poulet, dont la circulation pulmonaire entre
immédiatement en activité, tandis que le sang cesse de couler
dans les artères allantoïdiennes. L'allantoïde se ratatine, son pédicule se rétracte dans l'ombilic cutané qui s'oblitère.

Les recherches de Duval ont en partie modifié les données qui
précèdent, relativement à l'évolution ultérieure et aux rapports du
sac vitellin et de l'allantoïde, ou du moins ont fait connaître sur ce
sujet des détails nouveaux et intéressants. Duval a montré qu'il
se constitue aux dépens de l'allantoïde et du sac vitellin un organe

placentaire ou tout au moins placentoïde, que nous avons déjà signalé plus haut, et dont nous allons décrire la formation et la constitution, en nous servant des conclusions mêmes de l'auteur.

Rappelons tout d'abord quelques données, indispensables pour la compréhension de ce qui doit suivre, et que les figures 151 et 152 mettent en lumière. Les trois feuillets du blastoderme, avons-nous dit selon Duval, se terminent à des niveaux différents sur la sphère vitelline, l'ectoderme précédant l'entoderme, qui devance lui-même le mésoderme dans l'enveloppement de l'œuf. L'ectoderme finit par un bord légèrement épaissi, le

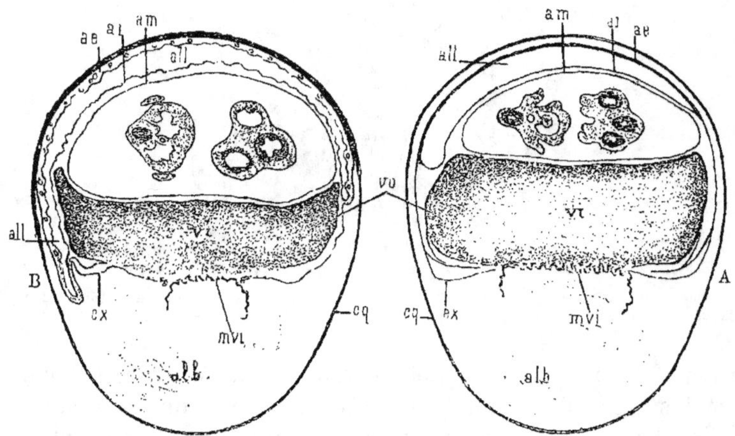

FIG. 175. — *Deux coupes d'œufs de l'aurette d'âge différent* (d'après DUVAL).

A correspond à un Poulet du 5e au 6e jour : B à un Poulet du 8e au 10e jour.
alb, albumine de l'œuf. — *all*, cavité de l'allantoïde. — *ae, ai*, feuillets externe et interne de l'allantoïde. — *am*, amnios. — *ex*, ectoderme. — *mvi*, membrane vitelline. — *vi*, vitellus. — *vo*, vésicule ombilicale. — *cq*, coquille.

bourrelet ectodermique ; l'entoderme se termine dans une couche nucléaire, non cellulaire, l'entoderme vitellin ; le feuillet moyen à son extrémité est épaissi en un bourrelet mésodermique. Quant à la membrane vitelline, elle est graduellement résorbée dans la région embryonnaire de la sphère vitelline ; cette résorption s'arrête quand elle a dépassé l'équateur de la sphère, et alors il reste une calotte de membrane vitelline, laquelle se rétracte et se plisse sur le pôle inférieur de la sphère vitelline, pour prendre ultérieurement part à une formation accessoire appendue à l'ombilic ombilical.

Quant aux rapports de la vésicule ombilicale et de l'allantoïde et à la formation de l'organe placentoïde aux dépens de ces deux annexes, voici quelle est la description résumée qu'en donne Duval lui-même.

Il n'y a pas occlusion de l'orifice ombilical par rapprochement et soudure des lèvres du bourrelet ectodermique, car l'anneau que forme le bourrelet de l'ectoderme (*ex*, fig. 175, A et B) se renverse en bas et en dehors au milieu

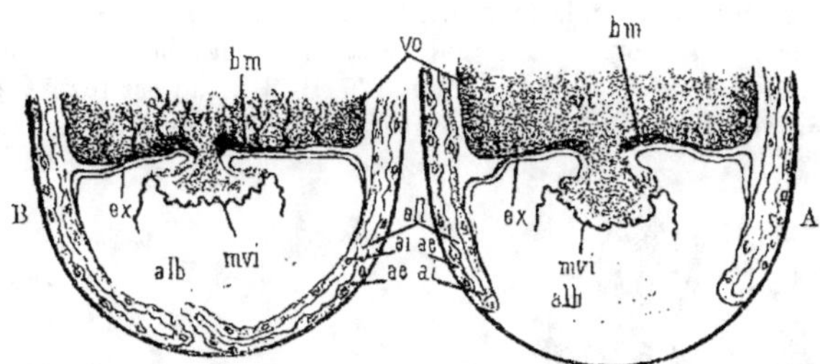

FIG. 176. — *Deux coupes de la moitié inférieure d'œufs de Faurette d'âge différent* (d'après DUVAL).

A correspond à un Poulet du 14e au 15e jour. B est d'un stade un peu plus avancé. Signification des lettres comme dans la figure précédente.

de l'albumine (*alb*) accumulée au petit bout de l'œuf, constituant ainsi une cavité infundibuliforme (fig. 176, A et B), dont le grand orifice, tourné en bas, est fermé par les restes de la membrane vitelline (*mvi*), tandis que le petit orifice, tourné en haut, continue encore longtemps à communiquer avec ia cavité de la vésicule ombilicale. On peut donner à la petite poche ainsi formée le nom de « sac de l'ombilic ombilical » (fig. 177).

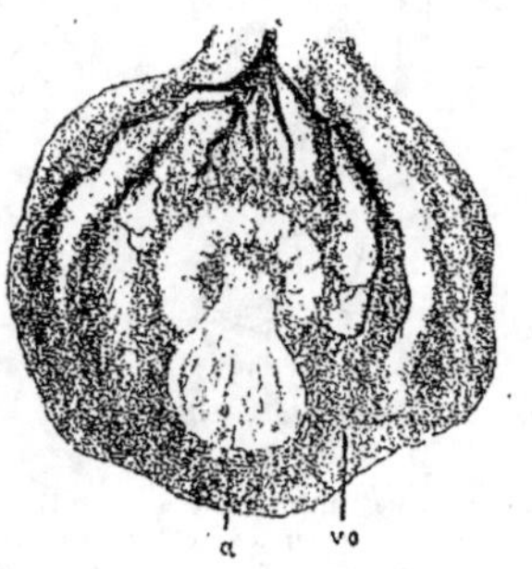

C'est par rétrécissement de l'orifice circonscrit par le bourrelet mésodermique (*bm*, fig. 176, A et B) que se fait l'occlusion de l'ombilic ombilical. Les figures 176 A et B représentent deux stades successifs de la fermeture de l'ombilic ombilical. Cette fermeture accomplie, le sac de l'ombilic ombilical ne communique plus avec la cavité de la vésicule ombilicale, et se trouve seulement appendu à cette vésicule par un cordon fibreux que forment les éléments de l'ancien bourrelet mésodermique. Du reste le sac de l'ombilic ombilical est destiné à disparaître bientôt.

Pour ce qui est de l'extension de l'allantoïde et de la formation du sac placentoïde, voici ce que dit Duval. L'allantoïde, en s'insinuant dans la cavité générale, s'accole à la face interne du chorion (fig. 176, A et B), et

FIG. 177. — *Vésicule ombilicale d'un Poulet au 16e jour de l'incubation* (d'après DUVAL).

L'allantoïde étant demeurée adhérente à la coquille et enlevée avec elle, on a laissé écouler les restes de l'albumine épaisse rassemblée au-dessous de la vésicule ombilicale *vo*, et on voit au pôle inférieur de celle-ci une sorte de gros flocon blanc jaunâtre *a*, qui n'est autre chose qu'une bourse semblable à celle que représente en coupe la figure 177 et que l'on a nommée sac de l'ombilic ombilical.

son tissu mésodermique se soude avec celui du chorion. Quand l'allantoïde
est arrivée dans l'hémisphère inférieur de l'œuf, elle se dirige vers le petit
bout de l'œuf, en repoussant devant elle le chorion dont elle se revêt
(fig. 175, B ; fig. 176 A et B ; fig. 178).

L'allantoïde, suivant ainsi la face interne de la coquille vers le petit bout
de l'œuf, arrive à former un sac qui renferme la masse albumineuse accumulée vers ce petit bout (fig. 176, B). Ce sac est formé en haut
par la face inférieure de la vésicule ombilicale (vo), sur les côtés et en bas

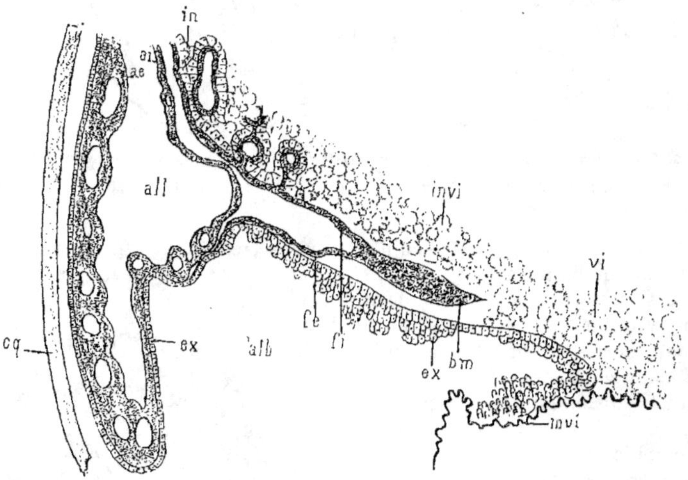

Fig. 178. — *Détails de l'ombilic ombilical et de la région avoisinante de l'œuf représenté en 176, B* (d'après
DUVAL).

Signification des lettres la même qu'en 176 B. De plus *bm*, bourrelet mésodermique. — *in*, entoderme (vitellin). — *inri*, entoderme vitellin (non différencié en cellules). — *fe*, *fi*, feuillets cutané et intestinal du mésoderme. — *ex*, végétations de l'ectoderme qui contribueront à former l'organe placentoïde.

par l'allantoïde (all) ; partout la paroi interne de ce sac est tapissée par
l'ectoderme, aussi bien dans la région ombilicale que dans la région allantoïdienne, puisque l'allantoïde n'a marché qu'en se revêtant du chorion
(feuillet cutané du mésoderme et ectoderme). Or, aussitôt que ce sac,
enveloppant l'albumine, s'est fermé (fig. 179), et même un peu avant
(fig. 178), on voit l'ectoderme de la face interne donner naissance à des
végétations papillaires qui deviennent bientôt de véritables villosités (v).
Dans ces villosités épithéliales pénètrent des prolongements du feuillet
mésodermique sous-jacent, renfermant de fins capillaires. L'organe placentoïde finit par s'atrophier (fig. 180, cp).

Le sac de l'albumine, tel qu'il vient d'être décrit, mérite le nom de « sac

placentoïde, ou placenta ». « Qu'est-ce en effet, dit Duval, qu'un placenta ?
Un organe formé essentiellement par des villosités choriales que double
l'allantoïde ; et c'est ce que nous avons précisément ici. Il est vrai qu'ici
une partie de la surface villeuse est formée par la surface externe de la
vésicule ombilicale, non doublée par l'allantoïde ; mais ne savons-nous pas
que chez quelques poissons cartilagineux, ovovivipares, l'embryon se
greffe sur le terrain maternel à l'aide de villosités nées sur une certaine
étendue de la surface externe de la vésicule ombilicale, de manière à former une sorte de rudiment de placenta ombilical ? Nous aurions donc chez

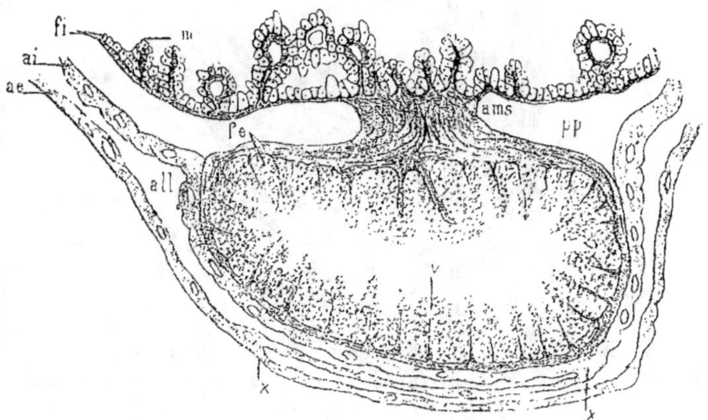

Fig. 179. — *Sac placentoïde d'un œuf de Fauvette près d'éclore* (d'après Duval).

L'organe est déjà en voie de régression atrophique. Explication des lettres comme dans la figure précédente. De plus *r*, villosités du sac placentoïde. — *ams*, cordon fibreux court et épais formé par l'occlusion de la vésicule ombilicale (soudure des lèvres du bourrelet mésodermique). — *pp*. cavité pleuro-
péritonéale (cœlome). — *x, x*, la cloison entre les cavités des deux prolongements de l'allantoïde.

les oiseaux un placenta mi-partie ombilical et mi-partie allantoïdien... ».
« Les oiseaux, dit ailleurs l'auteur, possèdent donc un organe annexe analogue au placenta des mammifères. Au lieu que les villosités de ce placenta
pénètrent dans le terrain maternel et y puisent des sucs nutritifs, ainsi que
cela a lieu chez les mammifères, ces villosités, chez l'embryon d'oiseau,
plongent dans l'albumine que les organes de la mère ont déposée, comme
provision nutritive, dans l'espace que circonscrit la coquille de l'œuf. C'est
la présence de cette coquille qui force l'allantoïde à prendre la forme de
sac, avec villosités à la face interne, au lieu de s'étaler en surface avec
villosités extérieures. Mais on comprend facilement que chez un ovovivi-
pare, à coquille mince et membraneuse, comme chez les reptiles, on pourra
trouver des espèces chez lesquelles, la coquille se résorbant, le placenta,

que nous venons de voir prendre la forme de sac chez l'oiseau, s'étalera
sur la surface interne des oviductes et s'y greffera par ses villosités ».

« Le placenta des oiseaux nous offre donc une forme élémentaire qui
a pu être l'origine du placenta des mammifères, c'est-à-dire que nous trou-

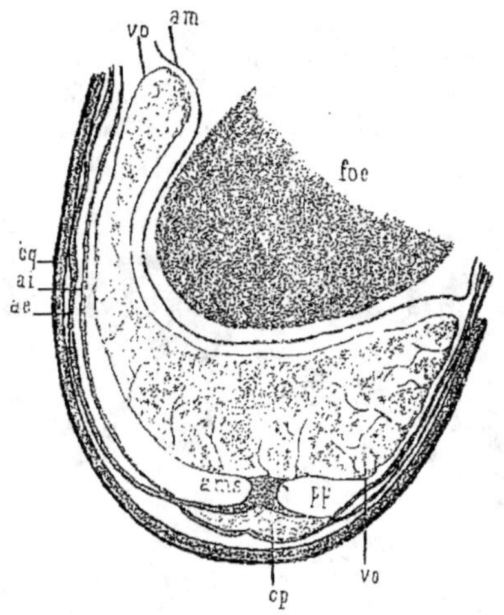

FIG. 180. — *Coupe d'un œuf de Faurette, tout près d'éclore (d'après DUVAL).*

Lettres comme dans les figures précédentes. De plus *foe*, le fœtus, entouré de l'amnios *am*. — *cp*, restes du
sac placentoïde.

vous ainsi de nouvelles formes de transition et de nouvelles affinités entre
les vertébrés allantoïdiens munis d'un placenta, et ceux qui, comme chez
les oiseaux et les reptiles, ont été jusqu'à ce jour considérés comme apla-
centaires. »

II. — ANNEXES EMBRYONNAIRES DES MAMMIFÈRES

L'œuf des Mammifères n'est tout d'abord enveloppé que par la
membrane pellucide (zone radiée), intérieurement doublée ou non,
suivant les auteurs, par une membrane vitelline d'ailleurs extrêmement mince. Suivant quelques observateurs, il se déposerait en
outre autour de la zone radiée une couche gélatineuse, fournie par
les parois de l'oviducte. On a désigné la zone radiée et la couche
gélatineuse réunies sous le nom de *prochorion*. Le prochorion n'a

d'ailleurs qu'une existence passagère, du moins en tant qu'enveloppe de l'œuf indépendante. On comprend en effet que, repoussé excentriquement par le fait de l'accroissement considérable de l'œuf, il vienne de bonne heure s'appliquer à la face interne de la matrice, avec laquelle il ne tarde pas à se confondre si intimement qu'il ne peut plus en être séparé, sous peine d'ouvrir en même temps la cavité ovulaire.

Ce n'est là donc qu'une enveloppe accessoire et transitoire, qui ne tarde pas à être remplacée par des membranes beaucoup plus importantes et définitives, que l'œuf se met à se fabriquer, et qui sont essentiellement pareilles à celles que nous connaissons chez les Sauropsidés. C'est dire que nous retrouverons ici un amnios, une vésicule séreuse, une vésicule ombilicale et une allantoïde. Sans revenir sur le mode de développement et l'évolution de ces enveloppes en général, nous ne ferons que mentionner ici les principales particularités qui les distinguent chez les Mammifères.

Aux enveloppes d'origine ovulaire précitées, il en faut ajouter une autre, constituée chez bon nombre de Mammifères par la surface de la matrice détachée du reste ; c'est la caduque utérine.

§ 1. **Amnios**. — Les observations de E. van Beneden et Julin ont établi qu'il faut distinguer dans l'amnios deux formations bien différentes. : le proamnios, formé par l'ectoblaste et l'entoblaste, dans lequel s'enfonce la tête de l'embryon ; la gaine caudale ou amnios vrai, constituée par l'ectoblaste et le mésoblaste somatique qui recouvre la queue de l'embryon. Il paraît convenable d'opposer dans une certaine mesure ces deux formations l'une à l'autre. Outre en effet qu'elles ont une structure différente, et que l'époque de leur apparition n'est pas la même, le proamnios précédant la gaine caudale, elles semblent s'exclure l'une l'autre, et ne pouvoir participer conjointement à la constitution de l'enveloppe amniotique. Il suffit, pour nous en convaincre, de jeter un coup d'œil sur l'évolution comparée de ces deux formations chez différents types de Mammifères.

Chez les Marsupiaux, le proamnios existe seul, très développé, et persiste jusqu'à la naissance ; la gaine caudale, au contraire, devient rudimentaire (Selenka). Au contraire, dans la plupart des cas, chez les Chauves-Souris et le Lapin (van Beneden et Julin), chez les Carnivores et les Ruminants (Fleischmann); le proamnios disparaît de plus ou moins bonne heure, et la gaine caudale demeure seule à constituer l'amnios définitif; le proamnios a vraisemblablement le même sort chez les autres Mammifères (Taupe, Hérisson) où on l'a constaté (Heape, Hubrecht, Keibel). Bien plus, chez les Ruminants, Bonnet nie qu'il se forme même un rudiment de proamnios (1).

Entre les deux extrêmes, le Marsupial où le proamnios seul persiste, et la Brebis chez laquelle il n'est même pas ébauché, le Lapin présente un état intermédiaire. Nous étudierons le développement de l'amnios chez ces types, d'après la description suivie qu'E. van Beneden et Julin ont donnée.

Nous avons vu qu'il existe en avant de l'embryon une zone au niveau de laquelle le mésoderme fait défaut, et que nous avons appelée pour cette raison zone amésodermique. A cause de l'absence du mésoderme à son niveau, elle paraît sous la forme d'un croissant clair (fig. 181, *pra*), auquel van Beneden et Julin ont donné le nom de *zone proamniotique*, parce que c'est ce croissant qui fournira le proamnios. En arrière de l'extrémité postérieure de l'embryon apparaît une bande transversale très foncée, affectant également la forme d'un croissant (fig. 181, *a*); cette bande est l'ébauche commune de la gaine caudale de l'amnios et de l'allantoïde. La coupe schématique, représentée en 183,1 et aussi dans la figure 4 de la pl. III, correspond à peu près à la vue de face dessinée en 181 ; cette coupe appartient à un stade qui fait suite à celui de la figure 3 (pl. III). On y distingue deux parties dans la zone proamniotique ou futur proamnios : l'une antérieure, horizontale (*z'p'*), demeurée sur le même plan que la paroi blastodermique de la vésicule germinale, l'autre (*pr*), infléchie autour de l'extrémité antérieure de l'embryon, à laquelle elle constitue un capuchon largement ouvert en haut. A l'extrémité postérieure de l'embryon, l'épiblaste et le mésoblaste pariétal réunis com-

---

(1) Rappelons que van Beneden, dans un travail récent, a déclaré, contrairement à ce qu'il avait avancé antérieurement, que chez les Cheiroptères il n'existe pas non plus de proamnios.

mencent à s'élever au-dessus de la queue de l'embryon, en constituant l'ébauche de la gaine caudale de l'amnios.

La figure 182 représente un stade plus avancé que la figure 181.

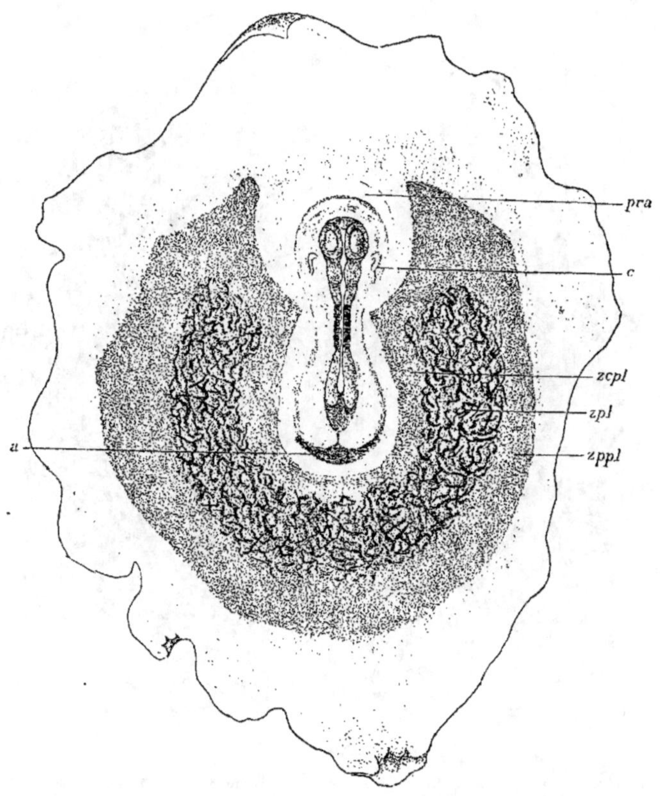

FIG. 181. — *Embryon de Lapin* (d'après VAN BENEDEN et JULIN).

pra, zone proamniotique du blastoderme, futur proamnios. — *zpl*, zone placentaire de l'épiblaste. — *zppl*, zone périplacentaire. — *zcpl*, zone centroplacentaire.   *a*, ébauche commune de la gaine caudale de l'amnios et de l'allantoïde. — *c*, ébauche des cœurs.

On y voit le proamnios (*pra*), très développé déjà, de sorte que la tête de l'embryon proémine fortement dans la cavité du blastoderme. D'autre part, la gaine caudale de l'amnios (*gca*), qui dans la figure 181 n'était qu'indiquée en *a*, s'avance à présent fort loin et recouvre toute l'extrémité postérieure de l'embryon. La région moyenne de l'embryon est encore à nu au niveau d'un espace circulaire qui représente l'orifice externe de la cavité amniotique (*oa*),

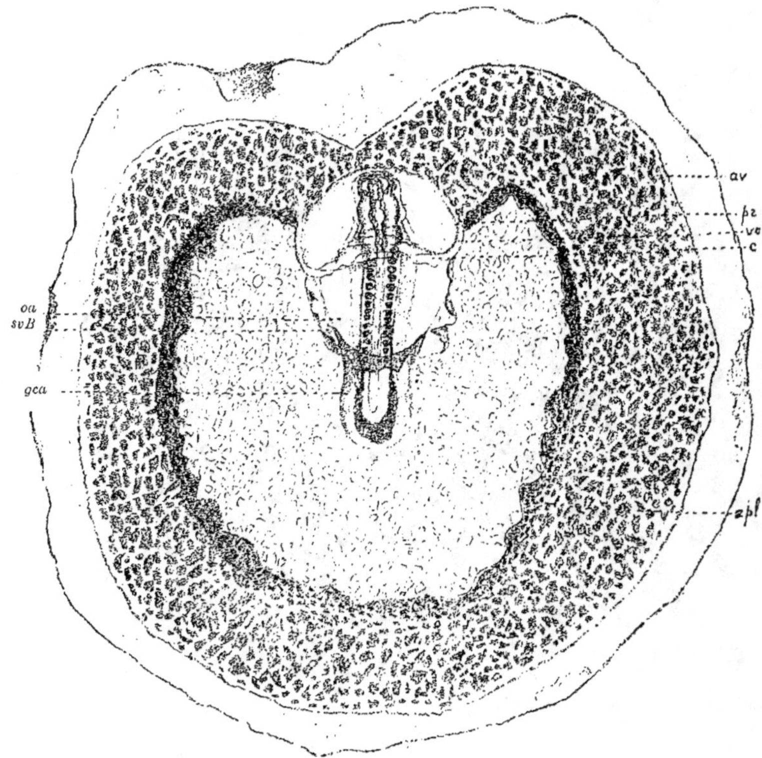

FIG. 182. — *Embryon un peu plus âgé que le précédent* (d'après VAN BENEDEN et JULIN).

pr portion restée horizontale de la zone proamniotique. La tête de l'embryon entourée par le proamnios proémine déjà fortement dans la cavité blastodermique. — *oa*, orifice ou trou amniotique, au bord duquel est demeurée adhérente une portion de la séreuse de von Baër *svB* (région centro-placentaire de la vésicule séreuse). — *gca*, gaine caudale de l'amnios, qui entoure déjà la partie postérieure de l'embryon et qui se continue avec la séreuse de von Baër. La portion placentaire de la séreuse de von Baër. *zpl*, a été enlevée. Le dos de l'embryon est à nu dans les limites du trou amniotique. — *c*, le cœur. — *vo*, les veines omphalo-mésentériques. — *av*, aire vasculaire.

les limites de celle-ci ne sont encore qu'en partie constituées, d'une part par la gaine caudale, d'autre part par le proamnios ; l'orifice amniotique se rétrécissant de plus en plus, la cavité am-

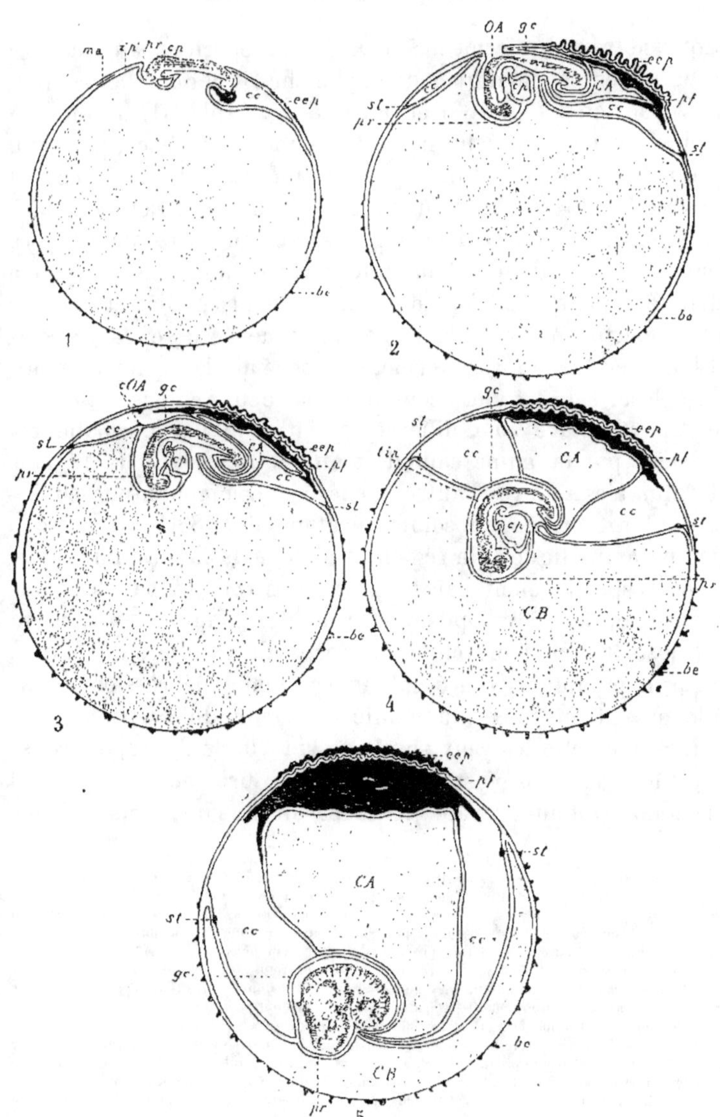

FIG. 183.—*Schémas représentant la formation des annexes fœtales chez le Lapin* (d'après VAN BENEDEN et JULIN).

1. Coupe longitudinale à travers un jeune blastocyste, montrant l'inflexion de la zone proamniotique au-

(Voir la suite de la légende au bas de la page 366.)

niotique se trouvera fermée. Si nous nous reportons aux coupes longitudinales schématiques de la planche III et de la figure 183, nous voyons en 2 (fig. 183) et dans la fig. 5 (pl. III) un état un peu plus avancé que celui qui est dessiné vu de face (fig. 182). La gaine caudale de l'amnios (gc) est en effet fort longue déjà et recouvre plus de la moitié du corps de l'embryon. Le proamnios (pr) est également fort développé ; sa région horizontale ($z'p'$) a disparu et fait partie maintenant de la région infléchie dont elle a contribué à augmenter l'étendue. Entre le proamnios et la gaine caudale existe encore un orifice amniotique OA assez large. Plus tard l'orifice (fig. 183,3) se ferme, et désormais la cavité amniotique est close. Elle est alors constituée par deux régions dont l'origine et la structure sont différentes : en avant par le proamnios, en arrière par la gaine caudale amniotique ; ces deux régions sont délimitées l'une de l'autre par les veines omphalo-mésentériques. Le large orifice de communication (fig. 183,4, *tia*) entre la région proamniotique et la région caudale de la cavité amniotique, bordées respectivement par le proamnios (pr) et par la gaine caudale (gc), peut être appelé « trou interamniotique » ; par ce trou passe la partie moyenne du corps de l'embryon. Dans la coupe 4, le proamnios représente une profonde dépression cylindroïde, où se trouve logée la moitié antérieure du corps de l'embryon. Si l'on jette les yeux sur le dessin 5 de la figure, on constate que le proamnios n'est plus à beaucoup près aussi important qu'il se montrait auparavant; il ne paraît plus que sous la forme

dessous de la tête de l'embryon et sa distinction en une région horizontale ($z'p'$) et une région déprimée (*pr*). À l'extrémité postérieure de l'embryon, le début de la gaine caudale. En *ma*, mésoderme antérieur. — *cp*, cavité pariétale. — *cc*, cœlome. — *cep*, épaississements épiblastiques de la zone placentaire. — *be*, bourgeons épiblastiques développés sur l'hémisphère inférieur du blastocyste.

2. Blastocyste plus âgé. Toute la membrane proamniotique a été employée à la formation du proamnios. La gaine caudale *gc* est très développée, et recouvre la presque totalité du dos de l'embryon, sauf au niveau d'un orifice, le trou amniotique OA. Le mésoderme est dédoublé dans toute l'étendue de l'aire vasculaire. CA, cavité de l'allantoïde — *st*, sinus terminal. Les autres lettres comme ci-dessus.

3. L'orifice amniotique est fermé. cOA, cicatrice indiquant la place qu'occupait cet orifice.

4. La cavité amniotique peut être considérée comme formée de deux espaces, l'un limité par la gaine caudale, l'autre entouré par le proamnios, communiquant l'un avec l'autre par le trou interamniotique *tia*, par lequel passe le corps de l'embryon. Le proamnios proémine fortement dans la cavité de la vésicule ombilicale ou cavité blastodermique CB, considérablement réduite par le grand développement qu'a pris le cœlome extra-embryonnaire.

5. Stade où le proamnios est très réduit : il a la forme d'un verre de montre appliqué sur le front de l'embryon, lequel s'est en grande partie retiré dans la gaine caudale. La cavité blastodermique, très diminuée, présente à la coupe la forme d'un croissant.

(Dans tous les dessins, les cavités limitées par l'entoblaste sont figurées par une teinte gris foncé, le cœlome est représenté par une teinte plus claire, l'amnios est en blanc.)

d'une dépression peu profonde, sur laquelle la tête de l'embryon
repose par son sommet comme dans un verre de montre. L'embryon s'est presque tout entier retiré dans la gaine caudale, qui
devient seule l'amnios définitif, constitué chez le Lapin au 15e jour.

§ 2. **Vésicule ombilicale**. — La vésicule ombilicale ou sac
vitellin, dépourvue de vitellus, sauf chez les Monotrèmes, mais
remplie d'un liquide coagulable, s'atrophie ici comme chez les
Oiseaux, après avoir été pendant quelque temps le support d'une
circulation vitelline ou omphalo-mésentérique.

Nous examinerons, chez plusieurs types de Mammifères :
a) d'abord la forme et les rapports de la vésicule ombilicale ;
b) ensuite sa vascularisation et la circulation vitelline.

a) La forme de la vésicule est au début à peu près sphérique ;
mais plus tard, l'œuf prenant très souvent une figure spéciale, la
vésicule ombilicale se moule sur cette forme, reproduisant à peu

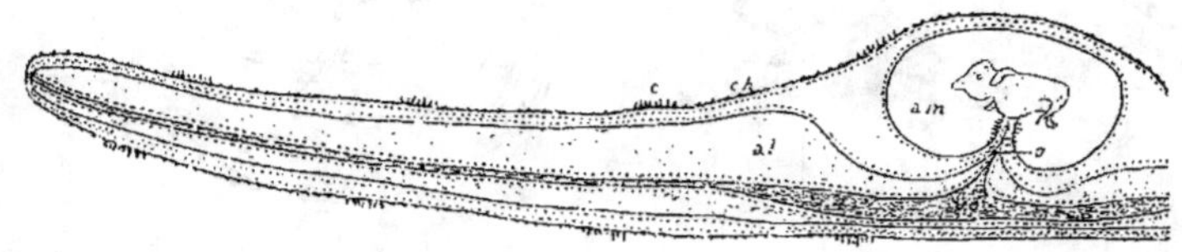

FIG. 184. — *Figure schématique des enveloppes ovulaires vers la fin du 1er mois chez un embryon de Brebis*
(imitée de BONNET).

L'embryon, entouré par l'amnios, est étendu parallèlement au grand axe de l'œuf, dont un peu plus de la
moitié seulement a été représentée. L'amnios présente sur sa face interne des épaississements épiblastiques. Le cordon ombilical est muni de villosités. Le sac vitellin s'atrophie à partir de ses extrémités, en
se réduisant à un cordon grêle. L'allantoïde s'étend jusqu'à l'extrémité du chorion. Le chorion présente
des épaississements peu importants, et par places des saillies beaucoup plus développées, les cotylédons. — *ch*, chorion. — *am*, amnios. — *al*, allantoïde. — *vo*, vésicule ombilicale. — *o*, cordon ombilical.
— *c*, cotylédons. Le mésoderme est en pointillé. Le cœlome extra-embryonnaire est représenté par une
teinte claire, la cavité de l'allantoïde par une teinte plus foncée, la cavité ombilicale par un gris plus
foncé encore.

près la configuration générale de l'œuf. C'est ainsi que, chez les
Ruminants, où l'œuf s'allonge beaucoup et devient fusiforme, la
vésicule ombilicale s'étire, elle aussi, en un long fuseau (fig. 184).
Chez les Carnivores elle prend une forme analogue, quoique beaucoup moins allongée. Chez le Lapin et les Cheiroptères, la vésicule
ombilicale, refoulée à l'intérieur de l'œuf, qui est demeuré sphérique, par les progrès du développement de l'embryon entouré

par l'amnios et par l'accroissement de l'allantoïde, prend la forme
d'un chapeau de champignon (fig. 185 et 186).

Quant aux variations qu'elle subit dans son volume, la vésicule
ombilicale, nous l'avons dit déjà, se réduit peu à peu chez les Mammifères et au bout d'un temps plus ou moins long s'atrophie complètement. Mais il y a à cet égard de grandes différences chez les

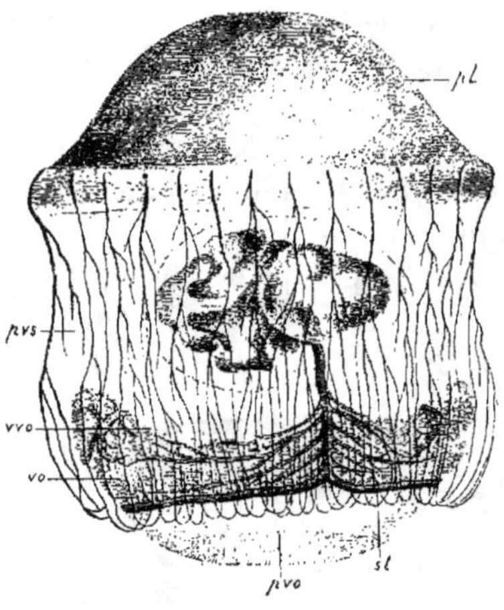

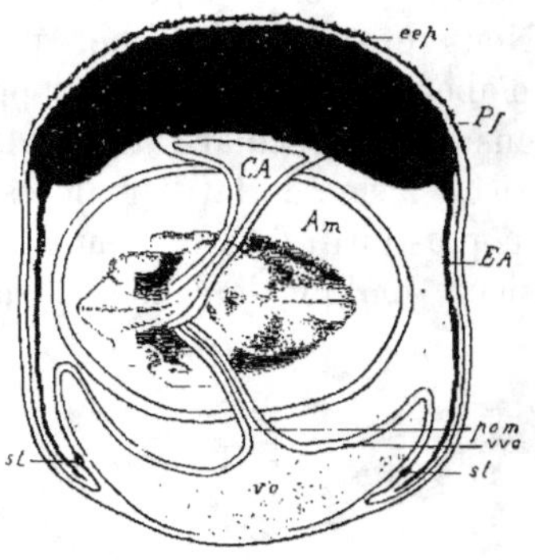

Fig. 185. — *Œuf du Murin* (une Chauve-souris)
(d'après VAN BENEDEN et JULIN), pour faire
voir la forme de la vésicule ombilicale.

A la partie supérieure de la figure se trouve le placenta *pl*, en forme de cloche.—*pvs*, portion de la
vésicule séreuse vascularisée par l'allantoïde. —
vo, vésicule ombilicale. — *pro*, plancher de la
vésicule ombilicale. — *vvo*, voûte de la vésicule
ombilicale (aire vasculaire ou membrane ombilicale). — *st*, sinus terminal de l'aire vasculaire.

Fig. 186. — *Figure schématique représentant l'embryon du Murin dans ses rapports avec les annexes
fœtales* (d'après VAN BENEDEN et JULIN).

Vo, vésicule ombilicale. — *pom*, pédicule ombilical
avec le canal vitellin. — *vvo*, membrane ombilicale formant la voûte de la cavité vitelline et
renfermant les vaisseaux de l'aire vasculaire. —
st, sinus terminal. — *Pf*, placenta fœtal. — EA,
expansion membraneuse de l'allantoïde dans la
portion vasculaire du chorion. — CA, cavité de
l'allantoïde. — *Am*, cavité amniotique. — *eep*,
bourgeons épiblastiques du chorion.

divers Mammifères. Il en est, en effet, comme les Marsupiaux,
chez lesquels la vésicule ombilicale conserve jusqu'à la naissance
une importance considérable. Ailleurs, comme chez les Rongeurs,
elle s'accroît, puis décroît lentement. D'autres fois enfin (Ruminants) elle augmente très rapidement de volume pour s'atrophier
ensuite tout aussi rapidement.

Les rapports de la vésicule ombilicale sont ici essentiellement les mêmes que chez les Sauropsidés. La vésicule ombilicale, correspondant au sac vitellin interne ou intestinal des œufs à type vitellin des Sauropsidés, étant formée par conséquent par l'entoblaste extra-embryonnaire doublé du feuillet viscéral moyen, répond par sa face profonde à la cavité de l'œuf, tandis que par sa face externe elle limite la cavité du cœlome extra-embryonnaire, qui la sépare de la vésicule séreuse.

Tel est, du moins, le cas le plus habituel ; mais il y a des exceptions à ce schéma.

Tout d'abord la vésicule ombilicale peut être incomplète, c'est-à-dire manquer sur une étendue plus ou moins grande, et spécialement au pôle inférieur de l'œuf, de la paroi entoblastique qui la caractérise. Telle serait, suivant van Beneden et Julin, la disposition chez le Lapin et le Murin ; Frommel contredit pour le Murin les observations des auteurs belges et accorde dans ses figures un revêtement entodermique complet à la vésicule ombilicale. Selon Duval, la paroi entodermique de la vésicule ombilicale du Lapin, continue au début sur toute l'étendue de celle-ci, devient plus tard discontinue au niveau du pôle inférieur de l'œuf et finit même par s'atrophier (fig. 187, A, *hi*). Il est établi d'autre part que, chez les Rongeurs à feuillets invertis, la vésicule ombilicale est incomplètement fermée inférieurement ; bien plus, chez le Cobaye, il n'existe plus de vésicule ombilicale close ; mais l'entoblaste s'étend en une simple lamelle au-dessous de l'ectoblaste, sans se réfléchir de manière à circonscrire la cavité vitelline.

Si d'autre part le mésoderme ne s'insinue pas sur toute la périphérie de l'œuf entre l'ectoderme et l'entoderme, de telle sorte qu'une fois ce mésoderme fissuré par les progrès du cœlome en feuillets splanchnique et somatique il existe une vésicule ombilicale (ectoblaste et mésoblaste splanchnique) et une vésicule séreuse (ectoblaste et mésoblaste somatique) partout distinctes, alors encore la vésicule ombilicale sera incomplète. Il arrivera dans ce cas que dans une étendue plus ou moins grande à partir du pôle inférieur de l'œuf, l'ectoderme et l'entoderme demeureront en contact. La vésicule ombilicale par conséquent, manquant partiellement de la paroi à structure caractéristique que nous avons indiquée, peut être encore regardée comme incomplète. Cette disposition, aberrante du schéma tracé plus haut, a été constatée chez les Marsupiaux (Selenka) (fig. 189), chez le Hérisson (Hubrecht), le Cheval (Keibel), le Murin (van Beneden et Julin, Frommel) et même le Lapin (van Beneden et Julin, Duval) (fig. 187, A et B, fig. 188), et se retrouve probablement ailleurs encore.

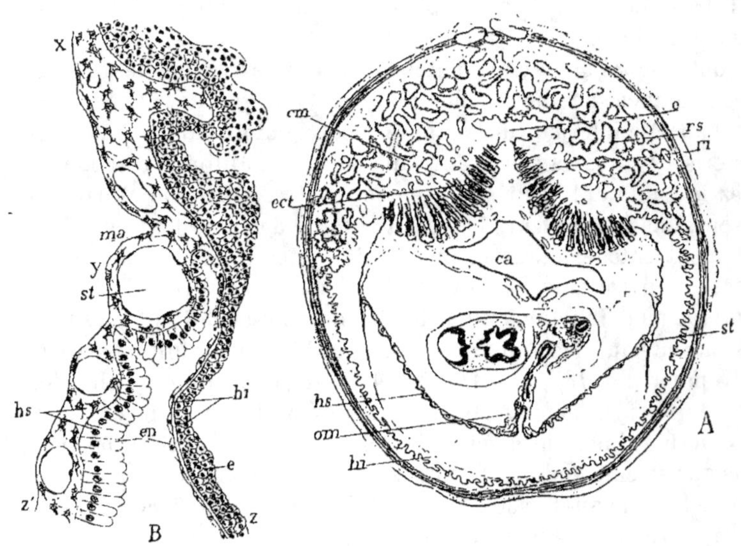

FIG. 187. — A. *Coupe de l'utérus et de l'embryon du Lapin à quatorze jours.* — B. *Détails de la région du sinus terminal de la coupe A (d'après* DUVAL).

En A, *ect*, ectoplacenta. — *cm*, saillies cotylédonaires. — *e*, espace intercotylédonaire. *ca*, cavité de l'allantoïde. — *om*, canal omphalo-mésentérique. — *st*, sinus terminal. — *hs*, *hi*, hémisphères supérieur et inférieur de la vésicule ombilicale. — *rs*, région des sinus utérins des cotylédons maternels. — *ri*, région intermédiaire (à l'ectoplacenta et à la région des sinus utérins).
En B, de *x* à *y*, portion inférieure de la zone inter-ombilico-placentaire, sur laquelle le mésoderme allantoïdien s'est étendu jusqu'au sinus terminal. — *st*, sinus terminal. — De *y* à *z'*, paroi de l'hémisphère supérieur *hs* de la vésicule ombilicale. — De *y* à *z*, paroi de l'hémisphère inférieur *hi* (non vasculaire) de la vésicule ombilicale. — *ma*, mésoderme allantoïdien. — *e*, ectoderme. — *en*, entoderme.

La vésicule ombilicale est encore incomplète dans toute l'étendue occupée par le proamnios, à un moment quelconque du développement, puisque le proamnios a pour paroi une partie de l'entoblaste qui dès lors fait défaut à la vésicule ombilicale. L'entoblaste de l'une se continue avec celui de l'autre sur les bords du trou interamniotique, ce dernier figurant une sorte de perforation de la voûte de la vésicule ombilicale, par laquelle le proamnios et par suite la tête de l'embryon font saillie dans la cavité ombilicale (fig. 188). Cette espèce de perte de substance que la présence du proamnios fait subir à la paroi de la substance ombilicale est très grande chez les Marsupiaux où le proamnios est très développé (fig. 189).

Le développement de l'allantoïde, souvent très considérable,

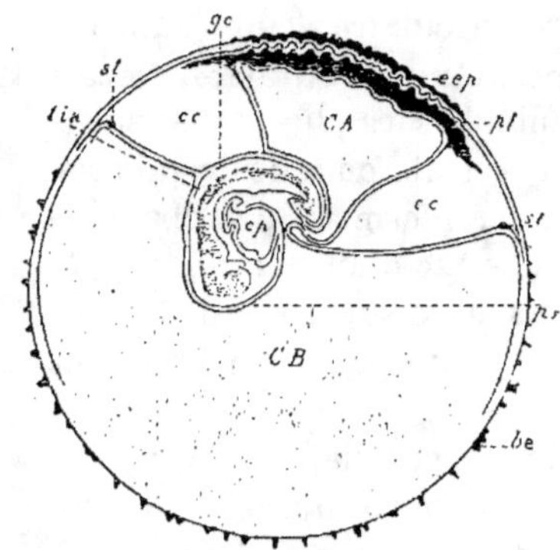

FIG. 188. — *Coupe longitudinale schématique d'un blastocyste de Lapin* (d'après VAN BENEDEN et JULIN).

eep, épaississements épiblastiques de la zone placentaire. — *CA*, cavité de l'allantoïde. — *cc*, cœlome extra-embryonnaire. — *pr*, proamnios. *gc*, gaine caudale. *tia*, trou interamniotique. — *CB*, cavité blastodermique ou ombilicale. *st*, sinus terminal. — *be*, boutons épiblastiques de l'hémisphère inférieur du blastocyste. — *pf*, placenta fœtal.

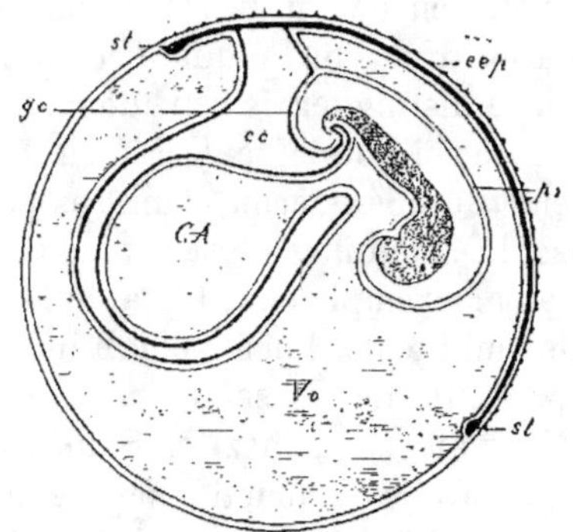

FIG. 189. — *Coupe longitudinale schématique du blastocyste d'un Didelphys* (un peu modifiée d'après SELENKA).

eep, épaississements épiblastiques de l'omphalo-chorion. — *CA*, cavité de l'allantoïde. — *cc*, cœlome extra-embryonnaire. — *gc*, gaine caudale de l'amnios. — *pr*, proamnios. *Vo*, cavité blastodermique ou ombilicale. — *st*, sinus terminal. Dans cette figure et dans la précédente les cavités limitées par l'entoblaste sont représentées par une teinte gris foncé; le cœlome est figuré en plus clair : la cavité amniotique est laissée blanc.

fait que cette annexe, s'accroissant dans le cœlome extra-embryonnaire, jusqu'à le remplir parfois complètement, devient contiguë à la vésicule ombilicale qu'elle repousse devant elle et dont elle finit par annihiler la cavité.

On peut voir alors, comme chez les Ruminants (Bonnet), la

vésiculè ombilicale, réduite à un cordon filiforme, se loger dans une dépression longitudinale en forme de rainure que présente l'allantoïde très volumineuse (voy. fig. 185).

Pour terminer ce qui concerne les rapports de la vésicule ombilicale, mentionnons enfin que le conduit, canal ombilical, par lequel la vésicule communique avec la cavité de l'intestin, peut s'allonger beaucoup.

b) La vascularisation de la vésicule ombilicale se fait de très bonne heure dans le feuillet moyen de celle-ci. La région vascularisée de la vésicule forme l'aire vasculaire (membrane ombilicale de van Beneden et Julin). Dans l'aire vasculaire s'établit une circulation que l'on a qualifiée de **première circulation fœtale** pour la distinguer de celle dont l'allantoïde sera plus tard le siège. Il va de soi que la seule région de la vésicule ombilicale qui comprend du mésoderme dans ses parois renfermera des ébauches vasculo-sanguines et sera plus tard le siège d'une circulation ; ce sera par exemple chez le Lapin l'hémisphère supérieur de la vésicule ombilicale, l'hémisphère inférieur étant privé de mésoderme et par suite de vaisseaux.

Nous avons vu chez les Sauropsidés la circulation de la vésicule ombilicale fonctionner pendant toute la durée de la vie embryonnaire, l'aire vasculaire s'étendant lentement et progressivement sur le sac vitellin. Chez les Mammifères deux cas se présentent. Ou bien la circulation vitelline n'a d'importance que dans les toutes premières phases du développement ; l'aire vasculaire enveloppe rapidement le sac vitellin, mais perd de très bonne heure son rôle (Carnivores, Ruminants). Ou bien la vésicule ombilicale conserve ses fonctions d'appareil circulatoire pendant toute la durée de la vie fœtale ; mais alors une partie seulement de sa surface est vascularisée, et forme l'aire vasculaire ou membrane ombilicale ; c'est ce que l'on observe chez les Rongeurs, les Insectivores, les Cheiroptères, et aussi les Marsupiaux. Le Hérisson et les Marsupiaux méritent une place spéciale dans ce groupe, à cause des rapports intimes qui s'établissent entre la muqueuse utérine et la surface vascularisée du sac vitellin, avec le chorion correspondant comme intermédiaire. Chez les Marsupiaux, la circulation vitelline est même seule à assurer la nutrition du fœtus, la circulation allantoïdienne étant à ce point de vue insignifiante.

Quant à la distribution des vaisseaux sur la vésicule ombilicale, elle se trouve représentée dans la figure 2 de la planche III, destinée à faire voir en A comment Bischoff comprenait la circulation vitelline chez le Lapin, et en B comment van Beneden a modifié le schéma de son prédécesseur. En A, l'aire vasculaire de la vésicule ombilicale offre deux réseaux superposés, l'un artériel, l'autre veineux ; toutes les veines se rassemblent, comme nous l'avons vu chez les Oiseaux, dans une veine périphérique ou sinus terminal, et d'autre part aboutissent par deux branches antérieures et deux branches postérieures à deux troncs omphalo-mésentériques qui vont au cœur ; le réseau artériel est fourni par plusieurs petites artères omphalo-mésentériques. Van Beneden (pl. III, fig. 2, B) a corrigé le schéma de Bischoff de la manière suivante : il n'y a pas de double réseau vasculaire ; le sinus terminal est de nature artérielle et non veineuse.

Fleischmann, qui a fait de la circulation vitelline une étude détaillée, montre d'abord que l'existence du sinus terminal n'est nullement générale, que ce sinus fait défaut chez les animaux tels que les Carnivores et les Ruminants où la vésicule ombilicale devient rapidement et totalement vasculaire, et qu'il n'existe que chez ceux, comme les Rongeurs et les Cheiroptères (et aussi les Marsupiaux), où l'aire vasculaire n'occupe qu'une région limitée de la surface de la vésicule. Il fait ensuite remarquer que la circulation vitelline ne se fait pas dans un sens bien déterminé ; on peut tout au plus parler de sang à direction générale « cordifugale » et de sang à trajet généralement « cordipétal ». Le sinus terminal des Mammifères est pour Fleischmann, d'accord en cela avec van Beneden, un sinus artériel charriant du sang cordifugal, au lieu que chez les Sauropsidés c'est un sinus veineux à sang cordipétal. « Si l'on compare, dit Fleischmann, la disposition du réseau vasculaire et de la circulation vitelline dans la série des Amniotes, on voit que trois modifications se présentent. Chez les Sauropsidés, l'aire vasculaire discoïde est entourée d'un gros vaisseau annulaire qui conduit le sang cordipétal, tandis que le sang cordifugal s'échappe du corps par deux fortes artères vitellines. Dans nombre de Mammifères (vraisemblablement chez tous ceux qui ont un placenta discoïde), le vaisseau marginal est un prolongement des aortes et charrie du sang cordifugal, tandis que de puissantes veines vitellines se répartissent à la surface de l'aire vasculaire, recueillant le sang cordipétal. Enfin, chez les Carnivores, et vraisemblablement aussi les Ruminants, il n'y a pas de vaisseau annulaire, non plus que de gros canaux dans l'aire vasculaire ; le sac vitellin est parcouru par un fin réseau partout identique à lui-même. »

§ 3. — **Vésicule séreuse ou Chorion**. — La vésicule séreuse, ainsi nommée par von Baër, appelée depuis lui *séreuse de von Baër*, a reçu de Turner le nom de *membrane subzonale* à cause de sa situation au-dessous de la zone pellucide, de Bonnet celui de *chorion amniogène* à cause de ses relations génétiques avec l'amnios. Le nom de membrane villeuse ou chorion lui est, comme on l'a vu plus haut, également applicable, parce qu'il se couvre de bonne heure de villosités.

Cette membrane est constituée, nous le savons, par la somapleure extra-embryonnaire, moins la portion de celle-ci qui a formé l'amnios ; et l'amnios une fois produit, elle limite de toutes parts la vésicule de l'œuf, dont elle représente l'enveloppe la plus extérieure.

La vésicule séreuse, pour devenir indépendante, doit se séparer et de l'amnios et de la vésicule ombilicale. Elle s'isole de cette dernière par les progrès de la cavité du cœlome extra-embryonnaire, qui, fissurant le mésoblaste, rejette du côté de l'épiblaste un feuillet pariétal pour la vésicule séreuse, et du côté de l'hypoblaste un feuillet viscéral, destiné à la vésicule ombilicale. Nous avons vu chez les Marsupiaux, le Hérisson, le Cheval, le Lapin des exceptions à cette règle. La vésicule séreuse devient indépendante de l'amnios par le rétrécissement et la disparition de l'anneau somatopleurique qui la relie à ce dernier (voy. fig. 162). Toutefois, chez certains Mammifères, l'anneau en question, qui est allongé en un véritable pédicule, demeure longtemps persistant et forme un long canal, dont la lumière met en communication la cavité amniotique avec l'extérieur et dont les parois unissent la vésicule séreuse et l'amnios (Brebis) ; on peut donner à ce conduit

le nom de « canal ombilical de l'amnios » (Bonnet) ; car il relie
l'amnios au point que nous avons appelé ombilic amniotique, où
se fait plus tard la séparation définitive de l'amnios et de la vésicule séreuse.

Constituée par la somatopleure extra-embryonnaire, la vésicule
séreuse est formée par l'épiblaste et par le mésoblaste somatique.
L'épiblaste mérite une attention toute spéciale.

Il n'est autre que celui qui depuis longtemps, dès les premiers
stades du développement, formait l'enveloppe du blastocyste. Cet
épiblaste au niveau de la région embryonnaire était très mince,
et constituait ce que nous avons appelé la couche de Rauber ; il
recouvrait à cet endroit l'épaisse couche de l'ectoblaste embryonnaire, vraisemblablement dérivée du reste vitellin.

L'ectoblaste du blastocyste peut évoluer dans deux sens, suivant
les animaux que l'on étudie, et suivant les régions de la vésicule
germinale que l'on considère : il peut végéter ou s'atrophier. Examinons quelques exemples.

Chez le Lapin, il s'atrophie au niveau même de l'ébauche
embryonnaire, ou tout au moins y perd son indépendance en se
mélangeant aux éléments ectoblastiques de cette ébauche. Sur
toute l'étendue de l'hémisphère inférieur de la vésicule, il persiste
et forme même dès le huitième jour des boutons épiblastiques
(fig. 183), qui ne s'allongent jamais beaucoup et ne forment
jamais des villosités véritables. Au contraire, dans une région
circumembryonnaire de l'hémisphère supérieur du blastocyste,
l'épiblaste s'épaissit beaucoup (fig. 181), et se soulève en replis
ou crêtes irrégulières (*ecp*, fig. 183) qui, sur une vue de face,
communiquent à la paroi de la vésicule germinale un aspect
marbré (fig. 181). La région épiblastique épaissie affecte la forme
d'un fer à cheval, dans la concavité duquel est situé l'embryon
(fig. 181, *zpl*) (van Beneden et Julin) : cette forme en fer à cheval
est précédée d'une autre où l'épiblaste est épaissi suivant deux
croissants situés de chaque côté de l'embryon, mais non encore
réunis en arrière de lui (Duval). Van Beneden et Julin ont donné
à cette région épiblastique épaissie le nom de *fer à cheval* ou *zone
placentaire* ; Duval l'a appelée *ectoplacenta* ; c'est en effet dans les
limites de cette zone que va se faire en tout premier lieu l'accole-

ment de l'œuf à la muqueuse de l'utérus ; c'est là que va se former tout d'abord la partie fœtale du placenta. Entre l'embryon et le bord concave du fer à cheval (zone centroplacentaire de van Beneden et Julin) l'épiblaste est lisse ; il l'est également (zone périplacentaire des mêmes auteurs) sur tout le reste de l'étendue de l'hémisphère supérieur de la paroi blastodermique (fig. 181, *zcpl, zppl*).

L'épaississement ectoblastique dont il vient d'être question a été dès longtemps signalé par Kölliker, qui l'a appelé « bourrelet ectodermique de l'aire embryonnaire » ; depuis il a été observé et même décrit et figuré par nombre d'auteurs. Cet épaississement présente au bout de peu de temps une disposition remarquable : il est divisé en deux couches superposées de constitution différente : la plus superficielle est caractérisée parce qu'elle ne montre aucune trace de territoires cellulaires, mais se présente comme une masse protoplasmique nucléée, comme un syncytium ou symplaste ; la couche profonde est formée au contraire d'une ou deux rangées de cellules bien distinctes (fig. 190, *p* et *c*). En raison de

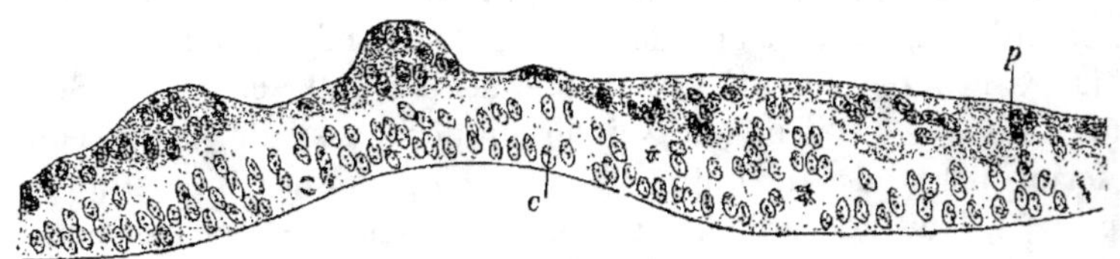

FIG. 190. — *Coupe perpendiculaire à la surface d'une des branches du fer à cheval placentaire du Lapin (embryon de 9 j. et 20 h.) (d'après J. Masius).*

p, plasmodiblaste. — *c*, cytoblaste.

ces caractères, van Beneden a proposé pour ces deux couches les noms de *plasmodiblaste* et de *cytoblaste* ; Duval les a appelées *couche plasmodiale* et *couche cellulaire* de l'ectoplacenta. La couche plasmodiale est celle qui a le plus d'importance. Elle est depuis longtemps connue (Creighton, Masquelin et Swaen) chez le Cobaye et le Lapin ; Laulanié a fixé l'attention sur son caractère histologique, en l'appelant « symplaste placentaire ». Mais on se méprit d'abord sur son origine réelle, dont la découverte fut faite par Duval, et confirmée par van Beneden et Jean Masius.

La couche plasmodiale de l'ectoplacenta est facile à constater

avant toute fixation du blastocyste à la paroi utérine ; les dessins
de Duval, de Rabl, de J. Masius en montrent l'existence à cette
période. Mais on ne saurait pour le moment apporter plus de précision dans la détermination de l'origine de cette couche ; on peut
seulement émettre hypothétiquement l'idée qu'elle serait due à
la végétation localisée de la couche de Rauber.

Chez les Rongeurs à feuillets invertis, l'ectoblaste perd plus ou
moins son indépendance en se confondant de très bonne heure
avec le tissu utérin, dans toute l'étendue non embryonnaire du
blastocyste (Selenka, J. Nusbaum). Mais au niveau de l'ébauche
embryonnaire l'assise superficielle de l'épiblaste (couche de
Rauber) végète de très bonne heure, au lieu de disparaître comme
elle le faisait chez le Lapin, et donne lieu à une masse cellulaire
puissante, le suspenseur (Kupffer, Selenka) qui, de même que la
couche plasmodiale de l'épiblaste du Lapin, est un véritable symplaste connu de Creighton et de Laulanié chez le Cobaye, mais dont
l'origine ectoblastique a été prouvée par Duval.

La Taupe présente un suspenseur dont le mode de formation
paraît être le même que celui qu'on vient de voir (Heape).

Chez le Hérisson, Hubrecht donne de l'ectoblaste du blastocyste
la description suivante. La paroi ectoblastique de la vésicule germinale est épaissie, formée de trois ou quatre couches cellulaires,
et présente des lames dans son épaisseur. Cette paroi ectoblastique peut être nommée *trophoblaste* (fig. 192, *tr*). Elle est homologue à la couche de Rauber et aux cellules de Reichert, au suspenseur, au fer à cheval placentaire des auteurs. Comme chez la
Taupe, une région peu étendue du trophoblaste primitif se délamine en deux assises au niveau de l'ébauche embryonnaire, sauf
à la périphérie de cette région où les deux assises demeurent en
continuité par leurs bords ; l'assise superficielle est le trophoblaste proprement dit ; l'autre est le disque ectoblastique de l'embryon. Keibel a ajouté à cette description ce détail que l'ectoderme,
(le trophoblaste de Hubrecht) en dehors des limites du bouclier
embryonnaire, se compose de deux couches dont l'une superficielle,
formée de cellules plates, adhère fortement à l'utérus, et représente
une couche de Rauber, tandis que l'autre, composée de cellules
cylindriques, devient l'ectoblaste définitif. Si l'on suit maintenant

avec Hubrecht l'évolution du trophoblaste, on voit que cette formation entre en connexion intime avec la muqueuse utérine
d'abord sur toute la périphérie de la vésicule germinale, puis
seulement au niveau de l'ébauche embryonnaire.

Chez le Chat, l'ectoblaste de la vésicule séreuse végète en deux
régions de la surface de l'œuf : tout autour de l'ébauche embryonnaire, où les végétations ectoblastiques forment un rempart élevé,
annulaire, et au pôle opposé. Les végétations ectoblastiques se
réunissent ensuite en une ceinture en zone, qui fait tout le tour
du blastocyste. Dans toute cette étendue, les cellules ectoblastiques, de cubiques qu'elles étaient, deviennent cylindriques et se
soulèvent en petites villosités. Les pôles de l'œuf, qui a d'abord la
forme d'un citron puis celle d'un tonneau, ne présentent aucune
trace de végétations ectoblastiques (Fleischmann).

Chez la Brebis (Bonnet), l'opacité de la vésicule séreuse ou
chorion amniogène est produite par la formation d'élevures épithéliales pleines (fig. 184). Ces villosités, qui se montrent tout d'abord
au voisinage du pédicule ombilical de l'amnios, n'occupent pas
une région déterminée de la surface de la vésicule, et sont réparties partout, sauf aux deux extrémités de l'œuf, dont la forme
générale est celle d'un fuseau.

Chez les Marsupiaux, Selenka décrit d'abord comme enveloppe
la plus externe de l'œuf une « membrane granuleuse », dont il ne
paraît pas bien connaître les homologies ; il suppose cependant
qu'elle n'est pas autre chose que ce qui dans d'autres cas, comme
chez le Lapin, représente la couche de Rauber. Plus tard l'enveloppe épiblastique de l'œuf, au niveau de l'aire vasculaire, devient
un chorion en émettant des prolongements qui s'accolent à la
paroi utérine sans s'y souder, et présente alors de petites villosités
formées de cellules vésiculeuses (fig. 191, A et B). Caldwell et
Osborn disent de l'enveloppe ectoblastique que, dans l'étendue de
l'aire vasculaire, les cellules de l'ectoblaste s'agrandissent et
grâce à leurs propriétés amœboïdes s'insinuent entre les cellules
de l'épithélium utérin.

De l'exposé des faits qu'on vient de lire il résulte les données
fondamentales suivantes.

La paroi ectoblastique de l'œuf, ou ectoblaste de la vésicule séreuse, s'épaissit d'une façon diffuse, ou en des points limités et alors sous la forme de villosités. L'ensemble de la région ectoblastique ainsi épaissie ou villeuse est de forme très variable ; c'est un fer à cheval chez le Lapin, une zone annulaire chez le Chat ; chez la Brebis il y a quantité de champs circulaires d'ectoblaste villeux, séparés par des portions lisses, etc.

L'épaississement de l'ectoderme, dans nombre de cas, paraît porter sur la couche ectodermique la plus externe (membranes de Rauber et de Reichert), laquelle devient un symplaste.

Ces parties épaissies, entrant dans des connexions plus ou moins intimes avec la paroi de la matrice, servent à fixer l'œuf dans la cavité utérine.

L'ectoblaste épaissi, soit d'une façon diffuse, soit par des villosités, a fait donner à la vésicule séreuse le nom de chorion. On a distingué un **chorion touffu** (*chorion frondosum*) et un **chorion lisse** (*chorion laeve*). Au niveau du chorion touffu, l'ectoblaste conserve ses épaississements, qui acquièrent ultérieurement un développement considérable. Au niveau du chorion lisse, l'ectoblaste n'est pas épaissi, ou bien les épaississements qu'il présente s'effacent bientôt et en tout cas ne se développent jamais beaucoup. Il n'y a pas, à proprement parler, lieu de conserver la distinction faite par Kölliker des Mammifères en *Choriata* possédant un chorion et *Achoria* dépourvus de chorion.

Le chorion peut encore être considéré au point de vue de ses relations avec les annexes ovulaires sous-jacentes. On peut distinguer de la sorte un **omphalo-chorion** et un **allanto-chorion** (Selenka). Dans le premier, une certaine étendue de la vésicule séreuse demeure en rapport intime avec la vésicule ombilicale ; c'est ce que l'on observe chez les Marsupiaux, où la totalité du chorion est un omphalo-chorion ; c'est ce que l'on voit encore, transitoirement tout au moins, chez le Hérisson (Hubrecht) et vraisemblablement aussi chez le Cheval (Bonnet). L'allanto-chorion (qui fait défaut aux Marsupiaux) est formé par une région de la vésicule séreuse soudée à l'allantoïde ; cette région, de par l'importance de ses épaississements ectodermiques, est un chorion touffu.

§ 4. — **Allantoïde.** — La forme de l'allantoïde varie à mesure que cette annexe se développe. Tout d'abord l'allantoïde présente la forme d'un cæcum à peu près cylindrique, limité par l'ento-blaste, doublé par une couche plus ou moins épaissie de méso-blaste. Ce cæcum se dilatant ensuite à son extrémité, l'allantoïde prend la forme d'un sac pédiculisé. D'habitude ce sac s'étend librement dans la cavité laissée entre la vésicule séreuse, l'amnios et la vésicule ombilicale. Mais ce n'est pas toujours le cas. Chez les Rongeurs à feuillets invertis (Selenka), chez le Hérisson (Keibel), le mésoblaste de la paroi dorsale du diverticule allan-toïdien est soudé au mésoblaste de la gaine caudale de l'amnios. L'allantoïde ne s'accroît donc pas librement dans la cavité du cœlome, mais le long du mésoblaste somatique de l'amnios auquel elle adhère. D'habitude également, à l'accroissement dans le volume extérieur de l'allantoïde correspond celui de la cavité entoblas-tique que cette annexe contient dans l'intérieur de son mésoblaste. Mais il n'en est pas toujours ainsi, et souvent la lumière de l'allan-toïde n'est représentée, même quand cette formation a atteint tout son développement, que par un diverticule court et grêle de l'intestin postérieur.

La forme de l'allantoïde est subordonnée, on le conçoit, à celle de l'espace qui est laissé à son expansion, c'est-à-dire à celle du cœlome. Elle peut remplir complètement ou non cet espace.

Ainsi chez la Brebis, le Porc, le Cheval (pour prendre des exem-ples caractéristiques), l'allantoïde, qui est d'abord une protubérance arrondie, émet plus tard deux prolongements en forme de cornes, qui s'allongeant de plus en plus arrivent à prendre la prépon-dérance sur la portion principale ; l'allantoïde est alors devenue fusiforme, comme le cœlome extra-embryonnaire et l'œuf lui-même, dont elle reproduit la configuration générale (voy. fig. 184). Au contraire, chez le Lapin, les Cheiroptères, les Rongeurs à feuillets invertis, l'allantoïde, n'occupant pas tout le cœlome extra-embryonnaire, a une forme spéciale, indépendante de celle de ce dernier (voy. fig. 183).

Le volume de l'allantoïde augmente évidemment parallèlement au développement de l'embryon. Mais l'accroissement de l'allan-toïde se fait plus ou moins rapidement, et la taille définitive de cette annexe est plus ou moins grande, selon les cas. H. Milne-Edwards, considérant la fixité du volume de l'allantoïde dans les divers groupes de Mammifères, avait pu partager ceux-ci en *Megallantoidea*, *Mesallantoidea* et *Micrallantoidea*. Chez certains animaux en effet (Ruminants, Porc), l'allantoïde est très volumineuse et atteint de bonne heure une taille considérable; ce sont les *Megallantoidea*. Chez d'autres au contraire (Rongeurs, Insectivores, Cheiroptères), la croissance de l'allantoïde se fait très lentement et la taille définitive de la vésicule allantoïdienne n'est que peu considérable ; ce sont là les *Micrallantoidea*. Les Carnivores présentent un état intermédiaire (*Mesallantoidea*).

De l'examen de la série des Mammifères, considérés sous le rapport du développement de l'allantoïde, Fleischmann a pu tirer les lois suivantes. Quand le sac vitellin demeure longtemps volumineux l'allantoïde est petite ; que si au contraire le sac vitellin s'atrophie de bonne heure, l'allantoïde se développant beaucoup devient un sac considérable; l'accroissement du sac vitellin et celui de l'allantoïde sont donc dans une relation inverse. D'autre part, on peut dire que la croissance de l'allantoïde et la rapidité du développement embryonnaire sont également en raison inverse l'une de l'autre ; chez les *Megallantoidea*, le corps de l'embryon s'organise et s'accroît très lentement ; le contraire a lieu chez les *Micrallantoidea*.

Une fois développée, l'allantoïde s'accole au chorion, en formant avec lui l'allanto-chorion. Chez les animaux qui possèdent un omphalo-chorion, il est clair que la portion de chorion, que double profondément la vésicule ombilicale, demeure sans relations avec l'allantoïde. Mais même dans les cas où il n'existe pas d'omphalo-chorion, l'allantoïde ne s'accole pas à la totalité de la face profonde du chorion, et il reste toujours une partie de la surface du chorion qui n'est point revêtue intérieurement par l'allantoïde.

Quant à la structure de l'allantoïde, nous avons vu déjà que cette membrane se constitue de deux feuillets : l'un, épithélial, formé de cellules plates, véritable endothélium par son aspect sinon par son origine, limite la cavité de l'allantoïde; l'autre, connectif, est le support de nombreux vaisseaux. Ce dernier feuillet a été appelé pour cette raison *feuillet vasculaire* de l'allantoïde ; il vient s'accoler à la lame connective du chorion, qui lui emprunte ses vaisseaux. Pour certains auteurs toutefois l'allantoïde n'aurait pas de feuillet connectif propre ; sa couche connective, en contact avec la cavité du cœlome extra-embryonnaire, ne serait pas distincte du tissu muqueux qui peut combler plus ou moins cette cavité, et que Dastre a appelé « tissu muqueux interannexiel » (Dastre, Bonnet) ; c'est ce que l'on observe chez les Ruminants. Dans les cas où, comme chez les Rongeurs, la cavité du cœlome externe se montre dépourvue de tissu muqueux de remplissage, on doit admettre (Dastre) que cette disposition est due à la raréfaction du tissu muqueux interannexiel poussée jusqu'à disparition complète dans la cavité même du cœlome externe, tandis que sur les parois de cet espace, constituées par l'amnios, la vésicule ombilicale et l'allantoïde, le tissu muqueux se condense, formant à l'allantoïde en particulier un feuillet plus ou moins distinct (1).

La circulation dont l'allantoïde est le siège porte le nom de **deuxième circulation fœtale**, par opposition à la première circulation (dont la vésicule ombilicale est le support), qu'elle est destinée dans les cas habituels à remplacer. Le sang du fœtus est apporté à l'allantoïde par deux artères ombilicales ou allantoïdiennes et ramené par deux veines. La circulation allantoïdienne et la circulation ombilicale ne doivent pas être considérées comme absolument indépendantes l'une de l'autre ; car il est des cas (Lapin) où l'on connaît des anastomoses entre le sinus terminal (qui appartient au système ombilical) et les vaisseaux allantoïdiens.

La vascularisation du chorion par l'allantoïde est un phénomène d'une importance capitale. Par ce moyen se trouve constitué pour l'embryon un appareil d'absorption et d'excrétion, réalisé par l'allanto-chorion accolé à la surface interne de la matrice, et permettant entre la mère et le fœtus un échange actif des matériaux

---

(1) Cette intéressante constatation et l'hypothèse qu'elle a fait naître, outre qu'elles sont en accord avec la genèse du cœlome par le mode schizocœlique aujourd'hui généralement acceptée, viennent expliquer d'une façon heureuse les cas, cités plus haut, où le mésoderme allantoïdien est en partie soudé à celui de l'amnios, et rapprochent ces cas de ceux où l'allantoïde est une vésicule libre de toutes parts.

contenus dans le sang de l'une et de l'autre. C'est cet appareil qu'il nous faut étudier à présent.

§ 5. — **Placenta**. — La signification du terme placenta, qui nous a déjà occupés (p. 349), n'est pas des mieux établies. Dans son sens le plus général, cette expression s'applique à tout organe d'absorption fixé sur le milieu extérieur à l'œuf pour en soutirer les matériaux nutritifs dont l'embryon a besoin. Dans les cas où le milieu riche en matières nutritives n'est pas en dehors de l'œuf, mais fait jusqu'à un certain point partie de l'œuf lui-même, on peut encore parler d'organe placentaire ou tout au moins placentoïde. Tel est le cas pour l'Oiseau, chez lequel nous avons décrit d'après Duval (p. 355 et suiv.) une poche d'origine embryonnaire, formée d'épaisses assises de cellules ectodermiques, doublée par l'allantoïde vasculaire, entourant une masse albumineuse d'origine maternelle, à l'absorption de laquelle cette poche est préposée, jouant ainsi vis-à-vis d'elle le rôle d'un placenta.

Chez les Sélaciens, nous avons un autre type d'organe placentaire, dont il a été déjà question à la page 308, et qui ressemble au placenta des Mammifères en ce qu'il consiste dans des relations entre l'œuf et la muqueuse utérine, mais qui en diffère essentiellement par ce fait qu'au lieu d'être vascularisé par l'allantoïde, il doit ses vaisseaux au sac vitellin, l'allantoïde n'existant pas chez ces animaux. A cet égard le placenta des Sélaciens doit être rattaché à celui des Marsupiaux, où c'est également, comme nous l'avons vu antérieurement, la vésicule ombilicale et non l'allantoïde qui se met en rapport avec la muqueuse de la matrice. Chez le Hérisson, il existe transitoirement une formation semblable. Dans tous ces cas, il s'agit d'un placenta vitellin ou ombilical.

Les dispositions que présentent les divers Sélaciens quant à la manière d'être de leur placenta ombilical sont assez variables, et intéressantes à connaître en ce qu'elles nous montrent un perfectionnement de l'appareil ombilical placentaire parallèle à celui que nous offrira le placenta allantoïdien. En effet chez les Sélaciens, où les faits qui nous occupent sont connus depuis les travaux de Cuvier, J. Müller, Cavolini, on trouve un rapport plus ou moins intime entre l'œuf en voie de développement et la chambre incubatrice. Ce rapport consiste dans sa forme la plus rudimentaire en un

simple contact avec la surface lisse de la chambre incubatrice. A un état
de différenciation plus avancé les rapports de contiguïté deviennent plus
complexes entre la surface de l'œuf et celle de la muqueuse de l'oviducte,

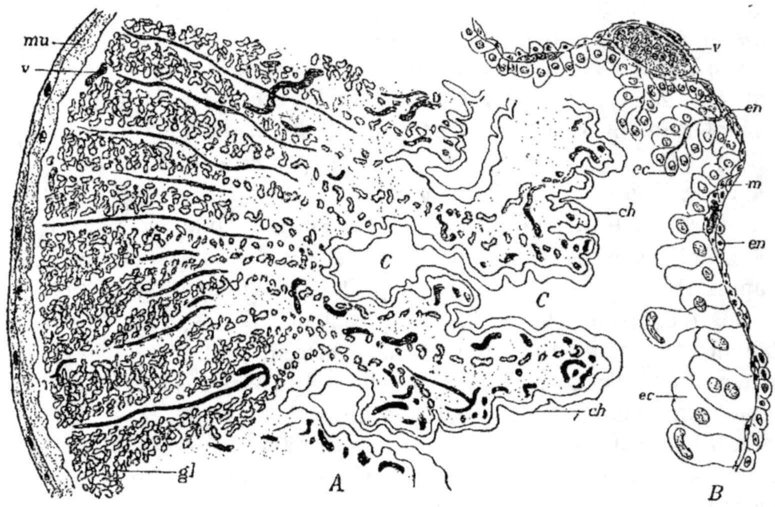

FIG. 191. — A. *Coupe de la paroi utérine et du chorion chez un Didelphys.* — B. *Coupe de l'omphalo-chorion*
(d'après SELENKA, un peu modifiées).

ch, chorion (omphalo-chorion). — C, cavité du sac vitellin. - *gl*, glandes utérines. - - *r*, vaisseaux. — *mu*,
musculeuse. — *m*, mésoderme ; *en*, entoderme ; *ec*, ectoderme au niveau de l'omphalo-chorion.

grâce à la formation de replis nombreux du sac vitellin et de la muqueuse
maternelle, s'engrenant les uns dans les autres. Les Plagiostomes (Sélaciens)
qui présentent les deux dispositions différentes précitées ont été rassemblés par J. Müller sous le nom de « Plagiostomes acotylédonés ». Chez
d'autres Sélaciens, au contraire, il se fait en certains points des rapports
non plus de contact simple ou complexe, mais de réunion intime entre la
vésicule ombilicale et la muqueuse de l'oviducte ; de tels points portent le
nom de *cotylédons*, et les Sélaciens qui présentent de tels cotylédons ont
reçu de J. Müller le nom de « Plagiostomes cotylédonés ».

Le placenta vitellin des Marsupiaux consiste dans une adaptation plus
ou moins intime des prolongements de l'omphalo-chorion à des cryptes
de la muqueuse utérine ; il n'y a jamais d'adhérence solide, par conséquent jamais de fusion, entre le tissu utérin et le chorion (fig. 191).

Hubrecht décrit ainsi le placenta formé temporairement chez le Hérisson
par l'omphalo-chorion uni à la matrice. On peut distinguer trois périodes
dans l'évolution de ce placenta. Dans une première, l'ectoblaste de l'om-

phalo-chorion, le trophoblaste, soudé de bonne heure au tissu utérin, et épaissi comme nous l'avons dit déjà, présente de nombreuses lacunes, qui se remplissent de sang maternel, avant même l'apparition de l'aire vasculaire dans le sac vitellin ; ces lacunes paraissent provenir de bourgeons dilatés des capillaires maternels, qui auraient perdu leur endothélium. Dans une seconde période l'aire vasculaire se forme dans le mésoblaste du sac vitellin, dont les vaisseaux remplis de sang fœtal se rapprochent des voies lacunaires remplies de sang maternel creusées dans l'épaisseur du trophoblaste (fig. 192). En même temps le mésoblaste développe des villosités qui végètent, recouvertes par la couche de trophoblaste correspondante, dans le tissu utérin. Dans un troisième stade, toute cette formation placentaire entre en régression ; les villosités de l'omphalo-chorion s'effacent et les lacunes du trophoblaste s'oblitèrent.

Si nous voulons donner à la notion de placenta une signification très peu compréhensive, nous pourrons, nous refusant à considérer comme véritables placentas les organes que nous venons de citer, éliminer successivement : le placenta des Oiseaux, comme n'ayant pas de relations avec la muqueuse de la chambre incubatrice, le placenta ombilical des Sélaciens, à cause que le sac vitellin entre dans sa constitution, le placenta ombilical des Marsupiaux et du Hérisson pour les mêmes raisons. Il nous restera alors à caractériser comme placentaires toutes les dispositions que l'on trouve réalisées dans la majorité des Mammifères et qui consistent essentiellement en ce que c'est l'allantochorion qui entre en relation avec la muqueuse utérine. Cependant, la notion de placenta, même enfermée

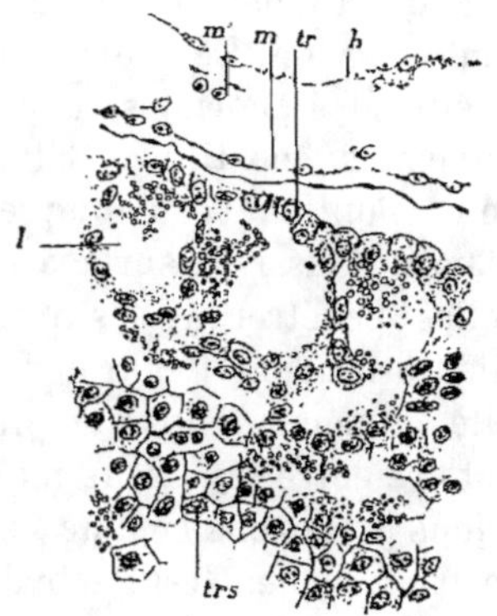

Fig. 192. — *Coupe du trophoblaste, du sac vitellin et de la paroi utérine correspondante chez le Hérisson* (d'après Hubrecht).

h, hypoblaste. — *m*, *m'*, mésoblastes somatique et splanchnique. — *tr*, trophoblaste, avec les espaces lacunaires *l* entre les villosités du trophoblaste. — *trs*, tissu le plus interne de la paroi utérine (trophosponge de l'auteur).

dans ces limites, a pu paraître trop étendue encore, et l'on a restreint encore la signification du placenta, ainsi que nous le verrons dans un instant.

Nous ne pouvons songer ici à étudier dans leurs détails les différentes dispositions que présente le placenta des Mammifères parvenu à son complet développement, et que l'on connaît surtout
par les travaux de Turner, Ercolani, Tafani. Ce que d'abord nous
chercherons surtout à montrer, c'est la transformation graduelle
du placenta, depuis des dispositions très simples comparables à
celles que présentent certains Sélaciens, jusqu'à celles beaucoup
plus compliquées que nous trouverons chez l'Homme. Ensuite
nous examinerons brièvement sur un ou deux types l'histogenèse
du placenta, dans le but d'arriver par ce moyen à la connaissance
de la morphologie de cet organe.

A. — Nous avons fait pressentir déjà comment sera constitué le
placenta sous sa forme la plus rudimentaire. La vésicule séreuse
émet des prolongements villeux, et devient un chorion à la face
profonde duquel se soude l'allantoïde, constituant avec lui un
allanto-chorion. Les vaisseaux de l'allantoïde ayant pénétré dans
les villosités choriales, une surface d'absorption considérable se
trouve ainsi constituée. Cette surface absorbante entrera en fonction en s'unissant à la muqueuse de la matrice. A cet effet, celle-ci
agrandira aussi sa surface en se creusant de fossettes dans lesquelles pénétreront les prolongements villeux vasculaires de
l'allanto-chorion. Ces transformations ont pour but de rendre plus
facile en même temps que plus productif l'échange nutritif et respiratoire entre les tissus maternels et fœtaux.

Nous prendrons comme exemple de la disposition précitée (que
l'on trouve chez les Pachydermes, les Solipèdes, les Cétacés) le
placenta du Cochon représenté en coupe dans la figure 1 de la
pl. IV et d'une manière toute schématique dans le dessin B de la
figure 6 (pl. III).

La disposition figurée en B (fig. 6, pl. III), déjà très simple, est
d'ailleurs préparée par celle qui est représentée dans le dessin A de
la même figure, et qui est encore plus simple. On y voit le chorion
(*f*) avec les vaisseaux capillaires fœtaux (colorés en rouge), recouvert d'un épithélium très mince (*e*), s'appliquer purement et simplement contre la muqueuse de la matrice (*m*), pourvue d'abondants capillaires (teintés en bleu) et revêtue d'un épithélium
cylindro-conique (*e'*). Dans le dessin B, la surface du chorion (*f*),

au lieu d'être plane, se montre soulevée en une saillie ou villosité, tandis que la superficie de la muqueuse utérine (*m*) se déprime en une fossette correspondante.

C'est la même disposition, représentée seulement d'une manière plus conforme à la nature, qui est reproduite dans la figure 1 de la pl. IV. On y voit une coupe intéressant d'une part l'allanto-chorion, ou brièvement le chorion (*a*, *b*), et d'autre part toute l'épaisseur de la matrice (*c*, *d*, *e*, *f*, *f'*). Les deux parties, concourant également à la formation du placenta, peuvent être respectivement désignées, la première sous le nom de placenta fœtal, la portion d'origine maternelle sous celui de placenta maternel : expressions que nous avons déjà employées. La partie fœtale ou chorion est remarquable par ses villosités. Celles-ci, richement vascularisées, sont dépourvues d'épithélium à leur sommet ; la couche épithéliale du chorion n'existe qu'à la base des villosités et dans leur intervalle ; à ce point de vue la figure 1 (pl. IV) diffère du dessin B de la fig. 6 (pl. III), où l'épithélium est représenté tapissant la villosité choriale sur toute son étendue. Les villosités du chorion sont reçues dans des cryptes de la muqueuse utérine, elles aussi abondamment pourvues de vaisseaux, surtout au niveau des crêtes qui les séparent les unes des autres ; la muqueuse utérine est tapissée d'ailleurs par un épithélium cubique continu. Les dispositions respectives du réseau capillaire fœtal et de celui de la mère sont telles selon Tafani (à qui la figure est empruntée), que les racines veineuses du courant sanguin maternel sont situées en regard des racines artérielles du courant fœtal : disposition dont il n'est pas besoin de faire ressortir l'importance pour les phénomènes de l'absorption. Dans la profondeur de la muqueuse, on trouve la coupe d'un certain nombre de tubes (*g*), qui appartiennent aux glandes utérines.

Les rapports de l'allanto-chorion avec la muqueuse utérine, que nous venons de voir, s'observent chez le Porc sur toute l'étendue de l'œuf, sauf à ses deux extrémités. Nous pouvons donc dire que nous avons ici à faire à un placenta étendu d'une manière uniforme à la surface entière de l'œuf ; aussi qualifie-t-on de **diffus** un tel placenta. La plupart des auteurs, en raison précisément de ce fait que le placenta du Cochon et des autres animaux cités plus haut est un placenta diffus, refusent de le considérer comme un placenta véritable, réservant cette signification pour les cas que nous allons à présent rapidement passer en revue, où certaines régions seulement du chorion, pourvues de villosités exceptionnellement développées, ont pris une constitution toute spéciale, et sont entrées dans des relations beaucoup plus intimes et plus complexes avec la muqueuse utérine que celles que nous avons trouvées chez le Cochon.

Le placenta des Ruminants, ou placenta **cotylédoné**, peut être aisément dérivé du soi-disant placenta diffus du Porc. Chez les Ruminants, les villosités ne sont plus uniformément réparties sur toute la surface de l'œuf ; mais elles se réunissent en groupes ou **cotylédons**, qui forment autant de petits placentas (voy. fig. 185). Les villosités de ces cotylédons s'enfoncent dans des dépressions correspondantes de la paroi de l'utérus (ainsi que cela est représenté schématiquement dans le dessin C de la fig. 6 de la pl. III), et s'enchevêtrent si bien avec les tissus maternels qu'elles ne peuvent plus, au moins chez certains Ruminants, en être séparées sans éprouver de dommages. Chez d'autres Ruminants, au contraire, de même que chez le Porc et en général les animaux à placenta diffus, la séparation des parties fœtales et maternelles est facile. Dans les intervalles des villosités, le chorion et la muqueuse utérine qui lui est accolée sont à peu près ou absolument lisses, au moins dans la majorité des Ruminants.

Entre le placenta diffus et le placenta cotylédoné, il existe des intermédiaires, qui permettent de passer de l'un à l'autre en montrant la concentration des villosités du placenta diffus en certains points de la surface choriale. L'existence de ces formes de passage a été établie par les recherches de Turner sur le placenta du *Cervus mexicanus* et d'autres. La Girafe présente entre les cotylédons, qui sont plus ou moins grands d'ailleurs, des villosités très courtes, aux endroits où chez d'autres Ruminants la surface du chorion est absolument lisse. Chez la Vache même, on trouve, d'après Tafani, au niveau des parties lisses quelques groupes de villosités rappelant ainsi la répartition générale originelle de celles-ci.

Dans les placentas que nous avons examinés jusqu'ici, le chorion n'entrait pas en relations tellement intimes avec la matrice qu'il ne puisse en être séparé lors de l'expulsion du fœtus. Aucune partie maternelle n'était donc lors de la parturition rejetée avec l'œuf ; celui-ci expulsé, la muqueuse utérine demeurait intacte. Au contraire, dans les organes placentaires qu'il nous reste à considérer, l'adhérence du placenta fœtal au placenta maternel est telle que, ne pouvant se détacher l'un de l'autre, c'est le placenta maternel qui est obligé de se déchirer en se délaminant en deux couches, dont la plus superficielle est entraînée avec l'œuf, la couche profonde demeurant en place avec la tunique musculeuse. Il y a donc ici une **caduque**, c'est-à-dire une portion de la muqueuse utérine qui, arrachée du reste, tombe avec l'œuf, dont elle constitue l'enveloppe la plus externe. On dit, dans ce cas, que le placenta est **décidu**, et on appelle les groupes qui possèdent un tel placenta **deciduata**, tandis qu'on parle dans le cas contraire de placenta **indécidu** et de Mammifères **indeciduata**.

Plusieurs types de placenta décidu doivent être examinés successivement. Ce sont : le placenta **zonaire** (Carnivores, Éléphant) ; le placenta **discoïde** (Rongeurs, Cheiroptères, Insectivores) ; le placenta de l'Homme et des Singes, qui par sa forme peut être rattaché au placenta discoïde, mais qui en diffère considérablement par sa constitution et fera en tout cas l'objet d'une étude spéciale.

D'après ce que nous avons dit plus haut, nous devons nous attendre à trouver beaucoup plus grandes dans les placentas décidus que dans les autres la complication et l'intimité des rapports chorio-utérins. On peut se faire une idée très schématique de ces rapports en consultant le dessin D de la fig. 6 (pl. III). Sur cette figure, tout à fait diagrammatique, qui représente un fragment d'une coupe du placenta du Chat, les portions fœtale et maternelle se pénètrent réciproquement de la façon la plus intime. Le tissu maternel est une trame trabéculaire, l'intérieur des trabécules étant parcouru par des capillaires dilatés ; les trabécules sont recouvertes par l'épithélium utérin et sont en contact de toutes parts avec les villosités fœtales. Les capillaires des villosités fœtales conservent leurs dimensions normales, et les villosités sont revêtues d'un épithélium plat.

B. — Les placentas décidus (zonaire et discoïde) sont des plus

intéressants à connaître, à cause de leur complexité même, qui
les rapproche du placenta humain où les dispositions sont plus
compliquées encore. L'étude de l'organe parvenu à son complet
développement ne saurait nous renseigner complètement sur sa
morphologie, dont la figure schématique (D, fig. 6, pl. III) nous
donne une idée très approximative, suffisante cependant pour
montrer quelle place prendrait un placenta décidu à côté des placentas plus simples du Porc et des Ruminants. L'histogenèse du
placenta décidu viendra heureusement nous aider à comprendre
les dispositions complexes de l'état définitif. L'histogenèse de ce
placenta a été en effet très étudiée dans ces derniers temps, principalement par Pacanowski, Fleischmann, Strahl, Heinricius pour
les Carnivores ; par Creighton, Masquelin et Swaen, Laulanié,
Duval, Jean Masius, Strahl, Segdwick–Minot, J. Nusbaum pour
les Rongeurs ; par van Beneden, Frommel pour les Cheiroptères ;
par Hubrecht, Strahl pour les Insectivores. Nous examinerons le
développement du placenta du Lapin, d'après l'étude suivie que
Duval en a faite. A la suite de l'exposé de l'histogenèse du placenta du Lapin, nous rapporterons les principales observations
faites par les auteurs soit chez le Lapin, soit ailleurs : ce seront
entre autres la description, typiquement différente de celle de
Duval, que Fleischmann a donnée du développement placentaire
des Carnivores, et un aperçu de la question du lait utérin.

a) Nous savons déjà que l'ectoderme de la vésicule séreuse pré
sente chez le Lapin, vers la fin du septième jour, un épaississement qui se dessine à l'extérieur sous la forme de croissants (fer
à cheval placentaire de van Beneden, ectoplacenta de Duval) ;
nous savons que cet épaississement correspond à la future région
placentaire du chorion.

Nous avons dit que l'ectoderme d'abord simplement épaissi se
montre ensuite constitué de deux couches bien distinctes : l'une
superficielle, plasmodiale (plasmodiblaste de van Beneden, couche
plasmodiale de l'ectoplacenta de Duval) ; l'autre profonde, formée
de cellules bien distinctes (cytoblaste de van Beneden, couche
cellulaire de l'ectoplacenta de Duval).

Déjà au septième jour, il s'est produit dans la région correspondante de la muqueuse utérine un certain nombre de modifica-

tions. La muqueuse s'est épaissie (fig. 193, A) et forme des plis
dont l'ensemble se soulève en deux grosses saillies, « lobes ou
cotylédons maternels » (*Cm*), séparés par un sillon profond, le

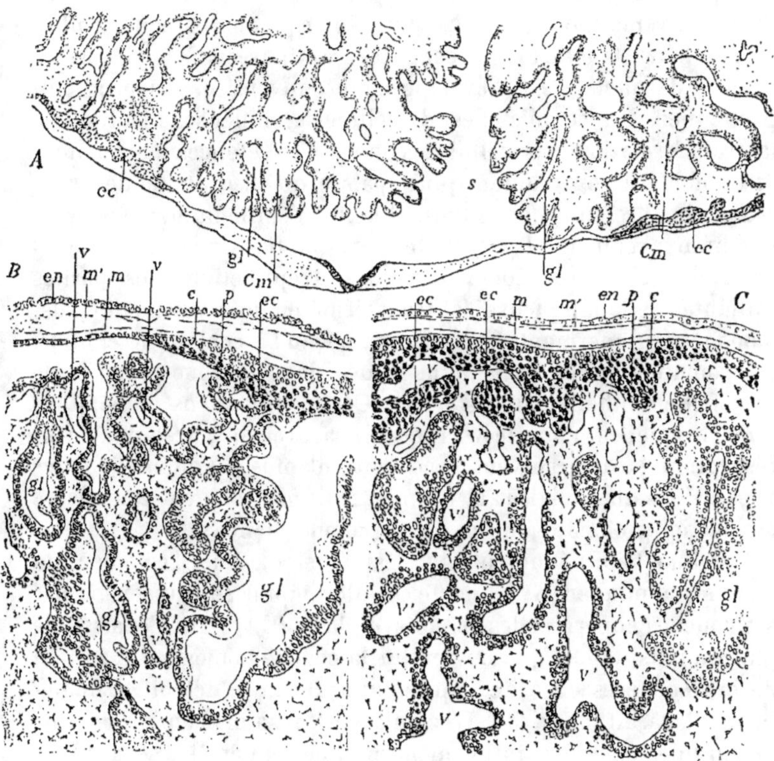

FIG. 193. — *Formation de l'ectoplacenta chez le Lapin.*

A. Coupe totale de l'embryon, de l'ectoplacenta et des lobes ou cotylédons maternels. — *cm*, cotylédons maternels. — *s*, sillon intercotylédonaire. — *gl*, glandes et replis de la muqueuse utérine. — *ec*, ectoplacenta. (Embryon de 8 jours 1 2.)

B. Coupe plus grossie. — *ec*, ectoplacenta. — *c*, sa couche cellulaire. — *p*, sa couche plasmodiale. — *r*, vaisseaux capillaires superficiels de la muqueuse. — *r'*, vaisseaux capillaires profonds avec leur adventice spéciale. — *gl*, glandes avec leur épithélium en voie de dégénérescence. — *en*, entoderme. — *m'*, mésoderme splanchnique. — *m*, mésoderme somatique. (Embryon de 8 jours.)

C. Coupe en un stade plus avancé. (Embryon de 9 jours.) Les lettres ont la même signification que ci-dessus.

« sillon interlobaire ou intercotylédonaire » (*s*). L'épaississement
de la muqueuse est dû à l'hypertrophie du tissu conjonctif et à l'ac-

croissement de la vascularisation. Le derme de la muqueuse présente au-dessous de l'épithélium de nombreux capillaires (fig. 193, B, *v*), entre lesquels se trouvent dans une substance amorphe des cellules connectives étoilées. Les parties profondes du derme renferment des vaisseaux remarquables par leur nombre et par leur structure : ce sont des capillaires (*v'*) à la surface externe desquels s'est développée une adventice, d'aspect tout particulier, formée qu'elle est de cellules globuleuses résultant de la transformation des cellules connectives étoilées adjacentes ; cette adventice est d'autant plus épaisse qu'on examine des vaisseaux plus profondément situés. Quant à l'épithélium, il forme de nombreux replis (A, B, *gl*) et des invaginations que l'on est convenu de considérer comme glandes. L'épithélium des parties saillantes de la muqueuse est transformé en un revêtement épais, homogène, renfermant de nombreux noyaux à contour irrégulier, à chromatine périphérique, tous situés dans la zone profonde de la couche épithéliale transformée. Ces modifications de l'épithélium, lesquelles, nous le verrons ultérieurement, préludent à sa résorption, se poursuivent à ce moment plus ou moins dans les dépressions glandulaires et les plis, mais n'atteignent pas encore les parties profondes de ces divers enfoncements.

Lorsque l'épithélium utérin s'est ainsi modifié, l'ectoplacenta vient s'y appliquer (A, B, *ec*) ; c'est alors qu'il se transforme par ses couches superficielles en un symplaste (B, *p*) qui s'épaissit de plus en plus, tandis que devant lui la couche homogène résultant de la dégénérescence de l'épithélium utérin se détruit et finalement disparaît tout à fait. L'ectoplacenta est alors soudé au derme utérin lui-même, et si intimement qu'il ne peut en être séparé sans perte de substance (voir fig. 183). Il arrive de la sorte au contact des petits capillaires superficiels de la muqueuse utérine (fig. 193, C).

Chez un embryon de neuf jours et demi (fig. 194, A), on voit l'ectoplacenta entrer dans des connexions de plus en plus étroites avec la muqueuse, grâce à ce qu'il envoie de nombreuses poussées qui pénètrent dans le derme et obturent ce qui reste des lumières glandulaires, entourant de toutes parts les vaisseaux les plus superficiels de la muqueuse. En même temps, à la face profonde de l'ectoplacenta, c'est-à-dire sous sa couche cellulaire, viennent

s'appliquer des cellules mésodermiques (*mv*) détachées du mésoderme somatique.

La muqueuse des lobes ou cotylédons est de plus en plus
épaisse ; les vaisseaux profonds sont entourés par une adventice
plus puissante, dont les cellules ont subi une modification qui les a
rendues vésiculeuses. En même temps, on voit un certain nombre
de cellules connectives devenir, à la suite de processus remarquables, elles aussi vésiculeuses ; les cellules ainsi modifiées
méritent d'être appelées *cellules déciduales*. L'état de l'ectoplacenta
(*ec*) est caractéristique de ce stade : il affecte la forme d'une lame
ondulée sur son bord fœtal, déchiquetée sur son bord utérin, et
creusée de lacunes remplies de sang, qui communiquent d'ailleurs
avec les vaisseaux maternels, et qu'on doit appeler par conséquent
lacunes sangui-maternelles de l'ectoplacenta (L). C'est que la couche
plasmodiale de l'ectoplacenta a englobé les capillaires les plus
superficiels de la muqueuse, jusqu'à amener l'atrophie et la disparition de leur endothélium, de sorte que, finalement, le sang maternel se trouve contenu dans des sinus qui n'ont d'autres parois que
la couche plasmodiale elle-même.

Les stades qui précèdent peuvent être rassemblés en une
« période de formation » de l'ectoplacenta. L'évolution ultérieure
de cet organe va, par suite de l'accolement du mésoderme allantoïdien au chorion et de l'arrivée des vaisseaux allantoïdiens, consister en un remaniement particulier, qui modifiera complètement
l'aspect primitif ; ce sera la « période de remaniement ».

Jusqu'à présent, la lame ectoplacentaire contient bien du sang
maternel (lacunes sangui-maternelles), mais pas de vaisseaux
fœtaux. La période de remaniement est caractérisée par l'arrivée
de ces vaisseaux, qui, pénétrant dans l'ectoplacenta, le subdivisent
en lobes, puis en lobules et ces derniers à leur tour en canalicules
ou tubes. L'ectoplacenta s'étend d'abord au loin autour des vaisseaux qu'il avait jusqu'alors respectés, et qui se continuent par
les lacunes sangui-maternelles, en leur formant une gaine étroite
que l'on peut appeler « couche plasmodiale endovasculaire »
(fig. 194, B, *pv*). En même temps, sa face profonde (fœtale) est
envahie par des prolongements vasculaires du mésoderme (*mv*) ;
il se trouve par cela même morcelé et subdivisé en lobes de forme

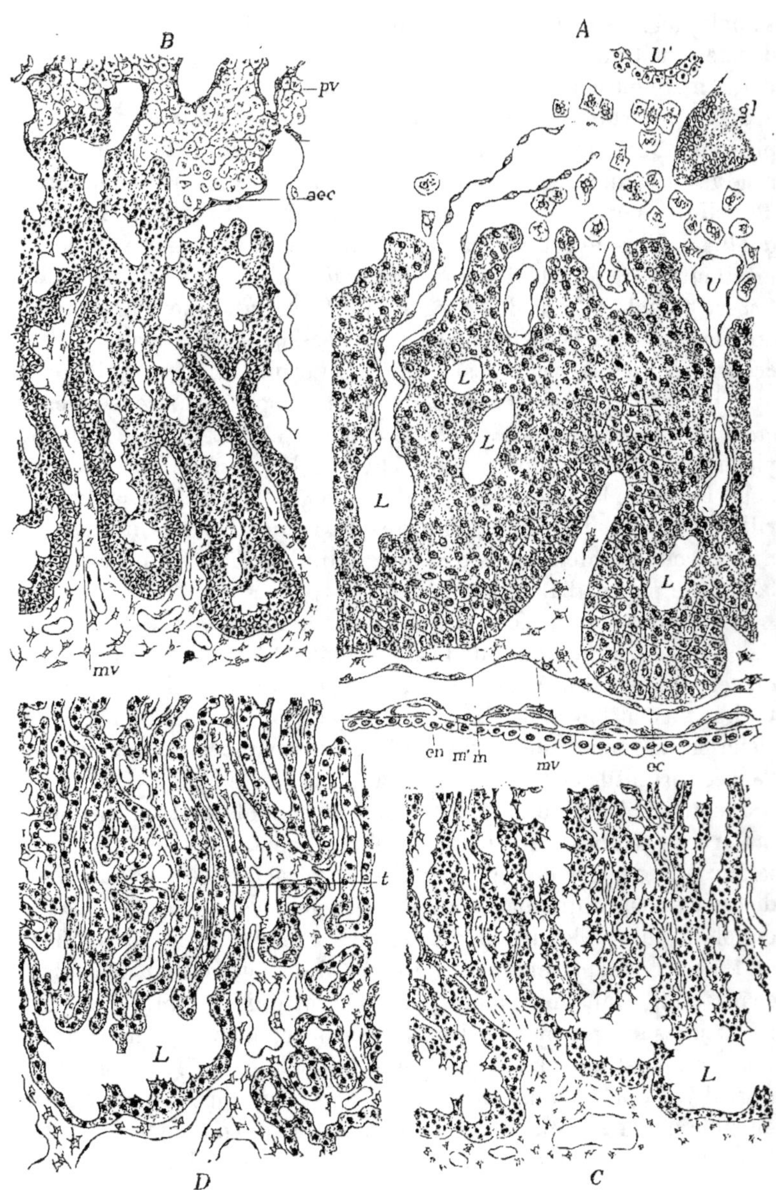

Voir la légende page 395.

colonnaire, dont chacun est constitué par une lacune sangui-maternelle centrale, particulièrement large à ses deux extrémités fœtale et maternelle, continue avec un capillaire de la muqueuse, et par une gaine ectoplacentaire. Cependant, ces colonnes ne sont pas complètement isolées les unes des autres ; car les prolongements (*mv*) ne vont pas jusqu'au tissu utérin, mais s'arrêtent sous des arcades ectoplacentaires (*aec*) ; ils ne forment donc pas des cloisons intercolonnaires colonnaires complètes. Les lobes ectoplacentaires sont ensuite (12ᵉ jour) subdivisés en lobules par le fait du bourgeonnement de la gaine ectoplacentaire et de l'envahissement de ces bourgeons par le mésoderme et les vaisseaux des cloisons intercolonnaires (fig. 194, C).

Enfin (13ᵉ — 15ᵉ jour), l'ectoplacenta prend une figure régulièrement tubulaire (fig. 194, D). Chacun des tubes (*t*) renferme une lacune sangui-maternelle très allongée ; il a une paroi protoplasmique semée de noyaux (plasmodiale), d'origine ectoplacentaire. Les tubes confluent dans une dilatation de la lacune sangui-maternelle unique primitive (L). Les tubes sont séparés par des cloisons intertubulaires mésodermiques et vasculaires.

Plus tard (d'après une indication sommaire de Duval, dont la description cesse au stade précédent), il y aura une résorption de tous les éléments ectoplacentaires formant paroi au sang maternel. Dès lors ce sang sera purement et simplement répandu entre les capillaires fœtaux, qui plongeront au milieu de lui, et une paroi endothéliale séparera seule les deux sangs. Ces transformations constituent la période d'achèvement du placenta.

Les faits principaux qui se dégagent de cette description sont les suivants. C'est l'ectoplacenta qui est le facteur le plus important dans la formation du placenta ; le placenta est ainsi un véri-

---

Fig. 194. — *Développement du placenta chez le Lapin* (d'après DUVAL, dessins un peu modifiés).

A. — Embryon de 9 jours 1 2. — *ec*, ectoplacenta. — *m*, *m'*, mésodermes somatique et splanchnique. — *en*, entoderme. — *gl*, reste de glande utérine. — *r*, capillaires de la muqueuse utérine. — *v'*, capillaires munis d'une adventice de cellules globuleuses. — L, lacunes sangui-maternelles continues avec les capillaires. — *mr*, mésoderme des villosités fœtales futures.
B. — Embryon de la fin du 10ᵉ jour. Partie externe ou périphérique de l'ectoplacenta, pour montrer les colonnes ectoplacentaires. *mr*, mésoderme des villosités fœtales. — *aec*, arcades limitantes ectoplacentaires. — *pr*, couche plasmodiale vasculaire.
C. — Embryon du 12ᵉ jour. Transformation des colonnes ectoplacentaires en complexus tubulaires. — L, dilatation vasculaire maternelle, représentant une lacune sangui-maternelle primitive.
D. — Embryon du 13ᵉ jour. Partie inférieure d'un complexus tubulaire achevé. — L, dilatation vasculaire maternelle. — *t*, tubes ectoplacentaires.

table organe du chorion, de nature essentiellement ectodermique (Hubrecht, Duval). L'ectoplacenta se fixe au derme de la muqueuse utérine dénudé de l'épithélium, qui se détruit ; c'est là, suivant l'expression de Duval, un cas typique de greffe. L'ectoplacenta ne pénètre pas spécialement et uniquement dans les glandes utérines. Celles-ci, loin de former des cryptes où s'engagent les bourgeons ectoplacentaires, et qui persistent jusqu'à l'achèvement du placenta, s'effacent de bonne heure. L'ectoplacenta entoure les vaisseaux les plus superficiels de la muqueuse, et, l'endothélium de ceux-ci disparaissant, forme directement leur paroi ; il existe alors des lacunes sangui-maternelles de l'ectoplacenta. L'ectoplacenta avec les lacunes qu'il renferme est ensuite découpé en lobes, en lobules, puis en tubes par l'envahissement du mésoderme et des vaisseaux fœtaux.

Ces principales conclusions ont été adoptées par plusieurs auteurs pour le Lapin. Van Beneden, après avoir soutenu une opinion différente, a accepté et Jean Masius a confirmé à peu près sur tous les points les résultats de Duval. D'autres, tels que Strahl, donnent de la formation du placenta du Lapin une description différente, en particulier pour ce qui concerne l'origine de l'ectoplacenta, dont Strahl fait un produit de la prolifération de l'épithélium utérin.

b) Nous allons reprendre les principaux faits contenus dans l'exposé de Duval, et leur comparer les données les plus caractéristiques fournies par d'autres auteurs tant pour le Lapin que pour d'autres Mammifères.

1° L'ectoplacenta, que nous avons vu jouer le rôle important dans la formation du placenta, est depuis longtemps connu, ainsi que nous l'avons dit plus haut ; mais son origine fœtale et ectoblastique est de découverte récente. Creighton, Laulanié, Ercolani, Masquelin et Swaen ont remarqué le fait important, qui consiste dans les rapports de l'ectoplacenta avec les vaisseaux utérins, auxquels l'ectoplacenta forme une gaine. Mais ils ont compris d'une manière différente la raison d'être de ces rapports.

Creighton a fait de la formation des masses ectoplacentaires creusées de vaisseaux sanguins un processus vaso-formatif. Laulanié, désignant l'ectoplacenta sous le nom de symplaste placentaire, et observant dans ce symplaste la présence de lacunes pleines de sang maternel, lui assigne pour origine un processus conjonctivo-vasculaire de la muqueuse utérine, c'est-à-dire un développement de cellules vaso-formatives. « La cellule placentaire du Cobaye, dit Laulanié, est creusée d'un réseau capillaire sanguin absolument dépourvu d'endothélium. Ces hématies touchent directement au protoplasma, fait qui n'a d'analogue que dans les cellules vaso-formatives, où l'on voit se former de toutes pièces les globules du sang. » Masquelin et Swaen ont aussi cru à un processus vaso-formateur, ou plus exactement sangui-formateur, ayant son origine non plus dans le tissu connectif, mais dans l'épithélium même de la matrice.

Ercolani enfin représente l'ectoplacenta dans ses rapports avec les vaisseaux maternels, et fait de l'ectoplacenta une gaine périvasculaire.

L'ectoplacenta a été vu par van Beneden chez le Lapin et le Murin, mais van Beneden attribua la couche plasmodiale de l'ectoplacenta à l'épithélium utérin, intimement fusionné avec l'ectoblaste ectoplacentaire. Plus tard van Beneden considéra l'ectocenta comme dû non plus à l'épithélium utérin, mais au derme de la muqueuse. Ce n'est qu'ensuite qu'il se rallia pleinement à la manière de voir de Duval.

Strahl chez le Lapin considère l'ectoplacenta comme d'origine épithéliale maternelle ; il annonce le même fait pour le Chien.

Il n'est pas difficile de retrouver dans les figures que donne Frommel du développement du placenta chez le Murin les faits avancés par Duval, mais le symplaste ectoplacentaire y est considéré comme une couche spéciale (couche déciduale) de la muqueuse utérine.

Heinricius chez le Chien a observé le syncytium ectoplacentaire, mais en lui assignant une origine maternelle ; il ne lui accorde d'ailleurs que très peu d'attention.

Il y a longtemps déjà, Kondratowicz décrivait, ce semble, l'ectoplacenta du Chat et du Chien en disant que, si sur les placentas jeunes on peut encore montrer entre les vaisseaux maternels et fœtaux une double couche épithéliale, les limites cellulaires se perdent sur les placentas plus développés et l'on ne reconnaît plus que de grandes masses protoplasmatiques dans lesquelles les réseaux vasculaires paraissent être immédiatement enfouis.

Plus loin encore du Lapin, Hubrecht, nous le savons, a décrit les rapports précoces et intimes qu'affecte le trophoblaste du Hérisson (homologue de l'ectoplacenta du Lapin) avec les vaisseaux maternels les plus superficiels, réduits à de véritables lacunes.

Pour les Indeciduata, on ne trouve aucune description où il soit fait mention d'une disposition rappelant l'ectoplacenta. Laulanié seul, étendant aux animaux indécidués la notion de la cellule placentaire qu'il avait acquise d'abord par l'étude du placenta décidu, dit : « Il est facile de retrouver dans les placentas diffus ou cotylédonés... les formes variées de l'élément conjonctif si abondamment répandu dans les placentas uniques. La surface des cryptes maternelles est en effet tapissée par un revêtement cellulaire qui affecte les caractères variés des cellules endothéliales, des cellules interstitielles et des cellules géantes. En certains cas la cellule conjonctive acquiert un développement colossal et se répand sur de grandes étendues sous la forme de lames protoplasmiques multinucléées ».

2° L'épithélium utérin se détruit, de telle sorte que l'ectoplacenta se fixe au derme dénudé de la muqueuse utérine.

Cette donnée, généralement admise aujourd'hui, est acceptée par van Beneden, Duval, Frommel, Fleischmann, Strahl (Taupe), Heinricius, Jean Masius, S. Minot, J. Nusbaum, etc... Au contraire, Strahl (chez le Lapin et le Chien) et antérieurement surtout Turner et Tafani (dans toute une série d'animaux étudiés par eux) ont soutenu la persistance de l'épithélium et son utilisation dans la formation du placenta.

Nous avons vu plus haut quels sont dans les placentas les plus simples, tel que le placenta diffus du Cochon, les relations établies par Tafani entre le chorion et l'utérus. Ces relations consistent en une juxtaposition de l'épithélium du chorion et de l'épithélium utérin, intacts tous deux. Tafani retrouve cette même disposition dans le placenta cotylédoné des Ruminants et même dans les placentas à structure beaucoup plus compliquée des Carnivores et des Rongeurs. Dans le début tout au moins de la formation placentaire chez ces derniers animaux, le sang maternel est séparé du sang fœtal par une double couche épithéliale, maternelle et fœtale. Vers la fin de la gestation, la couche fœtale s'atrophie.

C'est ainsi que sont également conçus les schémas de Turner (pl. III, fig. 6).

Une autre donnée de l'exposé de Duval, laquelle est liée intimement à la précédente, est que les glandes utérines ne reçoivent pas dans leur cavité les prolongements de l'ectoplacenta et plus tard des villosités, mais se détruisent de bonne heure. Elle est en contradiction avec ce que l'on pensait autrefois et ce qu'ont affirmé encore à nouveau plusieurs auteurs relativement à la destinée des glandes et d'une manière plus générale de l'épithélium de l'utérus. Pour nombre d'observateurs (Jassinsky, Pacanowsky, Tafani, Fleischmann) les villosités choriales s'enfoncent dans les ouvertures des glandes, contrairement à Turner, Ercolani, et aussi à van Beneden, Duval, Frommel, Strahl, Heinricius, etc., pour qui les glandes ne prennent jamais part à la formation de cavités destinées à loger les villosités. Comme la première opinion a compté et compte encore beaucoup de partisans, il n'est pas inutile d'exposer brièvement un type de développement placentaire conforme à cette manière de voir.

La formation du placenta des Carnivores, que nous décrivons comme type d'après Fleischmann, débute pour la partie maternelle, de l'avis commun de Pacanowski et de Fleischmann, par la végétation des glandes, qui se mettent à s'allonger, à s'élargir et à pousser des diverticules latéraux (fig. 195, I, *g*). Il paraît établi qu'ici c'est dans les glandes utérines mêmes et non pas dans des cryptes spéciales formées à côté des glandes par des enfoncements de la muqueuse, que pénètrent les villosités fœtales. C'est aussi ce que représente le dessin I, où l'on voit les villosités choriales (*v*) pousser de petits prolongements en regard de l'embouchure des glandes et même s'y enfoncer quelque peu. La prolifération des glandes et leur dilatation marchent de la superficie de la muqueuse vers la profondeur. Ces phénomènes transforment finalement la muqueuse, principalement dans sa partie profonde, en un tissu criblé de lumières glandulaires, et qui sera la *couche glandulaire*

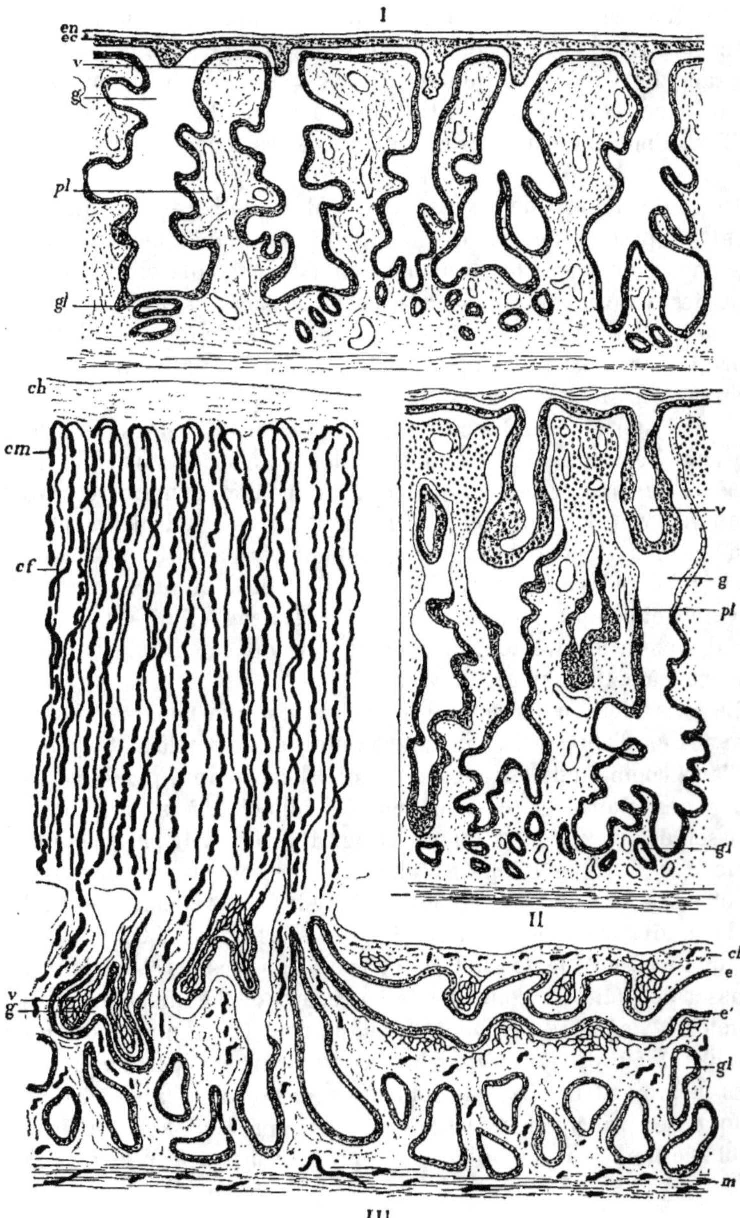

Voir la légende page 401.

du placenta maternel. Dans un stade ultérieur (II), le tissu conjonctif de la muqueuse végète entre les glandes et forme la *couche placentaire (pl)*. Dans la couche placentaire, les caractères de la muqueuse sont modifiés ; la muqueuse est remarquable par sa grande vascularisation, l'abondance et la nature particulière des éléments cellulaires qu'elle renferme, etc. Ces éléments augmentent de taille et deviennent de grandes cellules appelées *cellules déciduales*. La couche placentaire représente dès maintenant l'assise la plus superficielle de la muqueuse transformée en placenta, la couche glandulaire formant l'assise profonde (fig. 195, II *pl*, *gl*). En même temps les villosités, s'allongeant toujours, pénètrent dans la couche placentaire. Ce n'est que plus tard seulement que les villosités deviennent vasculaires ; elles se ramifient alors, en émettant des branches aplaties. Pendant ce temps, la couche placentaire augmente beaucoup d'épaisseur, jusqu'à devenir trois ou quatre fois plus importante que la couche glandulaire. Ce phénomène est dû à ce que les glandes se trouvent annihilées, remplies par les villosités choriales, à mesure que celles-ci s'avancent dans leur cavité ; de la sorte, telle région qui appartenait précédemment à la couche glandulaire arrive à faire partie de la couche placentaire. A l'état définitif, voici ce que l'on observe sur une coupe intéressant toute l'épaisseur du placenta (fig. 195, III). On trouve d'abord une couche éminemment vasculaire, parcourue verticalement par des capillaires parallèles les uns aux autres, dont les uns (*cm*) sont des capillaires maternels, les autres (*cf*) des capillaires fœtaux. Les premiers sont fournis par les artères utérines, qui s'élèvent presque jusqu'à la surface libre, c'est-à-dire choriale, du placenta, et se réunissent, après avoir formé des anses, à la base de la couche placentaire, en donnant les veines utérines. Les capillaires fœtaux venus des artères ombilicales forment, à la surface libre du placenta, des veines ombilicales. Dans toute l'épais-

FIG. 195. — *Trois stades successifs de la formation du placenta chez les Carnivores* (I, II, d'après FLEISCH-MANN ; III, état adulte, d'après TAFANI, modifiés).

ec, ectoderme. — en, entoderme. — g, glandes utérines. — v, villosités choriales. — pl, couche placentaire de la muqueuse. — gl, couche profonde ou glandulaire de la muqueuse. — cm, capillaires maternels. — cf, capillaires fœtaux. — m, musculaire. Dans le dessin III est représentée une partie de la région extra-placentaire du chorion et de la muqueuse utérine. Les rapports de l'un et de l'autre y sont ceux que l'on trouve dans le placenta diffus. Le chorion ch, recouvert par son épithélium e, présente des villosités peu élevées reçues dans de très légères dépressions de la surface utérine revêtue par son épithélium e'.

seur de la couche placentaire ainsi abondamment vascularisée il n'est plus possible de faire la part de ce qui appartient respective- ment à la partie fœtale et à la partie maternelle du placenta, tant la fusion entre les deux est intime. Ce n'est que plus profondé- ment, au niveau de la couche des glandes, que l'on voit l'extrémité des villosités choriales (*v*) devenir libre, en plongeant dans un espace glandulaire (*g*) sans atteindre toutefois l'extrémité aveugle de la glande. C'est seulement cette portion isolée et complètement libre des villosités choriales qui a conservé son épithélium ; ce dernier, dans toute l'étendue de la couche placentaire, après s'être fortement aplati, est devenu méconnaissable ou même a disparu. La cavité glandulaire, elle aussi, a perdu son épithélium sur toute la hauteur occupée par la villosité ; sans doute, la couche épithéliale se résorbe sous l'action de la villosité envahissante (fig. 195, II et III). A la naissance, le placenta se détache de la muqueuse utérine au niveau de la couche glandulaire ; il y a donc ici chute d'une certaine portion des tissus maternels ; il existe en un mot une caduque.

Le fait de la persistance de l'épithélium, tant à la surface de l'utérus que dans les culs-de-sac glandulaires ou tout au moins dans la partie profonde de ceux-ci, a fait naître, dans l'esprit de ceux qui l'ont observé, cette idée, que l'épithélium utérin joue un rôle et sécrète une substance destinée à être absorbée par les vil- losités choriales et à servir par là à la nutrition du fœtus. Cette substance existe en réalité, et depuis longtemps même elle est connue ; Haller l'a nommée *lait utérin*.

Le lait utérin est un liquide ou plutôt une émulsion riche en albuminoïdes et en graisses ainsi qu'en glycogène (Cl. Bernard, Godet, Marchand).

Il est remarquable par la présence de nombreux éléments cel- lulaires, étudiés surtout par Bonnet, qui y a fait connaître l'exis- tence de formation bactéroïdes des plus curieuses. La ressem- blance du lait utérin avec le lait mammaire a fait penser que la nutrition du petit par les mamelles n'était autre chose que la continuation de l'alimentation du fœtus par les parois utérines. Et d'autre part la composition analogue du lait utérin et du con- tenu vitellin de l'œuf d'Oiseau a fait dire à Ercolani et à Turner qu'il n'y a entre la nutrition du jeune Mammifère et celle du Poulet que cette différence : les substances nutritives sont formées chez le Poulet par la mère en masse et dès le début ; pour les Mammifères elles se forment dans l'utérus à mesure que se poursuit le développement de l'embryon.

Le lait utérin a été étudié surtout par Bonnet et Tafani. Quand on ouvre un utérus de Brebis du 16ᵉ au 20ᵉ jour, on tombe, dit Bonnet, sur une masse floconneuse qui n'est autre que le lait utérin. Chez le Cheval, Bonnet signale aussi l'existence d'une couche de lait utérin entre l'œuf et la matrice. Tafani a retrouvé, dans les cas très divers étudiés par lui, le lait utérin : ainsi chez le Porc, les Ruminants, les Carnivores, les Rongeurs, les Cheiroptères. Par contre, les recherches de bon nombre d'auteurs sont demeurées sans résultat à ce sujet.

L'origine du lait utérin a été diversement comprise par les auteurs. Tandis que la plupart ont admis, comme nous l'avons toujours supposé jusqu'ici, que le lait utérin est un produit des glandes utriculaires de la matrice (Haller, von Baer, Bischoff, Sharpey, Jassinsky, etc.), ou même de la totalité de la surface de l'épithélium utérin (Henning), d'autres tels que Turner, Ercolani, Romiti ont pensé, Ercolani surtout, qu'il était dû à un organe sécréteur nouveau. Cet organe sécréteur néoformé n'est autre que le derme utérin remanié, et devenu particulièrement riche en grandes cellules. La conception, dit en substance Ercolani, entraîne dans la muqueuse utérine le développement d'un processus destructeur, et ensuite celui d'un processus néoformateur d'où résulte le placenta maternel ; le placenta se constitue par les relations qui s'établissent entre les villosités choriales absorbantes et les villosités maternelles sécrétantes.

Quant au mode de formation même du lait utérin, Ercolani fait naître le lait utérin, conformément à ce que nous venons de dire de l'ensemble de son opinion, d'une décomposition des cellules du tissu même de la muqueuse utérine. Bonnet, observant dans le lait utérin une énorme quantité de globules blancs, attribue à ces derniers la production de ce liquide ; les globules blancs fournis par les vaisseaux sanguins de la mère émigreraient à travers l'épithélium de la muqueuse et des glandes, pour parvenir au contact

du chorion. Tafani, ayant constaté dans les noyaux des cellules
épithéliales de la muqueuse et des glandes utérines de nombreuses
figures chromatolytiques, considère le lait utérin comme formé par
la destruction de ces cellules dont les produits de désagrégation

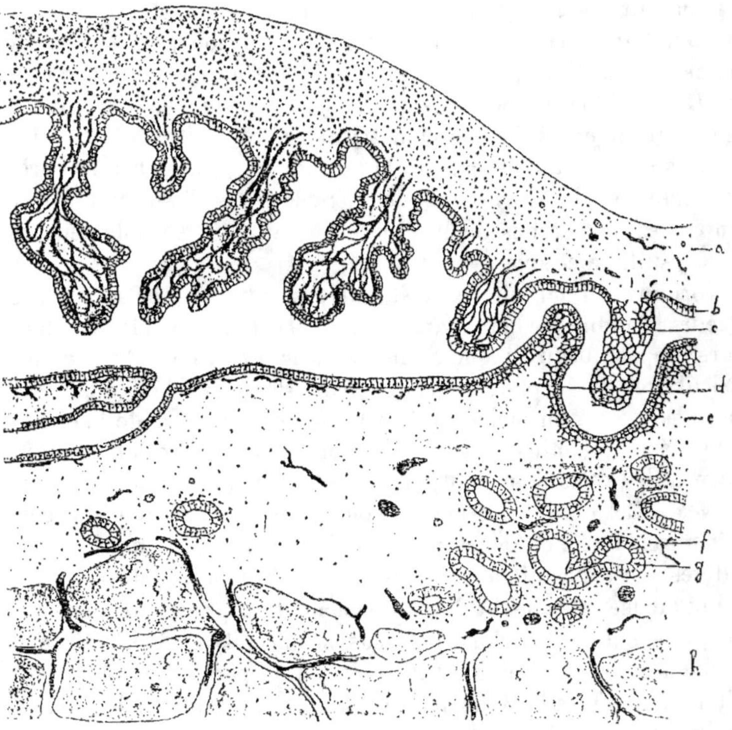

FIG. 196. — *Coupe verticale du placenta du Cochon, passant par un champ d'Eschricht* (d'après TAFANI).
a, chorion. — *b*, épithélium du chorion. — *c*, réseau capillaire des villosités choriales. — *d*, le tissu
propre du placenta maternel. — *e*, réseau vasculaire maternel. — *f*, tissu interglandulaire. — *g*, les
glandes utriculaires. — *h*, tissu musculaire. A remarquer dans le champ d'Eschricht la forme et la
constitution particulières des villosités choriales, et de plus l'ouverture d'une grosse glande utérine au
centre de l'aréole d'Eschricht. La moitié seulement de la coupe d'un champ d'Eschricht a été figurée.

seraient ensuite absorbés par les cellules épithéliales des villosités
choriales. C'est la dernière opinion qui est certainement la plus
acceptable.

Tafani a précisé le lieu de formation du lait utérin dans les nombreux types étudiés par lui, et a pu distinguer à cet égard dans tout placenta deux régions dissemblables par leur structure, qui remplissent des rôles différents, l'une étant spécialement respiratoire, l'autre nutritive. C'est ainsi que dans le placenta du Porc, il reconnaît dans les régions depuis longtemps connues sous le nom de «champs d'Eschricht» les dispositions caractéristiques d'un organe de nutrition, tandis que le reste de la surface choriale pourvue de villosités (voy. fig. 1, pl. IV) garde la fonction respiratoire. Dans le territoire des champs d'Eschricht, la muqueuse utérine est lisse, recouverte d'épithélium cubique et très pauvrement vascularisée (fig. 196) ; en outre là se trouve l'embouchure d'une glande utérine. Dans l'espace ménagé au niveau du champ d'Eschricht entre le chorion et la muqueuse plongent des villosités choriales, qui rappellent complètement par leur structure les villosités intestinales, et qui diffèrent des villosités de la portion respiratoire du placenta (comp. fig. 1, pl. IV et fig. 196). Dans les placentas cotylédonés des Ruminants, les cotylédons correspondent à la partie respiratoire, les espaces lisses intercotylédonaires aux champs d'Eschricht. Dans le placenta zonaire, les extrémités des villosités choriales, qui se sont enfoncées profondément dans les cavités glandulaires (voy. fig. 195, III, v) présentent un épithélium à cellules hautes, semblables à celles des villosités de l'intestin, servant à la résorption du lait utérin produit dans les glandes utérines de la façon qui a été indiquée plus haut. Chez les Cheiroptères, le lait utérin est formé aussi dans les premiers temps par les glandes utérines, mais sa formation cesse bientôt.

Il convient de rapprocher du lait utérin et du territoire nutritif du placenta un produit et une région dont l'étude a été faite sur plusieurs animaux, particulièrement sur les Carnivores. A la périphérie du placenta zonaire, l'ectoblaste fœtal et la surface utérine, au lieu de s'accoler, demeurent écartés l'un de l'autre. Dans l'espace qui résulte de leur écartement s'accumule du sang maternel, qui forme une masse où plongent les villosités choriales de la région correspondante ; cet espace rempli de sang peut être appelé « sinus latéral ». Au sang se mélange une matière verte, qui vraisemblablement est un produit de transformation de l'hémoglobine ; il résulte de là l'aspect d'une « bande verte » régnant tout autour du placenta. Il est à peu près certain que l'épithélium des villosités choriales absorbe le contenu du sinus latéral, ainsi que cela résulte des observations de Lieberkühn, Strahl, Heinricius sur le Chien. Chez la Loutre, la Fouine, la Martre et la Belette, Bischoff a signalé une poche sanguine, qui, bien qu'elle ait une situation différente, a la même origine et le même sort que le sinus latéral du Chien ; Strahl a retrouvé chez le Furet une disposition semblable.

En résumé, il paraît établi que les villosités choriales, ou tout au moins la surface ectoblastique de la vésicule séreuse, peuvent absorber directement des produits fournis par la mère, sous la forme soit d'une sécrétion lactéiforme des glandes de l'utérus, soit d'un extravasat sanguin. Il est probable cependant que ce mode de nutrition ne s'exerce que pendant les tout premiers stades de la vie embryonnaire. C'est ce qui résulte, de l'aveu même de Bonnet, de ce que, pour étudier le lait utérin, il faut s'adresser à des stades jeunes du développement. Il est probable aussi que ce mode de nutrition diminue d'importance au fur et à mesure que les rapports placentaires se compliquent et se perfectionnent, et qu'il n'est bien représenté que dans les formes imparfaites (diffuse et coty-lédonée) des placentas, tandis qu'il se réduit beaucoup ou même fait défaut dans les formes plus différenciées (zonaire et discoïde), pour faire place à des relations vasculaires intimes établissant entre la mère et le fœtus un échange nutritif actif et facile.

III. — ANNEXES EMBRYONNAIRES CHEZ L'HOMME. — L'ŒUF HUMAIN

§ 1. — **Premiers stades du développement de l'œuf humain**. — On n'a pas été sans s'étonner que, dans les chapitres qui précèdent, il n'ait été que très rarement question de l'œuf humain et de l'embryon qu'il contient. C'est que l'on n'a guère observé jusqu'à ce jour d'œufs humains assez jeunes pour pouvoir y étudier le développement des feuillets et par suite du corps embryonnaire. Les œufs les moins développés dont on a été en possession étaient d'ailleurs le plus souvent pathologiquement altérés, et l'embryon n'y existait pas, ou était devenu méconnaissable. C'est surtout au point de vue des annexes embryonnaires, des enveloppes ovulaires, que les œufs humains très jeunes dont nous parlons sont intéressants, c'est pourquoi nous les étudions ici. Encore ne peut-on plus avoir déjà de renseignements sur la formation des annexes, celles-ci étant déjà constituées, et doit-on se borner à étudier leur structure et leurs rapports.

Il existe dans la science un grand nombre déjà d'observations, malheureusement souvent incomplètes, relatives à des œufs et à des embryons humains très jeunes, de 12 à 15 jours au minimum. Les principaux œufs et embryons humains décrits, âgés de 2 à 5 semaines, sont ceux de : Allen Thomson, Schröder van den Kolk, Wagner, J. Müller, Coste, Hensen, Hennig, Reichert, Breuss, Schwabe, Beigel et Löwe, Beigel, Ahlfeld, Kollmann, His, Fol, Chiarugi, Spee, Schlesinger, Kollmann, Keibel, etc. Il convient d'ajouter à cette liste les descriptions d'Ecker, v. Preuschen, Langhans, Kastschenko, etc.

L'étude de ces œufs est hérissée de difficultés. Outre la délicatesse des parties à examiner, les œufs sont souvent dans un état de conservation fort imparfait, auquel il faut ajouter encore la possibilité de monstruosités, d'altérations pathologiques. Aussi His s'est-il cru autorisé, d'après ses nombreuses recherches sur l'œuf humain, à admettre, ainsi que nous le verrons tout à l'heure, l'existence de plusieurs types tératologiques d'embryons humains. Une nouvelle difficulté surgit quand il s'agit de déterminer l'âge de l'embryon observé, afin de pouvoir lui assigner le rang qui lui revient dans la série des embryons décrits. On détermine cet âge en comptant le temps écoulé entre l'avortement et l'époque à laquelle la menstruation aurait dû se produire. Il est évident que l'on n'obtient de la sorte que des renseignements approximatifs, et que l'on doit se montrer très réservé sur la valeur de telles déterminations.

A) *Description des plus jeunes œufs humains.* — Partant de ces données, les plus jeunes œufs humains observés sont ceux de : Breuss (10 jours), Chiarugi (2° semaine), Spee (moins de deux semaines), Reichert (14 jours), Thomson (10 et 14 jours), His (plusieurs embryons à partir du 14° jour), Spee (14 jours), Coste (15 à

18 jours), Janosik (15 jours), Ahlfeld (15 jours), Kollmann (15 jours), Kollmann (13 à 14 jours), Keibel. Nous décrirons quelques-uns de ces œufs.

L'œuf de Reichert (fig. 197) fut observé en position dans l'utérus d'une suicidée ; il consistait en une vésicule de forme lenticulaire, dont la région

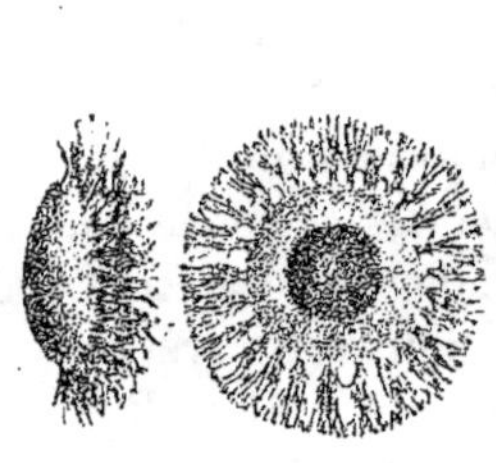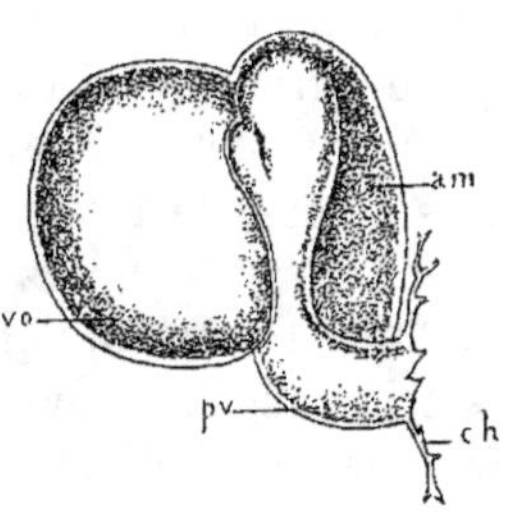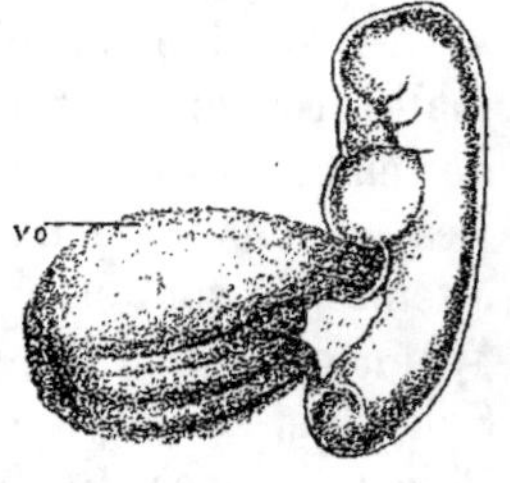

FIG. 197. — *Œuf de Reichert* vu de face et de profil (emprunté à KÖLLIKER). Grossi environ quatre fois. Sur la vue de face on distingue la soi-disant tache embryonnaire de REICHERT.

FIG. 198. — *Œuf de His* (emprunté à BALFOUR). En *am*, l'amnios. — *vo*, vésicule ombilicale.— *ch*, lambeau du chorion, auquel l'embryon est rattaché par un pédoncule *pv*.

FIG. 199. — *Œuf de His* (emprunté à BALFOUR).— *vo*, vésicule ombilicale.

équatoriale portait de nombreuses villosités, longues de 0,2 millim., ramifiées elles-mêmes. A partir de l'équateur, la hauteur des franges villeuses diminue, tant du côté de la face utérine (face basilaire de Reichert) que du côté

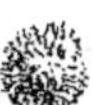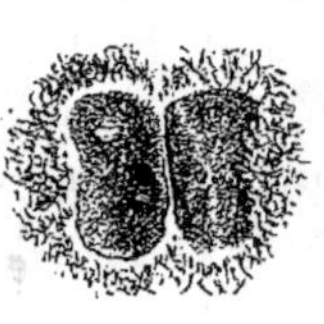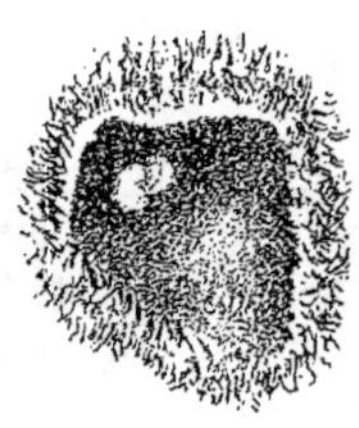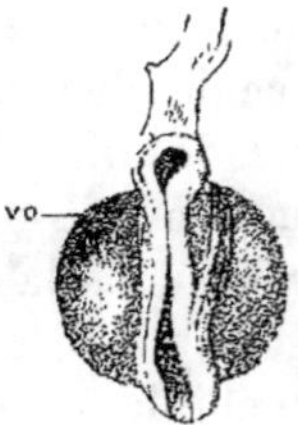

FIG. 200. — *Œuf d'Allen Thomson*, non ouvert et non grossi ; le diamètre de cet œuf est de 5 à 6 mill.(emprunté à KOELLIKER).

FIG. 201. — *Œuf d'Allen Thomson* (copié dans KOELLIKER), ouvert pour montrer le très petit embryon qu'il contient.

FIG. 202. — *Œuf d'Allen Thomson* plus âgé que les précédents, renfermant un petit embryon (emprunté à KOELLIKER).

FIG. 203. — L'embryon de l'œuf figuré en 201, grossi. La gouttière médullaire est encore ouverte. — *vo*, vésicule ombilicale (emprunté à KOELLIKER).

de la face libre de l'œuf. Sur la face basilaire, il existe une étendue circulaire de la vésicule qui est dépourvue de villosités. Il en est de même sur la face libre de l'œuf, où la région non villeuse est même beaucoup plus grande. Les deux pôles de l'œuf se montrent donc dépourvus de villosités.

Au pôle libre, on voit une plage circulaire foncée que Reichert a considérée comme la tache embryonnaire.

Allen Thomson a fait plusieurs observations d'œufs humains très jeunes. La figure 200 représente, en grandeur naturelle, le premier œuf décrit par Thomson. Cet œuf, de forme arrondie, d'un diamètre de 6 millim., est complètement revêtu de villosités. Il contient une vésicule (vésicule ombilicale ?) sur laquelle est couché un embryon informe. Un second œuf a été décrit par Thomson (fig. 201) ; cet œuf avait une forme ovalaire et était recouvert de villosités sur toute sa surface ; la cavité de l'œuf était considérable e renfermait un petit embryon, couché sur une vésicule arrondie qui n'es

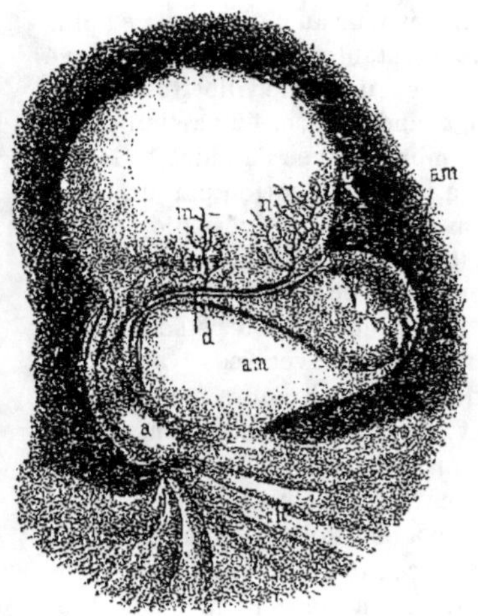

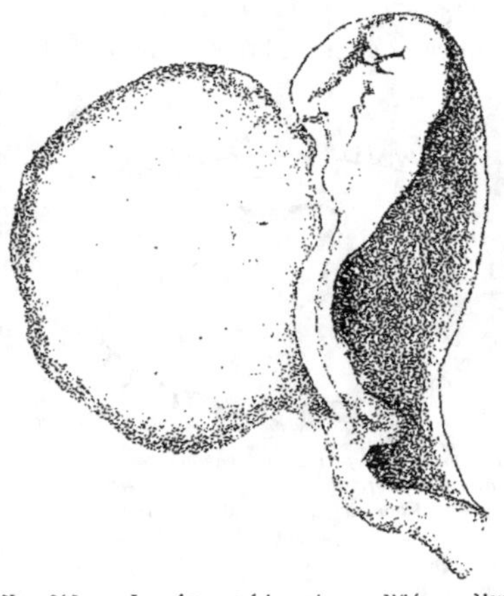

FIG. 204. — *Œuf humain de Coste*, grossi (copié dans KOELLIKER). — *o*, vésicule ombilicale. — *m*, artère omphalo-mésentérique. - *n*, veine omphalo-mésentérique. — *am*, amnios. — *i*, intestin postérieur. — *d*, bord de la large ouverture abdominale intestino-vitelline. — *u*, pédoncule de l'allantoïde (ouraque). · *a*, allantoïde avec ses vaisseaux. · *ch*, chorion auquel l'allantoïde est reliée par un court cordon ombilical.

FIG. 205. — *Le même œuf humain*, modifié par His, qui l'a un peu tourné de façon à faire voir l'extrémité postérieure plus distinctement. La figure représente l'embryon, l'amnios, le sac vitellin et le pédicule ventral. Le chorion est coupé au ras de l'insertion du pédicule ventral (copié dans HERTWIG).

autre que le sac vitellin ; dans l'embryon fort jeune le système nerveux était encore à l'état de gouttière médullaire (fig. 203). Thomson a encore donné la description d'un autre œuf, ce dernier plus âgé que les autres (fig. 202) ; dans cet œuf se trouve un embryon déjà bien développé, auquel est appendu un sac vitellin un peu flétri.

Dans les œufs décrits par His (fig. 198 et 199), il existe un sac vitellin assez considérable. La vésicule ovulaire est complètement revêtue de villosités, et l'embryon est relié à la paroi de cette vésicule par un pédoncule que His regarde comme le pédicule de l'allantoïde. L'amnios est complètement fermé autour de l'embryon et se prolonge quelque peu sur le pédoncule qui rattache l'embryon à la périphérie de l'œuf (fig. 206).

Ahlfeld a donné la description histologique de l'enveloppe séreuse d'un jeune œuf humain observé par lui. La séreuse est garnie de villosités un peu rameuses. Elle consiste en un feuillet connectif, que l'auteur croit fourni par l'allantoïde, et en un revêtement épithélial; les villosités ont la même constitution. Les villosités ne sont d'ailleurs que dans un rapport de contact peu intime avec la muqueuse utérine. Ahlfeld mentionne les modifications subies par la muqueuse utérine.

Coste a décrit et figuré un œuf humain du 15ᵉ jour au moins, un peu plus âgé que ceux qui précèdent, mais ainsi incontestablement mieux conservé et mieux observé. L'œuf était complètement recouvert de villosités légèrement rameuses. A l'intérieur se trouvait un grand espace, en partie occupé par l'embryon avec l'amnios et le sac vitellin, fixé au chorion par un court cordon ombilical. La vésicule ombilicale (fig. 204 et 205) communiquait largement avec l'intestin. A l'extrémité postérieure du corps se trouvait l'allantoïde (a) avec ses vaisseaux, qu'un large canal, l'ouraque futur (u), reliait à l'intestin postérieur. L'amnios (am) se détachait des bords de la vaste cavité abdominale et enveloppait plus ou moins étroitement les diverses régions du corps; il se prolongeait en arrière en formant une enveloppe incomplète à la face postérieure du pédoncule de l'allantoïde.

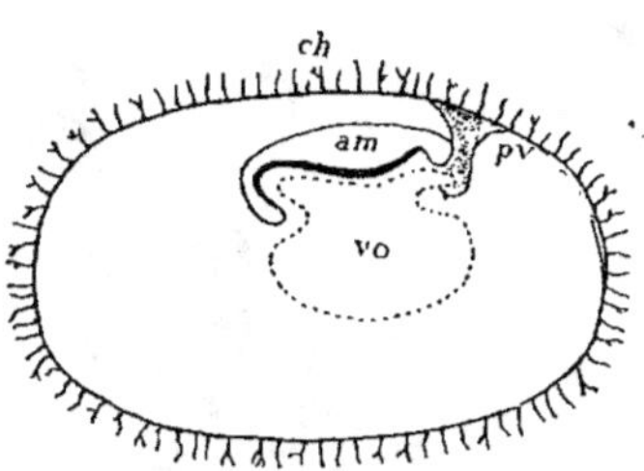

Fig. 206. — *Coupe diagrammatique longitudinale de l'œuf auquel appartenait l'embryon représenté dans la fig. 199 (d'après His).*
ch, chorion. — *pv,* pédicule allantoïdien (pédoncule ventral). — *vo,* vésicule ombilicale. — *am,* amnios.

Kollmann décrit deux œufs humains de la grosseur d'un pois, limités par une enveloppe formée d'un tissu connectif gélatineux, supportant une membrane épithéliale (fig. 207). La couche épithéliale des nombreuses villosités dont se hérisse l'enveloppe de l'œuf possède une zone extérieure moins granuleuse que la zone profonde qui entoure le noyau ; cette zone devient en se modifiant une membrane propre anhiste. C'est surtout au point de vue des rapports de l'œuf avec la muqueuse utérine que les observations de Kollmann sont intéressantes ; nous les retrouverons tout à l'heure.

Graf Spee a décrit un œuf humain de 1 cent. de diamètre, arrondi, mais aplati suivant les pôles, pourvu de villosités, très rares à l'un des pôles, très serrées à l'autre au contraire. L'embryon, très petit, de 2ᵐᵐ,69 de long, avait le dos tourné contre la paroi ovulaire à laquelle il était rattaché par son extrémité postérieure seulement, allongée en un pédicule (allantoïde).

A la face ventrale de l'embryon pendait une vésicule ombilicale de 3^mm,5 de long, vasculaire et munie de deux veines qui suivaient le trajet des parois épithéliales, la couche extérieure étant formée de cellules aplaties, la couche interne de cellules cubiques (fig. 208).

L'autre œuf observé par Graf Spee, de 1 cent. de diamètre, renfermait un embryon de 2 millim. de long, attaché par son extrémité postérieure effilée à la face interne de l'œuf. Cet embryon, qui a été déjà en partie décrit (p. 271), était surtout caractérisé par l'existence d'une gouttière médullaire encore largement ouverte. Le sac vitellin, riche en vaisseaux, se rétrécissait tout à coup en un diverticule aveugle et tubulaire qui était compris dans l'épaisseur du prolongement caudal de l'é-

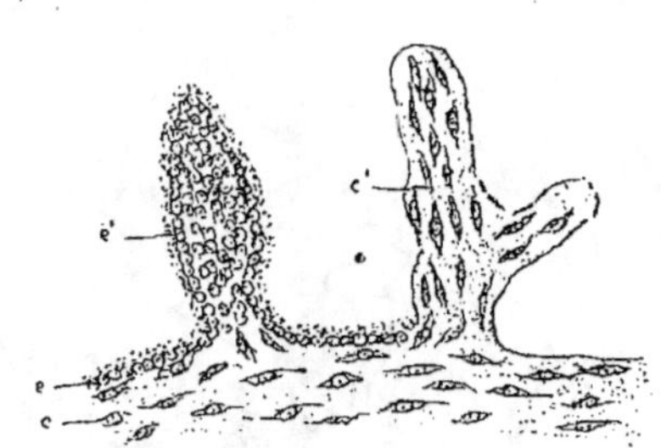

Fig. 207. — *Coupe à travers l'enveloppe séreuse d'un œuf humain de 6 millim.* (d'après KOLLMANN).

e, couche épithéliale. — c, couche connective. — e" épithélium intact d'une villosité. — c', tissu conjonctif d'une villosité dont l'épithélium a été détaché.

bauche embryonnaire attaché au chorion. L'amnios se terminait en arrière sur la face dorsale de l'embryon un peu au-devant de l'insertion choriale de ce dernier, et recouvrait ainsi dans toute son étendue l'extrémité adhérente de l'embryon. La petitesse du sac vitellin par rapport à la totalité de la cavité ovulaire, l'occlusion précoce de l'amnios, l'épaisseur de l'ectoblaste embryonnaire étaient dans cet œuf des particularités sur lesquelles l'auteur attire l'attention.

L'embryon récemment décrit par Kollmann (fig. 209) mesure 2^mm,5 de long. La forme du corps est celle d'une massue, l'extrémité céphalique étant très volumineuse. La gouttière médullaire est encore ouverte en avant. L'embryon flotte sur un sac vitellin vide, qui communique largement avec l'intestin. Le sac vitellin est muni d'élevures villeuses, et entouré de fins faisceaux conjonctifs, tendus entre lui et aussi l'amnios d'une part, le chorion d'autre part. Un pédoncule très court, partant de l'ombilic cutané, relie l'embryon au chorion ; l'amnios ne prend aucune part à la formation de ce pédoncule. Malgré l'âge très peu avancé de cet embryon (de 13 à 14 jours), l'amnios est complètement fermé. Il n'y a pas d'allantoïde vésiculeuse libre.

Keibel a étudié récemment un œuf humain mesurant 8^mm,5 dans son plus grand diamètre. Cet œuf, à peu près sphérique, était cependant légèrement aplati aux pôles, ceux-ci étant dépourvus de villosités ; les villosités sont formées d'un axe mésodermique et d'une bordure épithéliale à deux assises, sans limites cellulaires. A l'extrémité postérieure de l'embryon est attaché un pédoncule ventral. A l'embryon est appendu le sac vitellin, qui adhérait primitivement au chorion par une bande mésodermique.

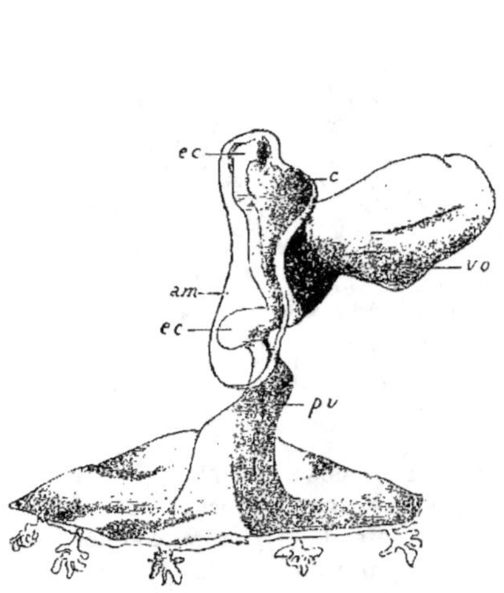

FIG. 208. — *Embryon humain* (d'après SPEE).

am, amnios. — vo, vésicule ombilicale. — pr, pédoncule ventral rattachant l'embryon au chorion. — c, saillie du cœur. — ec, extrémité céphalique. — ec', extrémité caudale.

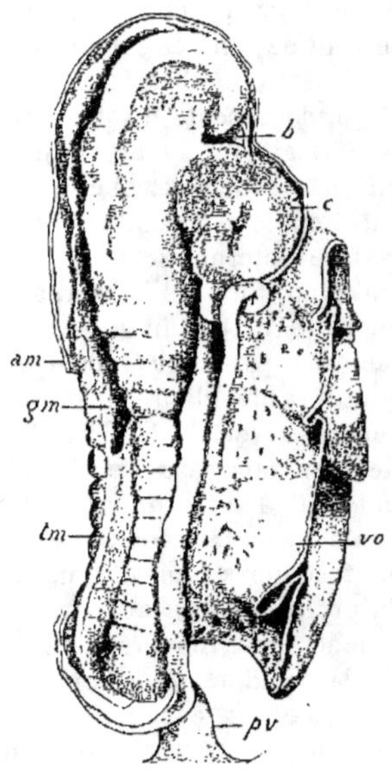

FIG. 209. — *Embryon humain* (d'après KOLLMANN).

am, amnios. — vo, vésicule ombilicale excisée. — pr, pédoncule ventral. — c, cœur. — b, fossette buccale. — tm, gm, tube et gouttière médullaires.

Plusieurs faits intéressants se dégagent de l'observation des œufs qui viennent d'être décrits.

Tout d'abord la membrane qui enveloppe l'œuf, et dont Ahlfeld, Kollmann, Spee ont donné la constitution histologique en y décrivant une couche connective et un épithélium, est pourvue de villosités, signalées pour la première fois par Thomson et retrouvées depuis par tous les observateurs soit sur toute la surface de l'œuf (œufs d'Ahlfeld, de Kollmann, de Spee par exemple), soit seulement à l'équateur, les pôles de l'œuf demeurant libres (œufs de Reichert, de Breuss, de Beigel et Löve). La situation superficielle de l'enveloppe en question, sa contitution histologique, sa nature villeuse en font une vésicule séreuse, un chorion.

Dans tous ces cas, la cavité ovulaire est très spacieuse, incomplètement remplie par l'embryon et ses annexes. Il y a donc là une différence d'avec ce qui existe chez les autres Mammifères, qui ne paraît pas due à des altérations pathologiques de l'œuf.

Les faibles dimensions du sac vitellin par rapport à la cavité ovulaire, l'étendue par conséquent du cœlome extra-embryonnaire compris entre le sac vitellin et le chorion constituent une particularité remarquable de l'œuf humain, qui rappelle pour Spee ce qui existe chez les Rongeurs à feuillets invertis, et que Hubrecht cherche à expliquer en admettant ici l'exagération de la disposition qu'il a observée chez le Hérisson. Chez cet animal en effet, après que le sac vitellin, appliqué à la face interne de l'enveloppe extérieure de l'œuf, a joué grâce à sa riche vascularisation un rôle dans la nutrition de l'embryon, il se ratatine et se réduit à un appendice plissé, situé sous le ventre de l'embryon. Il suffit de penser que dans l'œuf humain, le même phénomène se produit, mais à un stade beaucoup plus précoce du développement.

Dans les plus jeunes œufs, on n'a pu établir avec certitude l'existence d'une ébauche embryonnaire. Il en fut ainsi pour les œufs de Reichert, de Thomson (le plus petit œuf observé par cet auteur), de Breuss, d'Ahlfeld, de Kollmann.

Dans les cas où un embryon et des annexes embryonnaires ont pu être trouvés à l'intérieur du chorion, voici quels étaient en général leurs rapports entre eux et avec le chorion. A l'embryon était suspendue une vésicule ombilicale assez peu considérable relativement au volume de l'œuf entier, pourvue de vaisseaux, et communiquant largement avec l'intestin embryonnaire. L'embryon était d'ailleurs complètement entouré par l'amnios, dont la cavité était peu considérable. L'extrémité postérieure de l'embryon était rattachée au chorion par un pédoncule (fig. 204, *u*, fig. 205, fig. 206, fig. 208 et 209, *pv*), nommé par His *pédoncule ventral* à cause de son insertion à la surface ventrale de l'embryon.

Le pédoncule ventral est une formation caractéristique de l'embryon humain, mais dont la genèse et la signification ne sont pas encore complètement élucidées.

Il est constitué, ainsi que l'ont établi les recherches de Kölliker et de His : 1° par le prolongement effilé de l'amnios (fig. 210, *am*). — 2° par une couche abondante de tissu conjonctif embryonnaire, recouverte du côté de la cavité amniotique par l'épiblaste, partout ailleurs par l'épithélium du cœlome ; cette masse cellulaire est le prolongement de la ligne primitive, et sur sa face dorsale on peut voir la coupe de la gouttière médullaire (*m*). — 3° par l'ébauche de l'allantoïde, qui est contenue dans la masse connective, réduite à l'état d'un étroit conduit épithélial (*al*). — 4° par les vaisseaux ombilicaux (allantoïdiens), dont les artères (*a*) sont appliquées contre l'allantoïde, tandis que les veines (*v*) sont voisines de l'amnios. En somme, le pédoncule ventral représente un prolongement de l'extrémité postérieure tout entière du corps de l'embryon.

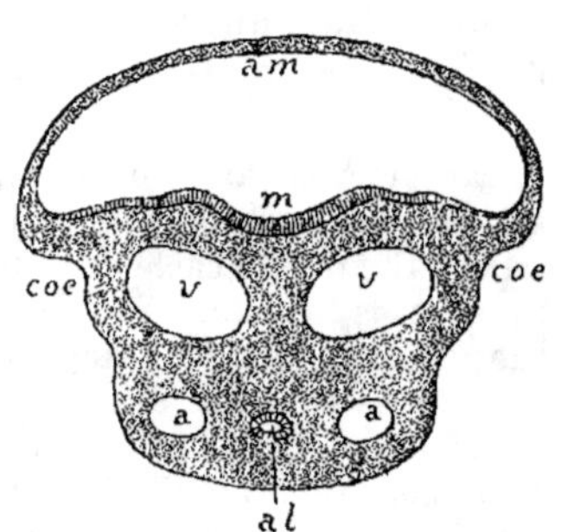

FIG. 210. — *Coupe schématique du pédoncule ventral d'un embryon humain* (d'après His, modifié par S. Minot).

am, amnios. — *m*, sillon médullaire. — *v*, *v*, veines. — *a*, *a*, artères. — *al*, allantoïde. — *coe*, cœlome.

Pour Kölliker, le pédoncule ventral est en rapport avec le développement de l'allantoïde. Cette dernière prendrait naissance sous la forme d'une saillie connective épaisse et vasculaire, renfermant un tube épithélial court et étroit, et aborderait l'enveloppe séreuse, sans se développer au préalable en une grande vésicule épithéliale libre, ainsi que cela a lieu chez les Mammifères.

C'est qu'en effet le développement de l'allantoïde paraît être chez l'Homme tout autre que chez la plupart des Mammifères. Et tandis que chez ceux-ci l'allantoïde représente une vésicule pédiculisée, libre de toutes parts, qui vient s'adosser secondairement à la vésicule séreuse, il semble que chez l'Homme ce soit en vain qu'on s'est efforcé de retrouver une pareille formation.

W. Krause a bien décrit chez un embryon humain très jeune une allantoïde sphérique, sacciforme, mais il a été reconnu que l'embryon humain de Krause était un embryon de Poulet. Depuis v. Preuschen a signalé et figuré l'allantoïde vésiculeuse libre chez un embryon humain (fig. 211). Dans l'embryon de Preuschen, l'allantoïde sortait de l'extrémité caudale, rattachée à l'intestin par un pédicule creux ; elle était longue de 1^{mm},3 et large de 0^{mm},45 environ. L'embryon était uni au chorion par un « pédicule cutané », qui prenait naissance juste au-devant du point d'attache de l'allantoïde à l'extrémité postérieure du corps. C'est par ce pédicule cutané qu'arrivaient au chorion les vaisseaux et le tissu conjonctif, sans que l'allantoïde entrât

en connexion avec l'enveloppe externe de l'œuf. V. Preuschen fait dériver
le pédicule cutané du repli postérieur de l'amnios, dont la lame cutanée
est la seule connexion que l'on trouve dès le début et qui ne soit jamais
interrompue entre l'embryon et la surface de l'œuf. L'auteur appuie sa
description d'un historique, où il relate 17 ou 18 cas plus ou moins authen-
tiques d'allantoïde libre chez l'Homme. Malgré tout, il faut dire que les
idées de v. Preuschen sur la nature de l'allantoïde chez l'Homme n'ont pas
été accueillies sans défiance. Janosik a fait connaître depuis un cas où l'allantoïde n'était nullement libre, mais se présentait comme un pédicule
allant de l'extrémité postérieure du corps de l'embryon à l'enveloppe
choriale.

Tandis que Kölliker a fait jouer à l'allantoïde un rôle dans la formation
du pédoncule ventral, His, pour expliquer ce pédoncule, fait appel à un
autre mécanisme que celui de la soudure primaire de l'allantoïde au chorion. Pour His, en effet, il n'est pas permis de soutenir «que l'embryon humain se sépare d'abord de la partie de la vésicule ovulaire employée à la
formation du chorion et s'y unit consécutivement à nouveau par l'intermédiaire de l'ébauche allantoïdienne ». Pour lui, l'ébauche embryonnaire ne
se sépare jamais complètement du chorion, comme cela a lieu chez les
autres Mammifères ; mais le pédoncule ventral représente la « pièce d'union
jamais interrompue entre l'ébauche embryonnaire et la partie choriale
de la vésicule germinale primitive ». L'allantoïde n'aurait rien à faire avec
la formation du pédoncule ventral, et n'entrerait dans sa constitution que
d'une façon secondaire et accessoire.

Les idées de Kölliker et de His sur la signification du pédoncule ventral
peuvent être conciliées et le mode de formation de ce pédoncule expliqué
à l'aide des considérations suivantes que nous devons à O. Hertwig.
Comme paraît le montrer l'embryon de Coste, dit Hertwig, le développement du pédoncule ventral est lié en première ligne à la formation aberrante de l'amnios. De ce fait que l'amnios s'allonge postérieurement en
une pointe, et atteint le chorion par sa pointe, il résulte que l'occlusion
de l'amnios se fait chez l'Homme tout à fait à l'extrémité postérieure du
corps de l'embryon, et qu'en même temps il demeure uni, au niveau de son
point de fermeture, avec le chorion. L'ébauche embryonnaire n'est donc
pas directement en connexion avec le chorion, ainsi que le pense His,
mais ne l'est qu'indirectement, par l'intermédiaire de l'amnios. L'allantoïde
contribue à la formation du pédoncule ventral, allantoïde dont le développement quelque peu aberrant chez l'Homme est peut-être en relation avec
les particularités qui distinguent le développement de l'amnios. Pour
expliquer comment ces parties (qui constituent le pédoncule ventral) se
sont produites, l'interprétation naturelle me paraît être, dit Hertwig, celle
qui permet de rattacher ces dispositions à celles qui sont connues chez les
autres Mammifères.

C'est chose possible, si l'on admet ce qui suit : De très bonne heure, alors que l'intestin terminal commence à se former, prend naissance à sa face ventrale une saillie riche en cellules qui est l'ébauche de l'allantoïde et contient un petit diverticule du feuillet glandulo-intestinal. La proéminence allantoïdienne ne s'accroît pas librement, comme chez les autres Mammifères, dans la cavité générale, mais végète le long de la paroi ventrale du bassin ; à partir du point où celle-ci s'infléchit pour se continuer avec l'amnios, elle s'avance le long de la paroi ventrale de ce dernier, jusqu'à son point d'attache au chorion. Pendant ce temps, le diverticule intestinal s'allonge et devient un étroit conduit allantoïdien ; la puissante végétation connective conduit les vaisseaux ombilicaux jusqu'au chorion, à la face interne duquel elle s'étale, comme on le sait, pour pénétrer ensuite dans les villosités de l'enveloppe séreuse. Ainsi l'allantoïde, au lieu de se développer d'une façon indépendante et d'aborder librement l'enveloppe séreuse, utilise la connexion préétablie entre la vésicule séreuse et l'embryon au moyen de l'amnios prolongé en pointe. Ce mode de développement peut tenir à ce que l'extrémité postérieure de l'embryon chez l'Homme est fixée solidement par la suture amniotique à la vésicule séreuse ; de la sorte l'allantoïde n'a jusqu'à ce point que peu de distance à parcourir » (1).

Hubrecht a pris pour point de départ d'une interprétation du pédoncule ventral chez l'embryon humain une disposition qu'il a observée chez le Hérisson et qu'il admet devoir exister aussi chez l'Homme ; son interprétation procède en partie cependant de celles de His et de Hertwig. Nous avons vu que pour Hubrecht l'épiblaste embryonnaire, après achèvement de l'aire germinative, demeure attaché chez le Hérisson à l'enveloppe épiblastique de l'œuf, que l'auteur appelle trophoblaste, suivant une ligne d'insertion circulaire. Alors que se forme l'amnios, cette ligne d'insertion est reportée par en haut, en même temps que la circonférence qu'elle décrit devient de plus en plus petite, jusqu'à ce qu'enfin, l'amnios une fois formé, toute connexion de l'épiblaste embryonnaire avec le trophoblaste disparaisse. Hubrecht rappelle qu'il en est de même chez la Taupe (Heape), chez les Rongeurs à feuillets invertis (Selenka) et même chez le Murin (van Beneden). Nous n'avons qu'à supposer chez l'Homme l'existence d'une semblable disposition pour comprendre que la persistance de la connexion épiblastique entre la région embryonnaire et le trophoblaste en un point expliquerait suffisamment l'existence d'un pédicule tel que le pédoncule ventral de l'embryon humain. Ce pédoncule peut être ainsi considéré comme ayant existé dès le début, la forme pédiculisée de la connexion chorio-embryonnaire s'étant substituée à la connexion circulaire primitive par suite du dévelop-

---

(1) Nous pouvons ajouter que ce fait, que l'allantoïde utilise pour se développer l'amnios le long duquel elle s'accroît, n'est pas absolument particulier à l'Homme ; il se rencontre aussi chez les Rongeurs à feuillets invertis (Selenka), chez le Hérisson, où d'après Keibel l'allantoïde est dès le début une saillie mésodermique pleine confondue avec la couche mésodermique épaissie de la gaine caudale de l'amnios, et sans doute ailleurs encore.

pement de l'amnios. Si le pédicule est situé chez l'Homme à l'extrémité postérieure de l'axe de l'embryon, c'est que l'amnios s'est fermé non pas vers le milieu du dos, mais tout à fait en arrière de la face dorsale de l'embryon. Le mésoblaste de la ligne primitive se prolonge en arrière dans l'axe de l'embryon jusque dans la région d'insertion de l'aire germinative au trophoblaste ; ce mésoblaste étant dans le plan médian n'est pas atteint par la fissuration cœlomique. Or c'est ce mésoblaste qui, chez les Sauropsidés, prend part à la formation de l'allantoïde, et il en est de même héréditairement chez les Mammifères et chez l'Homme. Ainsi se trouvent remplies toutes les conditions grâce auxquelles, la connexion primitive entre le trophoblaste et l'embryon persistant, mais se déplaçant en arrière et changeant de forme, il peut se former un support mésoblastique dans lequel végète l'allantoïde et que suivent les vaisseaux ombilicaux pour se diriger vers la surface du blastocyste et la vasculariser.

La *forme des plus jeunes embryons humains* observés sera étudiée plus tard, quant aux divers reliefs que présente la surface du corps, et qui sont les ébauches d'autant d'organes. Mais il est certains caractères généraux offerts par la forme de l'embryon humain, qu'il est bon de signaler dès maintenant. L'embryon humain présente une flexion crânienne, une légère torsion spirale de l'axe du corps et une incurvation à convexité dorsale, pareilles à celles que l'on observe chez les autres Mammifères.

Mais la dernière disposition n'est acquise que dans des stades relativement avancés. Chez de très jeunes embryons, il existe tout au contraire une incurvation à concavité dorsale, qui paraît augmenter avec l'âge, à en juger par les documents incomplets que nous possédons, pour faire place à la courbure à convexité dorsale. Cette courbe à concavité dorsale est en effet peu marquée dans l'embryon (fig. 206) décrit par His ; elle l'était au contraire beaucoup dans l'embryon étudié par Chiarugi, à tel point que le sommet de la courbe formait une sorte de genou plongeant dans la vésicule ombilicale ouverte à ce niveau dans l'intestin. Rappelons que l'embryon de plusieurs Mammifères offre aussi une légère concavité dorsale correspondant à l'orifice intestino-vitellin, et que chez les Rongeurs à feuillets invertis cette courbure est très accentuée.

Un autre caractère qui pourrait être distinctif de l'embryon humain serait l'absence de tout prolongement caudal de l'extrémité postérieure du corps ; l'embryon humain n'aurait pas de queue. Une telle question a été vivement débattue par His et Ecker, comme devant être pour la morphologie du corps humain d'une importance considérable ; à Fol elle a paru tout au contraire oiseuse, et sans portée un point de vue phylogénétique.

L'existence de *formes tératologiques* de l'œuf et de l'embryon humain a été établie par His. Nous avons vu plus haut déjà d'ailleurs qu'il était possible que nombre d'embryons réputés normaux dussent être considérés comme monstrueux.

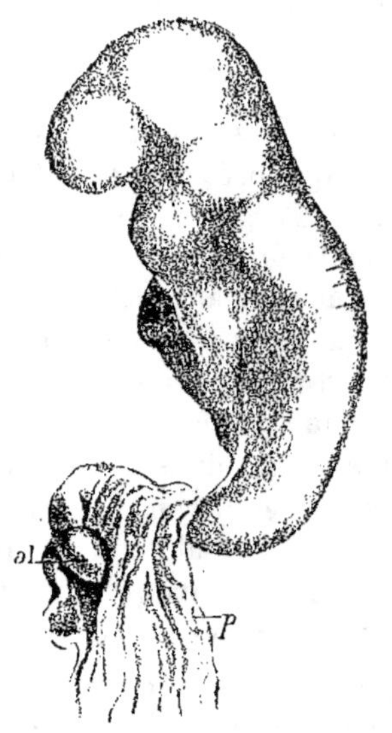
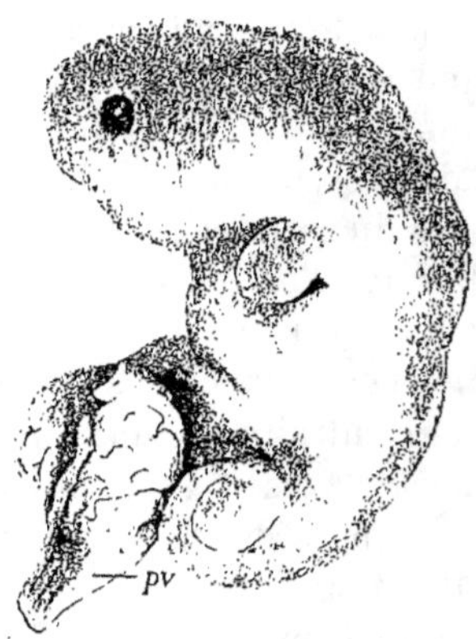

FIG. 211. — *Embryon humain* (d'après PREUS-CHEN). — *al*, soi-disant « allantoïde libre » de l'auteur. — *p*, pédicule cutané.

FIG. 212. — *Embryon humain monstrueux.*

His, étudiant les embryons humains monstrueux, a même pu, d'après leur configuration extérieure, en décrire plusieurs types : conoïde, cylindroïde, etc. Le caractère commun de toutes ces formes monstrueuses, qui permet de les distinguer des embryons normaux, c'est le manque des reliefs dont est accidentée la surface du corps de ceux-ci (fig. 211 et 212), et, à la coupe, l'absence d'organes nettement délimités. Depuis His, des observations d'embryons monstrueux ont été faites par Giacomini, Romiti, Nicolas, Kollmann. L'embryon de Preuschen (fig. 211) considéré comme normal par l'auteur, doit aussi, suivant Ilis, Kölliker, Giacomini, Kollmann, être rangé parmi les monstruosités (1).

B) *Rapports des œufs humains jeunes avec la muqueuse utérine.* — Il nous faut voir à présent quelles sont les relations des œufs humains les plus jeunes avec la surface muqueuse de la matrice.

On sait depuis longtemps que, vers la fin de la deuxième semaine, l'œuf, qui est venu se loger dans l'utérus au voisinage de l'orifice tubaire, cesse d'être libre dans la cavité utérine, et s'enferme dans une capsule particulière. On n'a eu l'occasion de faire aucune observation sur la formation de cette capsule. On a pensé d'abord que l'œuf, parvenu dans la cavité de l'utérus, se coiffe de la muqueuse qui lui forme ainsi une enveloppe complète (fig. 213). On a admis plus généralement ensuite, d'après Reichert, que l'œuf s'enfonce dans la muqueuse, et que celle-ci en se tuméfiant, l'entoure complètement.

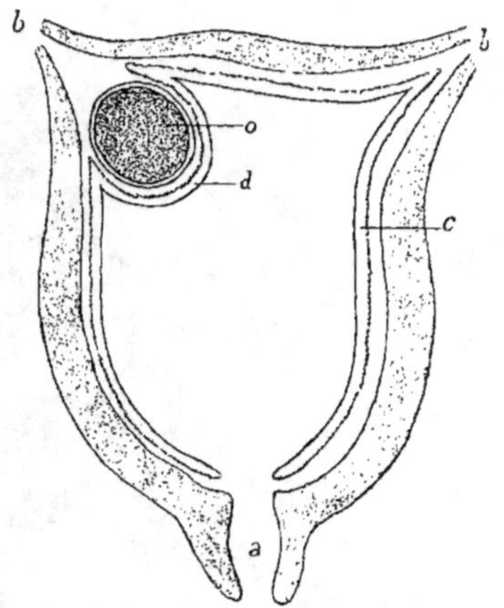

FIG. 213. — *Schéma des rapports de l'œuf humain avec la muqueuse utérine, vers le 8ᵉ jour de la fécondation* (d'après WAGNER).

a, col de l'utérus. — b, b, orifices des trompes. — c, caduque vraie. — d, caduque réfléchie. — o, œuf.

Voici d'ailleurs comment, d'après Kollmann, ces dispositions se sont produites et comment elles se présentent pour un œuf humain de 6 millim. La figure 214 représente l'aspect d'un utérus au 12ᵉ-16ᵉ jour, ouvert sur la ligne médiane. La figure 215 offre la coupe médiane schématique du même utérus. En 214 on voit la capsule du fruit proéminant dans la cavité de la matrice. En 215 on remarque que la muqueuse utérine (qui dans la figure est laissée en blanc) est épaissie sur les faces de l'utérus, amincie au ni-

(1) Comme les caractères présentés par les œufs et les embryons humains monstrueux sont très différents suivant les cas, et qu'on ne saurait actuellement donner une description d'ensemble des formes tératologiques observées, qui seule pourrait trouver place dans cet ouvrage, le lecteur est prié de se reporter aux mémoires originaux des auteurs cités ci-dessus.

veau du fond. Kollmann nomme « haut plateau » cet épaississement des faces de l'utérus. L'un de ces plateaux est lui-même beaucoup plus épais que celui qui lui est opposé ; c'est celui qui forme la capsule du fruit. La cavité de cette dernière n'est pas placée au milieu de l'épaississement, mais est beaucoup plus rap-

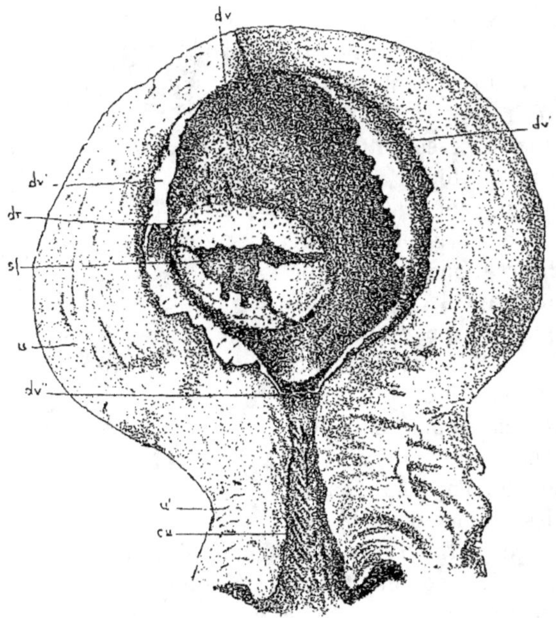

FIG. 214. — *Utérus d'une femme au 12ᵉ-16ᵉ jour de la grossesse, ouvert sur la ligne médiane.* — Les bords de l'incision ont été écartés de manière à montrer la face antérieure ventrale de la caduque et la capsule du fruit qui proémine au-devant d'elle (d'après KOLLMANN).

v, paroi du corps de l'utérus. — *u'*, paroi du col utérin. — *cu*, cavité du col. — *dv, dv', dv''*, caduque vraie rieur ; (*dv*, face antérieure ou « haut plateau » antérieur ; *dv'*, face postérieure ou « haut plateau » posté*dv''*, limite inférieure de la caduque vraie). — *dr*, caduque réfléchie ou capsule du fruit. — *sf*, face basale de cette capsule.

prochée de la surface libre que de la base du haut plateau. La capsule est donc fort mince au sommet du plateau, et forme là ce que Reichert a appelé la « cicatrice » (1). La cicatrice est due, selon

(1) L'œuf humain observé par Keibel était entouré d'une capsule constituée comme Reichert et Kollmann l'ont indiqué.

Kollmann, à ce que la puissante végétation de la muqueuse, formée de tissu conjonctif, de glandes, et de vaisseaux, et recouverte par l'épithélium, cesse à un certain niveau ; l'occlusion de la capsule n'est alors complétée que par l'épithélium et une mince couche connective.

La destinée des diverses parties de la muqueuse utérine (hauts plateaux, capsule du fruit) est très importante à connaître. La muqueuse entière tombera avec l'œuf à la naissance ; dans sa totalité elle est donc une **caduque**. On distingue : 1° la **caduque vraie**, qui tapisse le corps de l'utérus (fig. 213, *c ;* fig. 214 et 215 *dv, dv', dv'', ds, ds''*) ; 2° la **caduque réfléchie**, formée par la partie de la capsule du fruit qui recouvre l'œuf et le sépare de la cavité utérine (fig. 213, *d ;* fig. 214 et 215, *dr* et *c*) ; la **caduque sérotine** ou **placentaire**, au niveau de laquelle s'est faite la fixation de l'œuf à l'utérus et qui est formée par la face basilaire de la capsule du fruit, destinée à fournir plus tard la partie maternelle du placenta (fig. 215, *sf*) (voir aussi la fig. 217).

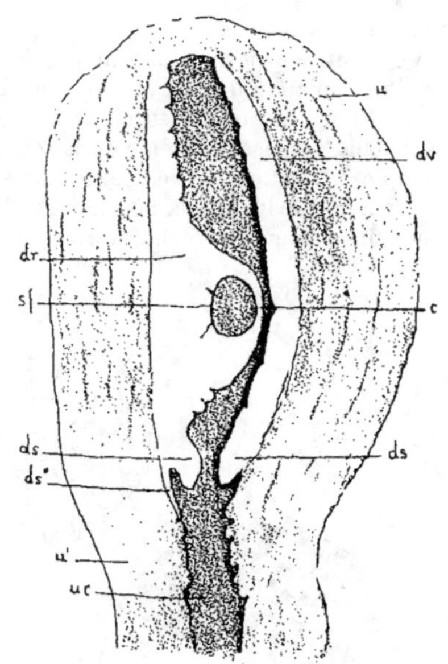

FIG. 215. — *Coupe idéale dans le plan médian de l'utérus de la figure précédente,* pour faire voir la forme de la capsule du fruit et la saillie considérable de la muqueuse qui l'entoure (d'après KOLLMANN).

Les lettres comme en 214. — *uc,* cavité du col utérin. — *ds, ds'',* continuation et extrémité du prolongement de la caduque vraie. — *c,* cicatrice. La cavité de la capsule et l'œuf qu'elle contient sont teintés en gris. La caduque elle-même est laissée en blanc.

Des formations analogues à la caduque humaine ont été décrites chez quelques Mammifères. C'est ainsi que chez nombre de Rongeurs, le Rat par exemple, la muqueuse forme, à la limite de la région non modifiée et de celle qui a subi la transformation placentaire, un repli qui a pu être considéré comme un rudiment de caduque réfléchie (Turner).

Chez le Hérisson, Hubrecht a décrit comme il suit la formation d'une caduque réfléchie ; cette description peut vraisemblablement s'appliquer à l'Homme. L'œuf, parvenu dans un recessus de la cavité de l'utérus (fig. 216, A), est enfermé au fond de ce recessus par la coalescence des parois utérines (B) qui se soudent derrière lui en une épaisse membrane, la caduque réfléchie (C).

Weber et Sharpey ont fait intervenir un processus analogue pour expliquer la production de la caduque réfléchie de l'Homme ; Weber toutefois a admis, d'une façon un peu différente, que l'œuf arrivé dans l'utérus s'enfonce dans l'épaisseur même de la muqueuse, et qu'en s'accroissant il la dédouble, la partie soulevée par lui devenant la caduque réfléchie.

Nusbaum décrit chez la Souris une disposition où l'on peut voir également une caduque réfléchie, formée par un processus différent de ceux

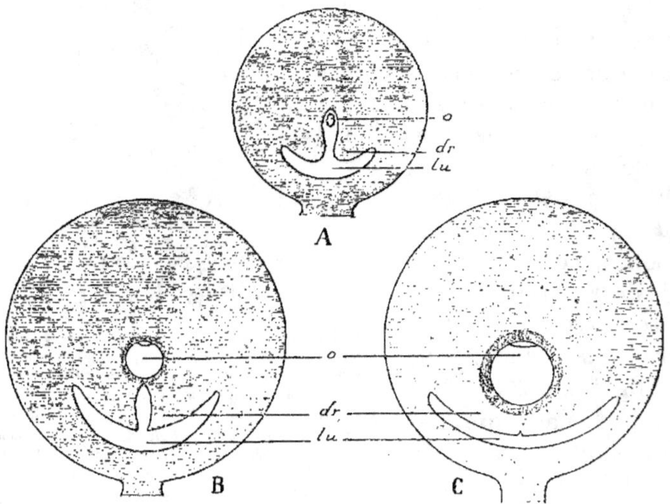

Fig. 216. — *Formation de la caduque réfléchie chez le Hérisson* (d'après Hubrecht, un peu modifiée). A, B, C, 3 stades successifs. — *lu*, lumière de l'utérus. - *dr*, caduque réfléchie. — *o*, œuf.

qui précèdent. La région de la cavité utérine où l'œuf est situé se sépare du reste au moyen d'une cloison constituée par la muqueuse. Puis une rainure annulaire s'enfonce toujours davantage entre la paroi utérine et la muqueuse qui loge l'œuf, jusqu'à atteindre le côté mésométrial, celui où se formera le placenta. De la sorte l'œuf est entouré par une capsule (sorte de caduque réfléchie) issue de la muqueuse, et adhérente à la caduque placentaire.

Quant aux rapports intimes de l'enveloppe villeuse de l'œuf avec la capsule, ils sont nuls ou à peu près pendant le premier mois de la grossesse, c'est-à-dire que l'on ne voit pas à cette époque les villosités du chorion s'enfoncer dans la muqueuse. Aussi peut-on facilement énucléer l'œuf à cette période. Spee dit cependant qu'ayant ouvert la capsule du fruit et relevé les lèvres de l'incision pratiquée, il exerça sur quelques villosités une traction, ce qui prouvait qu'à cette époque très précoce il existait déjà une adhérence partielle des villosités à la caduque. Keibel, dans le jeune œuf humain qu'il a étudié, a trouvé également les villosités choriales adhérentes au tissu maternel. L'adhérence était même très solide et se faisait non seulement au niveau des glandes dans lesquelles pénétraient les villosités, mais sur d'autres points encore.

§ 2. — **Évolution des annexes embryonnaires de l'Homme. La caduque utérine. Le placenta humain.** — Après avoir donné la description des principaux œufs humains très jeunes, et y avoir reconnu l'existence et les dispositions essentielles des annexes embryonnaires, nous devons poursuivre, en nous adressant à des stades plus avancés, l'évolution de ces annexes. Nous examinerons rapidement le sort de l'amnios et de la vésicule ombilicale, puis les transformations du chorion. D'autre part, nous suivrons les modifications que subit la caduque utérine dans ses différentes régions. Nous terminerons par l'examen des rapports du chorion avec la muqueuse utérine, et par l'étude du placenta.

A. *Amnios.* — Nous avons vu déjà que l'occlusion de l'amnios se fait à une époque très reculée du développement et tout à fait à l'extrémité postérieure de l'ébauche embryonnaire ; c'est là une particularité remarquable de l'embryon humain. Ce qui le caractérise tout aussi bien, c'est l'accroissement énorme que prend la cavité amniotique ; l'amnios au début repose sur l'embryon, qu'il entoure étroitement ; mais bientôt il s'en écarte de plus en plus par l'accumulation du liquide amniotique dans sa cavité. De la sorte, il arrive que l'amnios finit par remplir la totalité de la vésicule de l'œuf, et par sa face externe vient s'appliquer à la face interne du chorion. Il en demeure toutefois séparé par une couche de tissu muqueux, la « membrane ou substance intermédiaire » des auteurs, qu'il faut rattacher vraisemblablement avec Robin au tissu de l'allantoïde, et qui rappelle ce que chez les Ruminants Dastre a appelé tissu muqueux interannexiel.

Le liquide amniotique est faiblement alcalin, renferme de l'albumine, de l'urée et du glucose. Il augmente de quantité jusqu'au 6ᵉ mois, où son poids atteint 1 kilogr., et à partir de ce moment diminue. Quant à l'origine du liquide amniotique, sur laquelle des travaux très nombreux ont été publiés, on se range généralement à la manière de voir de Portal et Gusserow, pour lesquels ce liquide est d'origine fœtale et représente le produit de la sécrétion urinaire du fœtus.

L'amnios comprend dans sa structure, étudiée par nombre d'auteurs (Winkler, Hotz, Meola, Viti), etc.: 1º un épithélium à cellules pavimenteuses ; 2º une lame connective, constituée de deux couches, dont la plus profonde, réticulée, renferme des muscles. On peut y rattacher la « substance intermédiaire », qui sépare le chorion de l'amnios, et qui serait elle-même limitée par un endothélium. Au niveau du point où l'amnios se réfléchit sur le cordon pour se continuer avec la peau de l'embryon, l'épithélium amniotique est stratifié, et offre même des végétations, les « caroncules » de Winkler, plus développées il est vrai chez les Ruminants que chez l'Homme, où elles ont été trouvées par H. Müller.

B. — *Vésicule ombilicale et Cordon ombilical.* — La vésicule ombilicale, relativement petite par rapport au volume de l'œuf humain, subit chez l'Homme une régression comparable à celle que nous avons observée chez les autres Mammifères. Tandis que vers la troisième semaine (fig. 198, 204, 208) la vésicule ombilicale est un vaste sac communiquant largement avec l'intestin de l'embryon, on la voit, dès la sixième semaine, diminuer rapidement d'importance. A partir de son insertion au tube intestinal, elle s'allonge en un canal grêle, qui ne tarde pas à perdre sa lumière et à se transformer en un cordon épithélial plein, à l'extrémité duquel pend le corps même de la vésicule ombilicale sous la forme d'une masse ronde ou ovoïde, blanchâtre, ayant vers le quatrième mois un diamètre de 10 millim. environ.

Par les progrès du développement de l'amnios, la vésicule ombilicale est appliquée contre la surface interne de la vésicule du germe, entre le chorion et l'amnios, où elle demeure jusqu'à la naissance, située à quelque distance du bord du placenta. Son très faible diamètre la rend fort difficile à distinguer ; aussi a-t-

on pu croire que la vésicule ombilicale disparaissait complète-
tement, jusqu'à ce que B. Schultze vînt montrer sa persistance
(fig. 217, *vo*).

Comme l'amnios, par suite de la forte distension de sa cavité
par du liquide, arrive à remplir toute la cavité de la vésicule
ovulaire, il enveloppe et engaine nécessairement tout ce qui est

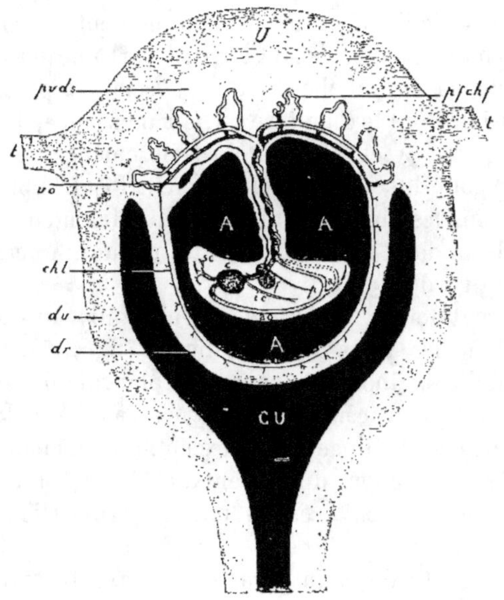

FIG. 217. — *Coupe schématique de l'utérus gravide de l'Homme* (d'après WIEDERSHEIM).

U, utérus. — *CU*, cavité utérine. — *t, t*, trompes. — *dv*, caduque vraie. — *dr*, caduque réfléchie. —
pvds, placenta utérin ou caduque sérotine. — *pf chf*, placenta fœtal ou chorion touffu. — *chl*, chorion
lisse. — A, cavité amniotique remplie par les eaux de l'amnios. — *vo*, vésicule ombilicale atrophiée. —
Dans l'embryon, on remarque les vaisseaux ombilicaux α, le foie *f* traversé par la veine ombilicale, le
cœur *c*, l'aorte *o*, les veines caves supérieure et inférieure *sc* et *ic*, la veine porte *p*.

compris dans l'intérieur de cette cavité. Ainsi se trouvent entourés d'une gaine amniotique commune le conduit vitellin et le
pédoncule ventral qui contient le pédicule de l'allantoïde. Il en
résulte une masse funiculaire, appelée **cordon ombilical** d'une
manière assez impropre, parce que le canal vitellin ou ombilical
n'entre dans sa constitution que d'une façon très secondaire. Le
cordon ombilical, ou brièvement *cordon*, attaché d'une part à

l'embryon et de l'autre à la paroi de l'œuf en un point où se développera plus tard le placenta, suspend l'embryon dans la cavité amniotique.

Le cordon ombilical se distingue par sa longueur, qui, à la naissance, n'est pas inférieure à 50 cent. Cette longueur a pour cause la distension considérable chez l'Homme du sac amniotique à travers lequel le cordon s'allonge pour continuer à relier l'embryon à la paroi de l'œuf. A un certain moment le cordon s'enroule sur lui-même, en subissant d'autre part une torsion spirale qui d'habitude va de gauche à droite, observée à partir de l'embryon. Le cordon, dont le diamètre est, à la naissance, de 12 millim. environ, présente çà et là des épaississements, dont les uns (faux nœuds) sont dus à un développement localisé plus considérable du cordon, les autres étant de véritables nœuds que l'embryon a produits dans ses mouvements, nouant l'une sur l'autre deux anses du cordon.

Le cordon s'attache à la paroi de l'œuf au niveau du placenta, auquel il amène les vaisseaux ombilicaux (fig. 217). D'ordinaire le cordon ombilical s'insère au centre du placenta discoïde (insertion centrale). Plus rarement il s'attache au bord du placenta (insertion marginale). Il peut aussi exceptionnellement s'insérer à la paroi de l'œuf en dehors du placenta, et de ce point envoyer de grosses branches vasculaires au placenta (insertion vélamenteuse).

Le cordon ombilical est un organe complexe. Il comprend dans sa composition : 1° la gaine de l'amnios ; 2° un tissu conjonctif abondant qui englobe 3° les vaisseaux ombilicaux (allantoïdiens) ; 4° le pédicule épithélial de l'allantoïde ou ouraque ; 5° les vaisseaux vitellins ou omphalo-mésentériques ; 6° le canal vitellin ou ombilical (fig. 218).

1° La gaine de l'amnios ne peut être isolée que sur une faible longueur à partir de l'insertion placentaire du cordon ; dans le reste de son étendue, elle est soudée au tissu conjonctif sous-jacent (1).

---

(1) Sedg. Minot reconnaît plutôt à la couche épithéliale qui tapisse extérieurement le cordon ombilical, et à laquelle on attribue une origine amniotique, les caractères de l'épiderme fœtal, dont elle serait la continuation.

2° Le tissu conjonctif forme la masse fondamentale du cordon où sont enfouies les autres parties constitutives de l'organe ; il est de nature muqueuse ou gélatineuse et a reçu le nom de *gelée de Wharton*. Il est essentiellement caractérisé par la présence d'une substance fondamentale muqueuse, où sont disséminés des éléments cellulaires, de forme le plus souvent étoilée. Il s'y ajoute de bonne heure des faisceaux conjonctifs qui limitent des mailles remplies par la substance muqueuse, et aussi des fibres élastiques, les uns et les autres d'autant plus abondants que le cordon est plus avancé dans son développement.

3° Les vaisseaux ombilicaux (allantoïdiens) consistent chez

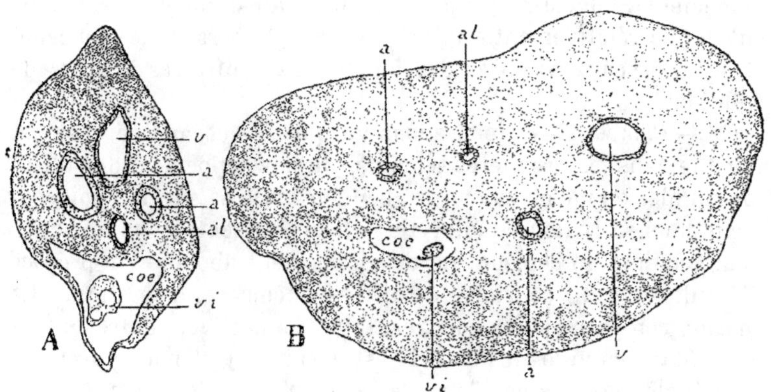

Fig. 218. — *Coupes transversales du cordon ombilical de l'Homme en deux stades différents* (d'après Sedg. Minot).

A. — cordon de la 6ᵉ semaine. — B. cordon du 3ᵉ mois. — v, veine ombilicale. — a, artères ombilicales. — al, pédicule épithélial de l'allantoïde. — coe, coelome. — vi, pédicule du sac vitellin avec ses vaisseaux.

l'Homme au début en deux artères et deux veines. Plus tard, l'une des veines s'atrophie. Les artères sont enroulées en spirale autour de la veine, et unies avant de pénétrer dans le placenta par une anastomose transversale. Elles conduisent au placenta le sang de l'embryon que la veine ombilicale ramène à son point de départ.

4° Le pédicule épithélial de l'allantoïde, l'ouraque, est au premier et au deuxième mois un élément constant du cordon ombilical, et disparaît ensuite. Kölliker et Ahlfeld ont trouvé des vestiges allantoïdiens dans le cordon ombilical à terme, consistant en un cordon épithélial, plein, situé entre les vaisseaux, et qu'il est impossible de suivre sur une grande longueur.

5° Les vaisseaux vitellins ou omphalo-mésentériques ne se trouvent que très rarement, suivant Kölliker, et encore ne peut-on affirmer que c'est bien eux que l'on aperçoit dans le cordon ombilical à la naissance.

6° Il en est de même du canal vitellin, qui devient indistinct de très bonne heure, en perdant comme le canal allantoïdien sa lumière, et se transformant en un tractus épithélial plein. Le canal et les vaisseaux vitellins sont contenus dans un espace d'origine cœlomique, visible seulement dans les premiers temps du développement (Sedg. Minot). Ruge et Ahlfeld, ainsi que Kleinwächter, ont donné relativement à la fréquence de la persistance du canal et des vaisseaux vitellins des indications contraires à celles de Kölliker.

C. — *Chorion.* — Nous avons vu que la vésicule séreuse est revêtue dans les premières semaines du développement de villosités simples ou même rameuses, soit sur toute sa surface, soit seument dans sa région équatoriale ; elle se présente donc de bonne heure comme un chorion. Le développement abondant et précoce des villosités du chorion humain est même caractéristique. Le chorion comprend deux couches, l'une connective, l'autre épithéliale. Mais les villosités dont il est garni sont d'abord purement épithéliales, ainsi que c'était le cas pour l'œuf de Coste. Un peu plus tard, le bourgeon épithélial qui les constitue se montre pourvu d'un axe connectif, comme l'ont vu Ahlfeld, Kollmann, Spee, etc. (voir fig. 207).

L'épithélium du chorion et de ses villosités est constitué par deux couches, que Langhans et Kastschenko ont surtout bien décrites et dont ils ont fait connaître la destinée. 1° La couche superficielle (fig. 219, *p*) est constituée par une zone protoplasmatique, parsemée de noyaux, sans limites cellulaires distinctes ; elle est donc un *plasmodium*. Pour Langhans, cette couche ne tarde pas à tomber. Pour Kastschenko elle est au contraire persistante, et formerait même des prolongements, les uns latéraux, les autres terminaux ; ces derniers joueraient un rôle considérable

dans l'accroissement et la fixation des villosités, en donnant
naissance à des boutons cellulaires particuliers, placés à l'extrémité des villosités, et que l'on avait considérés comme d'origine
maternelle. 2° La couche sous-jacente, *couche cellulaire* de
Langhans (c), est constituée par des éléments de grande taille,
parfaitement délimités. Tandis que Kastschenko ne lui attribue
aucun rôle important, et la regarde même
comme inconstante, cette couche pour
Langhans doit remplacer l'assise plasmodiale qui représente l'épithélium proprement dit. Elle remplira les fonctions
que Kastschenko attribue au plasmodium, et en végétant à l'extrémité des
villosités elle donnera naissance à des
amas ou boutons insulaires qui entrent
en relation avec la muqueuse utérine et
assurent l'adhérence des villosités à cette
dernière. Sur tous les autres points des
villosités et sur le chorion la couche cellulaire disparaît (on la trouve en voie de disparition sur la
fig. 219).

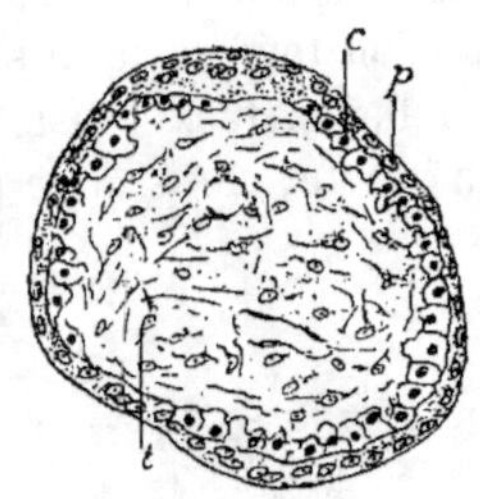

FIG. 219. — *Villosité d'un embryon
humain de 14 millim. sectionnée
transversalement.*

p, couche plasmodiale. — *c*, couche
cellulaire. — *t*, tissu conjonctif.

Les villosités choriales sont d'abord simples ou très faiblement
rameuses (fig. 220, A). Mais elles poussent bientôt des prolongements, formés d'abord par l'épithélium seulement, pourvus
ensuite d'un axe conjonctif, si bien qu'elles prennent l'aspect d'arbuscules (B).

De bonne heure, le chorion et les villosités en particulier sont
vascularisés par les rameaux terminaux des vaisseaux ombilicaux.
Dès la quatrième semaine, le chorion est vasculaire sur toute son
étendue, comme l'ont établi les observations de Coste et de Kölliker.

Mais dès le troisième mois, il s'établit des différences notables
entre la partie du chorion appliquée contre la caduque sérotine
et celle beaucoup plus considérable qui est en contact avec la
caduque réfléchie. Déjà à la fin du premier mois, on pouvait
constater que, dans la première région, les villosités choriales
étaient incomparablement plus développées et aussi plus nombreuses que dans l'autre. Au 3° mois, on observe que les villosi-

tés de la région correspondant à la caduque réfléchie subissent décidément un arrêt de développement. Au contraire, au niveau de la caduque placentaire, les villosités deviennent de plus en plus rameuses, grâce à la production d'une nouvelle poussée de bourgeons villeux ; il se fait aussi sur le chorion lui-même une néo formation de villosités secondaires. La deuxième région choriale a, pour cette raison, reçu le nom de *chorion frondosum* (chorion touffu), tandis qu'on a appelé l'autre *chorion læve* (chorion lisse). L'expression de chorion lisse, prise à la lettre, n'est pas exacte; car si à ce niveau les villosités sont d'importance bien

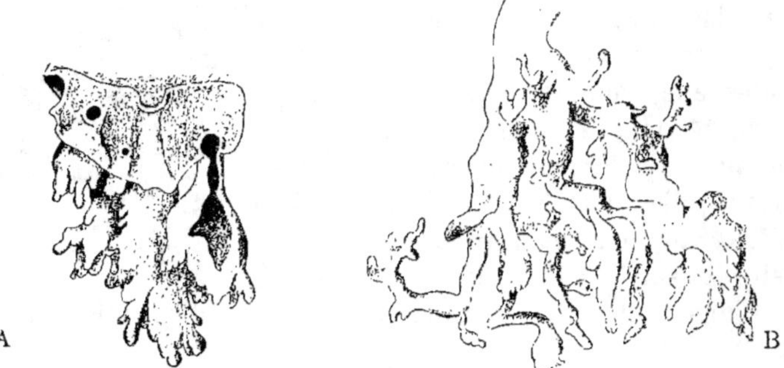

FIG. 220. — *Forme extérieure des villosités du chorion humain,* dans deux œufs d'âge différent.
A, œuf de Coste (d'après COSTE), un peu modifié. — B, œuf du 3ᵉ mois.

moindre qu'à l'endroit du chorion touffu, elles n'en existent pas moins pendant les premiers mois de la gestation. Mais comme elles sont petites et tendent à le devenir de plus en plus, pour s'atrophier à la fin, comme elles sont très écartées l'une de l'autre, elles se distinguent difficilement ; par suite le chorion qui les porte semble lisse (*chl* et *pfchf*, fig. 217).

Bientôt le chorion lisse et le chorion touffu deviennent plus dissemblables encore ; car le chorion lisse et ses villosités cessent de recevoir le sang des vaisseaux ombilicaux, les ramifications terminales de ces derniers s'atrophiant à leur niveau ; il en résulte la dégénérescence graisseuse de l'épithélium chorial et la transformation fibreuse du tissu connectif. Par contre, la vascularisation des villosités du chorion touffu devient de plus en plus riche, et finit par accaparer la totalité du sang fourni par les vaisseaux ombilicaux (voy. fig. 217, *chl*, *pfchf*).

D. — *La muqueuse utérine. Ses modifications. Formation des caduques.* — Avant d'étudier les modifications présentées par la muqueuse utérine pendant la gestation, il est indispensable de rappeler la structure de cette muqueuse, et il est bon de voir quelles transformations elle éprouve pendant la période menstruelle, parce que les changements que la muqueuse subit alors se retrouvent au début de la gravidité.

La muqueuse utérine repose, on le sait, sur une couche musculaire puissante, sans interposition de tissu conjonctif sousmuqueux. Son épaisseur est de 2 millim. environ. Sa surface est, au niveau du corps de l'utérus, qui seul nous intéresse, absolument lisse. Elle est tapissée par un épithélium à cellules cylindriques vibratiles. Elle se compose d'un tissu conjonctif, formé par des faisceaux conjonctifs délicats, entre lesquels se trouvent de nombreuses cellules fusiformes ou étoilées ainsi que des éléments lymphatiques ; le tout est plongé dans une substance fondamentale molle. De nombreuses glandes en tubes, dites « glandes utriculaires », traversent verticalement la muqueuse ; elles sont tapissées par un épithélium pareil à celui de la surface de la muqueuse. La muqueuse reçoit de nombreux vaisseaux sanguins, venus d'artères qui occupent la zone moyenne de la musculeuse ; ces artères fournissent un réseau capillaire qui s'avance jusqu'au-dessous de l'épithélium même.

Les modifications subies par la muqueuse utérine pendant la menstruation ont été surtout étudiées par Léopold, à qui nous emprunterons la description qui suit. L'épaisseur de la muqueuse s'accroît considérablement, de 2 à 6 millim. Les éléments cellulaires s'y multiplient et forment des cellules géantes ; le tissu conjonctif devient plus lâche, plus mou et comme œdémateux. Les glandes s'allongent considérablement ; leur extrémité profonde se dilate. A un certain moment, il se produit une hyperhémie aiguë de la muqueuse, dont les vaisseaux s'élargissent d'autant plus facilement que le tissu mollasse où ils sont plongés ne peut mettre obstacle à leur distension. A travers les capillaires, principalement à la surface de la muqueuse, où ceux-ci sont le plus abondants, il s'opère une diapédèse active ; il s'ensuit un écoulement de sang.

L'épithélium utérin, celui des orifices des glandes et la couche la plus superficielle du chorion de la muqueuse s'éliminent ; mais il ne se produit pas de dénudations profondes et totales, comme on l'a cru (1). L'hémorrhagie terminée, les tissus se raffermissent, et la régénération des parties détruites s'opère.

Suivant l'exemple de Léopold, nous étudierons mois par mois les transformations que subit la muqueuse utérine dans le cours

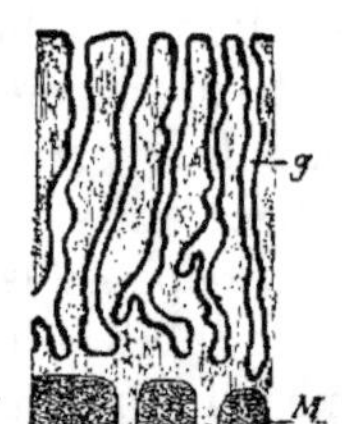

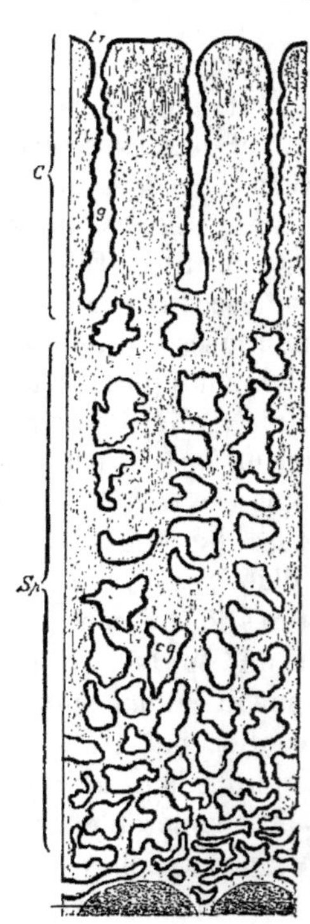

FIG. 221. — *Coupes transversales schématiques de la muqueuse utérine. — A, à l'état de repos. — B, au début de la grossesse,* pour montrer la différence d'épaisseur de la muqueuse dans les deux cas et les modifications de structure qu'elle a subies en B. (d'après KUNDRAT et ENGELMANN).

g, glandes. — *cg*, cavités formées par la dilatation des tubes glandulaires. — *tr*, orifices en entonnoir des tubes glandulaires. — *C*, couche compacte. — *Sp*, couche spongieuse. — *M*, musculeuse.

de la grossesse, en nous servant surtout des faits que Friedländer, Kundrat et Engelmann, et Léopold ont établis.

Au premier mois de la gravidité, la muqueuse utérine augmente considérablement d'épaisseur, ainsi que le montre la figure 221,

(1) Et comme l'a affirmé encore tout récemment S. Minot.

offrant en A la coupe schématique de la muqueuse d'un utérus non gravide, et en B celle d'une muqueuse au premier mois de la gestation. A cette époque, les modifications subies par la muqueuse sont les mêmes au niveau de la caduque vraie, de la caduque réfléchie et de la caduque placentaire. Ce qui frappe tout d'abord, sur une coupe de la muqueuse à cette période, c'est qu'elle se partage en deux couches superposées : l'inférieure est remplie de lacunes, qui lui communiquent un aspect spongieux ; c'est la *couche spongieuse* (fig. 221, *Sp*) de Léopold ; la couche supérieure, beaucoup plus compacte, ne présente en fait de cavités que les lumières des tubes glandulaires ; c'est la *couche compacte* (C) de Léopold, nommée aussi « couche cellulaire ». La texture spongieuse de la couche profonde est due au phénomène suivant : les glandes utérines, au début de la grossesse, de même que nous l'avons vu pendant la menstruation, se sont allongées beaucoup et se sont en même temps dilatées à leur extrémité profonde, en même temps qu'elles se pelotonnaient pour trouver la place nécessaire à leur allongement. Il en résulte que sur une coupe leurs lumières, sectionnées dans tous les sens, figurent une quantité d'espaces irréguliers, d'autant plus nombreux et plus irrégulièrement conformés qu'on examine une région plus profonde de la muqueuse. En raison de l'origine des espaces vides qui la distinguent, la couche spongieuse a reçu de Friedländer le nom de « couche glandulaire ».

Ces cavités sont revêtues par un épithélium bien conservé, dont on peut encore montrer, quoique difficilement, l'existence sur la surface libre de la muqueuse. Dans la profondeur des glandes, l'épithélium est normal ; plus près de la surface, il se montre moins haut et se détache en lambeaux qui s'accumulent dans la lumière glandulaire ; au niveau de l'orifice des glandes, l'épithélium est enfin tout à fait plat et plus ou moins dégénéré.

Le tissu interglandulaire consiste en faisceaux conjonctifs, cellules et vaisseaux sanguins, enfouis dans une substance fondamentale amorphe. Les cellules sont de plusieurs sortes. Il y a surtout de grandes cellules, appelées par Friedländer *cellules déciduales* (cellules de la caduque) ; ces cellules, que Saviotti a également décrites dans la caduque menstruelle, sont de forme variable, le plus souvent cependant arrondie ou polyédrique, fréquemment en voie de division et pourvues de plusieurs noyaux. Ces éléments, qui sont de même nature que les éléments de même nom que nous avons trouvés dans la muqueuse utérine du Lapin et du Chat, ont aussi la même origine. Malgré Turner, Overlach, qui les font provenir des cellules épithéliales de l'utérus, Henning, Langhans qui en font des dérivés des globules blancs, elles ont pour origine des cellules connectives de la muqueuse hypertrophiées et modifiées (Ercolani, Romiti, Waldeyer, S. Minot), qui, comme l'ont montré Kölliker et Waldeyer avoisinent directement les vaisseaux, sans faire cependant partie de leurs parois, et méritent d'être rangées pour cette raison dans le groupe des « cellules périvasculaires ». Outre les cellules déciduales, on trouve encore de petites cellules, qui résultent vraisemblablement de la division des premières, et des éléments lymphatiques.

On le voit, la structure de la muqueuse à cette période initiale de la gestation rappelle de très près celle de la muqueuse pendant la période menstruelle. Dans les deux cas, les glandes utérines sont allongées et dilatées ; l'épithélium des tubes glandulaires et de la surface muqueuse est profondément modifié ; les cellules connectives s'hypertrophient et se multiplient ; les vaisseaux sanguins sont dilatés. Seulement les cellules de nouvelle formation prennent des caractères spéciaux, qui leur ont valu le nom de cellules déciduales, et des rapports particuliers vis-à-vis des vaisseaux autour desquels elles sont disposées, et auxquels elles forment une sorte d'adventice cellulaire.

2° mois. — Les glandes s'allongent et se dilatent de plus en plus, communiquant à la couche profonde de la muqueuse une texture de plus en plus alvéolaire. Les différences s'accentuent de la sorte davantage entre la couche spongieuse et la couche compacte. Cette dernière devient plus dense encore par le fait de la pénétration des villosités fœtales dans son épaisseur.

Mais tandis que la caduque réfléchie et la caduque vraie présentent les caractères qu'on vient de voir, la caduque sérotine prend une structure différente. Cela est dû à ce que les vaisseaux au niveau de la caduque sérotine se dilatent beaucoup dans la couche compacte, et forment de larges espaces capillaires qui entrent dans des rapports intimes avec les villosités choriales, comme nous le verrons plus tard.

3° et 4° mois. — Les différences s'accentuent entre la caduque vraie et la caduque réfléchie d'un côté et la sérotine de l'autre. De plus, la caduque réfléchie, dont jusqu'ici la structure était identique à celle de la caduque vraie, commence à subir des modifications atrophiques. Désormais donc, l'évolution des unes et des autres doit être examinée séparément.

Dans la caduque vraie, les glandes, dont la dilatation a fait des progrès considérables, se sont transformées jusqu'au-dessous de la surface de la muqueuse en larges espaces ; les orifices glandulaires ont cessé d'être visibles. Il en résulte que la caduque vraie ressemble plutôt à un système lacunaire qu'à une muqueuse munie de ses glandes. Tous les espaces ainsi formés sont encore revêtus par l'épithélium glandulaire ; seulement celui-ci est différent suivant qu'on examine les espaces situés le plus profondément et ceux qui sont le plus superficiels. Tandis qu'au niveau de ces derniers l'épithélium est très modifié et devient une bordure de cellules plates, il conserve dans les espaces profonds, issus des culs-de-sac des glandes, ses caractères primitifs, destiné qu'il est à régénérer tout l'épithélium utérin. L'importance de la couche compacte devient en somme, dans la caduque vraie, de plus en plus faible au profit de la couche spongieuse.

La caduque réfléchie s'amincit considérablement ; toutes ses glandes disparaissent, sauf là où elle se continue avec la caduque vraie et la sérotine. L'épaisseur de la caduque réfléchie tombe bientôt à 1/2 millim. En même temps, repoussée excentriquement de plus en plus par l'accroissement de l'œuf, la caduque réfléchie se rapproche de plus en plus de la face interne de la caduque vraie, l'espace qui les séparait et qui d'abord était considérable tendant à diminuer toujours davantage.

Au niveau de la sérotine, les espaces glandulaires de la couche spongieuse s'aplatissent de plus en plus, soumis qu'ils sont à la pression due à l'augmentation du placenta en épaisseur ; les cellules épithéliales glandulaires se modifient et se détruisent ici plus encore que dans la caduque vraie, se désagrègent et se détachent du tissu connectif sous-jacent, pour tomber dans la cavité

glandulaire. Friedländer toutefois et d'autres auteurs à sa suite
prétendent avoir trouvé aux espaces glandulaires à cette période
un revêtement continu de cellules épithéliales cylindriques ;
Heinz par exemple a confirmé pour cette époque les observations
de Friedländer. Kölliker, Rüge, au contraire, n'ont pas retrouvé
d'épithélium intact dans les espaces glandulaires de la sérotine
au quatrième mois, et il est à peu près généralement reconnu
qu'au terme de la grossesse cet épithélium fait absolument défaut.

5° mois. — La caduque réfléchie et la caduque vraie sont
soudées l'une à l'autre, sans interposition des couches épithéliales
qui les revêtaient ; celles-ci ont en effet antérieurement disparu.
La caduque réfléchie montre encore çà et là quelques lumières

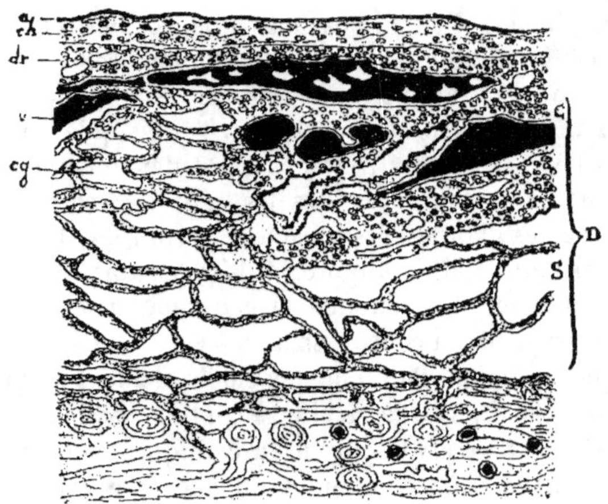

Fig. 222. — *Coupe transversale des enveloppes de l'œuf et de la matrice, vers le bord du placenta,
au 6° mois de la grossesse* (d'après LÉOPOLD).

D, caduque vraie comprenant : *S*, la couche spongieuse ; *C*, la couche compacte ou cellulaire déjà fort
spongieuse elle-même. — *dr*, caduque réfléchie. — *ch*, chorion. — *a*, amnios. — *v*, vaisseaux sanguins de la couche compacte. — *cg*, cavités glandulaires dilatées.

glandulaires ; elle est encore pourvue de vaisseaux, qui d'ailleurs
ne vont pas tarder à disparaître. Dès lors les caduques vraie et
réfléchie ne peuvent être que difficilement distinguées et séparées l'une de l'autre.

D'autre part, le chorion étant adhérent à la caduque réfléchie, et l'amnios au chorion (fig. 222, *dr, ch, a*), on comprend qu'en incisant la matrice, on intéresse du même coup les enveloppes ovulaires, et que l'on tombe directement et d'emblée dans la cavité amniotique.

Au niveau de la sérotine, les capillaires énormément dilatés constituent, entre les villosités qui ont pénétré dans le tissu de la caduque, de vastes sinus sanguins, que l'on appelle les *sinus intraplacentaires*. Les cellules déciduales par leur prolifération ont donné naissance à des « cellules géantes », pourvues de dix à vingt noyaux ; ces éléments sont situés de préférence au voisinage des vaisseaux et dans la couche compacte, mais disséminés aussi dans les travées qui séparent les alvéoles de la couche spongieuse, et jusqu'entre les faisceaux de la couche musculaire. C'est à cette époque que s'ajoute au système des veines efférentes du sang maternel une veine puissante, qui occupe le bord du placenta et règne sur tout son pourtour ; de là les noms de *veine marginale, sinus marginal* qui lui ont été donnés.

6° et 7° mois. — La caduque réfléchie, privée de glandes et de vaisseaux, quoique soudée à la caduque vraie (fig. 222) en peut néanmoins être distinguée, bien que difficilement. Dans la caduque vraie, la couche compacte est beaucoup plus mince que la couche spongieuse. Celle-ci est formée de cavités élargies horizontalement, séparées par des septa où rampent des artères à trajet spiroïde, et où les cellules déciduales abondent ; ces cavités, sauf les plus externes où le revêtement épithélial a été conservé, ne renferment qu'un détritus épithélial.

La sérotine est devenue plus mince, en apparence tout au moins, sous la pression du développement de plus en plus important du placenta. En réalité la réduction ne porte que sur la couche spongieuse, dont les aréoles tendent à s'effacer en s'aplatissant de dehors en dedans. Au contraire, la couche compacte est devenue extrêmement épaisse, par suite de la distension extrême des capillaires qu'elle contient, devenus des sinus sanguins intraplacentaires gigantesques ; ainsi texturée, la couche compacte ne mérite plus son nom ; car elle est, de par les espaces sanguins qui la constituent surtout, très molle et très spongieuse.

8° et 9° mois. — En cette période, l'amincissement de la caduque vraie a fait des progrès considérables par suite de l'effacement des espaces de la couche spongieuse (fig. 223, *cg*). Au niveau de la sérotine, les espaces sanguins intervilleux, tout aussi bien que les veines qui en partent, se sont dilatés au maximum. C'est à ce moment que les veines appelées aussi *sinus utérins* présentent un phénomène intéressant, une « thrombose spontanée », décrite pour la première fois par Friedländer : « déjà au 8ᵉ mois de la grossesse, mais dans une plus forte proportion à l'époque du terme normal, une grande partie des sinus utérins placés au des-

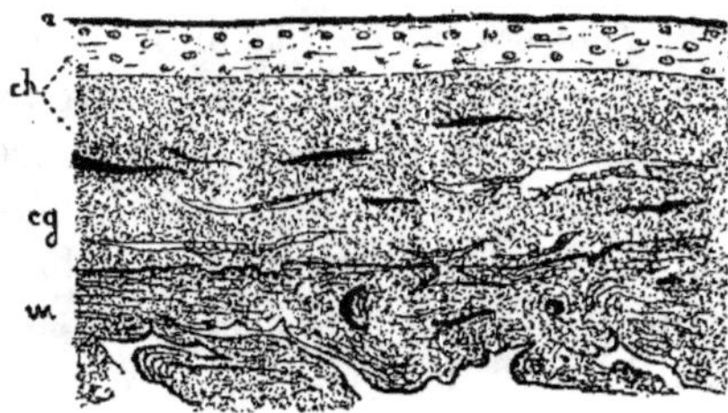

FIG. 223. — *Coupe de la paroi utérine et des enveloppes ovulaires au 9ᵉ mois* (d'après LÉOPOLD).
a, amnios. — *ch*, chorion, intimement soudé au tissu utérin. — *cg*, couche spongieuse de la caduque vraie fort réduite. — *m*, musculeuse.

sus de la région placentaire s'oblitèrent par accumulation de grandes cellules granuleuses, par coagulation du sang, et par formation d'un tissu conjonctif jeune ; ils deviennent alors impraticables au courant sanguin ».

E. — *Rapports du chorion et de la caduque utérine. Formation et structure du placenta.* — A présent que nous connaissons la structure du chorion et les modifications que subit la muqueuse utérine dans le cours de la grossesse, il nous faut examiner comment s'établissent entre l'un et l'autre les rapports intimes qui ont pour conséquence la formation du placenta, et voir ensuite quels sont, dans un placenta complètement développé, ces rapports.

Nous savons que le chorion se différencie en deux régions, le chorion lisse et le chorion touffu, et qu'il est entouré par la capsule du fruit, laquelle se compose de la caduque réfléchie et de la caduque sérotine.

Il nous faut examiner séparément : *a*) les relations du chorion lisse avec la caduque réfléchie ; *b*) celles du chorion touffu avec la caduque sérotine ; *c*) la structure et la configuration du placenta à terme.

a) Rapports du chorion lisse avec la caduque réfléchie. — Ces rapports sont simples, et leur étude préparera celle des dispositions beaucoup plus compliquées qui existent dans la région placentaire.

On a vu plus haut qu'il ne paraît pas y avoir d'adhérence bien solide des villosités choriales à la muqueuse utérine. Les villosités viennent s'accoler à la surface inégale de celle-ci, dénudée de son épithélium, sans s'enfoncer tout d'abord dans sa profondeur. Contrairement à ce qu'ont pensé Jassinsky, Winkler, Reichert, les villosités ne paraissent pas pénétrer dans la cavité des glandes. C'est ce qui résulte des observations de Kölliker, Kundrat et Engelmann, Léopold, Langhans et de celles de Kollmann et d'Ahlfeld portant sur des stades plus jeunes, faites du 1ᵉʳ au 2ᵉ mois de la gestation. Cependant Heinz récemment a constaté la pénétration des villosités dans les glandes, et Gottschalk a confirmé le fait sur un œuf de la 5ᵉ semaine. La question doit donc être provisoirement réservée, bien que la majorité des auteurs se prononcent en faveur d'une fixation toute superficielle de l'œuf à la muqueuse utérine.

Les villosités choriales, si elles ne s'enfoncent pas dans des dépressions correspondantes de la muqueuse, telles que des glandes, devront en se développant écarter nécessairement l'un de l'autre le chorion et la muqueuse ; il régnera donc entre les deux un espace en forme de fente, où les villosités seront logées. Plus tard, cette fente disparaît entre le chorion et la caduque réfléchie, comblée par une masse cellulaire sur l'origine de laquelle on a soutenu deux opinions différentes.

Pour les uns, la masse de cellules, grâce à laquelle le chorion et la caduque réfléchie s'accolent et deviennent continus sur toute leur étendue, est produite par l'épithélium des villosités. Langhans a précisé l'origine de ces formations de remplissage. « La « couche cellulaire » du chorion lisse, dit-il, primitivement simple devient stratifiée ; cette stratification, d'abord localisée vers la fin du deuxième mois sous la forme d'îlots, devient continue au quatrième mois ; la masse cellulaire ainsi formée entoure les villosités ; et, quand l'épithélium de celles-ci a disparu, elle établit entre le chorion et ses villosités d'une part, la caduque réfléchie de l'autre, une adhérence complète (1). »

D'autres auteurs se sont fait une tout autre idée du processus par lequel le chorion lisse se soude à la caduque réfléchie, et par suite médiatement à la caduque vraie bientôt fusionnée avec la précédente. Ils ont pensé que la masse cellulaire grâce à laquelle la soudure s'opère est fournie, non plus par les villosités, mais par la caduque qui végète et joue le rôle actif dans le phénomène qui nous occupe. Nous retrouverons la même divergence d'opinions, à propos des rapports chorio-maternels dans la région placentaire.

A la naissance, le chorion lisse entraîne avec lui la caduque réfléchie et la majeure partie de la caduque vraie. La déchirure, par laquelle l'œuf est libéré de ses connexions avec la matrice, passe par la couche spongieuse de la caduque vraie, et partage cette couche en deux. La partie profonde, demeurée adhérente à la musculeuse, où, comme nous l'avions vu, l'épithélium des espaces glandulaires avait conservé ses caractères normaux, servira à la régénération de la muqueuse.

b) *Rapports du chorion touffu avec la caduque placentaire. — Développement du placenta.* — Les relations du chorion touffu avec la caduque placentaire ou sérotine sont bien autrement complexes et difficiles à comprendre que celles que l'on vient de voir. Aussi conçoit-on que ces relations soient encore aujourd'hui l'objet de discussions, que bien des points soient encore obscurs dans le développement et la structure du placenta humain, et que par suite le type morphologique du placenta ne soit pas encore nettement déterminé.

Pour comprendre la genèse et la constitution définitive du placenta, il nous faut revenir d'abord sur la structure du chorion touffu. Nous avons vu qu'il se distingue par la puissance de ses villosités. Celles-ci s'élèvent, réunies en bouquets ou *cotylédons*, au-dessus de la membrane du chorion, la *membrana chorii*, dans laquelle rampent les principales branches des vaisseaux ombili-

---

(1) On se rappelle que pour Langhans la couche superficielle, plasmodiale, de l'épithélium chorial se détruit, la couche profonde, cellulaire, persistant seule.

caux. Les villosités, dont le caractère richement rameux a déjà été signalé, consistent : d'abord, en troncs qui se dirigent en ligne droite du chorion au tissu utérin, où ils s'enfoncent par l'une de leurs extrémités en s'y attachant solidement, comme nous allons le voir ; secondement, en nombreuses branches latérales qui naissent à angle droit ou aigu des branches principales et se ramifient à leur tour. Parmi les branches latérales, il en est un certain nombre qui se comportent comme les troncs principaux, se fixant aussi au tissu décidual, tandis que les autres se terminent librement, en plongeant dans les espaces où circule le sang maternel. Kölliker a donné aux premières le nom de *crampons* et a appelé les autres *prolongements libres* (voy. pl. IV, fig. 3, *v*).

Il est intéressant de connaître de quelle façon les villosités, et plus particulièrement les crampons, se fixent au tissu utérin.

Tout d'abord quels sont les éléments par l'intermédiaire desquels la fixation des villosités est établie ; quel est, en d'autres termes, le moyen de fixation ? Des manières de voir différentes ont été émises à ce sujet par les auteurs, sous l'empire de l'idée qu'ils se faisaient du rôle général joué par les tissus fœtaux ou maternels dans l'édification du placenta.

Les uns en effet, comme Langhans, Turner, ont pensé que l'adhérence des villosités à la caduque se faisait grâce à des végétations de cette dernière. Langhans décrivit des bourgeons insulaires du tissu utérin se produisant au niveau des extrémités des villosités et de leurs branches. Turner a observé des tractus filamenteux et nucléés, attachés d'une part à la pointe des villosités, de l'autre au tissu utérin, et figurant de véritables racines adhésives ou crampons ; il en fait des dérivés de la caduque (voy. pl. III, fig. 6, E).

Pour d'autres, c'est l'épithélium des villosités qui prolifère pour fournir le moyen de fixation à la sérotine. Ainsi Langhans, après avoir soutenu l'opinion qui précède, admit que la couche cellulaire de l'épithélium végète en des points localisés aux extrémités des villosités, en donnant naissance à des boutons qui, une fois la couche superficielle de l'épithélium (épithélium proprement dit de Langhans) détruite, se mettent en rapport intime avec le tissu décidual correspondant ; sur tous les autres points du chorion touffu, la couche cellulaire disparaît. Pour Kastschenko, les boutons cellulaires que l'on trouve à l'extrémité des villosités viennent non pas de la couche cellulaire, mais de l'épithélium du chorion ; celui-ci servirait ainsi à constituer une formation qui par sa situation semble appartenir au tissu utérin.

Dans une troisième opinion, défendue par exemple par Léopold, Gottchalk, l'union chorio-utérine est établie concurremment par les villosités et le tissu utérin, qui, suivant la comparaison de Léopold, se pénètrent réciproquement comme les doigts des deux mains enlacées. Soit une villosité bifurquée ; la sérotine en proliférant, remplit l'espace compris entre les branches de bifurcation de la villosité. On trouve, d'après Gottschalk, dans le tissu décidual, à l'extrémité des villosités, de nombreuses cellules géantes, qui paraissent jouer un rôle dans la fixation de ces dernières. Quant aux villosités, leurs extrémités sont élargies et constituent des bourgeons riches en noyaux, ce qui montre que l'épithélium chorial, loin de s'atrophier, est en voie de prolifération active à ce niveau. Des extrémités dilatées des villosités partiraient des bandes plasmatiques fixées directement à la sérotine.

Enfin, d'autres observateurs, tels que Heinz, admettent que la villosité plonge directement dans le tissu décidual, et qu'elle perd même son épithélium à mesure qu'elle s'enfonce dans ce tissu, avec lequel son axe connectif et ses vaisseaux sont en contact direct.

Quant au mode de fixation, il parait pouvoir se faire de différentes façons. Ainsi Rüge a constaté que les villosités ou bien s'attachent simplement à la surface de la caduque, ou bien pénètrent dans son épaisseur pour s'y terminer rapidement en massue, ou enfin s'y enfoncent profondément. Pour Gottschalk, les villosités pénètrent dans les orifices glandulaires, se logent dans des dépressions de la muqueuse autres que les glandes, et enfin se fixent à l'extrémité de végétations papillaires de la caduque. L'épithélium glandulaire se détruirait à mesure que la villosité s'enfonce dans la lumière glandulaire ; là où les villosités n'ont pas encore pénétré, l'épithélium se multiplierait, et émettrait des bourgeons comme pour aller au-devant des villosités. Heinz, qui a également observé la pénétration de villosités dans les glandes, dit que les villosités, une fois l'épithélium glandulaire tombé, perforent la paroi glandulaire pour se souder au tissu décidual ambiant, de la même façon qu'elles le font ailleurs.

Dans chaque arbuscule chorial rampe une puissante branche d'une artère ombilicale qui se ramifie parallèlement à la villosité. Les capillaires formés par ces rameaux artificiels sont absolument superficiels, sous-jacents à l'épithélium et à la couche cellulaire. Le sang est recueilli par des veines qui se réunissent dans le tronc de la villosité en une veine unique plus grosse. Le système vasculaire du placenta fœtal, c'est-à-dire des villosités choriales, est ainsi complètement clos ; il en résulte qu'il ne peut se faire de mélange du sang fœtal avec le sang maternel, comme on l'avait cru autrefois, mais qu'en raison de la situation superficielle des vaisseaux fœtaux dans les villosités et de la proximité

très grande des vaisseaux maternels, l'osmose liquide et gazeuse
est des plus faciles.

A propos de la structure des villosités choriales une question
importante doit encore être soulevée. Persiste-t-il à la surface de
l'axe connectif de la villosité, dans le placenta complètement
développé, et tout au moins dans toute l'étendue de la villosité
qui n'est pas entourée par le tissu décidual, une assise épithéliale, que celle-ci soit formée par la couche cellulaire ou par la
couche plasmodiale de la villosité? Ercolani, Turner, Romiti ont
répondu négativement. Kölliker, Langhans, Léopold, Kastschenko
et la plupart des auteurs après eux admettent au contraire la persistance d'un revêtement cellulaire d'origine fœtale à la surface
des villosités.

Ayant acquis ces notions sur la structure et les rapports, primitivement simples, des villosités, et munis d'autre part des renseignements que nous a donnés l'étude des transformations dont la
caduque sérotine est le siège (voy. p. 432 et suiv.), nous pouvons
aborder l'examen des relations beaucoup plus complexes qui s'établissent plus tard entre ces deux formations.

Il est très généralement reconnu qu'il existe entre le chorion
touffu et la caduque placentaire, de même qu'entre le chorion lisse
et la caduque réfléchie, une fente. Il est évident alors que, les villosités venant plonger dans cette fente, et la traversant pour s'accoler au tissu utérin, il doit exister dans l'intervalle des villosités
entre elles, la membrane du chorion et la surface de la muqueuse,
des espaces, si minimes soient-ils, que nous pourrons appeler
espaces intervilleux (« espaces intra-placentaires » de Kölliker),
absolument vides, au niveau desquels le tissu décidual et les villosités ne sont pas en contact, et qu'une formation quelconque
pourra par conséquent remplir ultérieurement (fig. 224, 1).

Cela étant, deux processus peuvent être admis, qui nous conduiront tous deux aux dispositions définitives que présente le
placenta. Ces deux processus ont été tour à tour invoqués pour
expliquer la formation de cet organe (1).

(1) Ces processus sont en partie hypothétiques. Car la science ne possède pas d'observations, formant une série ininterrompue et sans lacunes, sur la question du développement du placenta.

1° On peut penser d'abord que les rapports étroits chorio-maternels qui caractérisent le placenta se peuvent établir de telle sorte que « les villosités et le tissu de la caduque se pénètrent réciproquement comme les doigts étendus des deux mains enlacées » (Léopold). A cet effet, non seulement les villosités vont au-devant du tissu décidual et se confondent avec lui ; mais encore, comme nous l'a appris l'étude des modifications que subit la caduque utérine suivant Léopold, celle-ci envoie entre les villosités des bourgeonnements.

Dans la figure 224, les bourgeons du tissu utérin s'avancent

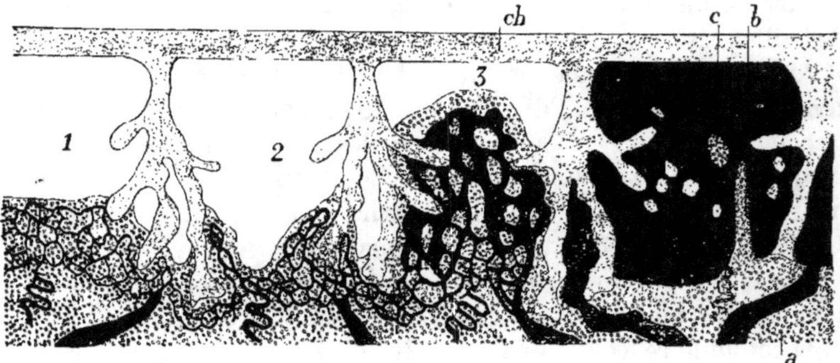

FIG. 224. — *Figures schématiques du développement du placenta* (faites en partie d'après les données de LÉOPOLD) (1).

1-4, stades successifs du développement.

1. Attache d'une villosité au tissu maternel ; celui-ci renferme un simple réseau capillaire.

2. Le tissu décidual prolifère le long des villosités dans l'espace intervilleux qu'il tend à remplir.

3. Le tissu décidual, dont le réseau capillaire est fortement dilaté, remplit presque complètement l'espace intervilleux.

4. Tout l'espace intervilleux est occupé par les vaisseaux maternels ; il ne reste que quelques parties de tissu décidual ménagées par l'ectasie vasculaire.

ch, chorion. — *a*, reste de la sérotine sous forme d'une bande de tissu. — *b*, prolongements de cette bande ou cloisons placentaires intercotylédonaires. — *c*, îlots maternels. Le chorion et les villosités sont gris clair ; les vaisseaux maternels sont noirs ; le tissu décidual est rempli de cellules arrondies.

(1) Nous avons cru ne pas devoir présenter des schémas absolument conformes à la manière de voir de Léopold. Pour cet auteur, en effet, il n'y a pas d'espaces intervilleux primitifs, et ceux-ci n'existent que secondairement, constitués alors par les vaisseaux colossalement ectasiés. Cette assertion est en désaccord avec les observations d'œufs humains jeunes, où le chorion est couvert de longues villosités, à peine enfoncées dans la caduque, et où, par conséquent, il existe dès le début des espaces intervilleux. Pour que la figure réponde exactement à la description de Léopold, il suffit d'y réduire à l'état de fentes les espaces intervilleux 1 et 2.

déjà le long des villosités dans l'espace intervilleux 2 ; ces bourgeons renferment d'ailleurs un prolongement du réseau capillaire de la caduque. Le bourgeonnement utérin continuant à se faire, et d'autre part, ainsi que nous l'avons vu plus haut, les capillaires subissant à l'intérieur de la masse des cellules déciduales une dilatation considérable, nous obtenons l'image représentée en 3 dans la figure 224. En dilatant au maximum les différentes branches du réseau capillaire, celles-ci deviendront confluentes, le réseau se transformera en un lac sanguin, et nous aurons l'aspect offert (fig. 224, 4). On conçoit toutefois que, quelle que soit la distension des vaisseaux, il persiste à l'extérieur, du côté de la musculeuse une mince bande de tissu sérotinien, qui représentera désormais la caduque sérotine tout entière ; on comprend aussi bien qu'il puisse se conserver çà et là quelques masses de tissu maternel, soit sous la forme de prolongements de la caduque, figurant des sortes de cloisons placentaires incomplètes que nous retrouverons plus tard, soit sous l'aspect de masses insulaires, découvertes par Langhans et étudiées par Heinz, qui paraissent isolées de toutes parts.

Telle est, essentiellement et avec une restriction (voir la note), l'opinion de Virchow, Turner, Ercolani, Léopold, Colucci, etc.

2° Dans la deuxième manière de voir, les phénomènes se passent tout autrement. Il existe bien ici des espaces intervilleux qui n'ont au début aucune relation avec le système vasculaire maternel. Mais plus tard, ces espaces, au lieu d'être remplis par les vaisseaux de la mère dilatés à l'extrême, sont envahis secondairement par le sang maternel seulement. L'inondation sanguine des espaces intervilleux peut s'opérer d'ailleurs de deux manières différentes. On peut supposer que la mince couche cellulaire qui recouvre le réseau capillaire maternel (fig. 224, 2 et 3) se détruit, et qu'alors le sang maternel peut faire irruption dans les espaces intervilleux. On peut penser aussi que le tissu de la caduque ayant proliféré de façon à envelopper presque complètement les villosités, ces dernières, en proliférant de leur côté et fournissant des ramifications secondaires, « rongent de toutes parts et détruisent partiellement le tissu du placenta maternel, provoquant ainsi l'ouverture des vaisseaux de celui-ci, et, comme conséquence nécessaire, l'arrivée graduelle du sang maternel dans les espaces que les villosités

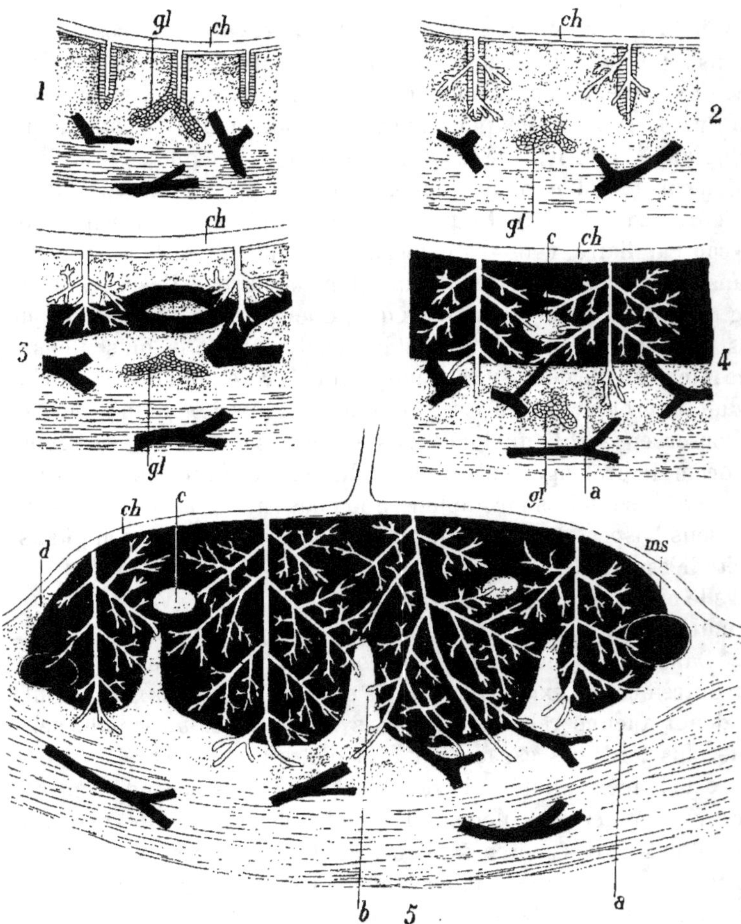

Fig. 225. — *Figures schématiques du développement du placenta* (d'après HEINZ, un peu modifiées).

1-4, stades successifs du développement ; 5, état adulte.

1. Les villosités pénètrent dans les glandes.

2. Les villosités perforent la paroi glandulaire et s'enfoncent dans le tissu décidual ambiant.

3. Les villosités plongent dans les vaisseaux maternels ectasiés.

4. Les villosités ont complètement rongé la partie superficielle de la sérotine ; il ne persiste que quelques îlots de tissu maternel au milieu des villosités ; les vaisseaux maternels érodés ont déversé leur sang dans les espaces intervilleux.

5. Placenta adulte. Les espaces intervilleux sont très vastes, remplis par le sang maternel.

a, reste de la sérotine sous forme d'une bande de tissu. — *b*, prolongements de cette bande, ou cloisons placentaires intercotylédonaires. — *c*, îlots maternels. — *d*, caduque placentaire sous-choriale de Kölliker. — *ch*, chorion. — *v*, sinus veineux marginal. Le chorion et les villosités sont en clair ; les vaisseaux maternels sont noirs ; le tissu décidual est rempli de cellules arrondies.

laissent entre elles » (Kölliker). Les cloisons placentaires et les
îlots maternels, dont l'opinion précédente expliquait le mode de
formation, sont considérés ici comme des parties ménagées par
l'érosion. Telle est la manière de voir soutenue, avec quelques
variantes, par Kölliker, Langhans, Heinz.

Heinz mérite dans cette catégorie une place spéciale. Partant de
ce fait que le chorion est intimement appliqué contre la caduque,
et qu'il n'existe pas d'espaces intervilleux primitifs, même très
peu étendus, il admet que les villosités s'enfoncent profondément
dans le tissu utérin, en pénétrant principalement dans les glandes
(fig. 225, 1). Les villosités ensuite perforant la paroi glandulaire (2)
rongent le tissu maternel environnant (3), et n'en laissent plus que
des vestiges insignifiants qui se conservent sous la forme de travées ou d'îlots, tandis que par suite de la destruction du tissu ont
pris naissance de vastes cavités, les espaces intervilleux (4). Les
parois des vaisseaux maternels peuvent être corrodées comme le
tissu décidual lui-même, si bien que les villosités plongent dans les
vaisseaux, qui en même temps sitôt ouverts déversent le sang
dans les espaces intervilleux. Par la végétation incessante des villosités le tissu décidual, les glandes et les vaisseaux se trouvent
comprimés et détruits, si bien qu'à la fin de la grossesse il ne reste
plus de l'épaisse sérotine primitive qu'une bande épaisse de 1/2 à
1^{mm} (5, a), des prolongements trabéculaires de celle-ci plongeant
dans les espaces intervilleux (b), et des îlots perdus au milieu du
sang qui remplit ces espaces (c). Les villosités fœtales envahissent
et détruisent à mesure les tissus maternels, comme en somme le
ferait une tumeur maligne.

Voyons rapidement quelles raisons on peut faire valoir en
faveur de l'une ou l'autre des deux opinions principales.

A. — La première hypothèse s'accorde bien mieux que la seconde
avec les données de l'anatomie générale (O. Hertwig). Si en
effet nous nous rallions à la première, nous admettons simplement que les capillaires de la caduque, en se dilatant beaucoup,
se transforment en un système caverneux. C'est là un fait qui se
rencontre bien ailleurs, et qui caractérise en particulier les organes
érectiles. Que si nous adoptons au contraire la deuxième manière
de voir, nous sommes obligés d'admettre avec Langhans que le

sang maternel, quand il circule dans les espaces intervilleux, a
un trajet extra-vasculaire. Or c'est un phénomène sans analogie
dans l'organisme que de voir des espaces situés en dehors des
voies sanguines être employés à devenir parties constituantes du
système vasculaire. Cette deuxième hypothèse nous oblige en
outre, si nous ne voulons pas reconnaître que les capillaires se sont
dilatés, comme le veut la première opinion, au point de remplir
les espaces intervilleux, à avouer que les capillaires font défaut
dans le placenta utérin entre les artères et les veines ; ce serait là
une disposition anatomique exceptionnelle.

B. — L'étude anatomo-microscopique du placenta complètement
développé a fourni aux partisans de l'une et de l'autre opinion
des faits en faveur de leur manière de voir. Quelles sont en particulier les couches cellulaires qui séparent les villosités du sang
maternel ?

Si le premier processus que nous avons décrit existe réellement, si les vastes lacs sanguins de la mère ne sont que les
capillaires énormément dilatés au sein du tissu décidual, les villosités, indépendamment de leur revêtement épithélial propre (épithélium ou couche plasmodiale et couche cellulaire), doivent être
tapissées par l'endothélium vasculaire des lacs sanguins, et même
par une couche de tissu décidual, si mince soit-elle. Il est difficile
d'admettre en effet que, lors de la distension du tissu décidual
par les capillaires maternels élargis, il n'ait persisté entre ceux-ci
et les villosités aucun vestige du tissu utérin. Or autour des villosités, on ne trouvait dans le placenta adulte qu'une seule couche
de cellules épithéliales cubiques, ou du moins toute description
accordant aux villosités une seconde couche d'éléments de revêtement était laissée de côté. Que représentait cette couche épithéliale ? C'est ici que les opinions se partagèrent : les uns, tels que
Turner, Ercolani, admirent qu'il n'est autre qu'un vestige du
tissu maternel, l'épithélium propre des villosités ayant disparu
de bonne heure ; les autres, comme Kölliker, Léopold, Langhans,
Kastschenko, le regardèrent comme d'origine fœtale, l'attribuant
soit à la couche cellulaire (Langhans), soit à la couche plasmodiale des villosités (Kastschenko). En tout cas, même ceux (Turner, Ercolani) qui faisaient du revêtement des villosités un dérivé

de la caduque, n'y voyaient point l'endothélium des vaisseaux
maternels, mais soit l'épithélium utérin, soit une couche de cellules déciduales.

Pour les partisans de l'opinion d'après laquelle les espaces intervilleux sont des vaisseaux maternels ectasiés, l'absence de tout
endothélium sur les villosités était un obstacle sérieux. Ils l'ont
tourné en admettant que les villosités fœtales secondairement
formées perforent la paroi endothéliale vasculaire (que par suite
on ne peut plus trouver à leur surface), et sont ainsi baignées
directement par le sang.

Cependant, on avait pu trouver soit sur le placenta adulte, soit
en des stades jeunes de l'évolution de cet organe, deux couches
épithéliales autour des villosités. De nouveau les uns (Langhans,
Kastschenko, Kupffer, Minot, Spee) déclarèrent avoir affaire à deux
couches d'origine fœtale, l'une étant la couche plasmodiale, l'autre
la couche cellulaire des villosités ; les autres (Tafani, Romiti) en
firent deux assises maternelles, dont l'une endothéliale ; Winkler
considéra la couche interne comme fœtale, la couche superficielle
· comme maternelle.

Keibel enfin, étudiant un œuf humain de la 4ᵉ semaine, montra,
à la surface des deux couches épithéliales d'origine fœtale décrites
par Langhans, Kastschenko, Spee, un endothélium, et admit que
cet endothélium se prolonge sur la face utérine du chorion et sur
la face fœtale de la caduque. En ce dernier endroit, Winkler avait
il y a longtemps déjà décrit un revêtement endothélial, dont
Léopold et Kölliker avaient admis l'existence çà et là, et que
Waldeyer constata ensuite directement. Il est d'ailleurs possible
que sur les villosités l'endothélium trouvé par Keibel disparaisse
plus tard, comme le suppose Keibel lui-même.

En résumé, deux couches cellulaires d'origine fœtale entourent les
villosités ; une seule (vraisemblablement la couche plasmodiale)
persiste plus tard. Un endothélium maternel recouvre l'épithélium
fœtal à son tour ; il peut d'ailleurs disparaître dans la suite. Sur
la face utérine du chorion et sur la face choriale de la caduque
cet endothélium paraît exister également, d'une façon continue ou
non. Ces faits plaident en faveur de la première des deux opinions
exposées plus haut.

C. — Examinons, pour terminer cette discussion, comment nous pouvons nous représenter les phénomènes de développement du placenta de l'Homme en les comparant à l'évolution placentaire que nous connaissons le mieux, celle du Lapin, et voyons si l'une ou l'autre des deux manières de voir exposées ci-dessus sera particulièrement favorisée par cette comparaison. Chez le Lapin comme chez l'Homme, l'épithélium utérin tombe, les glandes s'effacent, et le chorion se soude au tissu utérin dénudé. Mais cette soudure se fait chez le Lapin par une surface choriale étendue et à peu près lisse ; chez l'Homme elle s'effectue seulement à l'extrémité d'un certain nombre de villosités, ce qui tient à la précocité et à la puissance du développement de l'appareil villeux du chorion dans ce type. Les villosités sont recouvertes dans un cas comme dans l'autre par deux couches épithéliales, la couche superficielle, plasmodiale, paraissant jouer le rôle essentiel dans la fixation des villosités et persister au détriment de l'autre qui se détruit vraisemblablement. L'ectoplacenta ne se comportait pas autrement chez le Lapin. Ainsi tapissées, les villosités s'enfoncent, comme l'ectoplacenta du Lapin, dans le tissu décidual, tout en se ramifiant, de même que le faisait la masse ectoplacentaire. La caduque éprouve chez l'Homme et chez le Lapin les mêmes transformations histologiques, et présente en particulier la même ectasie vasculaire. Son expansion est seulement plus limitée chez le Lapin que chez l'Homme, où elle trouve pour s'accroître les espaces intervilleux. Il en résulte que, tandis que chez le Lapin c'est l'ectoplacenta qui marche (à part la végétation première de la muqueuse utérine qui a donné naissance aux saillies cotylédonaires) au-devant de la caduque, chez l'Homme les villosités et le tissu utérin se pénètrent réciproquement, et vont au-devant l'un de l'autre. Arrivées au contact des vaisseaux maternels, les masses ectoplacentaires du Lapin les entouraient, l'endothélium vasculaire disparaissait, et la couche plasmodiale de l'ectoplacenta se substituait à lui, en se disposant plus tard en une lame endothélioïde. Chez l'Homme, les villosités se laissent entourer par les vaisseaux maternels énormément dilatés ; l'endothélium de ces derniers, présent tout d'abord (observation de Keibel), disparaît vraisemblablement ensuite, par suite de cette influence

mal connue qu'exercent ici sans doute les tissus fœtaux comme
chez le Lapin. Point n'est besoin donc de faire intervenir la perforation des parois vasculaires par les villosités pour expliquer
la disparition de ces parois. De même, on comprend très bien
que l'endothélium ait pu se conserver loin des villosités, sur
la face choriale de la caduque, par exemple. La présence de
l'endothélium est ainsi fonction et du stade où l'on examine les
vaisseaux et de l'endroit considéré. Les divergences de vues sur
la morphologie du placenta humain s'expliquent ainsi très bien, et
s'atténuent dès l'instant que devient secondaire, grâce à la lumière
apportée par les faits observés ailleurs, la base de ces divergences,
savoir l'existence de l'endothélium maternel. Ajoutons qu'en pous-
sant le plus loin possible la comparaison, on arriverait à dire que
là où on a trouvé chez l'Homme une couche endothéliale, celle-ci
n'avait que l'apparence d'un endothélium vasculaire, et devait être
attribuée à la couche plasmodiale du chorion, étalée comme chez le
Lapin en une lame endothélioïde (1).

c) *Structure du placenta à terme.*

Il reste maintenant à fixer par l'étude de coupes verticales du
placenta à terme, telles que celles des figures 2 et 3 (pl. IV), quels
sont, à la fin de la grossesse, les rapports que nous avons vus s'é-
tablir entre les villosités et le tissu utérin. Nous terminerons par
les caractères macroscopiques du placenta à la naissance.

Les villosités choriales arborescentes plongent, comme nous
l'avons déjà dit, dans des espaces sanguins maternels considérables, que nous avons appelés espaces intervilleux, et dont nous
avons fait des capillaires très dilatés.

C'est du moins là le résultat auquel l'étude du développement
du placenta nous a conduits. Mais à ne considérer que le placenta
à terme, on ne peut arriver à cette notion que par la constatation
directe des faits suivants : la présence dans ces espaces du sang
ou d'une matière injectée par les vaisseaux de la mère, l'ouverture
des vaisseaux maternels dans ces espaces. Cette constatation n'est

____

(1) Le rapprochement du placenta humain et de celui des Rongeurs, prévu par
Duval à la suite de ses études sur l'évolution placentaire chez le Lapin, s'imposait
comme conséquence des observations de cet auteur. Aussi E. van Beneden a-t-il songé
à comparer l'Homme au Lapin, sans cependant chercher à serrer la comparaison d'un
peu près.

pas aussi facile qu'on pourrait le croire au premier abord. Aussi s'explique-t-on qu'en l'absence de données anatomiques précises, et d'observations histogénétiques suffisantes on ait pu soutenir toutes sortes d'opinions sur la nature des espaces intervilleux. Nous donnons de ces différentes manières de voir un résumé imité de Waldeyer.

I. — Les espaces intervilleux sont des vaisseaux maternels dilatés : des capillaires (Turner, Winkler, Reid), des capillaires et des veines (Léopold), des veines (Weber, Virchow), des vaisseaux de nature indéterminée (Kupffer).

II. — Les espaces intervilleux sont des cavités extra-vasculaires que le sang maternel n'envahit que secondairement (Farre, Kölliker, Langhans, Heinz).

III. — Les espaces intervilleux sont des lacunes extravasculaires creusées dans la caduque, dans lesquelles on trouve soit du lait utérin pur (1), soit un mélange de lait et de sang, ou qui sont vides (Braxton Hicks, v. Hoffmann, Ruge, Ahlfeld).

IV. — Les espaces intervilleux sont des espaces lymphatiques (Klebs).

Dans les espaces intervilleux se ramifient abondamment les villosités fœtales, qui envoient des prolongements dont les uns se terminent librement (prolongements libres), tandis que les autres (crampons) se fixent au tissu utérin (2). La fig. 3 (pl. IV) représente d'une façon schématique l'arborescence des villosités.

En réalité, les prolongements de ces dernières, étant dirigés dans tous les sens, se trouvent coupés non pas longitudinalement, mais obliquement ou en travers le plus souvent, et se montrent ainsi comme des îlots de forme variable dans un vaste lac sanguin (pl. IV, fig. 2). Cette figure ne donne d'ailleurs qu'une idée encore incomplète de l'infinie multiplicité des prolongements villeux, et de la dimension des lacs sanguins où ceux-ci sont plongés.

(1) On a voulu, en effet, retrouver chez l'homme un produit de sécrétion comparable au lait utérin des autres Mammifères (Eschricht, v. Hoffmann, Ahlfeld). Suivant Tafani le lait utérin serait formé dans la première moitié de la grossesse par les caduques vraie et réfléchie, mais non par la sérotine. Werth a vivement combattu l'idée d'une telle sécrétion chez l'Homme, qui n'est plus admise aujourd'hui.

(2) D'après Colucci, les branches principales des villosités s'anastomoseraient entre elles, de façon à former un véritable réseau ; il en résulte que le schéma du placenta humain serait tout différent de celui qu'on donne d'habitude.

La caduque est réduite, par le développement énorme des espaces intervilleux, à une bande de tissu assez mince, qui comprend : une couche spongieuse, renfermant des cavités aplaties, qui dérivent des glandes utérines ; une couche compacte (fig. 3, pl. IV, *sp, cc*). A la naissance, la portion utérine du placenta se détache, comme nous l'avons vu pour la portion correspondante de la caduque vraie, de la face interne de la matrice, au moyen d'une déchirure qui passe au travers de la couche spongieuse, et dont la ligne générale de direction est représentée en L sur la figure. Il demeure ainsi, adhérente au placenta, une membrane, qui n'a guère qu'un millimètre d'épaisseur, et que Winkler a nommée *plaque basale* (BP) ; elle est constituée par la couche compacte et une partie de la couche spongieuse de la sérotine.

La plaque basale, sur tout le pourtour du placenta, se continue avec la caduque vraie et la caduque réfléchie. De part en part, le tissu sérotinien de la couche compacte de la plaque basale envoie vers le chorion des cloisons, les *septa placentæ* ou *cloisons inter-cotylédonaires*, niées par Colucci, et considérées par Rohr comme dépourvues de la forme lamelleuse caractéristique de cloisons, qui pénètrent entre les arbuscules du chorion ; plusieurs de ceux-ci se trouvent de la sorte réunis en un bouquet ou *cotylédon* à l'intérieur d'une même loge ; on voit (pl. IV, fig. 2, *d*, et fig. 225, 5, *b*), de pareils septa. Au milieu du placenta, les cloisons placentaires ne s'étendent pas jusqu'au chorion, à la base des villosités. Cela n'arrive que sur le bord du placenta, où elles s'enfoncent jusqu'à la membrane choriale, et se réunissent au-dessous de celle-ci en une *caduque placentaire subchoriale* (Kölliker), *plaque obturante* de Winkler (pl. IV, fig. 3, PT; fig. 225, 5, *d ;* fig. 226, *dsch*). Celle-ci ne s'étend pas (Kölliker) jusqu'au centre du placenta, comme le pensait Winkler, mais demeure limitée à la périphérie de l'organe, et doit être considérée comme le résultat du rebroussement de la couche compacte de la sérotine (voy. fig. 225, 5, *d* et 226, *dsch*). La division du placenta en cotylédons ou lobes se reconnaît sur la face utérine de l'organe à l'existence de sillons qui correspondent aux septa qui limitent les lobes (fig. 229).

La structure du tissu décidual est caractérisée par l'existence de cellules géantes, surtout accumulées aux confins des espaces intervilleux, et jusque dans les cloisons intercotylédonaires. Les autres éléments sont des cellules connectives fusiformes, et des globules blancs. La substance fondamentale où ces diverses cellules sont plongées est nettement fibrillaire.

La majorité des auteurs s'accordent à reconnaître que les glandes ne sont plus représentées que par des lacunes dépourvues de tout revêtement épithélial.

Il convient encore de signaler l'existence de strates de fibrine, observées tout d'abord par Langhans et appelées « fibrine canalisée », qui courent parallèlement à la surface placentaire. D'après Nitabuch et Rohr, de ces bandes de fibrine l'une est située profondément (Nitabuch) et divise la caduque en deux couches, l'autre est superficielle, séparant les espaces intervilleux de la membrane du chorion (Rohr).

L'étude des vaisseaux du placenta est intéressante et a fait l'objet de nombreux travaux dans ces dernières années ; on s'est particulièrement attaché à l'examen des rapports des vaisseaux avec les espaces intervilleux (Waldeyer, Nitabuch, Heinz, Rohr, Bloch, S. Minot, Bumm, Leopold, Hofmeier). Depuis longtemps déjà Farre avait indiqué les rapports fondamentaux des artères et des veines avec les espaces intervilleux : les artères de l'utérus traversent la caduque sérotine et s'ouvrent directement dans les espaces intervilleux ; de ceux-ci proviennent directement les veines utérines. Weber fit connaître le trajet très oblique des vaisseaux utérins dans la caduque, et apprit que dans ce trajet les vaisseaux perdent toutes leurs couches sauf la tunique endothéliale. Turner ajouta que celle-ci peut s'étendre au loin à partir de l'orifice du vaisseau sur la paroi de l'espace intervilleux ; il observa que l'embouchure des veines et celle des artères ne se trouve pas dans les mêmes régions des espaces intervilleux.

Les travaux de Waldeyer, Nitabuch, Rohr, Bloch, Bumm, malgré des différences de détails que nous négligerons, ont établi les faits fondamentaux suivants.

Les artères utéro-placentaires sont remarquables par leurs sinuosités ; elles ne donnent que très peu ou même point de branches latérales ; elles ont un calibre uniforme, et arrivent sans diminuer de grosseur jusqu'auprès des espaces intervilleux. On

les voit pénétrer çà et là dans ces espaces. La paroi artérielle s'a-
mincit durant le trajet du vaisseau dans l'épaisseur de la caduque,
et se réduit finalement à une couche endothéliale immédiatement
entourée par les cellules mêmes de la sérotine. Les ouvertures des
artères dans les espaces intervilleux sont situées aux bords des

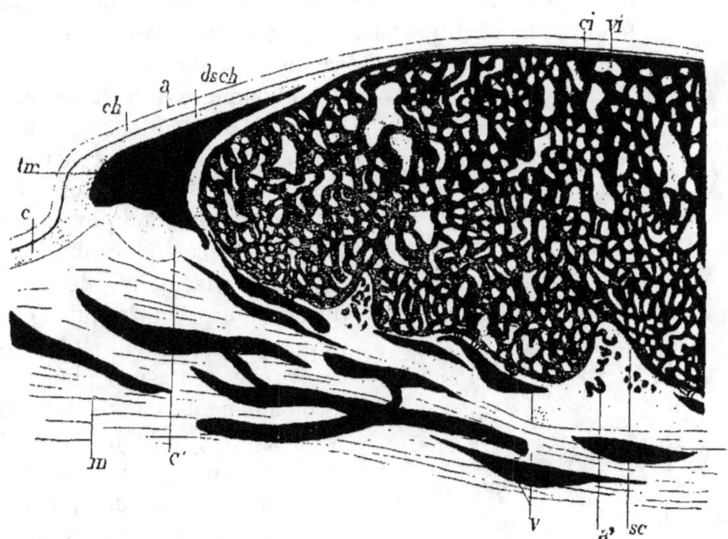

FIG. 226. — *Figure demi-schématique des vaisseaux du placenta* (imitée de WALDEYER).

a, amnios. — *ch*, chorion. — *dsch*, couche déciduale sous-choriale. — *c*, caduque vraie. — *c'*, caduque
sérotine. — *m*, musculeuse. — *vi*, villosités fœtales. — *ci*, espaces intervilleux. — *sc*, septa intercotylédonaires. — *v*, veines. — *a'*, artères ouvertes dans les espaces intervilleux. — *tm*, sinus veineux
marginal.

cotylédons et dans les cloisons intercotylédonaires. Elles se font
par la déhiscence de la face fœtale de la dernière sinuosité du vaisseau ; en d'autres termes celui-ci conserve sa paroi du côté utérin,
mais la perd du côté chorial. Les villosités fœtales obturent en
partie l'orifice artériel, mais ne s'y enfoncent pas profondément (1).

(1) Dans le placenta en voie de développement, avant qu'il existe des dilatations vasculaires considérables occupant les espaces intervilleux, Gottschalk a retrouvé les mêmes
dispositions des parois vasculaires et les mêmes rapports des vaisseaux avec les villosités
choriales. Il veut y voir la première ébauche des espaces intervilleux. Dans le placenta
développé, nous retrouvons les mêmes faits, alors que les espaces intervilleux sont
déjà énormes. Il semble ainsi que nous assistions à l'agrandissement incessant de ces
espaces aux dépens des vaisseaux artériels et veineux utéro-placentaires.

Les veines sont de larges fentes (fig. 2, pl. IV, *e*), à peu près dépourvues de sinuosités, dirigées parallèlement à la surface placentaire, et se rapprochant graduellement des espaces intervilleux dans lesquels elles s'ouvrent ; elles ne se ramifient pas, et leur calibre demeure à peu près uniforme. Elles se comportent relativement à leurs parois comme les artères. Les orifices veineux sont situés au fond des loges cotylédonaires, dont les ouvertures arté-rielles occupent les bords. L'embouchure de la veine dans l'espace intervilleux se fait d'après Waldeyer différem-ment de celle de l'artère : de l'extrémité du conduit veineux partent, du côté placentaire de la paroi vasculaire, de nom-breux tubes courts qui s'ou-vrent dans la cavité intervil-leuse. Les villosités plongent profondément dans l'orifice veineux (fig. 227). Suivant Rohr et Bumm, les veines s'ou-vrent à peu près de la même manière que les artères dans l'espace intervilleux ; mais les villosités ont avec l'orifice vei-neux les mêmes rapports que ceux indiqués par Waldeyer.

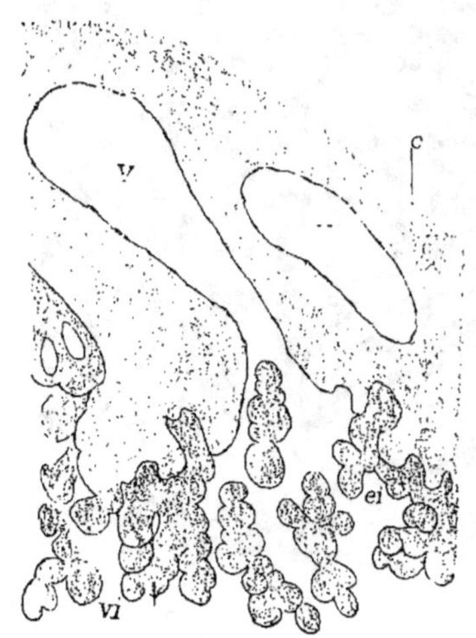

Fig. 227. — *Embouchure d'une veine dans un espace intervilleux* (d'après Bumm, un peu modifiée).

v, veines. — *vi*, villosités fœtales. — *ci*, espace inter-villeux. — *c*, tissu de la caduque.

Le sinus veineux marginal communique à la fois avec les veines utéro-placentaires et avec les espaces intervilleux. Kölliker a mon-tré que ce sinus n'est pas un vaisseau unique, mais un réseau veineux.

Le cours du sang se fait pour Kölliker de la face utérine du placenta à la face choriale et vers les bords de l'organe, où le sang trouve dans le sinus marginal une large voie d'écoulement. Bumm, observant que les artères sont situées sur le bord des cotylédons et les veines à leur sommet, du côté maternel, dit que le sang coule du bord du cotylédon à sa surface, chaque cotylédon repré-

sentant ainsi un territoire sanguin maternel autonome. Il n'y a
qu'au-dessous de la membrane du chorion que les différents territoires communiquent. Par l'intermédiaire des cotylédons marginaux, ces territoires sont unis au sinus terminal ; ce dernier, qui
peut manquer sur une plus ou moins grande longueur, ne joue
dans l'écoulement du sang qu'un rôle secondaire. Le courant sanguin devient d'autant plus irrégulier et plus lent qu'on s'éloigne
des artères, qu'on se rapproche par conséquent de la surface choriale : de là les dépôts de fibrine bien connus à cet endroit.

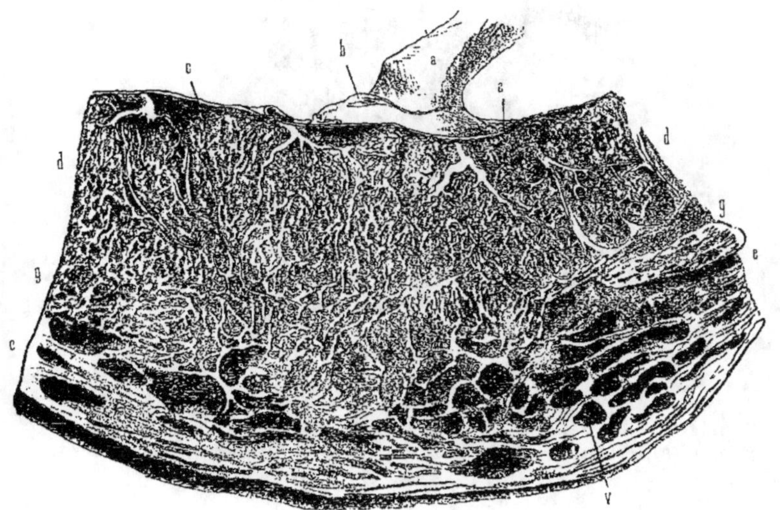

Fig. 228. — Coupe de l'utérus et du placenta humain à la treizième semaine de la gestation, faiblement
grossie (d'après Ecker).

a, cordon ombilical. — b, amnios. — c, chorion. — d, d, partie fœtale du placenta. — e, e, paroi
utérine. — g, g, caduque maternelle. — r, sinus utérins.

Les artères et les veines utéro-placentaires, avec les espaces intervilleux qui représentent des capillaires extrêmement élargis,
constituent pour ainsi dire le système vasculaire fonctionnel du
placenta. La caduque renfermerait, en outre, d'après Bumm, des
vaisseaux de nutrition propres, desquels naît un réseau capillaire.

Le placenta, dont nous venons de voir la texture, offre une con-

sistance spongieuse, due à la présence dans son épaisseur de
cavités aussi nombreuses que vastes (fig. 228). Il a une forme discoïde (fig. 229); son diamètre à la naissance est de 15 à 20 cent.,
son épaisseur de 3 à 4 cent.; son poids est d'environ 500 gr. La
surface tournée vers l'embryon, concave, est lisse, revêtue qu'elle
est par l'amnios; la surface utérine est convexe, irrégulière, partagée par de profonds sillons en lobes ou cotylédons (fig. 229). La

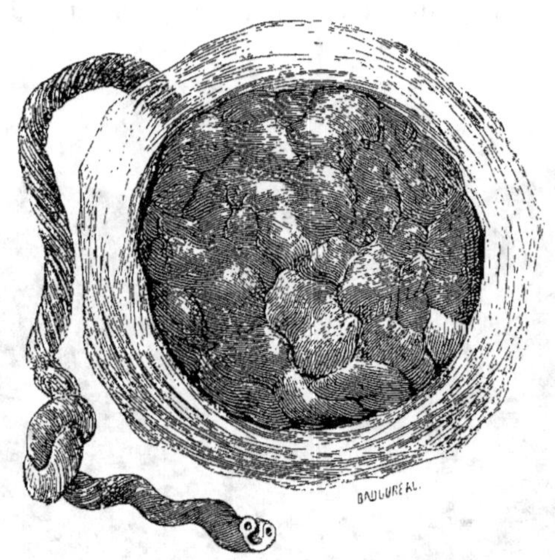

FIG. 229. — *Placenta humain, face externe ou utérine* (d'après NAEGELE) (environ deux fois et demie
plus petit que nature).

face fœtale présente l'insertion du cordon. Normalement le placenta s'attache au fond de la matrice, plus rapproché de l'un ou
de l'autre orifice tubaire, qu'il peut arriver à obturer.

A la naissance, la vésicule de l'œuf, distendue par le liquide
amniotique, se déchire sous l'effort des contractions utérines; le
liquide amniotique s'écoule. L'embryon est expulsé par l'ouverture
faite à la paroi de l'œuf, et vient au monde, tandis que les enveloppes de l'œuf et le placenta demeurent dans la cavité utérine,
réunis à l'embryon par le cordon. C'est alors que la caduque vraie
et la caduque placentaire, se détachant de l'utérus au niveau de la

ligne que nous avons indiquée, sont à leur tour expulsées ; elles constituent avec le placenta fœtal ce qu'on nomme le « délivre », composé par conséquent des membranes fœtales et maternelles suivantes soudées ensemble : l'amnios, le chorion, la caduque réfléchie, la caduque vraie, les parties fœtales et maternelles du placenta.

Appendice. — Dispositions exceptionnelles et anormales.

Grossesses multiples. —Dans les cas de grossesse multiple, et en particulier dans la grossesse gémellaire, la plus fréquente, les enveloppes de l'œuf et les placentas peuvent offrir des rapports très variables, que Kölliker distingue comme il suit :

1° Il y a deux œufs entièrement séparés, deux placentas et deux caduques réfléchies.

2° Il y a deux œufs entièrement séparés, mais une seule caduque réfléchie. Le chorion est double, mais réduit à une lame unique, non subdivisible en deux feuillets, sur les faces en contact. Les deux placentas sont confondus.

3° Il y a deux amnios, deux cordons ombilicaux, un placenta, un chorion, une caduque réfléchie. Ce serait là, d'après Hyrtl, le cas le plus fréquent. Les vaisseaux ombilicaux des deux fœtus s'anastomosent toujours sur le placenta (ces anastomoses ont été étudiées avec détails par Schatz).

4° L'amnios même est unique. Ce cas parait très rare.

Grossesses extra-utérines. — Dans certains cas l'œuf fécondé se développe sans être arrivé dans l'utérus, et se fixe sur un des points du chemin qu'il parcourt depuis l'ovaire jusqu'à la matrice. Il peut demeurer dans la trompe (grossesse tubaire) ou même se perdre dans la cavité péritonéale et s'insérer à la surface de l'un des ligaments larges (grossesse abdominale). « Dans les deux cas, dit Kölliker, le développement s'accomplit d'une açon régulière et les enveloppes fœtales se constituent normalement, phénomène moins extraordinaire sans doute que la production, dans ces cas, d'une sorte de caduque vraie et de placenta utérin, et l'établissement entre la mère et l'œuf d'une union permettant la nutrition du produit à un degré suffisant. Dans la grossesse abdominale, l'œuf détermine un état congestionnel des parties voisines, et il y a à peu près production d'une hypertrophie du péritoine, assez grande pour mettre cette partie en état de jouer le rôle de la muqueuse de l'utérus... Un fait digne de remarque, c'est que dans les grossesses abdominales et tubaires, l'utérus, bien que ne prenant aucune part à la protection et à la nutrition du fœtus, grossit pourtant, et que la muqueuse utérine s'hypertrophie, si bien qu'à côté de la fausse, il y a production d'une véritable caduque vraie, à l'état rudimentaire du moins. »

Irrégularités dans la forme des annexes fœtales.

Il va sans dire que nous devons laisser absolument de côté les malformations des annexes fœtales produites artificiellement chez les animaux par les procédés de la tératogénie expérimentale, et nous limiter aux phénomènes naturels. Nous rappellerons seulement les irrégularités et les anomalies les plus essentielles, sans nous attacher à leur description.

Les villosités choriales peuvent éprouver dans leur aspect et leur structure une modification profonde, d'ordre vraisemblablement pathologique. Le tissu conjonctif muqueux qui les constitue essentiellement végète en donnant naissance à une foule de petites masses pédiculisées, de nature myxomateuse (Virchow). C'est là la « môle hydatique ou vésiculaire ».

Du côté de l'amnios, la production excessive de liquide amniotique peut donner lieu à une hydropisie de l'amnios, à un « hydramnios ».

Dans certains cas exceptionnels, la forme et la structure grossière du placenta sont autres que celles que nous avons vues. C'est ainsi qu'il peut y avoir un « placenta double ou bilobé » comme chez les Singes, chaque lobe recevant ou non une branche du cordon ombilical ; le placenta peut être « succenturié », c'est-à-dire pourvu d'un lobe secondaire. On l'a vu aussi « multilobé » (Hyrtl). Kölliker a décrit dans la forme normale du placenta une variété caractérisée par ce fait que le chorion touffu n'occupe que la partie centrale de l'organe ; c'est le « placenta bordé ».

Le placenta peut présenter encore, ainsi qu'on la vu déjà (p. 426), quelques irrégularités dans ses rapports avec le cordon. Tandis que d'habitude le cordon s'insère à peu près au centre du placenta, il peut s'y attacher excentriquement (insertion marginale, ou même prendre insertion non pas sur le placenta, mais à une partie non villeuse du chorion, et de là envoyer ses vaisseaux à l'organe (insertion vélamenteuse) ; le cordon peut aussi, au lieu de demeurer simple, se bifurquer avant de se fixer au placenta (insertion fourchue).

Il faut encore signaler une anomalie, pratiquement importante, dans le lieu d'insertion du gâteau placentaire. Au lieu que le placenta s'attache au fond de l'utérus, un peu sur le côté, de manière à obturer l'un ou l'autre orifice tubaire, il peut s'insérer près du col, et même obstruer l'orifice interne de la matrice (*placenta prævia*).

Le cordon ombilical enfin présente dans sa forme bien des irrégularités, principalement des nœuds véritables, produits par son entortillement, et des épaississements nodiformes.

INDEX BIBLIOGRAPHIQUE (1)

Sac vitellin.
Amphibiens. -- GOETTE. *Die Entw. der Unke.* Leipzig, 1875.
Sélaciens et Téléostéens. — BALFOUR. *A Monograph on the development of Elasmobranch Fishes.* Londres, 1878. — ZIEGLER. Die Entstehung des Blutes bei Knochenfischembryonen. *Arch. f. mikr. Anat.*, Bd XXX, 1887. — J. MULLER. *Glatter Haie des Aristoteles*, etc. Berlin, 1840. — CAVOLINI. *Memorie sulla generazione dei Pesci.* Napoli. — BRUCK. *Études sur l'appareil de la génération chez les Sélaciens.* Strasbourg, 1860. — ERCOLANI. *Sull'unita del Tipo anatomico della Placenta*, etc. Bologne, 1877. — ID. *Nuove ricerche sulla placenta nei pesci cartilaginosi e nei mammiferi*, etc. Bologne, 1880.

Reptiles et Oiseaux. — STRAHL. Die Dottersackwand und der Parablast der Eidechsen. *Zeitschrift für wiss. Zool.*, Bd XLV. — DUVAL. Études histologiques sur les annexes des embryons d'oiseaux. *Journ. de l'Anat.*, 1884.

Mammifères. — Voir les ouvrages généraux, et pour les **Marsupiaux** : HAACKE. Meine Entdeckung des Eierlegens der Echidna hystrix. *Zool. Anz.*, n° 182, 1884. — OWEN. Description of an impregnated Uterus and of the uterine ova of Echidna hystrix. *Ann. and magaz. of nat. hist.*, n° 84, 1884. — OSBORN. Observations upon the foetal membranes of the Opossum and other marsupials. *Quart. J. of micr. Soc.*, 1883, et *Proc. of the Amer. assoc. for the Advanc. of sc.*, 1887. — ID. The fœtal membrans of Marsupial. *Journ. of Morph.*, 1886, vol. I. — CALDWELL. On the arrangement of the embryonic membranes in marsupial animals. *Quart. J. of micr. sc.*, 1884. — SELENKA. *Studien über Entw. der Thiere*, H. 4, *Das Opossum.* Wiesbaden, 1886-1887.

Amnios. — BISCHOFF. *Entw. des Meerschweinchens.* Giessen, 1852. — ID. Neue Beobachtungen zur Entw. des Meerschweinchens. *Abh. d. bayr. Akad.*, Cl. II, 1866. — KUPFFER. Das Ei von Arvicola arvalis und die vermeintliche Umkehr der Keimblätter an demselbem. *Sitz. der math-phys. Klasse der Münchener Akad.*, nov. 1882. — SELENKA. *Studien über Entw. d. Thiere*, H. 1, Keimblätter und Primitivorgane der Maus, et H. III, Die Blätterumkehrung im Ei der Nagethiere. Wiesbaden, 1883-1884. — BIEHRINGER. Ueber die Umkehrung der Keimblätter bei der Scheermaus. *Arch. f. Anat. und Phys., Anat. Abth.*, 1888. — RYDER. The inversion of the germinal Layers in Hesperomys. *Amer. Naturalist*, vol. XXII. — E. VAN BENEDEN et JULIN. Recherches sur la formation des annexes fœtales chez les Mammifères (Lapin et Cheiroptères). *Arch. de biologie*, t. V, 1884. — C. K. HOFFMANN. Ueber das Amnion des zweiblättrigen Keimes. *Arch. für mikr. Anat.*, Bd XXIII, 1884. — RYDER. The origin of the Amnion. *Amer. Naturalist*, vol. XX. — FLEISCHMANN. *Embryologische Untersuchungen.* Wiesbaden, 1889.

Allantoïde. — DOBRYNIN. Ueber die erste Anlage der Allantoïs. *Wiener Sitz.*, 1871. — GASSER. *Beiträge zur Entw. der Allantoïs, des Müllers'chen Ganges und des Afters.* Francfort-s.-le-Mein, 1874. — DUVAL. Sur l'origine de l'allantoïde chez le poulet. *Revue des sc. nat. de Montpellier*, 1877. — STRAHL. *Marburger Sitz.*, n°s 3,

---

(1) Ne pouvant songer à donner ici un index bibliographique complet des travaux ayant eu les annexes embryonnaires et en particulier le placenta pour objet, nous avons dû nous contenter d'une liste des ouvrages des auteurs cités, établie à peu près suivant l'ordre même où se trouvent dans le texte les noms de ces auteurs.

4,5, 1880. — ID. *Arch. f. Anat. und Phys., Anat. Abth.*, 1880-82-83. — ID. *Abhandl. der Senckebergischen naturf. Ges.* Francfort-s.-le-Mein, 1884. — WELDON. Note on the early development of Lacerta muralis. *Quart. J. of. micr. Sc.*, 1883. — KUPF-FER. Die Gastrulation an den meroblastichen Eiern der Wirbelthiere, etc.. *Arch. f. Anat. und Phys., Anat. Abth.*, 1882 et 1884. — C. K. HOFFMANN. *Zeitschr. f. wiss. Zool.* Bd XL, 1884. — ID. *Morph. Jahrb.*, Bd XI, 1885. — PERENYI. Entw. des Amnion, des Wolff'schen Ganges und der Allantois bei den Reptilien. *Zool. Anz.*, 1888, n° 274. — BONNET. Ueber die Entw. der Allantois, etc. *Anat. Anz.*, 1888. — ID. Beiträge zur Embryologie der Wiederkauer. *Arch. für Anat. und Phys., Anat., Abth.*, 1884 et 1889. — KEIBEL. Zur Entw. des Igels. *Anat. Anz.*, 1888. — SELENKA. *Studien zur Entw. der Thiere*, H. 1 et 3. Wiesbaden, 1883 et 1885. — HIS. *Anatomie mens-chlicher Embryonen.* Leipzig, 1880-1882. — JANOSIK. Zwei junge menschliche Em-bryonen. *Arch. f. mikr. Anat.*, Bd XXX, 1887.

Annexes embryonnaires des Oiseaux en particulier. — FOSTER et BALFOUR. *Éléments d'embryologie.* Paris, 1877. — BUDGE. — DUVAL. Sur un organe placentoïde chez l'embryon des Oiseaux. *Comptes rendus*, t. 98. — ID. *J. de l'Anat. et de la Phys.*, 1884. — SHORE et PICKERING. The proamnion and amnion in the Chick. *J. of Anat.*, 1889.

Annexes embryonnaires des Mammifères en particulier.

Amnios. — E. VAN BENEDEN et JULIN. — SELENKA. — FLEISCHMANN. — HEAPE. *Quart. J. of micr. Sc.*, 1883. — BONNET. — HUBRECHT. *Anat. Anz.*, 1888. — ID. Studies in Mammalian Embryology. The placentation of Erinaceus europaeus. *Quart. J. of micr. Sc.*, 1889. — KEIBEL. *Anat. Anz.*, 1888. — E. VAN BENEDEN. *Bull. de l'Acad. roy. de Belgique*, t. XV, févr. 1888.

Vésicule ombilicale. — FROMMEL. *Ueber die Entwickl. der Placenta von Myotus murinus.* Wiesbaden, Bergmann, 1888. — SELENKA. — DUVAL. Le placenta des Rongeurs. *Journ. de l'Anat. et de la Phys.*, 1889. — E. VAN BENEDEN et JULIN. — BONNET. Die Eihaüte des Pferdes. *Verh. d. anat. Gesells.* in *Anat. Anz.*, 1889. — BISCHOFF. *Entw. des Kaninchencies.* Brunschwick, 1842. — FLEISCHMANN.

Chorion. — BONNET. *Arch. für Anat. und Phys., Anat. Abth.*, 1884 et 1889. — E. VAN BENEDEN et JULIN. — E. VAN BENEDEN. De la fixation du blastocyste à la muqueuse utérine chez le Murin. *Bull. de l'Acad. roy. de Belgique*, 1888, n° 1. — ID. De la formation et de la constitution du placenta chez le Murin. *Bull. de l'Acad. roy. de Belgique*, 1888, n° 2. — KÖLLIKER. *Embryologie.* Paris, 1882. — DUVAL. *Comptes rendus de la Soc. de biologie*, 12 mars 1887, 2 juillet 1887, 6 oct. 1888, 3 nov. 1888. — ID. Le placenta des Rongeurs. *Journal de l'Anat. et de la Phys.*, 1889. — CREIGHTON. On the formation of the placenta in the Guinea-Pig. *Journal. of Anat. and phys.*, vol XII, 1878. — MASQUELIN et SWAEN. Premières phases du dévelop-pement du placenta maternel chez le Lapin. *Bull. de l'Acad. roy. de Belgique*, 1879. — LAULANIÉ. Sur une nouvelle espèce d'élément anatomique : la cellule placentaire de quelques Rongeurs. *Soc. de biologie.* 1885. — ID. Sur la nature de la néoformation placentaire et sur l'unité du placenta. *Journal d'hist. nat. de Bordeaux*, 1885, n° 4. — ID. Sur le processus vaso-formatif qui préside à l'édification, etc. *Soc. de biologie*, 1886. — JEAN MASIUS. *Bull. de l'Acad. royale de Belgique*, n° 9-10, 13 oct. 1888. — ID. De la genèse du placenta chez le Lapin. *Arch. de biologie*, 1889. — SELENKA. *Studien zur Entw. der Thiere*, H. I et III. — J. NUSBAUM. Zur Entw. der Placenta bei der Maus. *Anat. Anz.*, 1890, n° 8. — KUPFFER. *Sitz. d. math.-phys. Kl. der Münchener Akad.*, nov. 1882. — HUBRECHT. — KEIBEL. *Anat. Anz.*, 1888. — FLEISCHMANN. — BONNET. — SELENKA. *Studien zur Entw. der Thiere*, H. 4. — CALDWELL. — OSBORN. — BONNET. *Anat. Anz.*, 1889.

Allantoïde. — SELENKA. *Studien zur Entw. der Thiere*, H. I et III.— KEIBEL. *Anat. Anz.*, 1888. — DASTRE. Recherches sur l'allantoïde et le chorion de quelques Mammifères. *Ann. des sc. nat.*, série 6, *Zool.*, t. III, 1876. — BONNET. *Arch. für Anat. und Phys., Anat. Abth.*, 1884 et 1889.

Placenta. — DUVAL. *Journal de l'Anat. et de la Phys.*, 1884. — SELENKA. *Studien zur Entw. der Thiere*, H. 4.— HUBRECHT. *Anat. Anz.*, 1888, et *Quart. J. of micr. Sc.*, 1889. — TURNER. *Trans. of Roy. Soc. of Edinburgh*, 1872, 1875 ; *Philos. Transactions*, 1877, 1878 ; *Journ. of Anat. and Phys.*, 1876, 1877, 1879 ; *Lectures on the anatomy of the Placenta*. Edimbourg, 1876. — ERCOLANI. Delle glandule utriculari del utero. *Memorie dell'Accad. di Bologna*, 1868 ; trad. franç. par BRUCH, Alger, 1869, et extrait in *Journ. de l'Anat. et de la Phys.*, 1868. — ID. Sul processo formativo della porzione glandulare materna della placenta. *Mem. dell'Accad. di Bologna*, 1870 et 1876-77, analysé in *Journ. de l'Anat. et de la Phys.*, 1877. — ID. *Nuove ricerche sulla placenta nei pesci cartilaginosi e nei mammiferi*. Bologne, 1888. — ID. Nouvelles recherches sur l'anatomie normale et pathologique du placenta chez la femme et chez les mammifères. *Arch. ital. de biologie*, t. IV, 1883. — TAFANI. *Sulle condizioni utero-placentari della vita fœtale*. Florence, 1886. — ID. La circolazione nella placenta di alcuni mammiferi. *La Sperimentale*, 1885, et *Arch. ital. de biol.*, 1887. — KONDRATOWICZ. Beiträge zur Histologie des schwangeren Uterus. *Arb. aus d. Lab. d. med. Fak. zu Warschau*, 1875. — CREIGHTON. — MASQUELIN et SWAEN. — LAULANIÉ. — PACANOWSKI. Die Entw. der Placenta bei einigen Thiergattungen. *Kosmos*. Lemberg, 1884. — DUVAL. — FLEISCHMANN. — FROMMEL. — E. VAN BENEDEN. — JEAN MASIUS. — HUBRECHT. — S. MINOT. Uterus and Embryo. *Journal of Morphol*. Boston, 1889. (Ce travail renferme une bibliographie étendue des travaux publiés sur les annexes fœtales.) — STRAHL. Untersuchungen über den Bau der Placenta. *Arch. für Anat. und Phys., Anat. Abth.*, 1889 et 1890. — HEINRICIUS. Ueber die Entw. und Struktur der Placenta beim Hunde. *Arch. f. mikr. Anat.*, Bd XXXIII, 1889. — J. NUSBAUM. — GODET. *Recherches sur la structure intime du placenta du Lapin*. Diss., Neuveville, 1877. — BONNET. Die Uterinmilch und ihre Bedeutung für die Frucht. *Beitr. z. Biol.*, 1882. — LIEBERKUHN. Der grüne Saüm der Hunde-placenta. *Arch. f. Anat. und Phys., Anat. Abth.*, 1889. — STRAHL. *Anat. Anz.*, 1879.

Annexes embryonnaires de l'Homme.

Œufs humains jeunes. — Voir pour la description des œufs humains les plus anciennement connus : COSTE. *Histoire générale et particulière du développement des corps organisés*, 1847-1859. — KOELLIKER. *Embryologie*. Paris, 1882. — KOLLMANN. Die menschlichen Eier von 6 mm. Grosse. *Arch. f. Anat. und Phys., Anat. Abth.*, 1879. — ECKER. Beiträge zur Kenntniss der äusseren Formen jüngster menschlicher Embryonen. *Arch. f. Anat. und Phys., Anat. Abth.*, 1880,— et surtout HIS. Zur Kritik jungerer menschlicher Embryonen. *Arch. f. Anat. und Phys., Anat. Abth.*, 1880 ; et *Anatomie menschlicher Embryonen*. Leipzig, 1880-1882.— En outre, depuis cette époque: FOL. Description d'un embryon humain de cinq millim. et six dixièmes. *Rec. zool. Suisse*, t. I. — CHIARUGI. Di un uovo umano del principio della 2ª settimana, etc. *Boll. della sez. dei cult. d. sc. med. d. R. Accad. dei Fior. di Siena*, 1887, et *Arch. de biol. ital.*, t. XII, 1889.— SCHLESINGER. Ein menschliches Ei aus sehr früher Zeit der Schwangerschaft. *Intern. Klin. Rundschau*, 1888, nº 25, et *Wien. med. Blätter*. — SPEE. Ueber einen menschlichen Embryo von 2,69 mm. etc., *Mitth. f. d. Verein Schl. Holst. Aerzte*, H. 2, 1887. — ID. Ueber ein menschlichen Ei mit flach ausgebreiteter Keimscheibe. *Mitth. f. d. Verein Schl. Holst. Aerzte*, H. 2, 1888 ; et *Arch. f. Anat. und Phys., Anat. Abth.*, 1889. — V. PREUSCHEN. Vorläufige Mittheilung, etc. *Mitth. des* *naturæ. Ver. von Neu-Vorpommern und Rügen*, 1884. — ID. *Die Allantois des Menschen* etc. Wiesbaden, 1887. — JANOSIK. Zwei junge menschliche Embryonen. *Arch. f. micr. Anat.*, Bd XXX, 1887. — KOELLIKER. *Embryologie.* — HIS. *Anat. menschlicher Embryonen.* Leipzig, 1880-1882. — O. HERTWIG. *Lehrbuch der Entw.*, Iena, 1886. — HUBRECHT. *Quart. J. of micr. Sc.*, 1889. — KOLLMANN. *Arch. f. Anat. und Phys.*, Anat. *Abth.*, 1879.— HIS. *Anatom. menschlicher Embryonen.* Leipzig.— GIACOMINI. Su alcune anomalie di sviluppo dell' embrione umano. *Atti d. R. Accad. d. Sc.*, 1888 et 1889, et *Arch. ital. Biol.*, 1888 et 1889. — ROMITI. *Nota su un novo umano mostruoso*, 1889. — NICOLAS. Note sur un embryon humain monstrueux. *Bull. Soc. Sc. de Nancy.* — KOLLMANN. Die Körperform menschlicher normaler und pathologischer Embryonen. *Arch. f. Anat. und Phys.*, Anat. Abth., 1889.

Evolution des annexes embryonnaires. Caduque utérine. Placenta. — WINKLER. *Textur, Structur und Zellleben in den Adnexen des menschlichen Eies.* Iena, 1870. — HOTZ. *Ueber das Epithel des Amnion.* Diss., 1878. — MEOLA. Sulla struttura degli involucri del feto umano. *Riv. int. di med. e chir.* Napoli, 1884, n° 7. — VITI. *L'Amnios umano*, etc. Sienne, 1886. — WINKLER. Die Zotten des menschlichen Amnions. *Jen. Zeitschr.*, 1868. — B. SCHULTZE. *Das Nabelbläschen ein constantes Gebilde der Nachgeburt*, etc. Leipzig, 1860. — TOURNEUX. Note sur l'épithélium de la vésicule ombilicale chez l'embryon humain. *Soc. biol.*, sér. IX, t. I, n° 10. — S. MINOT. Utérus and Embryo. *Journ. of Morphol.*, 1889. — RUGE. *Zeitschr. f. Gebürtshilfe und Gynækol.*, 1877. — KLEINWACHTER. Ein Beitrag zur Anatomie des Ductus omphalomesentericus. *Arch. f. Gynæk.*, 1876, 1877. — LANGHANS. Ueber die Zellschicht des menschlichen Chorion. *Beiträge zur Anat. u. Embryol.*, 1882. — KASTSCHENKO. Das menschliche Chorionepithel, etc. *Arch. f. Anat. and Phys.*, Anat. Abth., 1885.— FRIEDLANDER. *Physiologisch-anatomische Untersuchungen über den Uterus.* Leipzig, 1870. — KUNDRAT et ENGELMANN, Untersuchungen über die Uterusschleimhaut. *Wien. med. Jahrb.*, 1873. — LEOPOLD. Studien über die Uterusschleimhaut während Menstruation, Schwangerschaft und Wochenbett. *Arch. f. Gynæk.*, Bd XI et XII. — JASSINSKY. Zur Lehre über die Structur der Placenta. *Virch. Arch.*, 1867. - WINKLER. Zur Kenntniss der menschlichen Placenta. *Arch. f. Gynæk.*, 1872. — LANGHANS. Zur Kenntniss der menschlichen Placenta. *Arch. f. Gynæk.*, Bd I. — ID. Die Lösung der mütterlichen Eihäute. *Arch. f. Gynæk.*, Bd VIII. — ID. Untersuchungen über die menschliche Placenta. *Arch. f. Anat. und. Entw.*, 1877. — KOELLIKER. *Embryologie.* — HEINZ. Untersuchungen über den Bau und die Entw. der menschlichen Placenta. *Arch. f. Gynæk.*, Bd XXXIII, 1888. — GOTTSCHALK. Beitrag zur Entw. der menschlichen Placenta. *Arch. f. Gynæk.*, Bd XXXVII, 1890. — LEOPOLD. — ERCOLANI. — TURNER. *Journ. of. Anat. and Phys.*, 1873 et 1877. — ID. *Phil. Transact. of the roy. Soc. of London*, 1878. — ROMITI. *Atti della R. Ac. dei Fisiocritici di Siena*, 1879. — COLUCCI. *Di alcuni nuovi dati di struttura della placenta umana.* Naples, 1886. — O. HERTWIG. *Lehrbuch der Entw.* Iena, 1886. — S. MINOT. — TAFANI. — KEIREL. Zur Entw. der menschlichen Placenta. *Anat. Anz.*, 1889, n° 17. — WALDEYER. Bemerkungen über den Bau der Menschen und Affen-Placenta. *Arch. f. mikr. Anat.*, 1890 (ce travail renferme de nombreuses données historiques et critiques au sujet des mémoires sur le placenta humain et particulièrement sur la vascularisation de cet organe, tels que que ceux de WALDEYER, NITABUCH, ROHR, BLOCH, LEOPOLD, HOFMEIER, etc.). — BUMM. Zur Kenntniss der Uteroplacentargefässe. *Arch. f. Gynæk.*, 1890.

INDEX BIBLIOGRAPHIQUE COMPLÉMENTAIRE [1]

Chapitres I et II. — **Produits sexuels**. — **Maturation et fécondation**. —
BALBIANI. *Revue philos.*, 1889. — BLOCHMANN. Les globules polaires chez les œufs
d'insectes et développement sans fécondation. *Bull. sc. de la France et de la Belgique*, t. II, 1889. — BOVERI. *Zellenstudien*, H. 3. — GUIGNARD. *Comptes rendus*,
nos 11 et 13, 1890, et *Journ. de micrographie*, no 6. — HENKING. Untersuchungen
über die ersten Entwicklungsvorgänge in den Eiern der Insekten. *Zeitschr. für
wiss. Zool.*, 1889. — O. HERTWIG. Experimentelle Studien aus tierischen Ei, etc.
Jenaische Zeitschr., Bd XXIV, 1890. H. 2 et 3 ; à part, Fischer, Iena. — ID. Vergleich
der Ei, und Samenbildung bei Nematoden. *Arch. f. mikr. Anat.*, 1890. — MASSART.
Sur la pénétration des spermatozoïdes dans l'œuf de la grenouille. *Bull. de l'Acad.
roy. de Belg.*. 1889, t. XVIII, no 8. — MONDINO et SALA. Sur les phénomènes de
maturation et de fécondation dans les œufs des Ascarides. *Arch. ital. de biologie*, 1889.—
PETIPIERRE. Ueber das Eindringen von Granulosazellen durch die Zona pellucida
menschlicher Eier. *Diss.*, Berne, 1890. — RETZIUS. Die Intercellularbrücken des
Eierstockeies und der Follikelzellen sowie über die Entw. Der Zona pellucida. *Verh.
d. Anat. Gesells.*, 1889. — ROSSI. Contributo alla maturazione delle uova degli
Amfibii. *Anat. Anz.*, 1890, no 5. — VEJDOWSKY. *Entw. Untersuchungen*. H. 1.
Reifung, Befruchtung und die ersten Furchungsvorgänge des Rhynchelmis-Eies.
Prague, Otto, 1888. — LAMEERE. La réduction caryogamique dans l'ovogenèse.
Comptes rendus, t. CX, no 7. — MAUPAS. Le rajeunissement karyogamique chez les
Ciliés. *Arch. de Zool. expér.*, t. VII, nos 1 et 3. — GIRARD. Sur les formations homo-
logues des globules polaires chez les infusoires ciliés. *Soc. de biol.*, sér. IX, t. I, no 39.
— KASTSCHENKO. Ueber den Reifungsprocess der Selachiereies. *Zeitschr. f. wiss.
Zool.*, Bd L. H. 3, 1890.

Chapitres III-VI. — GÖTTE. *Abhandlungen zur Entw. der Tiere*. H. V. Entw. des
Flussneunauges (Petromyzon fluviatilis). — S. MINOT. Segmentation of the ovum
with especial reference to the Mammalia. *Amer. Naturalist*, sept. 1889. — FASOLA. De
quelques anomalies de la ligne primitive dans le Poulet. Contribution pour son interpré-
tation phylogénétique. *Arch. p. l. sc. med.*, et *Arch. ital. de biol.*, 1890. — HAMANN.
Ueber die Entstehung der Keimblätter. Ein Erklärungsversuch. *Intern. Monatsschrift*,
Bd VII, H. 7 et 8. — HOUSSAY. Études d'embryologie sur les Vertébrés. *Arch. de
zool. expér.*, t. VIII, 1890, nos 1 et 2. — KUPFFER. Die Entw. von Petromyzon
Planeri. *Arch. f. mikr. Anat.*, Bd XXXV, H. 4. — MEYER. Die Abstammung der
Anneliden und die Bedeutung des Mesoderms. *Biol. Centr.*, Bd X, no 10. — KOLLMANN.
Die Entw. der Chorda dorsalis bei dem Menschen. *Anat. Anz.*, 1890, no 11. —
ZIEGLER. Die Entstehung des Blutes der Wirbelthiere. *Ber. d. naturf. Ges. zu Freiburg
i. Br.*, Bd IV, 1889, H. 5.

Chapitres VII et VIII. — **Annexes fœtales**. — HOFMEIER. Zur Anatomie der
Placenta. *Verh. d. deutsch. Ges. f. Gynaek.*, Leipzig, 1890. — ID. *Die menschliche
Placenta*. Wiesbaden, Bergmann. — KOLLMANN. Körperform und Bauchstiel eines

---

(1) Dans cet index sont mentionnés les mémoires les plus importants qui ont paru,
après la rédaction des divers chapitres de cet ouvrage, ou dont l'apparition contemporaine de la composition de ces chapitres nous a échappé, ou qui enfin ne nous sont
parvenus que trop tard pour pouvoir être utilisés.

menschlichen Embryos von 3,5 millim. Länge. *Bericht über die Heidelberger naturf Verh.*, 1890. — LANGHANS. Ueber Glykogen in pathologischen Neubildungen und den menschlichen Eihäuten. *Virch. Arch.*, Bd CXX, 1890. — LEOPOLD. Ueber den Bau der Placenta. *Verh. d. d. Ges. f. Gynack.*, Leipzig, 1890. — LUZI. Sulla provenienza degli elementi della decidua. *Boll. d. Soc. di Natur. in Napoli.*, vol. III, 1889, f. 1. — S. MINOT. Die Placenta des Kaninchens. *Biol. Centr.*, Bd X, 1890. — PALADINO. Dei primi rapporti tra l'embrione e l'utero in alcune mammiferi. *Giornale d. Assoc. dei Natur. e Med. di Napoli*, t. I, 1890, f. 1 et 2, et *Arch. ital. de Biologie*, t. XIII — PILGRAM. Die Zotten und Karunkeln des menschlichen Amnion. *Diss.*, Marbourg, 1889. — ROMITI. Sull'anatomia dell'utero gravido. *Monit. zool. Ital.*, 1890, t. I, n° 1. — SCHAEFER. Beitrag zur Entw. des Fruchtknotens und der Placenta. *Diss.*, Marbourg, 1889. — STRAHL. Ueber den Bau der Placenta. *Sitz. zu Marbourg*, 1890, n° 2. — ID. Untersuchungen über den Bau der Placenta (suite) III. Der Bau der Hunde-placenta. *Arch. f. Anat. und Phys.*, *Anat. Abth.*, 1890. — V. STUBENRAUCH. Be-schreibung einiger jünger menschlicher Früchte. *Diss.* Munich, 1890. — HUBRECHT. Placenta bei Säugetieren. *Münchener med. Wochenschrift*, 1890, n° 38. — ID. Ueber den Gewebezusammenhang Zwischen Mutter und Frucht bei Säugetieren. Leiden, 1889. — MITSUKURI. On the fœtal membranes of Chelonia. *Anat. Anz.*, 1890, n° 18. — — ECKARDT. Beiträge zur Anatomie der menschlichen Placenta. *Zeitschr. für Geburtshülfe und Gynaekol.*, Bd XIX, 1890, H. 2. — MORAWSKI. Zur Anatomie der menschlichen Placenta. *Dissert.* Würzburg, 1890.

OUVRAGES GÉNÉRAUX SUR L'EMBRYOLOGIE DES VERTÉBRÉS [1]

KOELLIKER. *Entw. der Menschen und der höheren Thiere.* Leipzig, 1861. — HIS. *Untersuchungen über die erste Anlage der Wirbelthierleibes.* Leipzig, 1868. — SCHENK. *Lehrbuch der vergleichenden Embryologie.* Vienne, 1874. — FOSTER et BALFOUR. *Elements of Embryology.* Londres, 1874 ; trad. fr., Paris, 1877. — HAECKEL. *Anthropogénie ou évolution humaine*, 1877 ; nouv. édit., 1890. — KOELLIKER. *Entw. der Menschen und der höheren Thiere* ; 2ᵉ édit., 1876-79 ; trad. franç., Paris, 1882. — BALFOUR. *Traité d'embryologie et d'organogénie comparées.* Londres, 1879-81 ; trad. franç., Paris, 1883. — DEBIERRE. *Manuel d'embryologie humaine et comparée.* Paris, 1886 ; 2ᵉ édit., 1889. — O. HERTWIG. *Lehrbuch der Entw. der Menschen und der Wirbelthiere.* Iéna, 1886 ; 3ᵉ édit., 1890. — TOURNEUX. *Article Embryon*, in *Dict. des sc. méd.*, 1886. — ROMITI. *Lezioni di embriogenia umane comparata dei Vertebrati.* Part. 1. Embriogenia generale. Siena, 1881. — CERMENATI. *L'uovo e le sue prime trasformazioni : due parole alla buona come introduzione agli studi embriologici.* Lecco, 1888. — DUVAL. *Atlas d'embryologie*, 1889. — WIEDERSHEIM. *Lehrbuch der vergleichenden Anatomie der Wirbelthiere*, 1886. — HATSCHEK. *Lehrbuch der Zoologie.* Livr. I, 1888. — LANG. *Lehrbuch der vergleichenden Anatomie.* Livr. I. Iéna, 1889 (chap. 1 et 2).

(1) Il n'est pas fait mention des traités les plus anciens, dont on trouvera l'indication dans les traités de Kölliker, Balfour, O. Hertwig, et dans l'article Embryon du *Dict. des sc. méd.*, par Tourneux.

INDEX ALPHABÉTIQUE

ERRATA

Page 95 : *au lieu de* « les frères Sarasin », *lisez* : « les Sarasin ».
Page 340 : *au lieu de* « La série des dessins A-E », *lisez* : « La série des dessins I-V ».

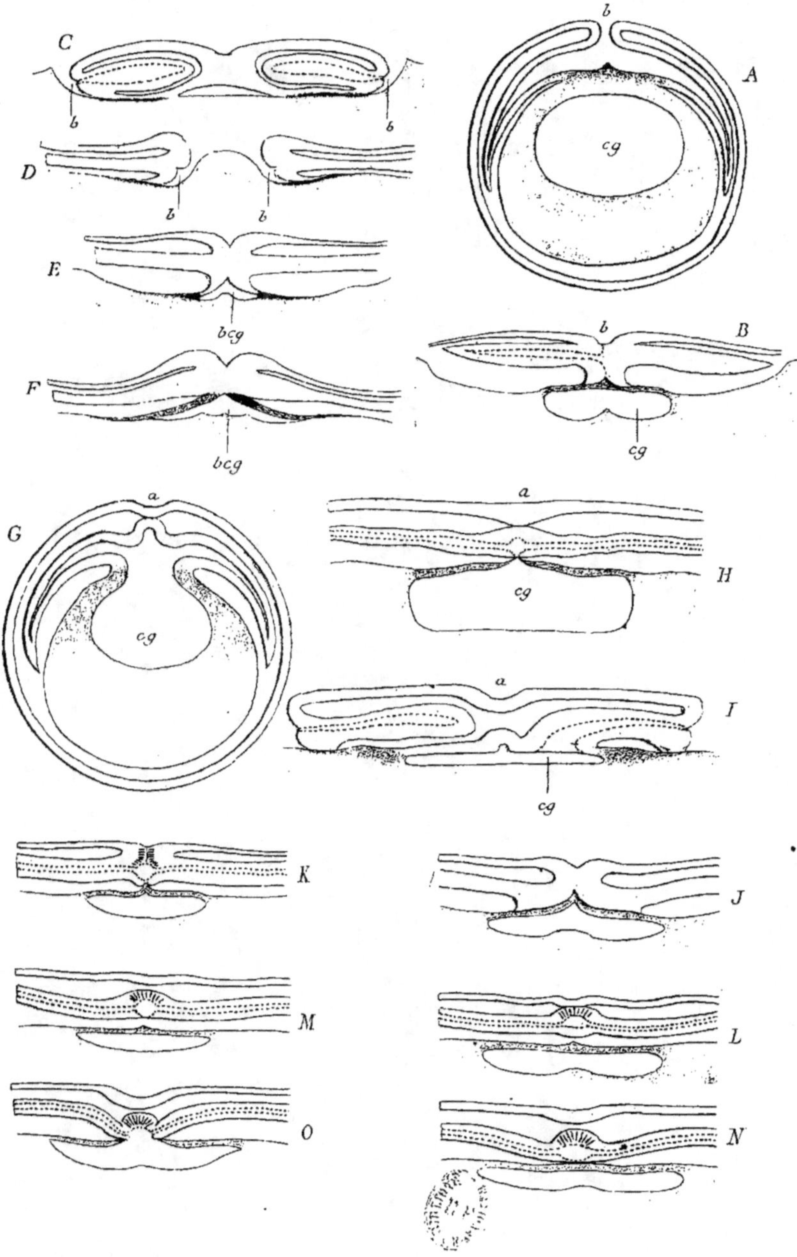

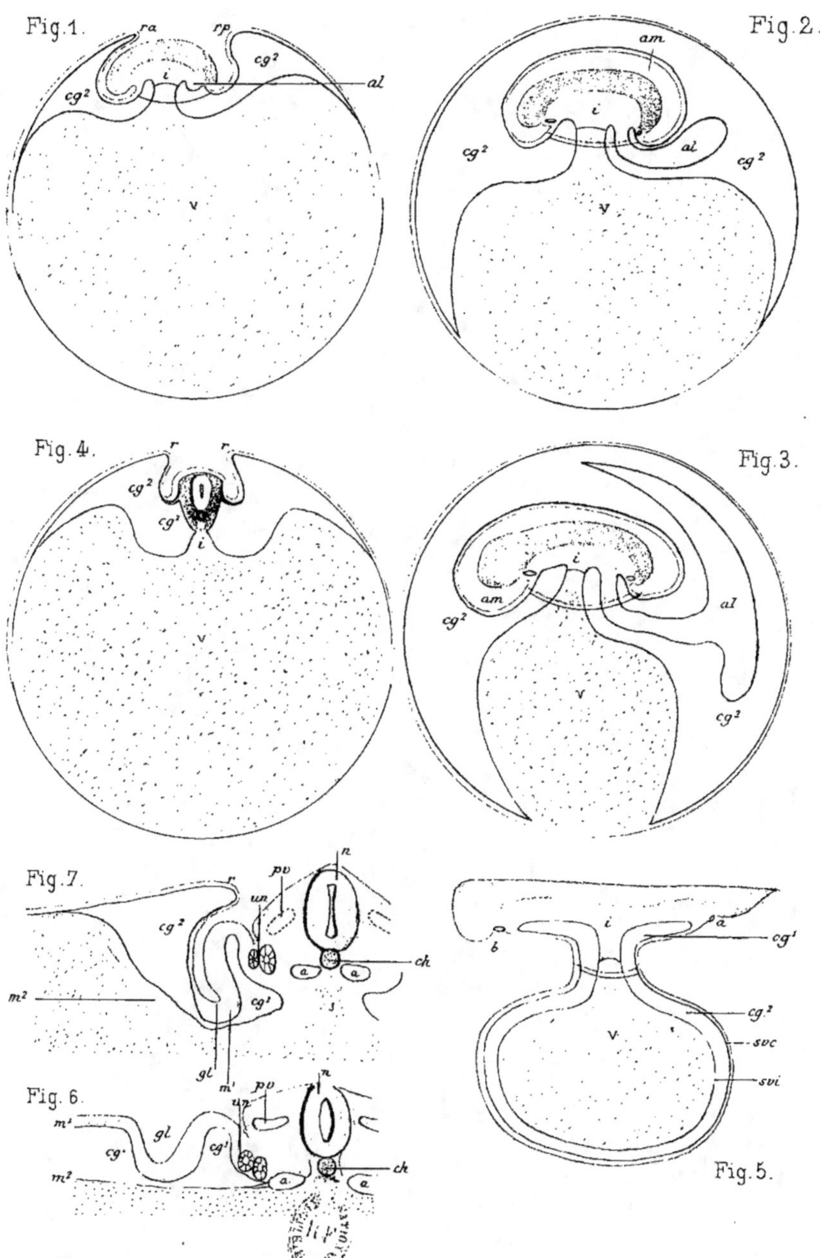
Fig.1.
ra
rp
cg²
i
al
cg²
v
Fig.2.
am
i
cg²
al
cg²
v
Fig.4.
r
r
cg²
cg²
i
v
Fig.3.
i
am
cg²
al
v
cg²
Fig.7.
pv
n
r
un
cg²
ch
a
a
m²
cg¹
gl
m¹
Fig.6.
pv
n
un
gl
cg¹
m²
cg²
cg¹
a
ch
a
i
a
b
cg¹
cg²
svc
svi
v
Fig.5.

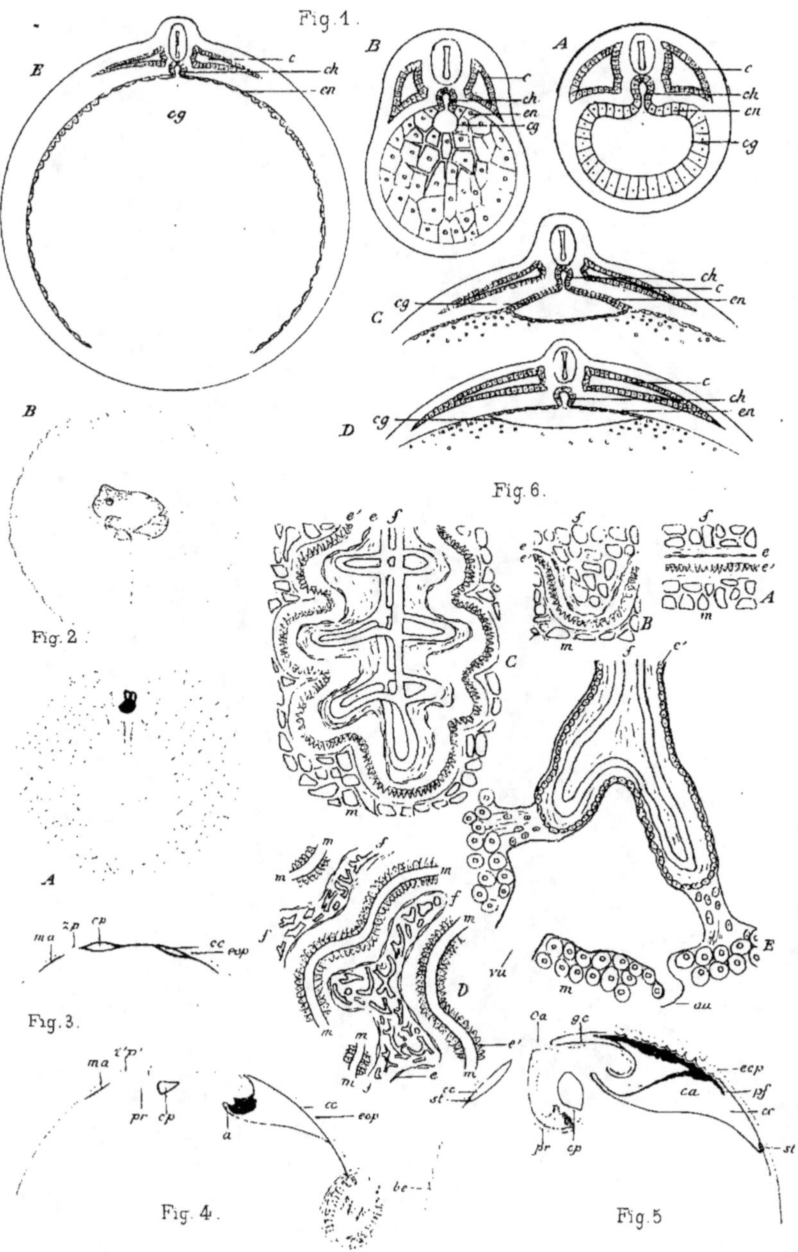
Fig. 1.
E
c
ch
en
cg
B
c
ch
en
cg
A
c
ch
en
cg
C
ch
c
en
cg
D
c
ch
en
cg
Fig. 6.
e' e f
f
e
e'
A
m
B
C
m
e
f
c'
f
m
m
m
f
f
m
D
vu
E
m
au
Fig. 2.
Fig. 3.
ma
zp
cp
cc
eop
A
Fig. 4.
ma
r'p'
pr
cp
a
cc
eop
be
ca
gc
pr
cp
ecp
ca
pf
cc
st
n
cc
st
Fig. 5

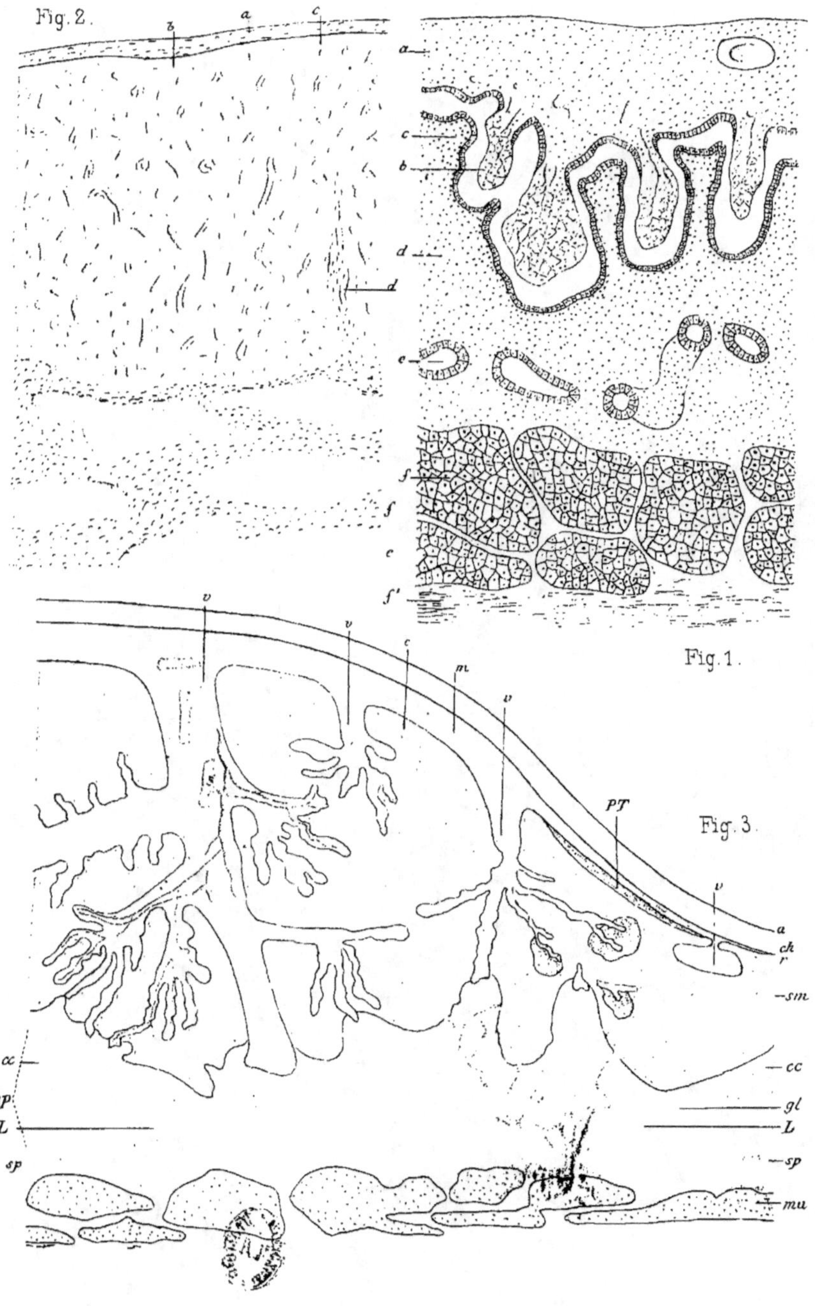
Fig. 2.
Fig. 1.
Fig. 3.
PT
a
ch
r
sm
cc
gl
L
sp
mu
cc
BP
L
sp

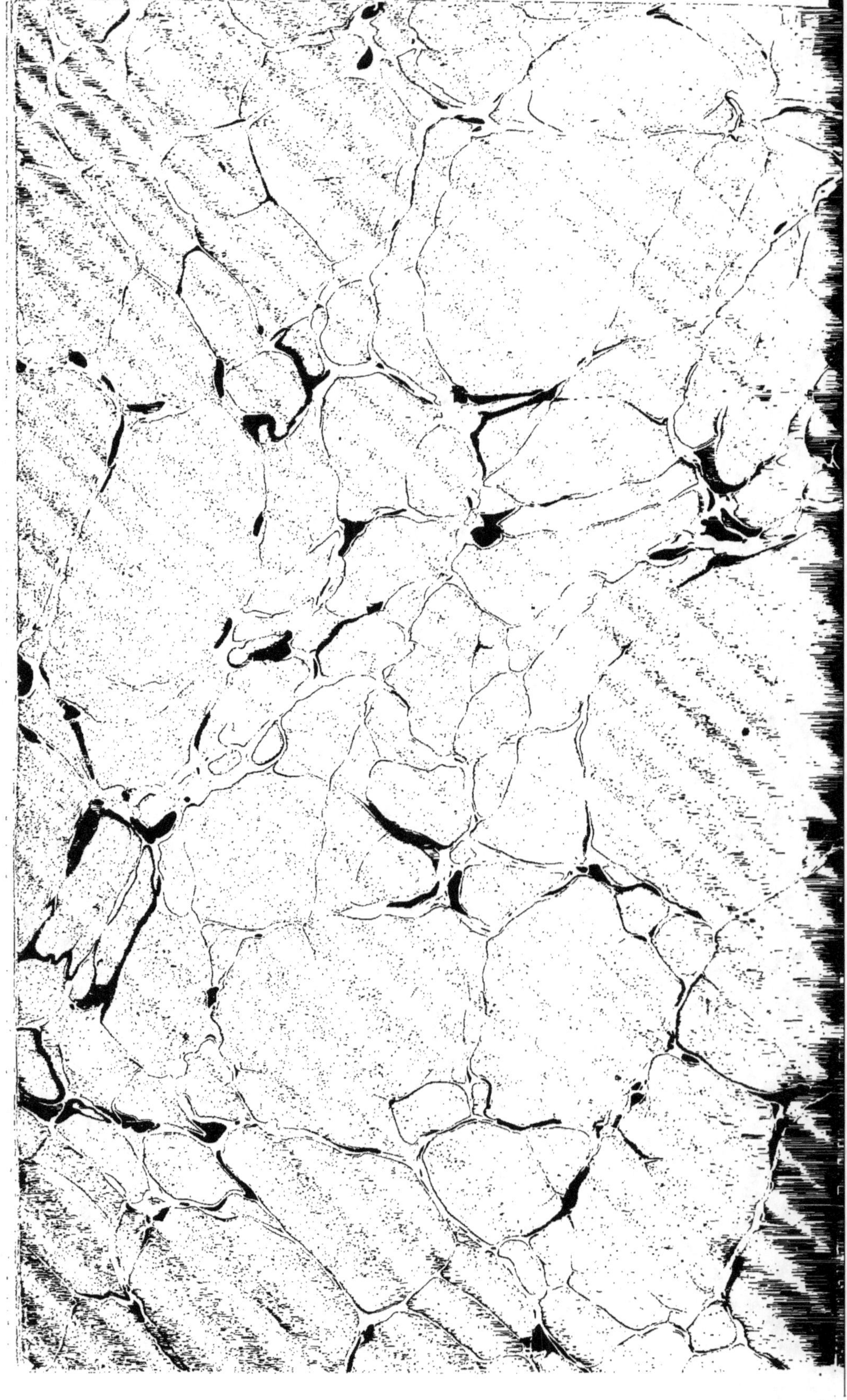

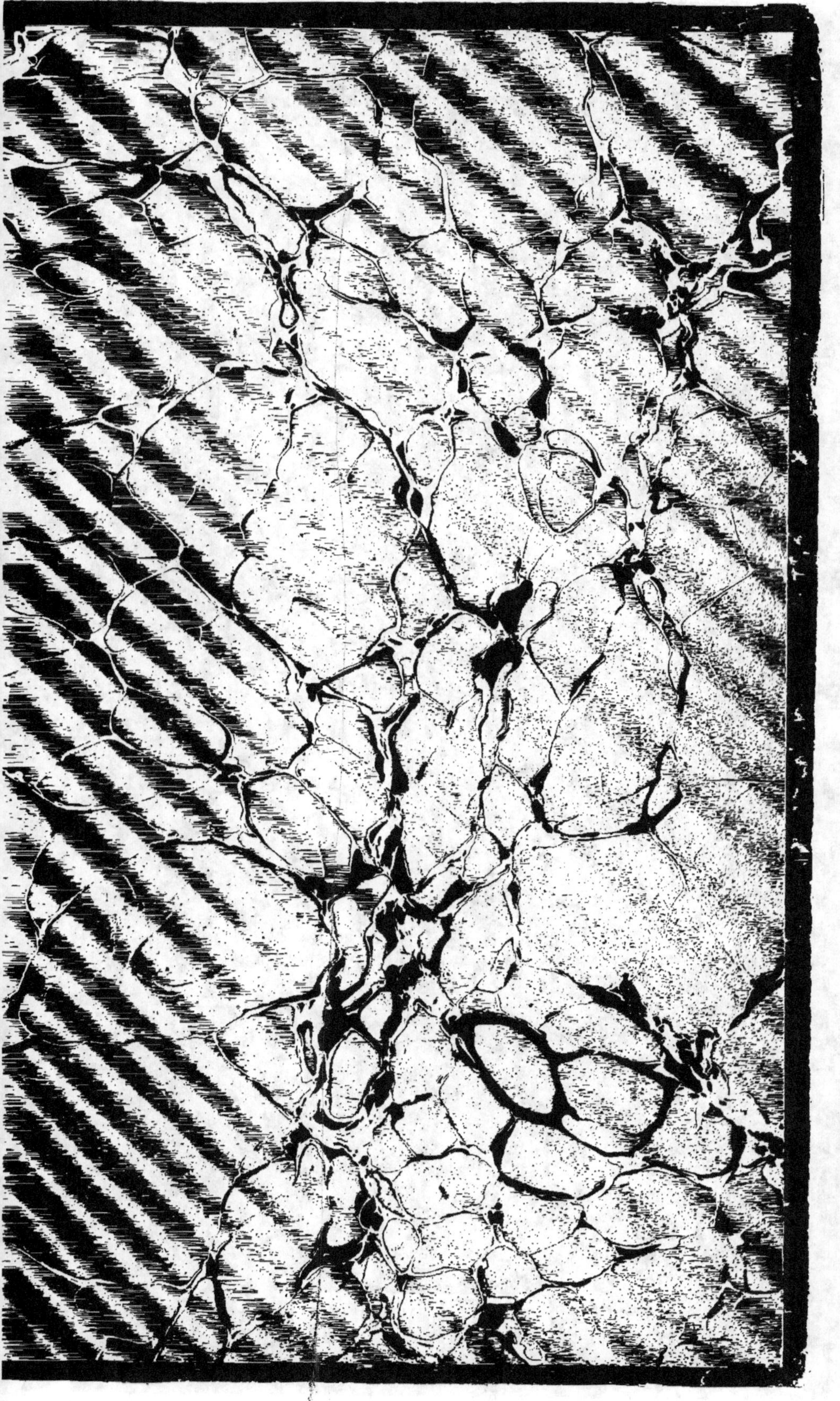